全国高等职业教育医学检验技术专业“十三五”规划教材

输血学检验

（供医学检验技术专业使用）

主　编　徐群芳　何　智
副主编　刘　怡　吕长坤　薛　红
编　者　（以姓氏笔画为序）
王玲玲（皖北卫生职业学院）
王晓瑞（漯河医学高等专科学校）
吕长坤（商丘医学高等专科学校）
刘　怡（重庆医药高等专科学校）
李小红（重庆医科大学附属儿童医院）
杨　建（烟台市中心血站）
杨林杰（昆明卫生职业学院）
何　智（漯河医学高等专科学校）
陈　伟（南华大学附属娄底市中心医院）
孟凡萍（重庆三峡中心医院）
徐群芳（益阳医学高等专科学校）
薛　红（沈阳医学院附属第二医院）

中国健康传媒集团
中国医药科技出版社

内容提要

本教材为“全国高等职业教育医学检验技术专业‘十三五’”规划教材之一，系根据本套教材的编写指导思想和原则要求，结合专业培养目标和本课程教学目的、内容与任务要求编写而成。本教材具有专业针对性强、结合新时代职业教育体系发展要求，使之符合社会用人需要；内容主要包括血液免疫学检测基础，安全献血，血液检测管理，血液成分的制备和保存，血液的储存、发放和运输，采供血过程的质量管理，输血安全，输血过程与管理，临床输血，输血不良反应，免疫性溶血性贫血，其他输血治疗技术。本教材为书网融合教材，即纸质教材有机融合电子教材、教学配套资源（PPT、微课、视频、图片等）、题库系统、数字化教学服务（在线教学、在线作业、在线考试），使教学资源更加多样化、立体化。

本教材主要供医学检验技术专业、输血医学专业师生使用，也可作为医学其他相关专业的参考用书。

图书在版编目（CIP）数据

输血学检验 / 徐群芳，何智主编．—北京：中国医药科技出版社，2019.12

全国高等职业教育医学检验技术专业“十三五”规划教材

ISBN 978-7-5214-0741-9

Ⅰ．①输⋯ Ⅱ．①徐⋯ ②何⋯ Ⅲ．①输血—血液检查—高等职业教育—教材
Ⅳ．①R446.11

中国版本图书馆CIP数据核字（2019）第266797号

美术编辑 陈君杞

版式设计 易维鑫

出版 **中国健康传媒集团** | 中国医药科技出版社

地址 北京市海淀区文慧园北路甲22号

邮编 100082

电话 发行：010-62227427 邮购：010-62236938

网址 www.cmstp.com

规格 $889 \times 1194\text{mm}\ ^{1}/_{16}$

印张 $20\ ^{1}/_{4}$

字数 441千字

版次 2019年12月第1版

印次 2023年1月第2次印刷

印刷 三河市万龙印装有限公司

经销 全国各地新华书店

书号 ISBN 978-7-5214-0741-9

定价 58.00 元

数字化教材编委会

主　编　徐群芳　何　智

副主编　刘　怡　吕长坤　薛　红

编　者　（以姓氏笔画为序）

王玲玲（皖北卫生职业学院）

王晓瑞（漯河医学高等专科学校）

吕长坤（商丘医学高等专科学校）

刘　怡（重庆医药高等专科学校）

李小红（重庆医科大学附属儿童医院）

杨　建（烟台市中心血站）

杨林杰（昆明卫生职业学院）

何　智（漯河医学高等专科学校）

陈　伟（南华大学附属娄底市中心医院）

孟凡萍（重庆三峡中心医院）

徐群芳（益阳医学高等专科学校）

薛　红（沈阳医学院附属第二医院）

出版说明

为深入贯彻《现代职业教育体系建设规划（2014—2020年）》以及《医药卫生中长期人才发展规划（2011—2020年）》文件的精神，满足高等职业教育医学检验技术专业培养目标和其主要职业能力的要求，不断提升人才培养水平和教育教学质量，在教育部、国家卫生健康委员会及国家药品监督管理局的领导和指导下，在全国卫生职业教育教学指导委员会医学检验技术专业委员会有关专家的大力支持和组织下，在本套教材建设指导委员会主任委员胡野教授等专家的指导和顶层设计下，中国医药科技出版社有限公司组织全国50余所高职高专院校及其附属医疗机构近150名专家、教师历时1年多精心编撰了“全国高等职业教育医学检验技术专业‘十三五’规划教材”，该套教材即将付梓出版。

本套教材包括高等职业教育医学检验技术专业理论课程主干教材共计10门，主要供全国高等职业教育医学检验技术专业教学使用。

本套教材定位清晰、特色鲜明，主要体现在以下方面。

一、紧扣培养目标，满足职业标准和岗位要求

本套教材的编写，始终坚持“去学科、从目标”的指导思想，淡化学科意识，遵从高等职业教育医学检验技术专业培养目标要求，对接职业标准和岗位要求，培养具有一定的科学文化水平，良好的职业道德、工匠精神和创新精神，具有较强的就业能力、一定的创业能力和支撑终身发展的能力；掌握医学检验和临床医学的基本知识，具备医学检验工作的技术技能，面向卫生行业临床检验技师、输血技师、病理技师等职业群，能够从事人体各种标本检验及鉴定等工作的高素质技术技能人才。本套教材从理论知识的深度、广度和技术操作、技能训练等方面充分体现了上述要求，特色鲜明。

二、体现专业特色，整体优化，紧跟学科发展步伐

本套教材的编写特色体现在专业思想、专业知识、专业工作方法和技能上。同时，基础课、专业基础课教材的内容与专业课教材内容对接，专业课教材内容与岗位对接，教材内容着重强调符合基层岗位需求。教材内容真正体现检验医学工作实际，紧跟学科和临床发展步伐，内容具有科学性和先进性。强调全套教材内容整体优化，注重不同教材内容的联系与衔接，并避免遗漏和不必要的交叉重复。

三、对接考纲，满足临床医学检验技士资格考试要求

本套教材中，涉及临床医学检验技士资格考试相关课程教材的内容紧密对接《临床医学检验技士资格考试大纲》，并在教材中插入临床医学检验技士资格考试“考点提示”，有助于学生复习考试，提升考试通过率。

四、书网融合，使教与学更便捷更轻松

全套教材为书网融合教材，即纸质教材与数字教材、配套教学资源、题库系统、数字化教学服务有机融合。通过“一书一码”的强关联，为读者提供全免费增值服务。按教材封底的提示激活教材后，读者可通过PC、手机阅读电子教材和配套课程资源（PPT、微课、视频等），并可在线进行同步练习，实时反馈答案和解析。同时，读者也可以直接扫描书中二维码，阅读与教材内容关联的课程资源，从而丰富学习体验，使学习更便捷。教师可通过PC在线创建课程，与学生互动，开展在线课程内容定制、布置和批改作业、在线组织考试、讨论与答疑等教学活动，学生通过PC、手机均可实现在线作业、在线考试，提升学习效率，使教与学更轻松。此外，平台尚有数据分析、教学诊断等功能，可为教学研究与管理提供技术和数据支撑。

编写出版本套高质量教材，得到了全国知名专家的精心指导和各有关院校领导与编者的大力支持，在此一并表示衷心感谢。出版发行本套教材，希望受到广大师生欢迎，并在教学中积极使用本套教材和提出宝贵意见，以便修订完善，共同打造精品教材，为促进我国高等职业教育医学检验技术专业教育教学改革和人才培养做出积极贡献。

中国医药科技出版社

2019年11月

全国高等职业教育医学检验技术专业“十三五”规划教材

建设指导委员会

前　言

Foreword

输血是指将献血者血液输注给患者进行救治的过程，输血医学是医学领域中由多个学科交叉发展起来的一门新兴学科，主要研究与血液和输血相关的基础理论、技术应用和信息化管理等，从而保证输血的科学、安全、有效。近年来，随着临床医学、免疫学、分子生物学、遗传学、低温生物学等学科的发展，输血医学有了突飞猛进的发展和重大突破。2016年4月，经过国家标准化管理委员会批准，“输血医学”正式被增设为二级学科，学科代码32032，并设置了多个三级学科，输血医学发展迎来了前所未有的新机遇。

本教材以培养实用型人才为目标，以高等卫生职业教育教学大纲为依据，根据课程设置和职业要求，既体现了“三基”（基本理论、基本知识、基本技能）“五性”（思想性、科学性、先进性、启发性、适用性）“三特定”（特定对象、特定要求、特定限制），更突出了“更专业、更新颖、更便于教与学”的实用精神。本教材内容包含基础、血站、临床应用三大项12章内容，每章开头列出学习目标，文中穿插考点提示，章末附有本章小结和习题，结合临床案例，从血型及其相关检测基础知识、安全献血、血液检测、血液成分的制备、保存与发放、临床输血安全与质量控制等方面进行详细阐述，基础理论、实验方法和临床应用紧密结合，力求使教材内容与岗位工作任务对接，尤其注重对学生创新思维和实践能力的培养，且内容的深度和广度适中。

本教材为书网融合教材，即纸质教材有机融合电子教材、教学配套资源（PPT、微课、视频、图片等）、题库系统、数字化教学服务（在线教学、在线作业、在线考试），使教学资源更加多样化、立体化。

本教材不仅是一本老师好教、学生好学，具有临床实用价值的高等医学检验技术专业和输血专业教材，同时也可以作为广大输血科和血站工作人员、检验工作者、临床医师的专业参考书。

由于编者专业水平和教学经验有限，加上编写时间较为仓促，不妥之处敬请各位专家和读者批评指正。

编　者

2019年7月

目 录

Contents

绪论……1
一、输血发展史……1
二、现代输血的主要领域……4
三、发展前景……4

第一章 基础理论……7
第一节 血型免疫学基础……7
一、血型抗原……7
二、血型抗体……8
三、抗原抗体反应……11
第二节 红细胞血型系统及相关检测技术……13
一、红细胞血型系统分类及命名……13
二、ABO血型系统……18
三、Rh血型系统……21
四、红细胞其他血型系统……24
五、红细胞血型检测技术……28
第三节 白细胞血型系统及相关检测技术……33
一、人类白细胞血型系统……33
二、白细胞血型系统检测技术……37
三、白细胞血型系统检测的临床运用……43
第四节 血小板血型系统检测技术……45
一、血小板血型系统抗原与抗体……45
二、血小板血型检测技术……48
三、血小板抗原抗体检测的临床应用……51
第五节 血液检测技术基础理论……52
一、酶免疫技术……52
二、化学发光免疫分析……53
三、聚合酶链反应……54
四、转录介导的核酸扩增技术……56
五、丙氨酸氨基转移酶检测……56

第二章　安全献血 …… 60
第一节　我国的输血服务体系 …… 61
一、血站的设置 …… 62
二、血站的职责 …… 63
三、血站工作人员资质要求 …… 64
第二节　献血者的教育、动员和招募 …… 65
一、献血者教育、动员和招募的原则 …… 66
二、献血者教育、动员和招募的目标 …… 67
三、献血者教育、动员和招募活动的方法 …… 68
四、献血者教育、动员和招募活动的评估 …… 69
第三节　献血者的健康检查标准及检查项目 …… 70
一、献血前咨询 …… 70
二、献血者体格检查 …… 73
三、献血前血液初筛检查项目及标准 …… 74
四、献血量及献血间隔 …… 75
五、健康检查结论 …… 75
第四节　血液的采集技术 …… 76
一、血液采集的环境要求 …… 76
二、采血器材准备 …… 77
三、献血者的核对 …… 79
四、静脉穿刺的准备和选择 …… 79
五、血液采集流程 …… 79
六、质量控制 …… 80
七、血液采集后的保存与运输 …… 82
八、献血者献血后的生理恢复 …… 82
第五节　献血不良反应、并发症诱发因素及处理 …… 83
一、献血不良反应、并发症的诱发因素 …… 83
二、献血不良反应、并发症的处理 …… 84

第三章　血液检测管理 …… 88
第一节　血液检测管理通用要求 …… 89
一、质量管理体系 …… 89
二、组织机构与管理职责 …… 90
三、人员管理 …… 90
四、实验室建筑与设施 …… 91
五、设备管理 …… 92
六、试剂与材料管理 …… 93
七、信息管理 …… 94
八、安全与卫生管理 …… 96

第二节　血液标本管理 ……97
一、血液标本的采集 ……97
二、标本的混匀离心 ……98
三、标本的暂存与运输 ……98
四、标本的接收与处置 ……99
第三节　血液检测过程管理 ……100
一、血液检测相关项目与检测方法 ……100
二、血液检测前管理 ……102
三、血液检测中管理 ……105
四、血液检测后管理 ……107
第四节　实验室质量控制与评价 ……109
一、室内质量控制 ……109
二、室间质量评价 ……112
第五节　血液筛查实验 ……113
一、ABO血型正定型实验（酶标仪、凝集试验法）……113
二、ABO血型反定型实验（酶标仪、凝集试验法）……114
三、RhD血型实验（酶标仪、凝集试验法）……115
四、ABO血型鉴定实验（试管法）……115
五、RhD血型鉴定/确认实验（试管法）……117
六、ALT测定实验（全自动生化分析仪、速率法）……118
七、HBsAg测定实验（全自动酶免分析仪、ELISA双抗体夹心法）……119
八、抗HCV测定实验（全自动酶免分析仪，ELISA双抗原夹心法）……120
九、HIV测定实验（全自动酶免分析仪、ELISA夹心法）……121
十、TP抗体测定实验（全自动酶免分析仪、ELISA双抗原夹心法）……122
十一、HBV/HCV/HIV核酸血液筛查实验（PCR荧光法）……124

第四章　血液成分的制备和保存 ……127
第一节　概述 ……127
第二节　红细胞的制备和保存 ……128
一、浓缩红细胞 ……128
二、悬浮红细胞 ……129
三、去白细胞红细胞 ……130
四、洗涤红细胞 ……132
五、冰冻红细胞 ……133
六、其他红细胞制剂 ……135
第三节　血小板的制备和保存 ……136
一、浓缩血小板 ……136
二、单采血小板 ……138
三、去白细胞单采血小板 ……140

四、辐照血小板 …… 140
第四节 血浆的制备和保存 …… 141
一、制备方法 …… 141
二、特点 …… 142
三、质量标准 …… 142
四、保存 …… 143
第五节 冷沉淀凝血因子的制备和保存 …… 143
一、制备方法 …… 144
二、特点 …… 144
三、质量标准 …… 144
四、保存 …… 145
第六节 粒细胞的制备和保存 …… 145
一、制备方法 …… 145
二、特点 …… 145
三、质量标准 …… 145
四、保存 …… 146

第五章 血液的储存、发放和运输 …… 148
第一节 血液的储存 …… 148
一、血液储存环境与设施 …… 148
二、库存血液的质量检查 …… 149
第二节 血液的发放 …… 149
一、血液隔离与放行 …… 149
二、血液发放 …… 150
三、血液的报废 …… 151
四、血液库存预警及应急响应 …… 152
第三节 血液及成分制剂的运输 …… 153
一、冷链 …… 153
二、血液的运输设备 …… 153
三、血液的运输要求 …… 154

第六章 采供血过程的质量管理 …… 156
第一节 我国血站对采供血过程的质量控制 …… 157
一、全血及成分血质量检查（血液质量控制）…… 157
二、关键物料质量检查 …… 159
三、关键设备质量检查 …… 159
四、环境卫生质量检查 …… 159
第二节 我国血站对采供血过程的全面质量管理 …… 160
一、血站内部质量管理体系的建立与完善 …… 160

二、我国血站内部的质量保证措施 …… 162
三、我国血站的其他质量管理活动 …… 163
第三节 我国采供血法规体系的建立与完善及外部监督 …… 164
一、我国采供血法规体系的初步建立 …… 164
二、我国采供血法规体系的逐步完善 …… 164
三、外部核查在采供血质量管理中的作用 …… 165
四、血站间合作平台建立及区域质量控制中心的作用 …… 165
第四节 血液安全监测 …… 166
一、血液安全监测的基本概念 …… 166
二、血液安全监测系统的建立与发展 …… 166
三、我国血液安全监测的现状与展望 …… 168
第五节 血液质量控制检查实验 …… 169
一、容量检测实验 …… 170
二、储存期末溶血率 …… 170
三、白细胞存留量 …… 171
四、红细胞混入量 …… 172
五、亚甲蓝残留量 …… 172

第七章 输血安全 …… 175
第一节 输血安全 …… 175
一、输血安全的意义 …… 175
二、影响输血传播病毒危险性大小的相关因素 …… 177
三、输血安全的战略和措施 …… 178
第二节 临床输血管理组织结构与功能 …… 179
一、医院用血管理委员会及其职能 …… 179
二、输血科（血库）…… 180
第三节 输血环节质量控制 …… 182
一、血液预订、入库、贮存管理 …… 182
二、血液贮存的温度监控 …… 183
三、发血管理 …… 183
四、用血过程管理 …… 184
五、临床输血相容性检测管理 …… 187
第四节 血液预警 …… 189
一、血液预警系统 …… 189
二、血液库存预警 …… 190

第八章 输血过程和管理 …… 193
第一节 临床血液预订、核对与贮存 …… 193
一、临床血液的预订 …… 193

二、输血科血液入库、核对与贮存 …… 194
第二节 临床输血程序 …… 195
一、输血前对患者的评估、患者告知与输血申请 …… 196
二、血液标本的采集、运送与接收 …… 196
三、输血传染病标志物检测 …… 197
四、输血相容性检测技术 …… 198
五、血液的发放 …… 205
六、血液的输注 …… 206
七、输血后疗效评估 …… 206
第三节 紧急、大量、特殊情况输血 …… 206
一、紧急、大量用血管理 …… 206
二、紧急输血 …… 207
三、特殊输血 …… 207
四、大量输血 …… 210

第九章 临床输血 …… 212
第一节 概述 …… 212
一、成分输血的概念和目的 …… 212
二、成分输血的优点与不足 …… 213
第二节 全血输注 …… 214
一、适应证和禁忌证 …… 214
二、剂量和用法 …… 215
第三节 红细胞输注 …… 215
一、红细胞输注种类及适应证 …… 215
二、剂量和方法 …… 218
第四节 血小板输注 …… 218
一、适应证及禁忌证 …… 218
二、剂量和方法 …… 219
第五节 粒细胞输注 …… 220
一、适应证及禁忌证 …… 220
二、剂量和方法 …… 220
第六节 血浆输注 …… 221
一、适应证和禁忌证 …… 221
二、剂量和方法 …… 222
第七节 冷沉淀输注 …… 222
一、适应证和禁忌证 …… 222
二、剂量和方法 …… 222
第八节 血浆蛋白输注 …… 223
一、白蛋白制品输注 …… 223

二、免疫球蛋白制品输注 …… 224
三、凝血因子Ⅷ浓缩剂输注 …… 224
四、凝血因子Ⅸ浓缩剂输注 …… 225
五、凝血酶原复合物浓缩剂输注 …… 225
六、纤维蛋白原制品输注 …… 225
七、纤维蛋白胶 …… 225
八、抗凝血酶Ⅲ浓缩剂输注 …… 226
九、活化蛋白C制品 …… 226
十、基因重组活化凝血因子Ⅶ …… 226
十一、其他血浆蛋白制品 …… 226
第九节 血浆代用品输注 …… 226
第十节 特殊疾病的输血 …… 227
一、大量输血 …… 227
二、肝移植患者输血 …… 229
三、弥散性血管内凝血患者输血 …… 231
四、新生儿及婴幼儿患者输血 …… 232
五、老年患者输血 …… 234
第十一节 自体输血 …… 234
一、贮存式自体输血技术 …… 235
二、稀释式自体输血技术 …… 237
三、回收式自体输血技术 …… 240

第十章 输血不良反应 …… 245
第一节 概述 …… 245
第二节 输血感染性反应/输血传播性感染 …… 247
一、输血传播病毒感染 …… 247
二、输血传播细菌感染 …… 248
三、输血传播寄生虫感染 …… 248
四、输血传播其他病原体感染 …… 248
第三节 输血非感染性反应 …… 248
一、过敏性反应 …… 248
二、溶血性输血反应 …… 250
三、迟发性血清学输血反应 …… 253
四、非溶血性发热反应 …… 253
五、输血后紫癜 …… 254
六、输血相关移植物抗宿主病 …… 255
七、输血相关急性肺损伤 …… 257
八、输血相关呼吸困难 …… 258
九、输血相关循环超负荷 …… 258

十、输血相关性低血压 …… 259
十一、铁超负荷 …… 259
十二、肺血管微栓塞 …… 259
十三、空气栓塞 …… 260
十四、大量输血相关并发症 …… 260
十五、其他 …… 260
第四节 输血不良反应发生后的处理 …… 260
一、输血反应监测 …… 261
二、输血反应报告、调查程序 …… 261
三、输血反应的回报 …… 261

第十一章 免疫性溶血性疾病 …… 265
第一节 新生儿溶血病 …… 265
一、发病原因 …… 266
二、发病机制 …… 266
三、临床表现 …… 267
四、实验室检查 …… 268
五、诊断与鉴别诊断 …… 276
六、预防与治疗 …… 276
第二节 自身免疫性溶血性贫血 …… 278
一、AIHA的分类 …… 278
二、病因 …… 279
三、发病机制 …… 279
四、临床表现 …… 279
五、实验室检查 …… 280
六、诊断及鉴别诊断 …… 281
七、治疗 …… 281
八、预防 …… 282

第十二章 其他输血治疗技术 …… 284
第一节 白细胞去除术 …… 284
一、白细胞去除的概念 …… 284
二、白细胞去除的技术原理 …… 285
三、白细胞去除的临床意义 …… 285
四、白细胞去除的注意事项 …… 286
第二节 治疗性血液成分去除术 …… 286
一、治疗性红细胞去除术 …… 286
二、治疗性白细胞去除术 …… 287
三、治疗性血小板去除术 …… 287

第三节 治疗性血液成分置换术 …… 288
一、治疗性血浆置换术 …… 288
二、治疗性红细胞置换术 …… 289
第四节 细胞治疗 …… 290
一、造血干细胞治疗 …… 290
二、间充质干细胞治疗 …… 293
三、自然杀伤细胞治疗 …… 294
四、树突状细胞治疗 …… 295
第五节 其他 …… 295
一、血液稀释疗法 …… 295
二、静脉放血疗法 …… 295
三、光量子血液疗法 …… 296

附录 中华人民共和国献血法 …… 298

参考答案 …… 301
参考文献 …… 303

绪　论

扫码“学一学”

学习目标

1. **掌握**　输血医学、输血技术的概念。
2. **熟悉**　输血发展历史及其重要意义。
3. **了解**　现代输血医学的主要研究领域及现代输血所面临的挑战。

输血医学（transfusi on medicine）是研究与临床治疗相关课题的医学科学中的一门独立学科，其主要研究对象是：采供血机构及其管理、献血者的征集与管理、血液样品采集及检验、血液成分的研制及质量控制、血型及配血、HLA分型和组织相容性试验、外周血保存、骨髓和脐血干细胞分离与储存、血液代用品研制、输血指征和各种成分血适应证、自身输血、治疗性血液采集、输血相关疾病和并发症及其预防等。输血技术（tcchnique of blood-transfusion）更偏重于实验室技术与管理，而且和相关的基础医学和临床医学学科相互交叉和渗透，为临床输血安全和输血质量提供保障。

考点提示　输血医学及输血技术的概念。

一、输血发展史

概括起来，输血发展史经历了古代输血、生理学输血时代、免疫学输血时代、现代输血时代。

（一）国外输血发展史

一百多年来，国外在输血学学科发展方面做出了大量的贡献，近年来，随着对输血科学研究的深入，输血技术更是取得重大突破和长足进步（表绪-1）。

表绪-1　国外输血发展历史

时间	主要事件
1616年	英国生理学家Harvey发现血液循环系统，为输血奠定科学依据
1665年	牛津大学科学家Lower首先将一条放血后濒于死亡的狗静脉与另一条健康狗的动脉用鹅毛管连接起来，使濒于死亡的狗得以恢复活力
1667年	法国医生Denis将羊血输入一名15岁男孩的静脉，该男孩安然无恙。但同年Denis又为一名梅毒患者输了小牛动脉血后，出现严重的输血反应并死亡，此严重事件发展成法律诉讼，并使英法两国均下令禁止输血，导致此后输血研究停滞了150多年（图1）
1818年	英国妇产科医生James Blundell将健康人的血输给大出血的产妇，一共输了10例，有4例获得成功，引起了医学界的轰动（图2）
1900年	奥地利维也纳大学助教Landsteiner首先发现人类ABO血型系统，堪称现代输血发展史上的伟大里程碑，正是在此基础上才有了血型鉴定、交叉配血等输血医学经典的血清学技术，为此，他获得了1930年的诺贝尔奖，并赢得“血型之父”的美誉，这一贡献被评为20世纪改变人类生活的重大发现之一

续表

时间	主要事件
1907 年	陆续发现一系列其他血型系统。Ottenberg 开始输血前配合试验，并于 1913 年证实输血前配合试验对于预防输血反应的重要性
1914 年	比利时学者 Hustin 发现了枸橼酸盐的抗凝作用，这一进展使建立血库成为可能
1915 年	美国病理学家 Well 把枸橼酸盐抗凝血置冷藏箱内保存后再输血，并首次提出交叉配血，从而成为血库工作者的奠基人
1918 年	美国医生 Robertson 提出葡萄糖－枸橼酸钠配方用于血液采集和保存，使血液体外保存成为可能，同年他在第一次世界大战的西线创建了世界上第一家战地血库
1921 年	伦敦有了输血服务所和区域性输血服务中心，对输血器具、采血及输血方法实行标准化和规范化的管理，以保证输血安全
1937 年	Fantus 在芝加哥库克郡医院建立了第一个医院血库
1939 年	Landsteiner 和 Wiener 发现了 Rh 血型系统
1943 年	Loutit 和 Mollison 研制了 ACD（枸橼酸－枸橼酸钠－葡萄糖）配方，可使血液在血库保存 3 周，这一配方一直沿用到现在。同年 Cohn 成功地建立了低温乙醇法分离血浆蛋白组分的方法，开创了清蛋白及其他血浆蛋白成分的生产新纪元
1948 年	美国成立了血库协会（American Association of Blood Bank，AABB）
1952 年	Adams 等试用血浆置换术治疗高黏滞血症，同年第一台初级血细胞分离机问世。同年 Walter 和 Murphy 在生物工程学研究成果基础上发明了塑料血袋，随后 Gibson 又进一步改良制成多联密闭血袋系统，使得血液采集、分离、保存直至输注都在密闭系统中进行，大大降低了细胞污染的危险
1959 年	Gibson 首先提出成分输血概念。在充分研究各种血细胞、血浆成分的物理特性、生化特点和生理功能的基础上，将血液分离成不同的成分应用于临床，是输血医学史上的一场革命
1965 年	美国研制出第一台流动离心式血细胞分离机。Cohen 成功地进行了 ACD 保存的血小板输血
20 世纪 80 年代后	自体输血得到较大发展，可避免异体输血可能发生的输血不良反应和经输血传播的疾病
21 世纪 40 年代起	固相检测试技术的开发和日臻成熟的酶联免疫吸附试验（ELISA）使血液批量化检验得以实现，核酸检测技术（NAT）更是在输血检验中得以广泛应用，这些措施使输血传播疾病的危险大大降低

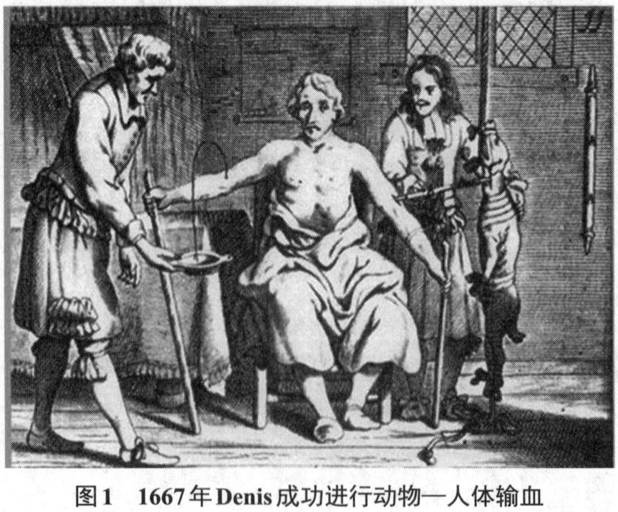

图1　1667 年 Denis 成功进行动物—人体输血

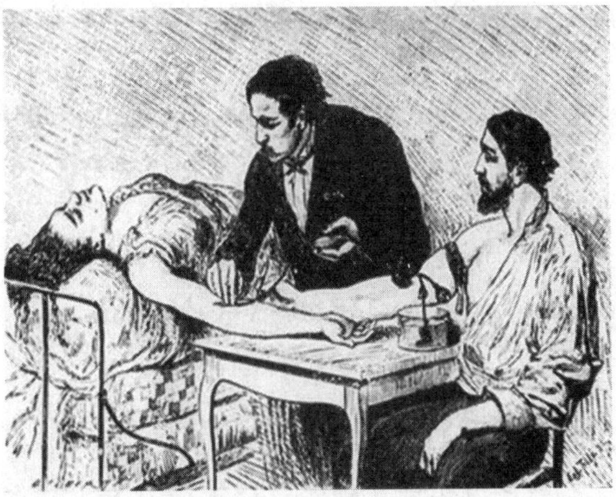

图2　1818年英国产科医生Blundell首次用人血输治患者

（二）国内输血发展史

国内输血发展起步比较晚（表绪-2）。

表绪-2　国内输血发展历史

时间	主要事件
1918年	刘瑞恒与Kilgore等在上海首先报告中国人的血型
1921年	北京协和医院采用直接输血法开展临床输血
1944年	我国第一个血库在昆明建立
1947年	南京中央医院血库成立，并开始用4℃冷藏箱保存全血
1948年	华东地区医院血库建立标志着新中国输血事业的启动
1951年	肖星甫编著《输血与血库》
1953年	我国第一所大型血库“军委后勤卫生部沈阳中心血库”建立
1957年	在天津成立了中国医学科学院输血及血液学研究所
1958年	卫生部在天津市召开全国输血工作现场会议，一些大中城市相继建立血站
1963年	第一份输血杂志《输血及血液学附刊》由《天津医药杂志》出版发行
1964年	我国首次派代表参加第10届国际输血大会
1977年	《输血及血液学》杂志创刊
1978年	国务院批转卫生部《关于加强输血工作的请示报告》，决定实行公民义务献血制度，开始统一规划建设采供血机构
1988年	中国输血协会成立，《中国输血杂志》创刊，上海市血液中心被确定为世界卫生组织输血服务和研究合作中心
1997年	首次颁布《中国输血技术操作规程》
1998年	正式实施《中华人民共和国献血法》
1999年	首次颁布《医疗机构临床用血管理办法》
2000年	相继颁布《临床输血技术规范》等很多和血液有关的法律法规
2012年	正式颁布《血站技术操作规程》
2014年	临床输血学分会成为中华医学会最年轻的分会
2016年	经国家标准化委员会批准，“输血医学”正式增设为临床医学下的二级学科

随着我国医疗改革的大面积铺开，2016年，经国家标准化委员会批准，“输血医学”正式增设为临床医学下的二级学科，学科代码32032，下设六个三级学科：基础输血学、献血

服务学、输血技术学、临床输血学、输血管理学和输血医学其他学科。国家标准于2016年7月29日发布，2016年7月30日起正式实施。从此，不仅临床输血（输血科或者血库）、还包括我们的各级各类输血研究所、采供血单位各个部门都有了自己的国家权威认可的学科身份，我国输血医学医、教、研发展将翻开崭新篇章。

二、现代输血的主要领域

现代输血医学主要涉及免疫血液学（Immunohematology）、血液安全（blood safty）、成分输血（blood component transfusion）及输血质量管理等方面。

（一）免疫血液学

免疫血液学是现代输血医学的重要领域之一。随着分子生物学的发展，其研究方法由原来的血清学方法发展到应用分子生物技术，从细胞水平发展到分子水平。随着对红细胞血型系统的认识越来越深入，不断有新的血型抗原和血型系统被发现，对HLA系统、血小板抗原系统、血清蛋白型和红细胞酶型的研究和理解也越来越深入和全面，同时，免疫血液学的理论和技术也广泛应用于移植、法医学和遗传学的研究和实践当中。

（二）输血安全

1. 输血相关传染病 虽然输血前筛查中，乙型肝炎病毒（HBV）、丙型肝炎病毒（HCV）、人类免疫缺陷病毒（HIV）等均已纳入国家法定的检测项目，但是因人为差错、病毒变异、窗口期以及还有尚未列入国家规定筛查范围内的病原体等因素的存在，故仍不能完全杜绝经输血传播传染病的危险，防止经输血传播传染病仍然是输血领域最重要的课题和最严重的挑战。

2. 输血不良反应 如同种异体抗体引起发热性非溶血性输血不良反应、输血后紫癜、输血后呼吸功能衰竭，异体淋巴细胞引起输血相关移植物抗宿主反应，异体白细胞可能增加恶性肿瘤的复发和病毒感染的发生机会。因此，滤去血液中绝大部分白细胞、严格掌握输血适应证，选择合适的时间、正确的血液成分以及恰当的剂量，合理用血和成分输血是降低输血不良反应、保证输血安全的重要措施。

（三）成分输血

成分输血是把血液中各种细胞成分、血浆和血浆蛋白成分用物理或化学的方法加以分离、提纯，分别制成高浓度、高纯度、低容量的制剂，临床根据病情需要，按照缺什么补什么的原则输用。这是当前输血技术发展的总趋势，也是输血现代化的重要标志之一 。它不仅可以提高疗效、充分利用宝贵的血液资源，同时可以减少不良反应的发生。

（四）输血质量管理

目前，世界各国采用许多不同形式强化输血的质量管理，包括GMP、ISO9000、全面质量管理等。我国也陆续颁布了一系列法律法规对各级血液中心（站）、医疗机构输血科的建设和规范化管理做出了相应要求，以求最大限度地保证临床输血疗效和安全。

三、发展前景

（一）进一步提高输血安全，防止经血传播传染病

由于窗口期问题、新发现经输血传播病原体比如新克–雅病（prion）、西尼罗病毒

（WNV）的威胁，因此仍然要加大投入以进一步提高血液的安全性。

（二）无偿献血

世界卫生组织的目标是在2020年实现各国所有血液供应均来自自愿无偿献血者。提高无偿献血的含金量，弱化各种物质鼓励性质的激励机制，组建和扩大无偿献血者骨干队伍，提高重复献血者比例等，是我们今后要进一步解决的问题。

（三）输血新技术的应用

自身输血、白细胞去除、血液辐照技术、治疗性血液成分置换、单采术、外周血造血干细胞移植、冰冻保存稀有血型红细胞的临床应用等这些输血新技术要进一步完善和科学；分子生物学技术方面，为缩短窗口期，降低输血传染病的危险性，要逐步开展核酸技术直接检测血液中的病原体核酸；此外，新的输血器材、新一代血液成分制品研发和技术更新、血液代用品的开发和应用方面，仍存在许多有待解决的问题，但前景鼓舞人心。

（四）输血的信息化管理

采供血的集中化已经成为输血工作发展的重要趋势，通过集中化、规模化实施采供血，可实施血液检测集中化，进一步加强管理，提高效率。另外，计算机管理也是输血管理现代化的重要标志之一，按照输血科工作流程设计和开发的信息管理系统可显著提高输血的安全性，保证输血文案的有效管理，使得输血管理系统化和可溯源。目前，血站如何与医院临床输血系统联网共享信息资源将是今后需要解决的重要问题。

知识拓展

循证输血医学

将循证医学的基本方法运用在临床输血工作中即为循证输血医学（evidence based transfusion medicine，EBTM），其对无偿献血者招募、输血安全保障、血液采集、血液成分制备和临床输血治疗等都具有重要的影响。将循证医学的理念引入到临床输血实践后，可以让医生用最科学有效的方法对患者进行个体化输血治疗。

本章小结

1. 输血医学是一门年轻的学科，主要研究与血液和输血相关的基础理论、临床治疗、技术应用、信息化管理等；输血技术是输血医学衍生的一个分支，更偏重于实验室技术与管理。

2. 输血发展史经历了古代输血、生理学输血时代、免疫学输血时代、现代输血时代。目前，迎来了前所未有的跨越式发展新机遇，但同时也在临床输血新方法、输血相关新技术的应用和输血管理等方面面临更大挑战。

（徐群芳）

扫码"练一练"

习 题

一、单项选择题

1. 1930年下列哪个重要成果被授予诺贝尔生理和医学奖

A. ABO血型系统的发现
B. 血液抗凝剂枸橼酸钠的发现
C. 血液循环系统的发现
D. 1667年第一次实施给患者输（异种）血
E. 1818年第一次实施人—人输血

2. 现代输血主要包括以下哪些领域

A. 无偿献血、输血质量管理、免疫血液学、输血计算机管理
B. 免疫血液学、输血安全、血液成分输血、输血质量管理
C. 免疫血液学、血液成分输血、血液代用品、输血安全
D. 输血安全、血液成分输血、输血质量管理、造血干细胞
E. 免疫血液学、血液成分输血、输血质量管理、输血不良反应

3. 下列哪项为输血发展的趋势之一

A. 血液成分输血
B. 有偿献血
C. 采供血质量管理
D. 采供血集中化
E. 自体输血

二、简答题

国家标准化委员会何时批准"输血医学"正式增设为临床医学下的二级学科，有何意义？

第一章

基础理论

学习目标

1. **掌握** 血型抗原、抗体的性质与特点；抗原抗体反应特点及其影响因素；ABO血型系统及其亚型特点；Rh血型系统特点；常用输血检测技术。

2. **熟悉** 特殊ABO血型；Rh弱抗原；白细胞血型系统及其检测；血小板血型系统及其检测；常见输血相关传染病基础知识。

3. **了解** H血型系统；Lewis血型系统；MNS血型系统等其他血型系统；HLA系统的临床应用。

4. 学会ABO血型鉴定与Rh血型鉴定的方法。

5. 具备血型鉴定的操作能力、独立分析问题与解决问题的能力。

20世纪初，卡尔·兰德斯坦纳（Karl Landsteiner）发现了ABO血型，开启了免疫血液学大门。在此后的研究工作中，通过红细胞和血清的直接凝集反应，发现了MNS和P血型系统。20世纪40年代中期，抗球蛋白方法的确立，Rh、Kell等血型相继被发现，血型抗原抗体及系统的研究进入了快速发展阶段，进而对白细胞血型系统、血小板血型系统也进行了研究。随着血型研究方法的不断进步，分子生物学技术的应用，拓展了血型研究领域，其研究成果在基础理论和实践应用上起到了重要作用。人类红细胞血型系统的发现具有划时代的伟大意义，为输血安全和有效做出了重大贡献。

第一节　血型免疫学基础

扫码“学一学”

一、血型抗原

（一）抗原的定义

抗原（antigen，Ag）是能够刺激机体免疫系统产生免疫应答的物质，并能与相应的免疫应答产物在体内或体外发生特异性反应。人体对于三种抗原的刺激能够产生免疫应答：①同种抗原，是指人类本身不同个体所具有的抗原，如红细胞抗原、白细胞抗原、血小板抗原、血清蛋白抗原等；②异种抗原，是来自其他种属或微生物的抗原，如各种微生物、药物类半抗原、输入人体的羊血等；③自身抗原，是指每一个体自身所具有的抗原。正常情况下机体对自身抗原不进行识别，在物理性、化学性或生物性等因素影响下，可导致对自身抗原进行识别从而产生免疫应答，引发各类自身免疫性疾病。

（二）抗原特性

抗原具有免疫原性和反应原性。免疫原性是指Ag能够刺激机体产生免疫应答和应答产物，即产生特异性抗体和免疫效应细胞。反应原性是指Ag与免疫应答产物能够发生特异性结合。同时具有免疫原性和反应原性的物质是完全抗原，只具有反应原性的物质是半抗原。多数蛋白质是完全抗原，多数多糖和类脂是半抗原，亦称为不完全抗原。半抗原与大分子蛋白质结合才具有免疫原性。影响抗原免疫原性的重要因素是相对分子质量大小。相对分子质量小于5000一般无抗原作用，相对分子质量10000左右的抗原性较弱，大于40000的是良好的抗原，大于500000的高分子是结构最佳的抗原。

（三）红细胞血型抗原特性

红细胞血型抗原是红细胞膜上的化学构型。决定抗原特异性的是抗原决定簇或表位（epitope），抗原表位是呈立体排列的特殊化学基团，每一抗原可以有多个表位。人类红细胞抗原根据生化性质可以分为糖分子和多肽两类。抗原表位是糖分子的有：ABH、Lewis、Ii、P等血型，它们的结构存在相关性，其主要表现为这些血型抗原表位可以分别位于同一条糖链分子中的不同部位。它们不仅分布在人红细胞和其他血细胞表面，也广泛存在于人体的血管内皮细胞、初级感觉神经元、呼吸系统等上皮细胞，以及各种体液和分泌液中，因此亦称为组织血型抗原。组织血型抗原可以作为细胞分化成熟的标志，例如造血干细胞不表达ABO抗原；新生儿红细胞表达i抗原，成人则表达I抗原等。抗原表位是多肽的有：MNS、Rh、Kidd、Kell等血型系统，其抗原化学组成是蛋白质、糖蛋白和脂蛋白，仅分布于红细胞或其他血细胞膜上。大多数血型抗原在出生时已经形成，但糖分子类抗原性较弱。

（四）血型物质

存在于体液中的可溶性红细胞血型抗原称为血型物质（blood-group substance），血型物质与红细胞表面抗原既有联系也有区别。有的血型物质是红细胞合成的，有的血型物质非红细胞合成。例如ABH血型物质是由红细胞合成的，而Lewis抗原是血浆中的血型物质吸附到红细胞表面，从而表达该抗原。还有Bg抗原，实际上是白细胞抗原，有可能从白细胞上脱落到血浆中，再由血浆吸附到红细胞上。

二、血型抗体

（一）抗体基本特性

红细胞血型抗体是机体受到血型抗原刺激后，B细胞被活化、增殖分化为浆细胞，其产生能与相应抗原特异性结合，并引起免疫反应的免疫球蛋白，并广泛存在于血液及体液中。血型抗体（antibody，Ab）是免疫球蛋白（immunoglobulin，Ig）的一部分，血清蛋白电泳主要位于Y球蛋白区。免疫球蛋白在60~70℃时可被破坏，并能被多种蛋白酶水解。

1. 免疫球蛋白结构 Ig由四条对称的多肽链组成，包括两条轻链和两条重链。轻链和轻链之间、重链和重链之间、轻链和重链之间通过二硫键相连接，形成牢固的Ig单体。Ig四条链分为氨基端（N端）和羧基端（C端），靠近N端是可变区（V区），恒定区（C区）靠近C端。V区氨基酸组成、排列顺序及构型变化较大，是抗原识别部位。而C区氨基酸组成排列顺序及构型比较稳定，是Ig分类的依据。Ig结构见图1–1。

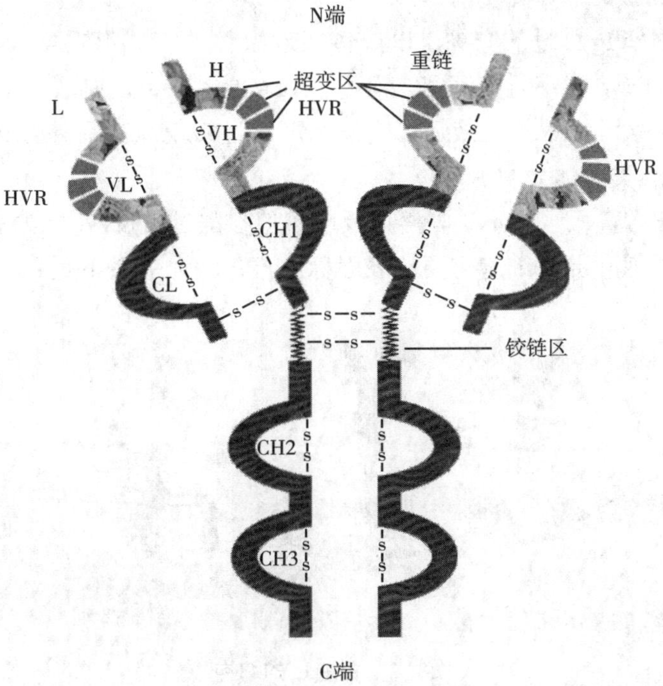

图1–1　Ig结构示意图

VH和VL是抗原结合部位；CH2是补体结合部位；CH3是Fc受体结合部位。在CH1和CH2之间含有重链的链间二硫键的半胱氨酸区段，以该区段为轴Ig分子的两个抗原结合臂能够伸展自如，使Ig分子发生T至Y型改变，以便与抗原表位更好地结合，该区称为铰链区。铰链区对蛋白水解酶敏感。经木瓜蛋白酶水解后，可以得到两个相同的Fab段和一个可以结晶的Fc段。Ig分子经胃蛋白酶消化后在CH2区域处被切断，得到双价抗体活性的F（ab'）2片段和一个无生物活性的小分子多肽。

2. 免疫球蛋白分类及特性　根据Ig重链C区抗原性不同，重链分为γ、α、δ、μ、ε五种，据此决定了Ig分为IgG、IgM、IgA、IgD、IgE五类。同一类的Ig根据重链C区的结构差异、硫键位置及数量的不同，可进一步分为亚类。例如IgG分为IgG1、IgG2、IgG3、IgG4四个亚类，IgM分为IgM1、IgM2两个亚类，IgA分为IgA1、IgA2两个亚类，IgD与IgE无亚类。与红细胞抗体有关的Ig主要有IgG和IgM及少量IgA。各类Ig与输血相关的主要特点及性质如下。

（1）IgG约占血清Ig总量的75%，是血液中最主要的免疫球蛋白IgG全部以单体形式存在（7sIg），是唯一能通过胎盘的Ig，但是其亚类IgG2不能通过。所以除外IgG2，此类抗体能够引起新生儿溶血病。IgG1~IgG3可以固定补体，并通过经典途径活化补体，IgG4通过替代途径活化补体。IgG在出生后3个月开始合成，IgG3半衰期约7天，IgG1、IgG2和IgG4半衰期约为23天。由于IgG是单体，抗原结合价是2。

（2）IgM约占血清Ig总量的5%~10%，在血液中含量占第三位。IgM是五聚体，五个单体之间由J链连接。含有巯基的试剂（2–ME或DDT）能够破坏J链，从而破坏了IgM类抗体，以此可以鉴别IgM和IgG抗体。IgM在胚胎末期开始合成，B细胞受到抗原刺激后最早产生的抗体也是IgM，半衰期约5天。IgM是ABO血型系统的“天然抗体”，其激活补体的能力强于IgG，因此ABO血型不合输血能够导致严重的溶血性输血反应，甚至死亡。IgM是五聚体，理论上抗原结合价是10。

（3）IgA约占血清Ig总量的15%，以单体或双聚体的形式存在于血液中（图1-2）。出生后4~6个月开始合成，分为血清型和分泌型。IgA抗体在免疫血液学中起到重要作用，如缺乏IgA的患者输入含有IgA的血液后，会发生严重过敏反应。另外ABO血型系统中抗-A和抗-B抗体中，IgA类抗体大约占30%。

（4）血液中IgE含量极少，不参与溶血反应，但参与过敏反应。IgD在血液中含量较少，与B细胞分化成熟有关，是B细胞重要的表面标志，与输血关系不大。

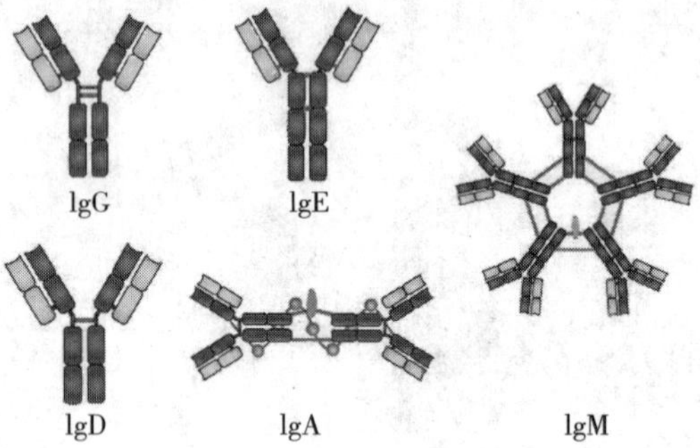

图1-2　各种Ig的结构

（二）红细胞血型抗体分类

考点提示　不同类型抗体的区别。

1. 完全抗体（complete antibody）　在盐水介质中能够直接凝集红细胞的抗体，是完全抗体，又称为盐水抗体，其性质多数为IgM类抗体。除了凝集反应外，能出现沉淀、补体结合等可见反应者，亦称为完全抗体。

2. 不完全抗体（incomplete antibody）　与抗原（或红细胞）结合后，在盐水介质中未表现出可见的凝集反应，称为不完全抗体。不完全抗体多数为IgG类抗体，在盐水介质中能使红细胞致敏，需通过抗球蛋白或其他介质使红细胞凝集。

3. 天然抗体　无明确的抗原刺激而天然存在的抗体例如ABO抗体，并没有输血、妊娠等免疫途径，血液中就存在着抗-A和（或）抗-B，似乎天然产生。然而"天然抗体"也是机体对于某种抗原刺激，产生免疫应答的产物。其产生机制可能与环境中广泛存在的多种微生物、花粉、粉尘等有关，这些物质与某些血型抗原相似，通过隐性刺激机体产生了红细胞血型抗体。天然抗体多为IgM类抗体，最佳反应温度低于室温或室温，主要存在于ABO、MNS、P等血型系统。

4. 免疫抗体　是由已知抗原刺激所产生的抗体。一般通过输血、妊娠、注射三种途径接触同种异体抗原。血细胞是最佳抗原，输血又是最佳免疫途径，所以输血是最强的免疫刺激。受血者接受了与自己血型抗原不一致的血液，有可能产生相应的抗体。免疫抗体多数是IgG类抗体，最佳反应温度是37℃，需要用非盐水介质方法检测。常存在于Rh、MNS、Kell、Kidd等血型系统。

5. 规则抗体　红细胞表面存在某种抗原，在血液中规律地出现不针对该抗原的抗体，称为规则抗体。在全部血型系统中，只有ABO血型抗体的产生是有规律的，符合Land steiner规则，但要除外亚型或疾病等因素导致的特殊情况。例如A型血液中有抗-B，B型血液中有抗-A。因此ABO血型鉴定要做正反定型。

6. 不规则抗体　除外ABO血型系统，其他血型系统的抗体产生不符合Landsteiner规则，即抗体的产生没有规律，称为不规则抗体。无输血史和妊娠史的血液中很少有不规则抗体。不规则抗体现统称为意外抗体（unexpected antibody），输血前要常规检测意外抗体。

7. 同种抗体　同种属动物之间的抗原相互刺激产生的抗体。人类不同个体之间输血所产生的抗体就是同种抗体。例如Rh阴性输注Rh阳性血液，或者Rh阴性女性通过妊娠产生的抗D抗体，是同种抗体。

8. 自身抗体　是指针对自身抗原产生的抗体，或者是外来抗原与机体内某些成分结合后产生的抗体。前者可成为自身免疫性疾病，自身免疫性溶血性贫血，该自身抗体不仅可以破坏本身红细胞，也可以破坏输入的红细胞。有的自身抗体无特异性，有的自身抗体有特异性，常针对高频率抗原，如抗I等。

（三）红细胞血型抗体的临床意义

各种红细胞血型抗体不一定都具有临床意义，只有导致红细胞寿命缩短、溶血性输血反应及新生儿溶血病的抗体，才具有临床意义。通常在37℃温度下，抗体与红细胞不发生反应者，一般无临床意义。例如MNS、P系统抗体多数情况下无临床意义，少数情况可能会导致输血反应或新生儿溶血病，那么该抗体就有临床意义，不能一概而论。抗体如果有临床意义，输血时应选择交叉配血试验（抗球蛋白方法）阴性、相对应抗原阴性的血液。抗体如果没有临床意义，输血时选择交叉配血试验阴性的血液即可。

三、抗原抗体反应

红细胞抗体与相应抗原无论是在体内还是在体外，均可发生反应，称为抗原抗体反应。体外反应根据抗原性状、抗体类型及参与反应的介质不同，可表现为凝集反应溶血反应、沉淀反应、中和反应等不同类型。体外试验的抗原抗体反应中，抗体多以血清的形式存在，又称为血清学试验。由于红细胞抗原抗体结合具有高度特异性，因此临床上采用已知的抗原或抗体，检测未知的抗体或抗原，用于血型鉴定抗体筛查和抗体鉴定交叉配血等输血前各项检查。

（一）主要类型

1. 凝集反应　红细胞抗体与相应红细胞抗原反应，并使之形成凝块，这一过程称为凝集反应。出现凝块是抗体与邻近的抗原决定簇结合，红细胞聚集形成可见凝集物，凝集是试验反应终点。完全抗体可以使带有相应抗原的红细胞直接发生凝集，不完全抗体则不能。

输血前的各项免疫学检测主要采用凝集试验。凝集试验一般是抗原抗体在各种液体介质中进行反应，常采用玻片法或试管法。现常采用微柱凝胶试验，该方法操作简便、易于标准化，并且敏感性更高，结果判断较为客观、准确。

2. 溶血反应　体外试验的溶血表现为红细胞破裂，血红蛋白释放到液体介质中呈红色表现。抗体介导的溶血，依赖补体表面攻击单位的活性，如果抗原抗体在缺乏补体活性的血清中反应，就不会发生溶血。如果将血清改为血浆，血浆中的抗凝剂螯合了血液中的Ca^{2+}和Mg^{2+}，补体不能被激活，因此也不会发生溶血。

在红细胞抗原抗体反应中，溶血也是阳性结果。因此用试管法进行血清学试验时，首先观察液体上清的颜色是非常重要的，切不可遗漏溶血现象而误判为阴性结果。

3. 沉淀反应 是可溶性抗原与抗体反应时，形成的不溶于液体的肉眼可见的复合物。沉淀反应要求抗原抗体比例要适当，如果抗体或抗原量过多，就不会有效形成肉眼可见的复合物，前者称为前带现象，后者称为后带现象。

（二）反应特点

1. 高度特异性 是抗原抗体反应最主要的特点。一种抗原只能与相应的抗体结合，而不能与其他无关抗体发生反应。抗原抗体结合要求在空间构型、化学成分上相匹配，即抗原表位与抗体（Ig）分子的超变区两者相互适应，通过化学键结合在一起。

2. 可逆性 抗原抗体结合要通过化学键，化学键由氢键、静电键、疏水键及范德华力构成。这种非共价键的结合是可逆性的表面结合，具有相对稳定性，但并不牢固，在某种条件下可达到动态平衡。抗原抗体复合物在一定条件下可以解离，解离后生物活性不变，称为抗原抗体反应的可逆性。影响抗原抗体复合物生成与解离的因素有两方面，其一是抗体亲和力，其二是环境因素。环境因素包括pH、温度孵育时间、反应介质离子强度、抗原抗体比例等。

3. 比例性 是指抗原抗体反应表现出可见结果，需要适当浓度和比例。抗原一般是多价的，IgG类抗体是二价的，IgM类抗体是5～10价的。如果二者比例适当，抗原抗体结合强度最充分，能够相互交叉聚集形成网格状复合体，反应明显，结果出现快，称为等价带。如果抗体过多表现为前带现象，抗原过多表现为后带现象。

4. 阶段性 抗原抗体反应分为两个阶段。第一阶段是致敏阶段，抗体与红细胞表面抗原表位特异性结合，此阶段可以激活补体。第二阶段是凝集阶段，即致敏的红细胞互相连接，形成凝集格局。

（三）影响凝集反应的因素

影响红细胞凝集反应的因素较多。影响第一阶段抗原抗体结合的因素主要有温度、离子强度、pH、孵育时间等条件。

1. 温度 对抗原抗体结合影响很大。过高会使抗原抗体变性，过低则降低生物活性，所以抗原抗体反应需要最适温度。通常IgM类抗体在低温（4～27℃）时反应较强，此类抗体也称为冷抗体；IgG类抗体在37℃时活性较好，也称为温抗体。在某一温度下具有最佳反应活性的抗体，在另一温度下也可以有反应活性。多数情况是在室温和37℃检测抗体活性。

2. 离子强度 红细胞膜上的唾液酸，使其带有大量负电荷，在生理盐水和血浆中又被带有正电荷的阳离子云所覆盖，造成了红细胞相互排斥，使红细胞之间的距离至少25nm，避免发生自发聚集。低离子溶液减少了红细胞周围的阳离子云，从而促进了带正电荷的抗体与带负电荷的红细胞发生反应。低离子溶液增加了抗体筛查和交叉配血试验的敏感性，已较为广泛应用。

3. pH 目前认为大部分血型抗体接近生理pH范围。抗D最佳pH是7.0左右，抗M最佳pH是5.5。

4. 孵育时间 抗原抗体反应达到平衡需要一定时间，所需时间视Ig类型及反应条件而定。例如使用低离子溶液可减少孵育时间。一般在盐水介质中，37℃孵育30分钟可以检出多数具有临床意义的抗体。对于活性较弱的抗体，可以适当延长孵育时间。

（四）抗体筛查与特异性鉴定

准备输血患者，尤其是有输血史或妊娠史的患者，输血前应常规进行抗体筛查。抗体筛查阳性者，应进一步做抗体特异性鉴定。

1. 抗体筛查　抗体筛查是检测患者血液中是否存在红细胞同种抗体，但不能确认抗体特异性。对于常见的抗体，如Rh抗体，一般可以推测抗体特异性。

该试验使用的试剂细胞是2或3人份的非混合O型红细胞，红细胞至少应包括以下常见血型系统抗原：Rh系统D、C、c、E、e抗原；MNS系统M、N、S、s抗原；P系统P1抗原；Kell系统K、k抗原；Kidd系统Jk^a、Jk^b抗原；Duff系统Fy^a、Fy^b抗原；Lewis系统Le^a、Le^b抗原。常用试验方法有：盐水介质法、聚凝胺法、酶法、抗球蛋白介质法、低离子强度介质法等。本试验不能单独使用盐水介质法。

2. 抗体特异性鉴定　是在抗体筛查阳性结果的基础上，确认红细胞抗体特异性。

试验使用的试剂细胞又称为谱细胞，是由8～16人份O型红细胞组成，具有不同血型系统的各种抗原成分，根据反应格局，一般可以鉴定出常见抗体。为了保证抗体鉴定的准确性，要求每个抗原应有足够的阴性和阳性红细胞，血清学检查结果能够客观真实地反映抗体存在及其特异性，而不是偶然出现的结果。鉴定方法见抗体筛查，一般不使用聚凝胺法。当抗体合强度弱，或有两种、两种以上抗体时，应结合吸收放散等试验，对抗体特异性进行分析。

3. 注意事项　在分析结果时，主要应注意以下问题。

（1）了解一般情况　包括患者年龄、诊断、妊娠史、输血史、近期使用的药物等，有助于抗体分析。

（2）自身抗体干扰　当抗体筛查和抗体鉴定结果全部阳性时，应做自身细胞与血清反应，即做自身对照以便排除自身抗体干扰。如果自身抗体和同种抗体同时存在，应在吸收自身抗体的基础上进行试验并注重分析结果。

（3）蛋白酶破坏抗原　蛋白酶破坏某些抗原，有利于抗体的检出与排除。例如被检血清与酶处理的试剂细胞呈阴性反应，与未经酶处理的试剂红细胞呈阳性反应，提示这些抗原已被酶破坏，可能是M、N、S、Fy^a、Fy^b等抗原，可以排除Rh、Kidd、Kell血型系统抗体。如果被检血清与酶处理或未被酶处理的试剂细胞均呈阳性反应，那么提示可能是Rh、Kidd、Kell等血型系统抗体。

（4）检查自身血型抗原　检查患者自身红细胞血型抗原，有助于分析抗体特异性。根据被检红细胞缺乏的抗原，提示是否存在相应的抗体。

（刘　怡）

第二节　红细胞血型系统及相关检测技术

扫码“学一学”

一、红细胞血型系统分类及命名

（一）红细胞血型分类

人类红细胞血型分类方法主要有三种：传统分类、器官和组织血型分类及国际输血协会（International society of blood transfusion，ISBT）分类。传统分类是以简单的方式记述，如ABO血型；更多的是以发生同种异体抗体患者姓氏缩写来表示。器官和组织血型分类依据抗原生化性质、分布、抗体性质等进行分类。ISBT根据红细胞血型抗原的生化特性、遗传学特性、血清学表现等特点进行分类。

1. 传统分类 红细胞血型传统分类、命名均比较复杂，主要有以下几种方式。

（1）无规律 红细胞血型早期被发现时，由于血型和抗原数量少，用单个字母就能表示血型抗原。因此，血型及血型抗原最初命名方法基本上是采用一些符号，如ABO，血型抗原用单个字母，如A抗原、B抗原等。

（2）研究发现者姓氏 MN血型抗原代表通过免疫方法发现的血型；有些血型抗原命名为了纪念某位血型专家，如Rh血型抗原开始命名为LW抗原（后来证实这两个抗原为不同的抗原），主要是纪念LW抗原发现者Landsteiner和Wiener。

（3）抗体首次发现的患者姓氏 有些血型命名是用首次发现抗体的患者姓氏命名的，如Lewis、Duffy、Kidd等；Lewis血型抗原命名为Le^a、Le^b等抗原，Duffy血型抗原命名为Fy^a、Fy^b、Fy^3等抗原。Kidd血型抗原命名为JKa、JKb、JK3等抗原。将恒河猴（Macacus rhesus）的血液免疫豚鼠和家兔得到抗血清，该抗血清能凝集85%白人红细胞而发现该血型，因而又发现了一种血型，取Rhesus一词的前两个字母进行血型命名，即Rh血型。

（4）抗原对偶和上标血型抗原命名和记述方法不统一，开始时采用不同大写字母表示由等位基因编码的对偶抗原，如A、B、M、N等；以后又用同一字母的大小写分别表示对偶抗原，如S、s、K、k等。随着新发现血型抗原的增多，未使用过的字母越来越少，当发现Lewis系统时，就采用前两位字母命名，用上标a来表示对偶抗原中的第一个，而用b标识另一个对偶抗原，其他抗原用字母加数字或几种方法混合来表示抗原，如：Fy^a、Fy^b、Fy3、Fy4、Fy5等。

2. 器官组织血型分类 根据红细胞抗原生物化学性质，人红细胞血型抗原表位分为糖分子和多肽两类。以糖分子为表位血型主要有ABO、H、LE、P及I等，它们的结构存在相关性，其主要表现为这些血型抗原表位可以分别位于同一条糖链分子中的不同部位。它们不仅分布在人红细胞和其他血细胞表面，而且更广泛分布于除中枢神经细胞外的人体各种组织细胞、体液及分泌液中，因此称为组织血型。

以多肽为抗原表位，抗原分子为蛋白、糖蛋白或脂蛋白，主要有Rh、Kell、Kidd、Duffy等，这些血型抗原绝大多数只分布在人体红细胞或骨髓造血干细胞来源的血细胞膜上，因此又称之为器官血型。与组织血型抗原结构类似的多糖物质，也广泛存在于自然界各种细菌、真菌、植物和动物细胞表面，而器官血型抗原和类似物的抗原只存在于少数高级哺乳动物细胞表面。

3. ISBT分类 为使血型学的研究和应用在国际上保持统一和连贯，方便合作与交流，国际输血协会（ISBT）红细胞表面抗原命名专业组于1995年颁布了分类和命名方法，开始对人红细胞血型分类，根据红细胞血型抗原的生化特性、遗传学特性、血清学表现等特点将所发现的人类红细胞血型分为血型系统、血型集合、高频抗原组和低频抗原组。至今已将所发现的人类红细胞血型抗原分为30个血型系统、6个血型集合和高低2个频率组。

（1）血型系统 是指由单一基因位点或多个紧密连锁的基因位点上的等位基因编码的一个或多个抗原组成。血型系统描述了不同血型抗原之间的关系，一个血型系统是一系列等位基因的产物，而且血型系统基因是独立遗传的。如ABO血型与MN血型在遗传上是独立的，是不同的血型系统；而MN与Ss是紧密连锁的等位基因，所以是一个血型系统。假如某一血型抗原频率在另一血型系统中各抗原间呈均匀分布，则说明这两种抗原在遗传上是独立的。控制两种抗原的等位基因可以在不同的染色体，也可以在同一染色体，但位点不同，在遗传时符合自由组合规律，即独立遗传。例如Rh血型系统抗原的分布频率在A型、B型、O型和AB型个体间是相同的，说明这两种血型抗原独立遗传分别属于两个血型系统。已检出的红细胞血型系统30多个，如ABO、MNS、P、Rh等共30个，表达近300个抗原，表1-1和表2-2为红细胞血型系统及其抗原。随着新抗原的发现及对已存在的抗原的进一步认识，血型抗原的数量、分类都可能发生变化。

表1-1　红细胞血型系统

系统			抗原数	基因名称	染色体位置	CD
名称（传统）	名称（ISBT）	数字（ISBT）				
ABO	ABO	001	4	*ABO*	9q34.2	
MNS	MNS	002	46	*GYPA*，*GYPB*，*GYPE*	4q31.21	CD235
P1PK	P1PK	003	1	*A4GALT*	22q13.2	
Rh	RH	004	50	*RHD*，*RHCE*	1p36.11	CD240
Lutheran	LU	005	18	*LU*	19q13.32	CD239
Kell	KEL	006	31	*KEL*	7q34	CD238
Lewis	LE	007	6	*FUT3*	19p13.3	
Duffy	FY	008	6	*DARC*	1q23.2	CD234
Kidd	JK	009	3	*SLC14A1*	18q12.3	
Diego	DI	010	21	*SLC4A1*	17q21.31	CD233
Yt	YT	011	2	*ACHE*	7q22.1	
Xg	XG	012	2	*XG*，*MIC2*	Xp22.33	CD99
Scianna	SC	013	7	*ERMAP*	1p34.2	
Dombrock	DO	014	6	*ART4*	12p12.3	CD297
Colton	CO	015	3	*AQP1*	7p14.3	
Landsteiner-Wiener	LW	016	3	*ICAM4*	19p13.2	CD242
Chido/Rodgers	CH/RG	017	9	*C4A*，*C4B*	6p21.3	
H	H	018	1	*FUT1*	19q13.33	CD173
Kx	XK	019	1	*XK*	Xp21.1	
Gerbich	GE	020	8	*GYPC*	2q14.3	CD236
Cromer	CROM	021	15	*CD55*	1q32.2	CD55
Knops	KN	022	9	*CR1*	1q32.2	CD35
Indian	IN	023	4	*CD44*	11p13	CD44
Ok	OK	024	1	*BSG*	19p13.3	CD147
Raph	RAPH	025	1	*CD151*	11p15.5	CD151
John Milton Hagen	JMH	026	5	*SEMA7A*	15p24.1	CD108
I	I	027	1	*GCNT2*	6p24.2	
Globoside	GLOB	028	1	*B3GALT3*	3q26.1	
Gill	GIL	029	1	*AQP3*	9p13.3	
Rh-associated glycoprotein	RHAG	030	3	*RHAG*	6p21-qter	CD241

（2）血型集合　是指在血清学、生物化学、遗传学特征方面有相关性，但达不到血型系统命名标准且与血型系统无关的血型抗原。已检出的血型集合包括Cost、Ii、Er等共6个，含12个抗原，表1-2为血型集合及其抗原。

表1-2　血型集合及其抗原

集合			抗原		
数字（ISBT）	名称	符号（ISBT）	数字	符号	频率（%）
205	Cost	COST	205001	Csa	95
			205002	Csb	34
207	Ii	I	207002	i	
208	Er	ER	208001	Era	>99
		—	208002	Erb	<1
		—	208003	Er3	>99
209		GLOB	209002	Pk	>99
		—	209003	LKE	98
210		—	210001	Lec	1
		—	210002	Led	6
212	Vel	VEL	212001	Vel	>99
		—	212002	ABTI	>99

（3）高频、低频抗原组　是指尚不能归为血型系统和血型集合的抗原。根据一般人群中出现频率分为低频抗原组700系列（含18个抗原）和高频抗原组901系列（含8个抗原）。低频率抗原在一般人群中出现的频率小于1%，而高频率抗原出现的频率大于99%，表1-3为高频抗原组，表1-4为低频抗原组。

表1-3　高频高原组（901系列）

数字（ISBT）	名称	符号（ISBT）
901002	Langereis	Lan
901003	August	Ata
901005		Jra
901008		Emm
901009	Anton	AnWj
901011	Sid	Sda
901014		PEL
901016		MAM

表1-4　低频抗原组（700系列）

数字（ISBT）	名称	符号（ISBT）	数字（ISBT）	名称	符号（ISBT）
700002	Batty	By	700039	Milne	
700003	Christiansen	Chra	700040	Rasmussen	RASM
700005	Biles	Bi	700044		JFV
700006	Box	Bxa	700045	Katagiri	Kg

续表

数字（ISBT）	名称	符号（ISBT）	数字（ISBT）	名称	符号（ISBT）
700017	Torkildsen	Toa	700047	Jones	JONES
700018	Peters	Pta	700049		HJK
700019	Reid	Rea	700050		HOFM
700021	Jensen	Jea	700052		SARA
700028	Livesay	Lia	700054		REIT

（二）红细胞血型ISBT命名

1996年ISBT发表由该命名专业组确定的红细胞血型抗原、表型、基因和基因型命名和记述方法：6位数字和字母/数字方式，ISBT还规定，已有的命名不改变，新发现的抗原必须按"字母+数字"符号系统标记。

1. 红细胞血型抗原的表达方法 红细胞血型抗原的表达方法主要有以下两种。

（1）6位数字方式 6位数字的前3位数字表示某一血型系统（001~030）、血型集合（205~212）或血型系列（700低频率抗原，901高频率抗原），后3位数字表示抗原的特异性，如001001、001002、001003、分别表示为ABO血型A、B及AB抗原。

（2）字母/数字方式 血型系统符号用2~4个大写字母表示，血型抗原用字母加数值表示，但抗原3位数字长，用起来不方便，去掉抗原编码的"0"。如RH表示Rh血型系统，RH1表示Rh血型系统D抗原；KEL表示Kell血型系统，KEL1表示Kell血型系统的K抗原，KEL2表示Kell血型系统的k抗原；FY表示Duffy血型系统等。

2. 红细胞血型表型的表述 在血型系统符号后加一个冒号，再一一列出表示抗原特性数字，各抗原编码号用逗号隔开，抗原阴性（缺失的）则在该抗原编号前加一个减号（"–"）。如Lu（a–b+）表示为LU：–1，2，KEL（K–k+）表示为KEL：–1，2；传统Rh（DCcee或D+C+E–c+e+）表型使用ISBT表述方式可写为RH：1，2，–3，4，5。

3. 红细胞血型等位基因和基因型命名 基因和基因型用斜体的大写字母和数字表示，大写字母表示血型系统，数字表示基因所编码的抗原，字母与数字间留一空格或将空格改为星号，两个等位基因之间加一斜杠。Lu^a基因可写成*LU*1或*LU**1，Lu^a/Lu^b基因型可写成*LU*1/2或*LU**1/2。无效等位基因或无效基因用O表示，如*KEL*2，3/O。

4. 红细胞血型集合、系列表述 红细胞血型集合的抗原、表型、基因和基因型的写法与红细胞血型系统相同，红细胞血型系列尚未使用大写字母表示。

以Kell和Kidd血型系统为例，血型系统命名和表述见表1–5。

表1–5 红细胞血型系统命名和表述（以Kell和Kidd血型系统为例）

	传统	ISBT
血型	Kell	KEL（006）
	Kidd	JK（009）
抗原	K，k，Kp^a，Kp^b	KEL1（006001），KEL2（006002），KEL3（006003），KEL4（006004）
	Co^a，Co^b	CO1（009001），CO2（009002）
表型	K－k＋Kp（a－b+）	KEL：–1，2，–3，4
	Jk（a－b+）	JK：–1，2

续表

	传统	ISBT
基因	*K*，*κ*，Kp^a，Kp^b	*KEL**1，*KEL**2，*KEL**3，*KEL**4
	Fy^a，Fy^b	*FY**1，*FY**2
基因型 / 单倍型	kKp^b/kKp^b	*KEL**2，4/2，4
	MS/Ms	*MNS**1，3/1，4

由于红细胞血型系统和抗原系统的命名及记述已被熟知和习惯，故目前对红细胞血型系统及其抗原系统和新的ISBT分类、命名及记述方式在临床血型血清学常规工作和文献中同时都在应用。

二、ABO血型系统

（一）ABO型基因

ABO血型基因位于人类第9号染色体长臂，ABO血型系统受A、B、O三个等位基因控制，A和B基因是常染色体显性基因，O基因是无效等位基因。ABO基因不直接编码ABH抗原，其基因产物是糖基转移酶。

（二）H基因及AB基因的作用

1. H基因及其作用 H基因位于人类19号染色体，H基因的基因型为HH和Hh，H基因的遗传与ABO基因无关，其编码产生L-岩藻糖基转移酶，在该转移酶作用下，将L-岩藻糖转移连接在糖链末端半乳糖上，形成H抗原。H基因频率>99.99%。

2. AB基因及其作用 A基因编码产生N-乙酰基半乳糖胺糖基转移酶，该酶将N-乙酰半乳糖胺（A抗原表位或抗原决定簇）连接到H抗原末端的半乳糖上，使之成为A抗原；B基因编码产生D-半乳糖糖基转移酶，该酶将D-半乳糖（B抗原表位）连接到H抗原末端的半乳糖上，使之成为B抗原；O基因编码的糖基转移酶无活性，不能修饰H抗原，因此O型红细胞表面有大量H抗原，而A1或A1B型者的红细胞，其H抗原大部分被转化为A和（或）B抗原，所以H抗原很少。A基因产生的糖基转移酶比B基因多，因此，A型红细胞上A抗原数量多于B型红细胞上B抗原数量。不同的ABO血型，红细胞膜上H抗原表达强度依次为：$O>A_2>B>A_2B>A_1>A_1B$。H抗原性很弱，血清中一般无抗H。

（三）ABO血型的遗传

1924年Bernstein提出，ABO血型遗传的基因座上，有A、B、O三个等位基因，是常染色体显性遗传，每个子代均可从亲代各得到一个单倍体，子代从父母双方各获得一种基因，可有6种基因组合，ABO基因型与表型及确定见表1-6。

考点提示 血型的遗传规律。

因此，根据父母的血型可以推测子代的血型，有助于亲子鉴定，如父母都是A型，子代只可能是A型或O型，见表1-6。

表1-6　亲代与子代ABO血型遗传

亲代血型	亲代基因型	子代遗传因子	子代血型
A×A	AO×AO	AA，AO，OO	O，A
	AO×AA	AA，AO	A
	AA×AA	AA	A

（四）ABO血型抗体

1. ABO血型抗体的特点

（1）抗体产生　婴儿出生时，一般没有抗A和抗B抗体，但自然界中的一些生物体如细菌表面上存在具有类似于A、B、H结构的抗原，人会被这些外来抗原不断地免疫，逐渐地产生相应的抗A或抗B抗体。人一般在出生3~6个月后可查出抗体，5~10岁时抗体的产生达到高峰，随年龄增长，成年人抗体水平逐步减少，老年人的抗体水平一般低于年轻人。由于环境中A型物质较多，B型人中抗A的效价高于A型人中抗B的效价。

（2）抗体类别　正常情况下，ABO血型抗体为天然抗体，以IgM为主，为完全抗体，但血液中也有少量的IgG和IgA抗体。O型人血液中含抗A、抗B和（或）抗AB抗体，其中抗AB不是抗A和抗B的混合物，因为将B细胞与O型血清孵育后，做放散试验其放散液不仅与B细胞反应，同样也与A细胞反应。如果O型血清中的是抗A和抗B的混合抗体，则无此种现象发生，提示抗AB识别的是A和B抗原上共同的结构部位。抗AB以IgG为主，效价较高，可以通过胎盘，因此，O型母亲亲子血型不合，易发生新生儿溶血病，而且在第一胎就可发生。利用O型血抗AB可检出较弱的A、B抗原，因此，在ABO亚型鉴定中常用O型血清。

2. ABO血型抗体临床意义　ABO不相容的输血可以引起严重的溶血性输血反应，一般为急性血管内溶血反应，严重时可导致DIC、急性肾功能衰竭甚至死亡。ABO抗体可引起新生儿溶血病，在器官移植、造血干细胞移植等方面都有重要意义。

（五）ABO亚型

亚型是指虽属同一血型抗原，但抗原结构、性能或抗原表位数有一定差异的血型。

1. A亚型　常见的A亚型有A_1与A_2、A_3、A_x、A_m、A_y等，其中A_1、A_2亚型占全部A型血的99.9%。

（1）A_1与A_2　1991年von Dungern用血清学方法发现A型有A_1和A_2两种亚型，A_1和A_2及相关亚型抗原抗体见表1-7。1%~8%的A_2型和22%~35%的A_2B型个体有抗A_1抗体，白种人中A_2亚型约占20%，亚洲人A_2亚型少见，基本上都是A_1亚型。A_1型红细胞与A_2型红细胞的差别不仅表现在红细胞膜上的抗原决定簇的数量上（A_1抗原表达数量为81万~117万个A抗原，A_2抗原表达数量为24万~29万个A抗原），而且存在质的不同。

A亚型人中有抗A_1，A_2B个体中产生抗A_1抗体的概率要高于A_2个体。抗A_1可干扰血型鉴定或者交叉配血试验，导致正反定型不符或交叉配血不合。抗A_1多数是IgM抗体，最佳反应温度是室温或低于室温，多数情况下没有临床意义。如果抗A_1在37℃有活性，则该抗体有临床意义，此时输血应选择O型红细胞，或者A_2型（或A_2B型）红细胞。

表1–7　ABO及其常见亚型抗原、抗体及抗原与抗血清反应

血型	红细胞上抗原	血清抗A、抗B抗体	与抗血清反应			
			抗A	抗B	抗A_1	抗H
A_1	A、A_1、H	抗B	4+	—	4+	+
A_2	A、H	抗B、抗A_1（1%~8%）	4+	—	—	2+
A_1B	A、A_1、B、H	—	4+	4+	4+	+
A_2B	A、B、H	抗A_1（22%~35%）	4+	4+	—	2+
B	B、H	抗A、抗A_1（少见）	—	4+	—	+
O	H	抗A、抗B和（或）抗AB、抗A1（少见）	—	—	—	4+

注：H抗原强弱的次序为：O>A_2>B>A_2B>A_1>A_1B；A_1B含46万~85万个A抗原，A_2B含12万个A抗原）

（2）其他弱A亚型　弱A亚型共同特点：最主要的血清学特征是红细胞抗原数量明显减少，红细胞与抗A反应后表现为弱凝集或者不凝集，可与抗AB有不同程度凝集，与抗H反应较强，某些人血清中有抗A_1。

1）A_3：表面含35000个A抗原，A_3型红细胞最大特点是细胞与抗血清反应呈混合凝集外观（mixed field agglutination，MF），即A_3细胞与抗A孵育后，表现为数个红细胞形成的小凝块，周围有较多的游离红细胞。偶有A_3型的血液中有抗A_1，大部分A_3型的血液中没有抗A_1。A_3型红细胞表面H抗原较强，分泌型的唾液中含有A物质。

2）A_m：表面含700个A抗原，红细胞与抗A和抗AB凝集极弱或不出现凝集，能够吸收抗A，放散能力较强；分泌型唾液中含有A和H物质；血液中一般不含有抗A_1。

3）A_x：表面含4800个A抗原，与多数抗A不出现凝集反应，与O型人的抗AB发生凝集反应。血液中常含抗A_1；分泌型唾液中有正常的H物质，A物质很少；能吸收抗A，放散能力强于A_1细胞。血清中A糖基转移酶极少，多数情况下检测不出。

4）A_y：其表型与A_m相似，不同之处有：细胞吸收抗A后，其放散能力弱于A_m；分泌型唾液中含有A物质较少，而含H物质稍多；血清有微量A糖基转移酶，A_m可检测到A糖基转移酶的酶活性。

5）Ael：通常情况下不被抗A及抗AB凝集，经吸收放散试验可证实细胞结合了抗体；分泌型唾液中只含H物质，不含A物质；血液中有抗A_1，检测不到A糖基转移酶。

6）A_{end}：细胞与抗血清反应的凝集可表现为混合凝集外观，但凝集弱于A_3，但是Aend分泌型的唾液中仅有H物质，无A物质。表1–8为弱A亚型的特点。

表1–8　弱A亚型的特点

表型	红细胞				血清			唾液	血清中糖基转移酶	红细胞抗原数（$\times10^3$）
	抗A	抗B	抗A、B	抗H	抗A	抗B	抗A_1			
A_3	2+MF	—	2+MF	3+	无	有	有时	A，H	有时	35
A_m	—/弱	—	—/+	4+	无	有	无	A，H	有	1
A_x	弱/—	—	2+	4+	+/–	有	常有	A，H	罕见	5
A_y	—	—	—	4+	无	有	无	A，H	微量	1
A_{el}	—	—	—	4+	部分	有	有	H	无	0.7
A_{end}	弱/MF	—	弱/MF	4+	无	有	有时	H	无	3.5

注：A_m、A_y、A_{el}亚型只能通过吸收放散方法进行鉴定。

2. B亚型　B亚型要少于A亚型，包括B_3、B_x、B_m和B_{el}等，鉴定技术与弱A亚型鉴定技术相同。AB亚型常见的A_1B、A_2B、A_3B、A_xB、AB_2、AB_3、cisAB等。表1–9为B表型的特点。

表1–9　B表型的特点

表型	红细胞				血清		唾液血型物质	血清中B型糖基转移酶
	抗A	抗B	抗A、B	抗H	常见抗体	意外抗体		
B	—	4+	4+	2+	抗A	无	B，H	有
B_3	—	2+MF	2+MF	3+	抗A	无	B，H	有（弱）
B_x	—	弱	弱	3+	抗A	弱抗B	B	无
B_m	—	—/弱	—/弱	3+	抗A	无	B，H	有（弱）
B_{el}	—	—	—	3+	抗A	有时有弱抗B	H	无

（六）特殊的ABO型

1. B（A）及A（B）表型　B（A）表型是常染色体显性遗传，特点是B细胞上有弱A抗原表达，红细胞和抗B出现强凝集，和抗A出现弱凝集（<2+），血清中有抗A，能够凝集A_1及A_2细胞。使用分子生物学技术，发现因基因突变，使B糖基转移酶在234或者235氨基酸出现多态性，在起到B糖基转移酶作用的同时，还能转移N–乙酰基半乳糖胺，产生了少量的A抗原。目前发现B（A）型，多数是黑人。A（B）与B（A）类似，其原因是血液中H糖基转移酶增多，导致H抗原增多，红细胞表面过多的H抗原（前体物质），使得A糖基转移酶合成了微量B抗原。

2. 顺式AB　顺式AB即cisAB，一般很少见。1964年在一波兰家庭发现母亲是A2B型，父亲是O型，两个子女均为A_2B型。其最主要的特征是A与B基因位于同一条染色体上，两个基因同时遗传给子代。该基因能够产生一种嵌合酶，同时催化A抗原和B抗原产生。cisAB细胞上A抗原虽然经常被认为是A_2，但A抗原强度强于A_2B，弱于A1B；B抗原表达较弱，类似于B_3表型，cisAB细胞上H抗原表达程度基本与A_2细胞相同，因此，cisAB表现为A_2B_3型。cisAB人血清中有弱的抗B。分泌型人唾液中有正常A物质、少量B物质和大量的H物质。

3. 获得性B　红细胞有B抗原，血清中存在抗B抗体，该抗体不与自身细胞反应，分泌液中有A物质和B物质。获得性B通常见于肠梗阻患者，肠道细菌进入血液后，其脱乙酰基酶使A抗原的N–乙酰半乳糖胺变成半乳糖胺，与B抗原半乳糖相似，与抗B试剂反应表现为弱凝聚。获得性B只表现在A型，细胞在正常pH介质中，与抗B出现凝聚反应；当抗B血清pH≤6.0时，无凝聚反应。如果在血型鉴定中不重视反定型，又未能严格交叉配血，获得性B可引起严重溶血性输血反应的发生。

三、Rh血型系统

（一）Rh血型的命名

1. CDE命名法　又称为Fisher–Race命名法，由Fisher和Race提出，认为Rh基因是三种基因的复合物，每条染色体有三个基因位点，相互连锁，每种基因决定一个抗原。这3个基因是以一个复合体形式遗传，如CDe/cDe只能以CDe或cDe遗传给子代。3个连锁基因有

8种基因组合，2个染色体上的基因可形成36种遗传型。Rh抗原命名为C、D、E、c、d、e，但从未发现过d抗原及其活性，从而认为d抗原、d抗体实际是不存在的，但仍保留“d”符号，以相对于D。

2. Wiener命名法 又称为Rh–Hr命名法，是由Wiener学派提出，他认为Rh基因在染色体上只有一个基因位点，每个Rh抗原是由几个抗原因子组合而成，每个因子能被相应的抗血清识别。通过两种学说的比较，可以看到其显著的不同是Fisher–Race想象Rh血型为一种复合基因，而Wiener视其为一种复合抗原。但由于D、E、c分别存在于不同的肽链上，Wiener的命名法常被认为不合理。Fisher命名法比较简单，易于了解，故仍被多数血型工作者所采用。

3. 现代命名法 Rosenfield等根据表型提出了数字命名法，将抗原按数字编号，排除了上述两种命名中的某些困难。这种方法是描述血样与特定抗血清的反应结果，根据抗原发现年代的先后编号，阳性结果与阴性结果具同等重要性，都要被命名。本法虽有其优点，但在实践中还难以全面应用。常见的几个抗原分别命名是：D为RH1、C为RH2、E为RH3、c为RH4、e为RH5。该命名法常用于描述Rh系统的高频抗原如RH17、RH29、RH32等。ISBT红细胞抗原命名专业组对数字命名法作了肯定和规范，已经用RH1～RH57等来命名目前已经发现的50个抗原。Rh抗原也可采用6位数字命名法，但在实际工作中很少使用。Rh系统的现代命名应区别基因、抗原、蛋白质。基因用斜体字表示，根据其所编码的抗原进行命名，如*RHCE*ce*、*RHCE*CE*等；抗原用字母表示，如D、C、c、E、e等；蛋白质按其抗原命名，如RhD、RhCD、Rhce等。

（二）Rh基因

Rh基因位于第1号染色体，由2个紧密连锁的基因构成，即*RHD*及*RHCE*基因。这两个位于1p36.13–p34.3的基因分别有10个外显子和10个内含子，由417个氨基酸组成，只是二者编码的蛋白约有35个氨基酸不同。基因产物分别是RHD和RHCE多肽。*RHD*及*RHCE*基因方向相反，两个3′端相邻，形成类发夹样结构，两者遗传物质较容易通过基因转换进行交换，形成杂交基因。杂交基因可产生蛋白，这些杂交蛋白可表现出独特的抗原表位。因此，Rh系统非常复杂，目前认定的抗原已经有50个左右，最常用的只有5个。

（三）Rh抗原

1. Rh表型 目前已经发现50个Rh抗原，其中D、C、c、E、e在Rh系统中最常见且与临床关系最密切。免疫原性最强的是D抗原，其次是E和c抗原。使用标准抗血清检测标本，能够检出的Rh抗原，即Rh表型。常用的抗血清有抗D、抗C、抗c、抗E和抗e。表型相同者基因型有可能不同。另外血清学检测不能确定D阳性者是D/D纯合子，还是D/–杂合子基因。五种抗血清鉴定的Rh表型见表1–10。

表1–10 五种抗血清鉴定的Rh表型

抗血清					表型		
抗D	抗C	抗E	抗c	抗e	Rh–Hr	CDE	数字名称
+	+	−	+	+	CcDee	R1r	Rh：1, 2, −3, 4, 5
+	+	−	−	+	CCDee	R1R1	Rh：1, 2, −3, −4, 5
+	+	+	+	+	CcDEe	R1R2	Rh：1, 2, 3, 4, 5

续表

抗血清					表型		
抗D	抗C	抗E	抗c	抗e	Rh-Hr	CDE	数字名称
+	—	—	+	+	ccDee	R0R0/R0r	Rh：1, -2, -3, 4, 5
+	—	+	+	+	ccDEe	R2r	Rh：1, -2, 3, 4, 5
+	—	+	+	—	ccDEE	R2R2	Rh：1, -2, 3, 4, -5
+	+	+	—	+	CCDEe	R1Rz	Rh：1, 2, 3, -4,5
+	+	+	+	—	CcDEE	R2Rz	Rh：1, 2, 3, 4, -5
+	+	+	—	—	CCDEE	RzRz	Rh：1, 2, 3, 4, -5
—	—	—	+	+	ccdee	rr	Rh：-1, -2, -3, 4, 5
—	+	—	+	+	Ccdee	r’ r	Rh：-1, 2, -3, 4, 5
—	—	+	+	+	ccdEe	r” r	Rh：-1, -2, 3, 4, 5
—	+	+	+	+	CcdEe	ryr	Rh：-1, 2, 3, 4, 5

2. D抗原

（1）抗原分布　D抗原为多肽类抗原，只存在于人类的红细胞膜上，体液和分泌液中无游离的D抗原。在正常D阳性个体单个红细胞上一般有1万~3万个D抗原，而在弱D个体红细胞上为0.2万~1万，而增强D个体可有7.5万~20万。D抗原位于RHD基因编码的D多肽链上，该多肽链由416个氨基酸组成，并贯穿红细胞膜12次，形成6个环。目前已经发现D抗原有30余种表位，其中多个表位涉及细胞外环。

（2）编码基因及表达　基因为RHD，可表达不同数量变化的D抗原（正常为1万~3万，弱D为0.2万~1万，增强为7.5万~20万）

（3）Rh阳性与阴性　根据红细胞上D抗原的有无，可将红细胞分为Rh阳性或阴性。其抗原频率白种人大约为85%，黑人约95%，中国汉族人D抗原阳性率约为99.7%。

3. 弱D（Du）　红细胞膜上D抗原数量减少时，红细胞可能不被IgM抗D所凝集，但与IgG抗D反应，通过抗球蛋白试验可以出现凝集，故称为弱D。弱D产生的原因可能是RHD基因的跨膜区或胞内区发生突变，影响到D抗原多肽链插入细胞膜，从而使细胞膜上D抗原数量减少。弱D献血者和受血者在临床上要区分对待。弱D献血者因为红细胞膜上带有D抗原，可以刺激Rh阴性个体产生抗D，所以弱D血液应当作Rh阳性血，以避免输血不良反应的发生。而弱D作为受血者时，因常用的血清学技术无法鉴别是弱D还是部分D，而部分D个体血清中可存在抗D抗体，此种情况一般应作为Rh抗原阴性看待。

4. 放散D（Del）　D抗原在红细胞上表达极弱，用常规的血清学方法容易漏检，易误判为Rh阴性。但通过吸收放散试验可证明这些红细胞上实际上存在有极少量的D抗原。亚洲人Del型占Rh阴性的10%~30%，而在西方人种中此种血型极少。Del型血清学检测常为阴性，需要通过吸收放散试验或基因检测进行证实。

5. 部分D（partial D）　红细胞表面D抗原表达弱，同时在血清中可含有抗D抗体，此称之部分D。完整的D抗原应包括9个抗原决定簇，而部分D是由于D抗原表位的部分缺失所致。应用分子生物学技术发现部分D的产生大多数是由于RHD基因部分被RHCE基因替代，产生了杂合基因。而杂合基因产生的杂合蛋白不仅丢失了一部分的D抗原决定簇，还有可能产生新的抗原。部分D还有可能是胞膜外的D抗原单个氨基酸发生改变，从而引起抗原决定簇的改变。此时，应与弱D区别开，弱D的氨基酸改变是发生在跨膜区或胞内区。

6. 其他 RHCE基因编码C、c、E和e抗原，但RHCE基因有50多种等位基因，易发生突变，突变后可导致抗原表达改变或减弱。C和c是C、c等位基因产物。抗原频率在英国献血员中，C为68%，c为81%，基因频率C和c分别为0.4327%和0.5673%，在非洲黑人中c非常高，C非常低，而东亚人正相反，C接近100%。E和e是E、e等位基因产物。在所有人群中e频率比E多得多，抗原和基因频率分别为E 29%、e 98%和E 0.1554%、e 0.8446%。使用抗E试剂和不同红细胞表型推算E抗原数量有很大差异，每个红细胞有E抗原450~25 600个，e抗原数量为13400~24400个。

（1）复合抗原 复合抗原包括CE、Ce、cE、ce。过去认为复合抗原是顺式基因表达的产物，现在已知复合抗原是基因表达在同一个蛋白质分子上所产生的。

（2）变异体 RHCE基因突变可引起相应抗原数量及质量的改变，其中C和e抗原改变较为常见。欧洲人中C抗原的改变与RhCe蛋白等第一个细胞外环氨基酸突变有关，伴有C^w或C^x抗原表达，还有可能产生新的抗原。这些红细胞虽然表现为C抗原阳性，但是受到免疫刺激后，仍可能产生抗C或者抗Ce抗体。

四、红细胞其他血型系统

（一）H血型系统

H血型系统ISBT命名为H，数字序号及数字表示为018。该系统只有1个抗原，即H抗原（H1：018001）。H抗原是A抗原和B抗原的前体物质，只有H物质无AB抗原的红细胞是O型红细胞，除稀有的孟买（Bombay）血型红细胞Oh外，所有人红细胞表面都表达H抗原。人体内几乎所有组织的细胞膜上，以及分泌液、体液和血浆中都含有H抗原。红细胞H抗原数量与ABO血型相关，O型红细胞H抗原数量最多，而A型、B型红细胞上的H抗原绝大部分已被转化，H抗原较弱。常见成人ABO血型红细胞上H抗原从强到弱排列顺序为：$O>A_2>B>A_2B>A_1>A_1B$。

1. H基因及生化结构 H抗原合成受H和Se两个基因控制，此两个结构基因位于19号染色体，是紧密连锁的两个基因位点。H基因也称为FUT1基因，Se基因称为FUT2基因。两个基因各自编码a-2-岩藻糖转移酶。H基因编码有4个外显子，编码的糖基转移酶作用的底物是Ⅱ型糖链，主要将红细胞Ⅱ型寡糖前体链转化为H抗原；Se基因编码的糖基转移酶作用的底物是Ⅰ型糖链，主要将分泌液Ⅰ型寡糖前体链转化为分泌型H抗原。FUT2基因（分泌基因）决定了分泌液中是否存在ABH物质，FUT2酶在红细胞不表达，在唾液腺及泌尿生殖等组织中表达。非分泌型为se基因（隐性基因），不表达Ⅰ型糖链，但有低表达H基因，唾液中含有微量Ⅰ型糖链的H抗原，用凝集抑制试验一般不能被检出。红细胞上Ⅰ型糖链的H抗原是从血浆中吸附而来的。

2. 抗原缺失表型

（1）孟买型 1952年Bhende等在印度孟买发现3个人的红细胞为O型，缺失H抗原，分泌液中无H抗原，但血清中有抗H抗体，称该类血型为孟买型，记为Oh，也称为分泌型孟买型。

1）血清学特征：无ABH抗原，该类型人红细胞与标准血清抗A、抗B、抗AB、抗H均无凝集，易误判为O型；唾液中无ABH物质；血清中存在抗A、抗B、抗H抗体，所以与A、B、O细胞全部凝集，抗体在很大温度范围内均有活性，能引起溶血型输血反应。孟买型人输血，只能输注孟买型的血液。

2）遗传：孟买型携带的ABO基因可以遗传给子代，但因其自身缺乏H基因（基因为hh）和分泌基因（基因为sese），不能形成H物质，所以即使有ABO基因，也不能形成ABO抗原。血清和细胞均缺乏岩藻糖基转移酶；为隐性遗传。

（2）类孟买型　该型个体缺乏H基因，其基因亦为hh，但至少有一个Se基因。虽然不能检测出红细胞表面H抗原，但有少量的A和（或）B抗原，记为Ah、Bh、ABh。类孟买型血清学特征是：正定型被检红细胞与抗H无凝集，与抗A、抗B凝集反应很弱，甚至用吸收放射试验才能检出A和（或）B抗原。因为类孟买型分泌液及血浆中含有I型链A和（或）B物质，红细胞从血浆中吸附A和（或）B抗原，从而表达微弱的A和（或）B抗原。唾液中含有少量的ABH物质。与孟买型抗H不同，类孟买型是抗HI。

（二）Lewis血型系统

Lewis血型系统ISBT命名为LE，数字序号及数字表示为007。1946年发现该血型抗体，并以该患者的姓氏Lewis命名。Lewis血型有六个抗原，即Le^{a}、Le^{b}、Le^{ab}、Le^{bH}、Al^{eb}和BLe^{b}，ISBT分别表示为LE1（000701）、LE2（007002）、LE（007003）、LE（007004）、LE（007005）、LE（007006）。其中Le^{a}、Le^{b}为最重要的两个抗原，可有三种表型，即Le（a+b–）、Le（a–b+）及Le（a–b–）。血小板、内皮细胞、泌尿生殖系统及消化系统上皮细胞也表达Lewis抗原。Lewis不是由红细胞合成，而是从血浆中吸附而来的，唾液中也含有Lewis抗原。

1. 基因及生化结构　Lewis抗原的合成受控于Le基因（FUT3）及Se基因（FUT2）。Le基因编码α-1-4-岩藻糖糖基转移酶，该酶将一岩藻糖链接到Ⅰ型H链次末端N-乙酰基葡萄糖胺上，形成Le^{a}抗原。Se基因编码α-1-2-岩藻糖转移酶，该酶将一岩藻糖链接到Ⅰ型链末端H抗原上加另一岩藻糖，形成了有两个岩藻糖的Le^{b}抗原。

2. Lewis抗原表达　新生儿时期的红细胞很少表达Lewis抗原，故红细胞Lewis抗原较弱或检查不到。若使用间接抗球蛋白试验或者用无花果蛋白酶处理脐带血红细胞，50%能检出Le^{a}抗原。出生后不久，首先生成Le^{a}抗原。由于Se酶的活性很低，Le^{b}抗原频率也很低，随着Se酶活性增高，可能表现为一过性的Le（a+b+）。5~6岁以后，Lewis抗原表达与成人相同。妊娠期间Lewis抗原量可能会减少，出现一过性Le（a–b–）表型，甚至可能产生抗Lewis抗体。分娩后随着Lewis抗原的恢复，抗体逐渐消失。红细胞为Le（a+b–）或者Le（a–b+）的唾液能够抑制抗Le^{a}的活性，前者的抑制能力更强。另外在人的乳汁、尿液、消化液、羊水等中可检测出Lewis抗原。

3. Lewis抗体　Lewis抗体多数为IgM，一般没有明确的免疫刺激，是自然产生的抗体。Le（a–b–）的个体，可能产生抗Le^{a}、抗Le^{b}及抗Le^{X}抗体。抗Le^{X}抗体既能凝集Le^{a}阳性细胞，又能凝集Le^{b}阳性细胞。抗Le^{a}抗体多产生于红细胞表型为Le（a–b–），而Le（a–b+）一般不产生，因为唾液和血浆中含有少量的Le^{a}抗原。大多数Lewis抗体最佳反应温度是室温，在37℃出现的凝集反应较弱。用抗球蛋白试验有时可检出该抗体。但Lewis抗体一般没有临床意义，因为该抗体在37℃没有活性，另外供者血浆中Le^{a}、Le^{b}抗原，以及供者红细胞表面Le^{a}、Le^{b}抗原也会脱落释放到血浆当中，这些抗原中和受血者的Lewis抗体，所以临床极少出现Lewis抗体引起的溶血性输血反应。对于有Lewis抗体的患者，选择37℃交叉配血相合的血液即可，一般不会引起溶血性输血反应。尽管Lewis抗体比较常见，但新生儿体内未形成红细胞Le^a、Le^b，可不必考虑它引起新生儿溶血病。

（三）MNS血型系统

MNS是继ABO血型之后，第二个被发现的血型系统。ISBT命名为MNS，数字序列002。目前已经确认的抗原有46个，常见的有M、MN、N、S、Ss、s等，常见的抗体主要有抗M、抗N、抗S、抗s等。

1. 基因及生化特征

（1）基因　编码MNS血型系统抗原的是GYPA和GYPB两个紧密连锁的基因。它们位于4号染色体上，分别编码GPA（血型糖蛋白A）和GPB（血型糖蛋白B）。MN基因位点有一罕见的等位基因M^g，在亲子鉴定中具有重要意义。

（2）抗原生化特征　GPA和GPB是红细胞膜上主要的唾液酸糖蛋白，GPA在红细胞上的数量多达10^6，GPB数量约为2×10^5。GPA分子上有MN抗原，GPB分子上主要携带有Ss抗原，还有少量的N抗原。MN抗原特异性是由GPA氨基末端第一位和第五位氨基酸所决定。M抗原第一位是丝氨酸，第五位是甘氨酸；N抗原第一位是亮氨酸，第五位是谷氨酸。S和s抗原的区别在于GPB肽链第29位氨基酸的不同，S抗原是蛋氨酸，s抗原是苏氨酸。M^g抗原与抗M和抗N试剂均不发生反应，易将基因型M^gN，误定为表型是NN型；基因型M^gM，误定为表型是MM型。

2. 抗原抗体临床意义　人体血液中比较常见的是抗M抗体，多为自然产生，也有报道因输血或细菌感染而产生。抗M在婴儿较多见，但部分是IgG的例子也不少见。抗M抗体最佳反应温度是4℃，37℃反应较弱或全部不反应。与抗M相比，抗N抗体比较罕见，并且几乎都是IgM，表现为典型的冷凝集性质，在25℃以上很快失去活性。经研究证实，木瓜酶、菠萝蛋白酶等对MNS系统的抗原具有破坏作用。红细胞经这些酶处理时，GPA和GPB被破坏，MN抗原也随之被破坏。但用木瓜酶处理红细胞时，不易破坏S抗原。因此，在做抗体筛查时，可灵活应用酶处理红细胞的方法，鉴别是否有MNS系统抗体存在。如果患者血液中检出37℃有活性的抗M或抗N抗体，输血时应选择抗球蛋白试验配血相合的血液，或者相应抗原阴性的红细胞。多数抗M及抗N抗体在37℃不发生反应，所以没有临床意义。该抗体引起新生儿溶血病较少见。

多数抗S是自然产生，也可免疫产生。抗s抗体均是免疫性IgG抗体。抗S和抗s抗体通常是非补体结合性IgG抗体，能够引起新生儿溶血病和溶血性输血反应。

（四）P血型系统

P血型系统是第三个被发现的血型系统，P血型系统原来包括P1、P、Pk和LKE抗原，但ISBT红细胞膜抗原命名工作组将这些抗原分为：P血型系统（P1，003）、Globoside血型系统（P，028）和血型集合（209）。P血型系统只包括1个抗原，即P1（003 001）。Globoside血型系统也只有1个抗原，即P(028 001)。血型集合包括P^k(209 002）和LKE(209 003）两个抗原。P、P^k、和LKE不被包括在P系统中，是因为这些抗原不受同一基因控制，抗原的生物合成途径也不同。但由于P1、P、P^k、和LKE在血型血清学和生物化学方面的紧密关联性，故将这些抗原在一起叙述，仍统称为P血型。

1. 基因及生化特征　P血型系统基因位于22号染色体，编码P1合成酶。P1合成酶是一种α-半乳糖基转移酶，以红细胞糖苷脂为底物，合成了P1抗原。P^k抗原合成酶也属于α-

半乳糖基转移酶，以乳糖基神经酰胺为底物合成了P^k抗原。P合成酶是$β_1$，3N−乙酰基半乳糖氨基转移酶，以P^k为底物合成了P抗原。

2. 抗原抗体临床意义 P1抗原频率在人群中差异较大，白种人中约为80%，非洲人中更高些，亚洲人中稍低，约为30%。婴幼儿时期P1抗原尚未发育成熟，7岁以后逐步发育完全。流式细胞仪检测显示P1抗原除了红细胞，还在粒细胞、淋巴细胞、单核细胞上表达。

人血清中抗P1比较常见。通常是冷抗体，凝集反应很弱，如果温度超过25℃，一般不出现凝集反应，也不会发生溶血反应，因此临床意义不大，不用挑选P1抗原阴性的红细胞用于临床。如果抗P1在37℃有活性，用抗球蛋白方法交叉配血阳性，可引起溶血性输血反应，应选择P1抗原阴性血液配血。

P抗原在出生时已发育完全，它是红细胞糖苷脂，除了表达极罕见的p和P^k抗原外，所有红细胞均表达P抗原。P抗原是微小病毒B19的细胞受体，B19可引起儿童疾病，偶尔引起红细胞生成严重失调。p阳性个体对微小病毒B19有天然抵抗力，即该病毒对p阳性个体的骨髓细胞及红细胞克隆无细胞毒作用。所有表型为Pk的个体，血液中都有抗P，在补体存在的情况下，抗P可使P抗原阳性红细胞发生溶血。阵发性冷性血红蛋白尿（PCH）是一种溶血性疾病，多发于儿童感染病毒后。患者体内能检测到抗P，冷溶血试验呈阳性，当温度降至20℃以下时，冷抗体与红细胞结合并激活补体。当温度提高至37℃，抗体与红细胞分离脱落到血浆中，已激活的补体导致溶血。

（五）Kell血型系统

Kell血型系统ISBT命名为KEL，006，目前ISBT已确认的KEL抗原有22个，如K（KEL1：006001）、k（KEL2：006002）等。

1. 基因及生化特征 KEL基因位于7号染色体，编码区有19个外显子，编码732个氨基酸，产物是II型糖蛋白。K1和K2是两种常见的基因，DNA序列差异在于第6个外显子，因此其产物有所不同，即193位的苏氨酸变为蛋氨酸。用二硫苏糖醇（dithiothreitol，DTT）等处理红细胞后，可破坏Kell血型抗原，该抗原对DTT的敏感性表明保持原活性的基础是二硫键。

2. 抗原抗体临床意义 由于Kell血型抗原性较强，所以在输血中有较重要的意义。抗K及抗k主要是通过免疫产生，抗体是IgG，多数是由IgG1亚类诱导产生的，能够通过胎盘，导致新生儿溶血病。抗K可引起严重的溶血性输血反应和新生儿溶血病；抗K也能引起急性和迟发性溶血性输血反应。白种人献血者中K抗原阴性者约90%，阳性者约10%。一直认为中国汉族人群100%K抗原阴性，但近年来报道在献血者和干细胞捐献者中发现K抗原阳性，但是到目前为止尚未有抗K的报道。因此抗K在中国汉族人群中意义不大。抗k发生率极低，其临床意义和血清学特征与抗K相似。抗Kp^a、抗Kp^b、抗Js^a及抗Js^b抗体均较抗K少见，临床意义相同，均可发生溶血性输血反应和新生儿溶血病。Kell系统抗体与某些自身免疫性溶血性贫血有关，少部分自身免疫溶血性贫血患者的自身抗体针对Kell抗原，不易区分自身抗体和同种抗体。如果患者有Kell系统抗体，应选择交叉配血相合且相应抗原阴性的血液。

（六）Lutheran血型系统

Lutheran血型系统ISBT命名为LU，005，目前确定的抗原有18个。1945年，Callender

等人在一名有两次输血的红斑狼疮患者血清中，检出Lutheran血型的第一个抗体——抗Lu^a。1956年Cutbush等发现了Lu^b抗体。

1. 基因及生化特征 LU基因位于19号染色体，基因产物是Lutheran糖蛋白，是597个氨基酸的多肽链。该多肽链单次穿过红细胞膜，成熟的LU蛋白有5个二硫键，在细胞外属于免疫球蛋白超家族功能区。该糖蛋白可能具有黏附功能和介导细胞内信号传递功能。

2. 抗原抗体临床意义 LU抗原在脐带血红细胞上表达很弱，常被认为是Lu（a–b–），到15岁左右逐步发育成熟，达到成人水平。Lutheran系统抗体不常见，抗Lu^a抗体及Lu^b抗体是通过妊娠和输血产生，但在没有红细胞刺激的情况下自然产生的抗体也有发生。Lu抗体以IgM为主，也有IgG免疫球蛋白。可以通过盐水法或抗球蛋白方法检测LU抗体。用糜蛋白酶处理红细胞可破坏LU抗原，木瓜酶处理红细胞对LU抗原作用不明显。一般认为LU抗体临床意义不大，多无严重不良反应。有时只能引起轻微溶血（偶尔轻度黄疸）和新生儿溶血病。

扫码“看一看”

五、红细胞血型检测技术

（一）ABO血型鉴定

ABO血型鉴定包括正定型和反定型。正定型（forward typing）是指用已知特异性抗体鉴定红细胞的抗原；反定型（reverse typing）是指用已知血型红细胞鉴定血清中的抗体。正、反定型结果应相互验证，结果一致才能报告ABO血型结果。以微柱凝胶介质血型卡法为例介绍。

考点提示 ABO血型鉴定的方法。

微柱凝胶介质血型卡法

【实验原理】

将特定配比的葡聚糖凝胶颗粒分散装于特制的凝胶微柱中，制备成微柱凝胶卡。正定型采用特异性微柱凝胶，反定型采用中性微柱凝胶。凝胶柱的上层为抗原抗体反应区，柱的下层为“分离池”。红细胞抗原与相应抗体在凝胶介质中发生肉眼可见的凝集反应，利用凝胶颗粒之间的间隙形成的分子筛作用，经低速离心，红细胞与相应抗体结合凝集成块，体积大被凝胶阻滞不能通过凝胶层，留于凝胶介质的上层或中间，即阳性反应；未凝集游离红细胞体积小，能通过凝胶之间的间隙，沉积于微柱凝胶检测管底部（管底尖部），形成细胞扣，即阴性反应。

【实验材料】

1. 器材 试管、试管架、标记笔、微量移液器、微柱凝胶卡专用离心机。

2. 试剂 微柱凝胶血型卡；合适浓度A1、B型标准红细胞试剂。

3. 标本 抗凝全血。

【实验步骤】

1. 配制红细胞悬液 按试剂说明书要求，配制要求浓度的待检红细胞悬液。

2. 标记、加红细胞悬液 按实验室要求用标记笔在微柱血型卡上标记；按试剂卡说明书要求，用微量加样器在标有抗A、抗B和质控管的微柱中加一定量待检的红细胞悬液（正定型）；在标签有A、B红细胞的微柱中分别加入一定量的A_1、B型红细胞悬液试剂（反定型）。

3. 加血浆、离心　按试剂卡说明书要求，在标签有A、B红细胞的微柱反应腔中央内加入一定量的待检血浆（反定型）；按试剂卡说明书要求在专用离心机水平离心。

4. 观察结果　取出凝胶微柱卡，肉眼观察。①阳性：对照管细胞沉淀在管底，检测管凝集块在胶上或胶中；②阴性：质控管和检测管的红细胞均沉淀在管底；③试验失败：质控管红细胞在胶上或胶中，应重新试验。凝集强度判断见表1–11。

5. 判断结果　按表2–11判断血型结果（图1–3）。

6. 比对结果　对比正反定型结果，结果一致方可报告血型结果。

7. 报告结果　红细胞ABO血型鉴定：______型（微柱凝胶血型卡法）。

表1–11　红细胞凝集反应微柱凝集反应凝集强度结果判断

判断标准	凝集强度
红细胞全部在柱的上面凝集，并形成一个环形带	4+
发生凝集的大部分红细胞位于凝胶上半部分，少部分位于凝集中部	3+
发生凝集的大部分红细胞位于凝胶柱中部，柱的底部也可见到少量红细胞	2+
发生凝集的大部分红细胞位于凝胶柱下半部分，柱的底部也可见到一些红细胞	1+
大部分凝集红细胞在柱的底部形成一个粗糙而非平整的红细胞的凝集带，凝集带上方有少量红细胞	±
少数凝集的红细胞位于柱上面，而绝大多数红细胞沉于柱底部	混合凝集
凝胶柱中液体出现清澈透明红色	溶血反应
所有红细胞穿过凝胶颗粒间隙，沉积在柱的底部	阴性

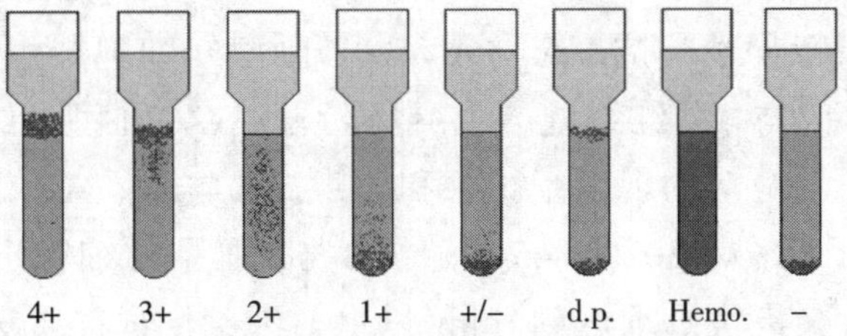

图1–3　微柱凝胶卡反应结果示意图

【质量控制】

1. 标本　血清标本应完全去除纤维蛋白；血浆标本建议用EDTA–K_2或枸橼酸盐抗凝；红细胞悬液浓度按说明书要求配制。标本应新鲜（血液采集后2~8℃可保存7天），避免细菌污染或红细胞破碎引起的假阳性。

2. 离心机　要准确校准离心参数，一般使用专用水平离心机。

3. 凝胶卡

（1）中性凝胶卡可用于ABO血型正、反定型，特异性凝胶卡只能用于正定型。

（2）卡中有的液体试剂含有防腐试剂叠氮钠、抗凝剂和增强剂等，冷冻或蒸发都有可能影响未凝集红细胞通过凝胶颗粒而达到微柱底部。为避免试剂卡产生气泡，卡从冰箱取出后应平衡至室温才可使用；实验前应检查凝胶卡封口是否完整，液面是否低于凝胶，凝胶中是否有气泡。

4. 加样　中性凝胶卡鉴定ABO型时，应先向反应腔内加入红细胞，后加血清（血浆）或抗体。加样量按试剂卡说明书要求（一般红细胞悬液和血浆各加50 μl）。加样时动作要轻，不要破坏凝胶面。

【方法学评价】

ABO血型鉴定的方法较多，临床上往往根据实际工作需要，选择合适的鉴定方法。方法学评价见表1-12。

表1-12　ABO血型鉴定方法学评价

方法	评价
盐水介质玻片法	操作简单，无须特殊仪器；但灵敏度差，反应时间长，不能用于反定型，结果不能保存，人为因素影响大，易发生血液污染
盐水介质试管法	常用方法，应用广泛，较玻片法灵敏，结果准确，反应时间短，适用于急诊血型鉴定；但结果不能保存，人为因素影响大
微柱凝胶介质血型卡法	特异性强，灵敏度高，结果准确，保持时间长，标本和试剂用量少，并且可以标准化和自动化，减少了医源性污染；但需要专门离心设备和试剂卡，成本较高

【ABO血型正反不符的原因及处理原则】

1. 产生原因　正反定型结果不一致时不能判断血型，需要查明原因。可能由操作问题、待检红细胞自身或血清自身的问题，主要包括以下原因。

（1）技术失误和人为原因

1）器材不洁净、试剂失效或污染、标准抗血清效价和亲和力达不到要求，如抗A效价不高，可将A亚型误定为O型，AB型误定为B型等。

注：《中国药典》2015版对抗A、抗B试剂要求如下：①效价：抗A对A_1、A_2、A_2B血型红细胞的凝集效价应分别不小于1∶128、1∶32、1∶16；抗B对B型红细胞的凝集效价应不小于1∶128；②特异性：抗A应与A_1、A_2B血型红细胞产生凝集，与B、O血型红细胞不产生凝集；抗B应与B型红细胞产生凝集，与A_1、O血型红细胞不产生凝集；且均不应出现溶血和其他不易分辨的现象；③亲和力：抗A与A_1、A_2、A_2B血型红细胞出现凝集的时间应分别不长于15秒、30秒、45秒；抗B与B血型红细胞出现凝集的时间应不长于15秒，且在3分钟内凝集块必须达到$1mm^2$以上。因此，试剂质量性能符合合格试剂的要求。

2）错加标本或试剂、细胞与血清反应比例不适当（红细胞悬液过浓或过淡，体积比例不当）、离心过度或不足、未注意观察溶血现象均可产生假阳性或假阴性结果。

3）结果判断、记录或书写错误等。

（2）受检者红细胞的原因

1）红细胞抗原性减弱：新生儿或老年人；受检者红细胞上抗原位点过少（如A_2、A_2B、等亚型）；白血病或骨髓增生异常综合征患者ABO血型抗原在红细胞表面的表达受抑制。

2）多凝集红细胞：红细胞膜发生异常，红细胞与其他所有人的血清，甚至包括自身血清都出现凝集。①微生物引起的多凝集：细菌感染，细菌酶通过肠壁或其他方式进入血液，修饰红细胞膜，可表现为多凝集。主要有T多凝集（细菌唾液酸酶作用于红细胞膜上的唾液酸，暴露T抗原，同时白细胞和血小板也可能同时表达T抗原，多数人血清中含有抗T抗体）、Th多凝集和Tk多凝集等；获得性类B抗原（由于革兰阴性菌的作用，红细胞可获得“类B”的活性，表现为B型变成“O”型或者A型变成“AB”型）；②非微生物引起的多凝集：如造血干细胞发生突变，导致寡糖生物合成阻断，引起Tn凝集；③遗传性多凝集：

包括Cad、HEMPAS、NOR及Hyde Park多凝集，简称Cad多凝集。Cad是一种频率很低的抗原，正常人血清中一般含有抗Cad。

3）嵌合体血型：体内有两组红细胞群体，定型时可以出现“混合外观凝集”，可见于异卵双胎。

4）红细胞致敏：受IgG不完全抗体致敏的红细胞，在含高蛋白介质的试剂中，可发生凝集。

5）异形红细胞：微柱凝胶血型卡法检测时，镰形红细胞可致假阳性结果。

（3）受检者血清的原因

1）抗体减弱或缺乏：新生儿和出生6个月之内的婴儿血液中无ABO抗体或抗体很弱，老年人血清中ABO抗体水平下降，反定型时可出现不凝集或弱凝集；丙种球蛋白缺乏症患者血清中缺乏应有的抗A、抗B。

2）获得性抗体：新生儿血清中可能存在来自母体的抗体；使用大量的非同型的血浆做置换治疗，标本血清中含有供血者的抗A、抗B。

3）异常血浆蛋白：肝病、多发性骨髓瘤患者血清中球蛋白增多，心肌梗死、感染及外伤等引起患者血清中纤维蛋白原增多，这些常引起红细胞呈缗钱（串）状排列，造成假凝集。

4）血型特异性物质过高：部分卵巢囊肿病例，血液中血型物质浓度很高，可中和抗A、抗B，需多次洗涤待检红细胞。

5）自身抗体：自身免疫性贫血患者血清中存在温性自身抗体，能凝集自身和其他血型红细胞。

6）不规则抗体：受检者血浆中含有ABO血型抗体以外的不规则抗体，与标准红细胞上其他血型抗原系统的抗原起反应。

7）药物：如低分子右旋糖酐、聚乙烯吡咯烷酮及静脉注射某些造影剂，血液黏滞性增高，可使红细胞凝集而表现出类似凝集现象。

2. 处理原则 首先应重复试验，严格执行操作规程，使用质量合格的试剂并仔细观察凝集结果，如重复试验仍然结果不符，则进一步进行以下试验。

（1）重新采集受检者的新鲜血液标本，避免标本采集错误或原标本受污染所导致的错误结果。

（2）查询受血者既往病史、输血史和用药史等。

（3）将受检者红细胞洗涤数次，换用新开启的确定为无细菌污染的生理盐水洗涤红细胞，用抗AB、抗A_1或抗H检测红细胞。

（4）对受检者红细胞直接作抗球蛋白试验，如阳性，表示红细胞已被致敏。

（5）用A_1、A_2、B、O型红细胞及自身红细胞检查受检者血清。

（6）若怀疑为A抗原或B抗原减弱，则可将受检红细胞与抗A或抗B血清做吸收及放散试验，以及受检者唾液做A、B及H物质测定。

（7）分析O型筛选细胞检测结果，确定是否是同种异型或自身冷抗体干扰正反定型结果。

（二）RhD血型鉴定

Rh血型系统抗原有50多个，其中D抗原的免疫原性最强，1ml以上的RhD阳性血输给RhD阴性个体后，大约会导致25%的个体产生抗D。Rh抗原在胎儿早期就充分发育且维持一生，脐带血或新生儿的红细胞Rh血型抗原性与成人一样强。RhD抗原鉴定根据抗体类型分别选择不同方法，如为IgM抗D抗体，则可用盐水介质法、中性凝胶介质微柱法；如为IgG抗D抗体，则可采用酶介质法、抗球蛋白介质法、聚凝胺介质法和抗人IgG抗体特异凝胶介质微柱法等。

【实验原理】

单克隆IgM抗D试剂与红细胞上D抗原反应，在盐水介质中产生肉眼可见的凝集反应。

【实验材料】

1. 器材 小试管、试管架、标记笔、一次性吸管、微量移液器、离心机、载玻片、显微镜等。

2. 试剂 生理盐水，单克隆IgM抗D试剂，RhD阳性、阴性红细胞。

3. 标本 抗凝血或不抗凝红细胞，配成2%~5%待检红细胞悬液。

【实验步骤】

盐水介质试管法（IgM抗体）

1. 标记，取3支小试管，分别标记为待检管、阳性对照、阴性对照管。
2. 加试剂，各管加入50 μl单克隆IgM抗D试剂。
3. 加红细胞悬液，在标记各管中分别对应加入50 μl待检红细胞悬液、5%RhD阳性和阴性红细胞悬液，混匀。
4. 离心，以1000×g离心15秒（或按照试剂说明书要求进行）。
5. 观测结果，轻摇试管，肉眼或镜检观察红细胞有无凝集或溶血反应。
6. 判断结果，阳性管凝集，阴性管不凝集，待测管凝集为阳性，不凝集为阴性。

微柱凝胶血 型卡法（IgM抗体）

1. 取出并标记微柱凝胶血型卡，撕去铝箔，垂直放置在卡槽内。
2. 在中性凝胶D管中分别加入50 μl待检者0.8%~1%红细胞悬液。
3. 专用微柱凝胶血型卡离心机上离心10分钟，判读结果。

【质量控制】

1. 标本待检者红细胞要用生理盐水充分洗涤，避免血清蛋白的干扰。
2. 对照每次试验应需做阳性、阴性对照。
3. Rh阴性确认试验若待检红细胞与抗D试剂在盐水介质中不凝集，一般使用3种以上IgG抗D试剂进行间接抗球蛋白试验。若3种IgG抗D试剂抗球蛋白试验的结果均为阴性，即可判定为Rh阴性；如果抗球蛋白试验有一种或一种以上的IgG抗D试剂的结果为阳性，则判断结果为Rh阳性，该个体为弱D表型。

【方法学评价】

Rh血型鉴定的常用方法还有酶介质法、低离子强度溶液试验、抗球蛋白试验等方法，各种方法的评价见表1-13。

表1-13 Rh血型鉴定方法学评价

方法	评价
盐水介质法	操作简单，省时，特异性强，灵敏度高，应用广泛，但试剂较贵
酶介质法	简便、经济，准确性和稳定性欠佳，反应时间长
抗球蛋白试验	结果准确，是检查不完全抗体最可靠的方法。但操作繁琐费时，试剂较贵
低离子强度溶液试验	反应时间短，灵敏度高

【定型试验中应注意的问题】

1. 可以采用玻片法鉴定，红细胞浓度一般为30%~50%，反应2分钟后观察结果。

2. Rh定型主要鉴定D抗原，定型时应按抗D血清试剂的使用说明进行，并注意必须有严格的对照试验，包括阴性对照、阳性对照和试剂对照试验。

3. Rh血型系统的抗体多由后天免疫刺激（输血或妊娠）产生，不需做反定型实验，也不能通过反定型验证Rh血型。

4. 待检红细胞与抗D试剂在盐水介质中（如玻片法、试管法）不凝集，应进行Rh阴性确认试验，一般使用三种以上IgG抗D试剂进行间接抗球蛋白试验。如三种IgG抗D试剂抗球蛋白试验的结果均为阴性，即可判定为Rh阴性，如果抗球蛋白试验有一种或一种以上的IgG抗D试剂的结果为阳性，即可判定为Rh阳性，该个体为弱D表型。

5. 部分弱D型个体经输注D阳性红细胞后可能产生抗D抗体。受血者若为弱D型，应作Rh阴性处理，输注Rh阴性血液。供血者为弱D型者，其血液应作为Rh阳性血液。

（吕长坤）

第三节　白细胞血型系统及相关检测技术

扫码“学一学”

人类白细胞抗原（human leukocyte antIgen，HLA）具有重要的临床作用和生物学作用，进行HLA分型有助于了解临床应用和功能。虽然HLA比红细胞血型的发现晚了半个多世纪，但HLA分型技术已广泛应用在多个领域，如实体器官和造血干细胞移植供受者组织相容性配型、HLA生物学功能、与某些疾病的关系、人类遗传进化、造血干细胞捐献者库等诸多方面。随着研究的深入，经过多年的不断演变和发展，HLA分型技术主要有血清学分型、基因分型、细胞学分型等方法。血清学分型方法、基因分型方法侧重点各有不同，前者可检测抗原或抗体，后者检测基因碱基核苷酸多肽性不同。临床应用中根据检测目的选择不同的方法，侧重交叉配血和抗体筛选、确认时，侧重血清学技术；侧重抗原的指定时，大多使用基因型方法。

一、人类白细胞血型系统

人类白细胞表面表达多种抗原，一般将其分为三类：第一类为红细胞共有的血型抗原，如ABH、TI^a、I、II、Le^a、Le^b、U、JK^a、JK^b、K、k、D^{Ib}等抗原；另一类为白细胞所特有的血型抗原，如白细胞所特有的血型抗原有粒细胞及其前体细胞的特异性抗原（NA、NB、NC、ND、NE、9^a）及淋巴细胞上的Gr系统抗原等；第三类是与其他组织细胞共有的血型抗原，也是最强的同种抗原，即人类白细胞抗原。

（一）HLA复合体的结构

HLA复合体位于人第6号染色体短臂6p21.31区域，全长为3600kb，共含有224个基因位点，其中功能基因为128个，假基因为96个。HLA基因具有多基因型、多态性和连锁不平衡等遗传特点，从而形成复杂的基因多样性。HLA按其编码分子的结构、表达方式、组织分布和功能等特性不同，将其分为三类，即HLA-I类、HLA-Ⅱ类和HLA-Ⅲ类，各类基因都含有多个基因位点。HLA复合体的结构见图1-4。

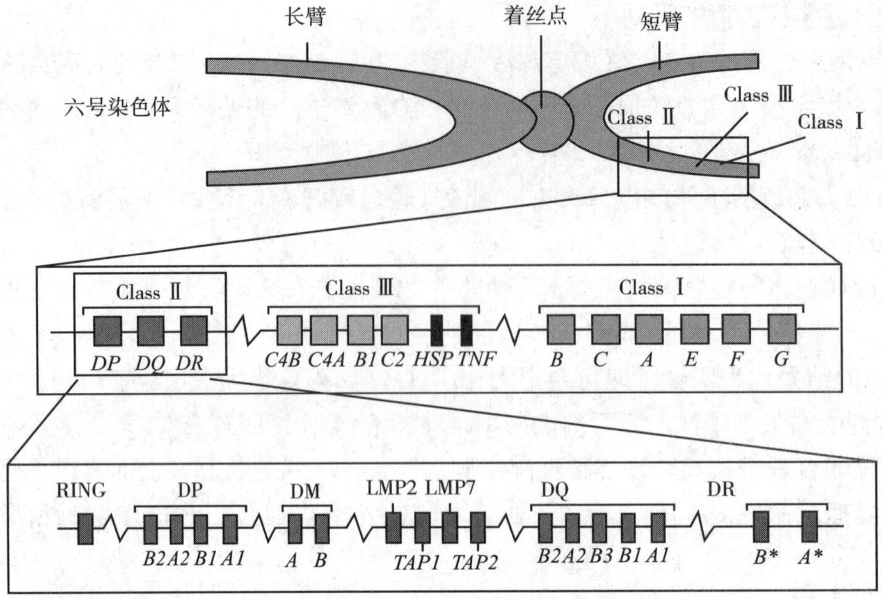

图1-4　HLA复合体的结构图

1. HLA-I类基因　HLA-I类基因位于6号染色体顶端，含有经典HLA-I类基因和非经典HLA-I类基因，长度约为2000kb。

（1）经典HLA-I类基因　位于HLA-I类基因区的HLA-A、HLA-B和HLA-C属于经典HLA-I类基因，又称为HLA-Ia基因。经典的HLA-Ia基因具有高度多态性，每个等位基因均编码相应的HLA-I类分子的重链（a链）。

（2）非经典HLA-I类基因　包括HLA-E、HLA-F、HLA-G、HLA-H和HLA-J等座位基因为非经典的HLA-I类基因。又称为HLA-Ib基因。因有限的多态性及其编码产物的局限性而有别于HLA-Ia基因。HLA-E基因产物的表达在静止期T淋巴细胞；HLA-F、HLA-E在多种胚胎和成人组织中表达；HLA-G基因在胚胎滋养层细胞中表达，可以与胎儿存活有关，涉及胎儿母亲的免疫反应。

（3）MIC基因（MHC class I chaIn-related，MIC）　MIC家族成员位于I类基因区，包括MICA、MICB、MICC、MICD、MICE、MICF和MICG等七个成员。MICA与MICB为功能基因，其余的为假基因。

（4）假基因　已命名的有HLA-H、HLA-J、HLA-L、HLA-K和HLA-X。此基因未检测出表达产物。

2. HLA-Ⅱ类基因　HLA-Ⅱ类基因靠近染色体的着丝点，从中心侧开始依次为DP、DMA、DMB、LMP2、LMP7、TAP2、DQ和DR基因亚区域，大约1000kb。其中LMP、TAP和DM为与抗原加工和提呈有关基因，这类基因编码的分子称为非经典HLA-Ⅱ类分子；DP、DQ和DR位点编码的分子为经典HLA-Ⅱ类分子。HLA-Ⅱ类基因抗原分子由第6号染色体上Ⅱ类基因编码α链和β链以非共价链形式结合的异源二聚体。

3. HLA-Ⅲ类基因　位于HLA-I类基因与HLA-Ⅱ类基因之间，是人类基因组里密度最大的区域，长度约为1000kb。主要编码补体系统蛋白基因，包括C2、CAA、CAB、Bf、TNTD等。传统上，把编码补体基因称为Ⅲ类基因。

（二）HLA等位基因的命名

等位基因是指位于一对同源染色体的相同位置上控制着相对性状的一对基因。HLA等位基因的命名遵循一定原则。

1. 星号（*）作为分隔符，星号前为基因座位，以大写字母A、B、C、DR、DQ及DP等表示。

2. HLA等位基因的命名依赖于等位基因序列及其有关联的基因序列。HLA命名一般采用四组数字表示，数字间用冒号分隔。第一组数字表示基因组，与血清学中的同种异型抗原特异性对应；第二组数字表示等位基因的亚型，依据DNA序列进行编号；第三组数字用于区分编码序列同义突变的等位基因；第三组数字用于区分非编码区（内含子、5'或3'侧翼非翻译区）序列多态性的等位基因。前两组数字不同，核苷酸不同，其编码蛋白质的氨基酸序列也不同。

3. 等位基因数字后的字母表示基因表达状态，如“N”“L”“S”“C”“A”和“Q”，分别表示“基因不表达”“基因编码蛋白低表达”“基因编码可溶性分泌型分子”“等位基因产物为细胞质内分子”“蛋白是否表达存在疑问”“等位基因突变影响其正常表达水平”。

根据HLA等位基因的以上命名原则，HLA等位基因的命名可表示为：HLA+连接符（–）+基因所属座位命+星号（*）+数字编码。

（三）HLA分子的结构

HLA–Ⅰ类分子和HLA–Ⅱ类分子为细胞表面的Ⅰ型跨膜蛋白。HLA–Ⅰ类分子几乎表达在所有有核细胞，且不同细胞表达量也有所不同，以淋巴细胞为最高。HLA–Ⅱ类分子主要表达在APC表面，HLA–Ⅲ类分子以可溶性形式存在于血浆中。HLA–Ⅰ类分子和HLA–Ⅱ类分及编码基因结构见图1–5。

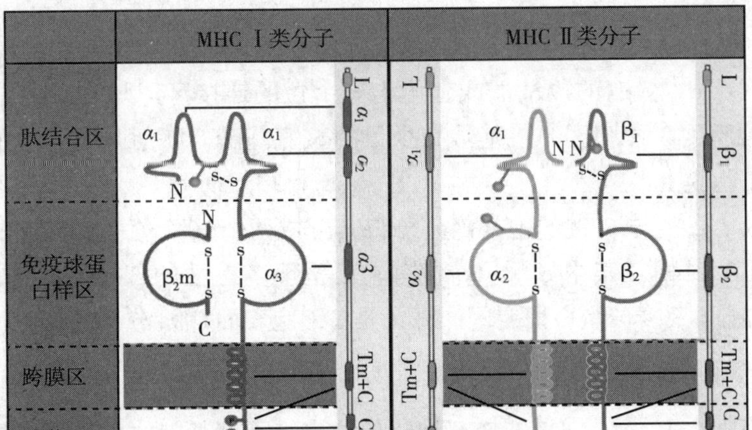

图1–5 HLA–Ⅰ类分子和HLA–Ⅱ类分及编码基因结构

1. HLA–Ⅰ类分子结构 HLA–Ⅰ类分子均由两条肽链组成，一条由HLA基因编码的α链（重链）；另一条由15号染色体上非HLA基因编码的β链（轻链β_2微球蛋白，β_2m），而β_2m链分子量为12kDa；两条肽链通过非共价键连接形成HLA–Ⅰ类分子。HLA–Ⅰ类分子的α链可分为3个区即内膜区、跨膜区和胞外区。HLA–Ⅰ类分子三维空间结构见图1–6。

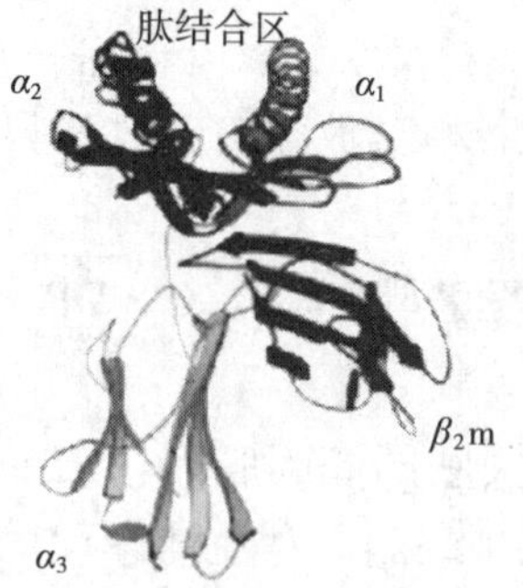

图1-6 HLA-I类分子三维空间结构

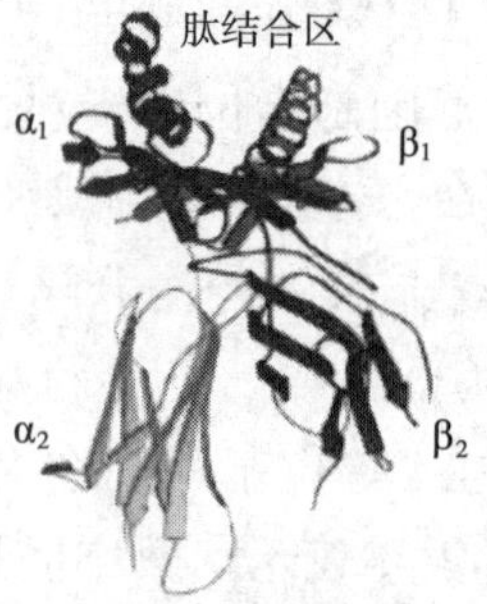

图1-7 HLA-II类分子三维空间结构

（1）内膜区 HLA-Ⅰ类分子α链靠近羧基端的30个氨基酸残基存在胞质中，与细胞内外信号传递有关系。

（2）跨膜区 α链从α_3结构或延伸出一个短的连接区形成一个α螺旋，穿过质膜的双脂层疏水区，可使HLA-Ⅰ类分子锚定在膜上。

（3）胞外区 有3个结构或即α_1，α_2和α_3，每个结构域约含有90~100个氨基酸残基。肽链结合槽由位于顶部的α_1与α_2两个结构域构成，是外源多肽结合于HLA-Ⅰ类分子和呈递的位点。因肽链结合槽很小，蛋白质抗原须经过加工成小片段才能与MHC结合并被T细胞识别。α_3的结构域起始于α_2的羧基端，终止于插入的质膜部分，是HLA-Ⅰ类分子与T细胞表面CD8辅助结合位点。

β_2m与α_2结构域相似，通过非共价键的形式和α_1，α_2及α_3相互作用，可以保持HLA-Ⅰ类分子天然构象稳定的关键因素。

2. HLA-II类分子结构 HLA-II类分子由α链和β链通过非共价连接组成，两条肽链的2/3以上在细胞外。HLA-II类分子的空间结构与HLA-Ⅰ类分子类似。HLA-II类分子三维空间结构见图1-7。

（1）内膜区 HLA-II类分子的羧基端伸入胞质内，参加跨膜信号的传递。

（2）跨膜区 α_2与β_2的羧基端或延伸出一个短的连接区，与25个左右的疏水性氨基酸残基，此为跨膜区。跨膜区的羧基端有少量的碱氨基酸，随后是个亲水的短胞质尾，将整条多肽固定在胞膜上。

（3）胞外区 α链与β链的胞外部分可将其分成两个90个氨基酸残基的结构域，分别称为α_1、α_2和β_1、β_2。其中α_1和β_1结构域是呈现多态性的部位，共同组成肽结合槽；α_2和β_2结构域则与免疫球蛋白恒定区同源，是T细胞表面CD4分子的特异性结合部位。

（四）HLA分子的命名

HLA基因有A、B、C、DR、DQ及DP等位点，不同基因位点的产物便是相应的HLA抗原或HLA分子，如HLA-B基因位点的产物是HLA-B抗原，HLA-DR基因位点的产物是HLA-DR抗原等。

以下是HLA分子的命名遵循的原则：

1. HLA-A、HLA-B、HLA-C、HLA-DR、HLA-DQ及HLA-DP基因位点的产物分别命名为HLA-A抗原、HLA-B抗原、HLA-C抗原、HLA-DR抗原、HLA-DQ抗原及HLA-DP抗原。

2. HLA-A抗原特异性用基因位点后的数字表示，从1开始按顺序排列，且数字相互不重复。例如HLA-A1、HLA-A2、HLA-A3、HLA-B7和HLA-B8，需要注意没有HLA-B1、

HLA-B2、HLA-B3、HLA-A7和HLA-A8。

3. 细胞学技术与处理淋巴细胞试验确定HLA-DP、HLA-D特异性以HLA-DPW、HLA-DW表示。

4. 一般情况下，某些基因产物单一，血清学特异也是单一，但某些HLA抗原可以进一步裂解，例如宽特异性HLA-A10裂解为窄特异性HLA-A25和HLA-A26，因此宽特异性需要加括号进行标记，例如HLA-A26（10）或HLA-A25（10）。

5. 在抗原特异性之间需要以“，”隔开，在各位点之间以“；”隔开。

根据HLA分子的以上命名原则，HLA分子可以表示为：HLA+连接符（-）+基因所属座位命+1～2数字编码+抗原（或分子）；某个体的HLA型别可以书写为HLA-A2，25（10）。

（五）HLA分子的组织分布

人体中的HLA分子主要分布在细胞表面，也存在于体液中，如血清、唾液、尿液、乳汁及精液中也可检出游离的HLA-Ⅰ、HLA-Ⅱ类分子。

1. HLA-Ⅰ类分子　广泛分布于体内所有的有核细胞表面。淋巴细胞表达HLA-Ⅰ类分子量最高；其次为巨噬细胞、树突状细胞及中性粒细胞；成纤维细胞、肌细胞、心、肝、肺、神经细胞和角膜细胞表达HLA-Ⅰ类分子水平较低。某些特殊类型的红细胞（网织红细胞）也可以检出HLA-Ⅰ类分子，而滋养层细胞和成熟红细胞不表达HLA-Ⅰ类分子。

2. HLA-Ⅱ类分子　有狭窄表达的范围，主要表达部分免疫细胞的表面，如巨噬细胞、树突状细胞、B淋巴细胞等专职抗原提呈细胞。此外，单核细胞和活化T淋巴细胞表面也表达HLA-Ⅱ类分子，表达水平与细胞分化及抗原刺激有关；某些组织上皮细胞和内皮细胞表达的HLA-Ⅱ类分子与某些自身免疫性疾病的发生有关；而未致敏的T细胞、中性粒细胞、肾、肝、脑及胎儿滋养层细胞等不表达HLA-Ⅱ类分子。

二、白细胞血型系统检测技术

人类白细胞抗原（HLA）有重要的生物学作用和临床意义，进行HLA的分型有助于了解功其能与临床应用。分型技术已广泛应用到多个领域，如器官和造血干细胞移植供受者组织相容性配型、HLA生物学功能研究、人类遗传学、HLA群体遗传多态性研究、与某些疾病的关联、造血干细胞捐献者库等方面。随着HLA分型技术的深入研究与多年的演变和发展，HLA分型技术主要有血清学分型、细胞学分型和基因分型方法。HLA研究初期主要采用血清学方法检测抗原；在1975年第六届组织相容性协作会议上开始采用细胞学分型技术检测HLA-D抗原；随着分子生物学技术的发展和应用，HLA分型技术已逐步采用HLA基因分型方法。

（一）HLA抗原检测

HLA抗原检测一般采用血清学分型方法指用一系列已知的抗HLA标准血清来检测未知淋巴细胞表面的HLA抗原型别。最常用和经典的方法是Terasaki等建立的微量淋巴细胞毒试验。

1. 微量淋巴细胞毒试验（或称补体依赖淋巴细胞毒试验）

【实验原理】

用已知的HLA抗原抗体（IgG或IgM型HLA-B27抗体）与待检标本中的淋巴细胞膜表面特异性HLA抗原（HLA-B27抗原）结合形成抗原抗体复合物，在补体的参与下，淋巴细胞膜被破坏，导致细胞膜通透性增加；而不具有相应抗原的淋巴细胞并不会被杀伤，细胞膜完整。添加适量的染料（如伊红）染色后，染料可进入膜通透性增加或死亡的细胞，使细胞着色；而膜完整的活细胞，染料并不能进入细胞内，所以细胞不着色。通过着色细胞比例估计细胞毒性抗体的强度。

【实验材料】

5%伊红、10%甲醛溶液、淋巴细胞分离液、兔补体、HLA-B27抗体血清反应板、pH 7.2磷酸盐缓冲液（PBS）、对照血清（阳性对照：马抗人淋巴细胞血清；阴性对照：不含HLA抗体的灭活AB型人血清）、1640培养液、离心机、倒置相差显微镜、微量移液器等。标本为肝素抗凝全血。

【实验步骤】

按照说明书操作。

（1）分离淋巴细胞　加3.5mlPBS稀释→等量肝素抗凝全血→将抗凝稀释血液缓慢加入4ml淋巴细胞分离液液面上→3000r/min离心20分钟→取离心后白环层的淋巴细胞→加PBS5ml洗涤淋巴细胞（3000r/min离心10分钟）→弃上清液→重复3次→取压积淋巴细胞→取1640液细胞调为2×10^6/ml备用。

（2）微量淋巴细胞毒试验　取待检淋巴细胞悬液→HLA-B27抗体血清反应板→20~25℃静置30~40分钟→加兔补体→20~25℃静置60~70分钟→加5%伊红→20~25℃静置10min→用甲醛固定→倒置相差显微镜下观察记录每孔中着色细胞数→并计算百分数。微量淋巴细胞毒试验见图1-8。

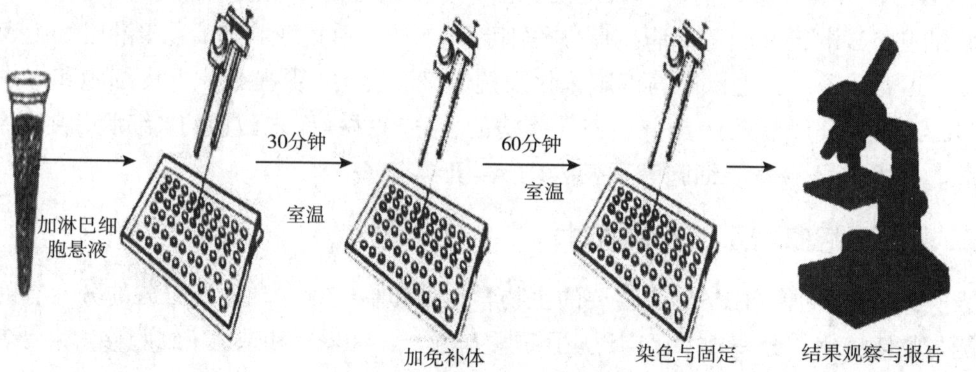

图1-8　微量淋巴细胞毒试验

【结果判断】

判断标准：活细胞形态大小正常，未着色，折光性强，透亮；死细胞体积大，黑色，无折光性。结果判断：根据着色细胞的百分比进行阳性程度判断，阳性细胞0%~10%为阴性，11%~20%可疑阴性，21%~40%可疑阳性，41%~80%阳性，81%~100%强阳性。

【质量控制】

（1）淋巴细胞　分离出的淋巴细胞须有高度的活性及纯度。细胞活性降低易致假阳性；分离时红细胞污染严重会导致结果判读困难，常加8.3g/L氯化铵破坏红细胞；淋巴细胞分离后应调整至适当浓度，浓度以（2~4）$\times10^6$/ml，以保抗原抗体反应最佳比例。淋巴细胞数太少，易致假阳性；反之，易致假阴性；病理情况下，淋巴细胞HLA抗原表现可增加或降低，导致HLA分型错误。

（2）HLA抗原抗体　HLA抗血清应需要单克隆抗血清，避免交叉反应；抗体效价需适宜，效价过高，易产生假阳性，抗体效价低，结果判断困难易导致抗原指定错误；HLA抗血清存在协同效应、剂量效应及交叉反应，干扰试验结果。

（3）补体　补体的存在对实验有影响，试验前需先对补体预实验，找出最佳补体反应时间和用量，补体活性偏低，不能有效杀死淋巴细胞而导致假阴性结果；反之，可误杀死淋巴细胞致呈假阳性结果。

（4）温度及孵育时间　孵育时间过长，某些HLA抗血清表现为弱交叉反应或抗体反应强度增加，呈假阳性反应；孵育时间不足，会使抗原抗体结合不够，导致假阴性结果。HLA抗原抗体适宜温度为20~25℃。

（5）固定和染色　染色时须配合用甲醛固定，甲醛会使活相细胞有更大的折光性，易与死细胞区别。染液需预实验，观察染色效果与染色时间。

（6）须置阳性和阴性对照试验　阴性对照死细胞<2%，阳性对照死细胞>80%。

2. HLA抗原检测ELISA方法

【实验原理】

ELISA方法（enzyme linked immunoadsorbent assay，ELISA）的基本原理：以纯化的HLA抗体包被微孔板，制成固相抗体，在包被单抗的微孔中依次分别加HLA、酶标记HLA抗体，形成复合物抗体–抗原–酶标抗体，洗涤后加显色剂加反应终止液，样品中的HLA含量与颜色的深浅呈正相关。

【实验材料】

阴性对照、阳性对照、反应终止液、HLA免疫分析微孔板、酶标试剂、样品稀释液、显色剂（TMB）、清洗液；酶标仪、恒温水浴箱、微量移液器、离心机等。标本为EDTA–K_2盐或枸橼酸盐抗凝全血。

【实验步骤】

按照说明书操作。

标本血浆、阴性对照和阳性对照→HLA免疫分析微孔（除空白孔外）→待检标本孔、阴性对照孔、阳性对照孔分别加抗HLA试剂→轻振混匀→37℃温育30分钟→加清洗液清洗→拍干→重复3~4次→每孔加TMB液→振荡混匀→37℃避光静置显色15分钟→每孔加终止液→酶标仪读取结果。

【注意事项】

（1）清洗液和显色液不能提前配制，至于水浴箱中加温助溶，避免形成结晶。

（2）加样须用微量加样器，每次加样时间尽量控制在5分钟内。

（3）混合TMB时已显色，表明TMB被污染，须重新配制或用洁净容器。

（4）严格设置阴、阳性对照，用标准品做标准曲线。

【方法学评价】

HLA的微量淋巴细胞毒试验和酶联免疫吸附试验等，方法学评价见表1–14。

表1–14　HLA的微量淋巴细胞毒试验和酶联免疫吸附试验方法学评价

方法	评价
补体依赖的淋巴细胞毒试验	经典试验，但影响因素多，敏感性不高，人为误判多，操作费时，重复性差，只检测补体结合的抗体，可检测血清中存在的HLA–Ⅰ类和Ⅱ类抗体，不能准确定量抗体强度
酶联免疫吸附试验	免疫球蛋白分型和较准确的定量分析，难指定抗体抗原特异性；但假阳性也高，不能真实反映患者体内情况
流式细胞检测技术	敏感性高，可进行较准确的定量分析，操作繁琐，需要特殊设备
Luminex检测技术	结合了荧光流式细胞仪和免疫标记技术，敏感性高、特异性好；需特殊设备、价格昂贵、有时易出现假阳性

（二）HLA抗体检测

HLA抗体是由HLA抗原引起免疫应答产生，多为输血、器官移植和妊娠等刺激产生。临床上具有重要意义，可诱发血小板输注无效、移植的超急性排斥反应、发热性非溶血性输血反应等。目前检测HLA抗体的方法有多种，常用方法为补体依赖的淋巴细胞毒试验（complement dependent cytotoxicity，CDC）法、ELISA法、流式细胞仪法、Luminex检测技术等。

1. 补体依赖的淋巴细胞毒试验 有多种方法，主要用细胞板方法和微量淋巴细胞毒交叉配合试验。

【实验原理】

供者淋巴细胞和待检血清反应，当标本血清存在HLA抗体能识别供者淋巴细胞表面相应HLA抗原，即生成抗原抗体复合物，在补体与损伤淋巴细胞的胞膜或细胞死亡；但待检血清无HLA抗体或HLA抗体不被识别供者淋巴细胞表面相应HLA抗原，即不发生抗原抗体反应，供者的淋巴细胞处于存活状态。经过染色，根据着色细胞数目，判断淋巴细胞膜受损强度。

【实验材料】

0.9%盐水、10%甲醛溶液、pH 7.2磷酸盐缓冲液（PBS）、微量反应板（Terasaki板）、1640培养液、淋巴细胞分离液、兔补体、5%伊红、抗淋巴细胞血清、矿物油；微量移液器、离心机、滴管、试管、普通显微镜、倒置相差显微镜等。标本为不加抗凝剂全血制备血清、肝素抗凝全血。

【实验步骤】

按照说明书操作。

（1）分离淋巴细胞。

（2）抗体测定：取受者血清与等量的供者淋巴细胞分析微孔或试管中→37℃孵育30分钟→5倍于受者血清的兔抗体→37℃孵育60分钟→5%伊红染色→甲醛→显微镜观察结果。

（3）判断结果 试管法：试管中取样，充入血细胞计数板内，在高倍镜下计数200个淋巴细胞。低于10%作为阴性，大于10%为移植禁忌。微量板法：置于倒置相差显微镜下观察，死细胞被染色，无折光，细胞肿胀；活细胞有很强的折光性。计算染色细胞的百分率，判断细胞毒强度。

【注意事项】

（1）被检血清　血清中含有脂肪、纤维蛋白、细菌及其他杂质颗粒，对结果有影响。杀死淋巴细胞假阳性时可能是细菌污染严重，标本血清活力降低致假阴性。

（2）淋巴细胞方面　淋巴细胞活力降低可产生假阳性，故样本在携带或分离中，须保持适当pH、温度及离心力等，避免淋巴细胞膜损伤。污染的淋巴细胞悬液：血细胞污染，补体会消耗干扰试验。血小板、红细胞污染会干扰计数、影响实验结果。

（3）孵育时间　交叉配型要求有最大敏感性，会延长孵育的时间。

（4）用量与补体活性　试验中，补体量须控制在5单位。补体须避免反复冻融或受热。

（5）培养温度　抗体与淋巴细胞相互作用，25℃比37℃更敏感，不能低于15℃，避免细胞毒冷抗体出现干扰结果。

（6）设置阴、阳性对照　表明试验结果可靠时，试管法阴性对照死亡细胞数<2%，阳性对照死亡细胞数>90%。

2. HLA抗体检测ELISA方法　ELISA方法检测HLA抗体根据反映情况和包被物有两种情形，检测补体依赖的HLA抗体和非补体依赖HLA抗体，因包被的抗原不同可以鉴别HLA-Ⅰ类或HLA-Ⅱ类抗体。

【实验原理】

第一种方式的基本原理是将抗HLA-I类（或HLA-Ⅱ类）单克隆抗体直接包被于酶联检测板孔上，并捕获可溶性HLA抗原制成ELISA试剂板，若标本中有抗HLA-IgG抗体，会发生单克隆抗体-HLA抗体异性结合，加抗人IgG酶联标记抗体，形成单克隆抗体-抗原-标本抗体-酶标记抗体复合物，加酶显色反应，根据显色变化检出是否含抗HLA-IgG抗体，显色程度判断结果。第二种方式的基本原理是将纯化的可溶性HLA抗原包被于ELISA板上，加标本血清，如果标本血清中有HLA抗体，在相应的孔内发生抗原抗体反应，形成可溶性HLA抗原-HLA抗体复合物，加酶标记的第二抗体，形成可溶性HLA抗原-HLA抗体-酶标记抗体复合物，再加酶显色反应体系，经显色后测定吸光度值进行判断结果。

【实验材料】

微量移液器、酶标仪、恒温水浴箱等；稀释液、反应终止液、阴阳性对照品、含HLA-Ⅰ、Ⅱ类抗原免疫分析微孔、清洗液等。标本为全血分离血清。

【实验步骤】

严格按操作说明书操作。

【注意事项】

参见本节“HLA抗原检测ELISA方法”。

3. 其他方法

（1）流式细胞检测技术（flow cytometry，FCM）　可区分IgM、IgG类HLA抗体及检测非补体依赖性抗体。检测基本原理是以淋巴细胞作靶细胞抗原，加标本血清与其反应。如果标本血清中有HLA抗体，能在淋巴细胞表面形成抗原抗体复合物，洗涤后加已被荧光标记的第二抗体，形成抗原-抗体-荧光标记抗体复合物，洗涤后经流式细胞仪检测淋巴细胞上的荧光值，荧光值大小与抗体多少呈一定关系，因此判断标本血清中是否有HLA抗体。本方法不能区分HLA-Ⅰ类与Ⅱ类抗体，靶细胞抗原是整个淋巴细胞，会产生5%~10%的假阳性，本法可根据荧光标记第二抗体的特性，判断标本抗体免疫球蛋白的类型。

（2）Luminex检测技术　用于HLA抗体检测的基本原理是以包被抗原的微球作为靶细胞，一种抗原一种微球包被，多种微球可在同一反应体系内。加标本血清和微球在室温下孵育时，如果标本血清中有HLA抗体时，会与包被不同的HLA抗原微球相结合，形成抗原-抗体复合物，洗涤后加荧光标记的抗人IgG抗体孵育，会形成抗原-抗体-荧光标记抗体复合物，洗涤后用Luminex仪测定微球上的荧光值通过识别颜色区分微球的类型，根据微球的荧光值大小与反应特性判断HLA抗体的强度和特异性。此技术可进行HLA抗体鉴定及筛选。

4. HLA抗体检测方法学评价　见表1-15。

表1-15 HLA抗体检测方法学评价

方法	评价
微量淋巴细胞毒试验	敏感性高、重复性好、无须特殊的仪器设备，便捷、经济、有效、实用；淋巴细胞保存困难、静置时间长，有弱反应、交叉反应
酶联免疫吸附试验	敏感性高、特异性强、重复性好、无须特殊；操作复杂、存在一定操作误差

（三）HLA细胞学检测

用两个没有个体关系的淋巴细胞在体外混合培养时，两种淋巴细胞之间会相互刺激，致淋巴细胞向淋巴母细胞转化，且发生分裂增殖，即混合淋巴细胞反应（mixed lymphocyte tuture，MLC）。近几年，通过血清学方法的研究检测HLA-A、HLA-B、HLA-C、HLA-DR基因上的抗原，称为SD抗原；细胞学分型技术检测可指定HLA-D基因上的抗原，称为LD抗原。细胞分型技术对细胞的来源较困难及操作繁琐，且指定偏差大等因素，目前采用细胞学分型指定方法应用不多。细胞学分型主要方法有三种：MLC方法、预致敏淋巴细胞试验（prmed lyphocyte，PL）方法和纯合细胞分型（homozysgous typing cell，HTC）方法。

1. 混合淋巴细胞培养 MLC分为单向MLC和双向MLC方法，单向MLC试验过程中，先用丝裂菌素C或射线照射等方法处理一方细胞，使其失去应答能力但保持刺激作用，使淋巴细胞发生转化；在双向MLC试验中，两个没有个体关系细胞都有应答能力与刺激作用，且HLA-D不配合程度越大，刺激增殖能力越强。两个个体间HLA抗原差异程度越大，反应越强，通过形态学检查、细胞数量等的检测反应细胞增殖水平。若照射的已知D位点抗原的HCT作为刺激细胞，则可检测标本的D位抗原型别；若标本中抗原和标准HLA-D抗原相同，MLC不发生增殖，为HLA-D抗原阴性分型法。

2. 预致敏淋巴细胞试验 PL主要用于HLA-DP分型试验。原理是将刺激细胞，用丝裂菌素C照射等方法处理，再与应答细胞混合培养10~12天，使应答细胞产生识别刺激细胞的能力，并有增殖反应，继续培养后又能回到小淋巴细胞。当该细胞再次遇到刺激细胞时，能在20~24小时内产生较高的增殖-免疫应答。

3. 纯合细胞分型 HTC的基本原理即将已知HLA-DW型别经灭活纯合子的细胞作为刺激细胞，则待检细胞作为反应细胞，两种细胞进行单向混合淋巴细胞培养。若未发生增殖反应，则标本细胞有与纯合子分型HLA-DW型别相同，试验呈阴性反应。

（四）HLA分子生物学检测

HLA基因分型技术得到广泛应用，临床主要的分型方法：第一种是以PCR为基础的分子生物学检测方法，包括PCR序列特异引物（PCR-SSP）、PCR序列特异性寡核酸苷酸探针（PCR-SSOP）、PCR-限制性片段长度多态性（PCR-RFLP）等；第二种是以测序为基础的分子生物检测学方法，包括核苷酸序列测定法直接测序法（PCR-SBT）、单核苷酸多态性（single nucleotide polymorphisms，SNP）等；第三种为其他分型检测方法，有基于芯片分型、流式分析技术及脉冲电泳等。

目前国内大多数实验室均采用HLA基因分型技术。随着聚合酶链反应（PCR）技术的不断成熟，HLA基因分型技术全面进入DNA分型阶段，除PCR-SSP法外，还有PCR-SBT、PCR-SSOP、基因芯片技术等，方法学评价见表1-16。

表1-16　HLA分子生物学检测的方法学评价

方法	评价
PCR-SSP	操作简单、快速，耗时短，操作简单、结果判断简便，能出现漏带或假性条现象，实验室最常用方法之一
PCR-SBT	能够直接检测基因的核苷酸序列，属于高分辨方法，结果判定复杂但准确性最高，需要特殊的分析及软件，耗时较长，成本较高
PCR-SSOP	操作复杂，耗时长，结果判定较复杂但准确，部分探针易出现干扰
基因芯片技术	有高通量、超高速、低成本和高效益等优点，在分型可存在一定偏差

三、白细胞血型系统检测的临床运用

某些疾病状态可出现HLA表达异常，HLA系统在移植医学、输血医学、法医学等学科和某些疾病诊断中有重要作用。

（一）HLA系统在移植医学中的应用

HLA作为组织细胞遗传学标志，在抗原识别、提呈、免疫应答、免疫调控等方面具有重要作用，是器官移植免疫排斥反应的主要抗原。在器官移植中主要应用包括：通过HLA基因检测选择移植供体；通过检测患者体内供者HLA抗原，了解移植物的存活状况、判断移植是否成功。

1. HLA系统在实质器官移植中的应用　肾移植是救治终末肾病患者的重要措施，影响肾移植的主要基因位点有HLA-A、HLA-B和HLA-DR位点。其中HLA-DR位点与移植肾的近期存活有关，而HLA-A、HLA-B位点与肾移植后远期存活有关。近几年，临床上不断应用新型的免疫抑制剂，HLA不匹配的移植肾近期存活率已明显提高，但不匹配移植肾长期存活率还需进一步证实，临床上仍还应选择HLA位点匹配的供体进行肾移植。目前，临床上在胸腔器官移植、肝脏移植、肺脏移植中，未完全要求HLA匹配移植。

2. HLA系统在造血干细胞移植中的应用　造血干细胞移植在免疫性疾病和恶性血液病等治疗中具有重要的地位。骨髓、外周血和脐带血都是造血干细胞的来源，含有大量的免疫细胞如成熟的T淋巴细胞，这些免疫细胞能引起严重的免疫排斥反应。所以造血干细胞移植对供、受体之间HLA匹配程度的要求在器官移植中最严格。在器官移植中，供、受体的HLA-A、HLA-B、HLA-C、HLA-DR、HLA-DQ及HLA-DP基因位点可能部分匹配，也可能全部匹配。在造血干细胞移植中，一般首选HLA基因位点全部匹配的同胞供者或非血缘关系的供者，非血缘关系的供者可在中国造血干细胞捐献资料库中筛选。

（二）HLA系统在输血医学的应用

HLA抗原具有高度的免疫原性，人类可以通过输血、妊娠和移植等用途产生HLA抗原，HLA抗原与HLA抗体作用可引起多种输血不良反应。HLA抗原可引起血小板输注无效（platelet transfusion refractoriness，PTR）、非溶血性发热反应（ferile non-haemolytic transfuions reaction，FNHTR）、输血相关性急性肺损伤（transfusion-related acute lung injury，TRALI）、白细胞减少、嵌合体、荨麻疹及输血相关移植物抗宿主病等多种输血反应。故，对反复输血的患者，应注意选择HLA抗原相同的血液，避免急、慢性输血反应发生。

1. 发热反应　临床上最常见的输血反应是由白细胞引起的发热反应。原因是受血者在多次接受HLA不相符的白细胞后，产生相应的抗体，再次接受输血时，发生抗原抗体反应，激活补体，引起白细胞溶解释放热源，诱发机体温度升高。临床上减少发热反应的有效途径是应用无热源技术配制血液保存液，输注去除白细胞的血液制品，输血前给予常规解热药或抗致热原性药物。

2. TRALI 输血引起的TRALI也称为非心源性肺水肿，是在输血后6小时内或输血过程中发生的一种急性呼吸窘迫综合征。发病机制为供血者血中的HLA抗体和受者体内的白细胞发生抗原抗体反应，白细胞在肺循环中凝聚，患者表现为发热、干咳、肺水肿和呼吸窘迫等

3. PTR PTR是指患者输注血小板后血小板数量未升高，有时反而下降，临床出血症状未改善的现象。引起血小板输注无效有免疫因素与非免疫因素。免疫因素，如受血者因反复输血或妊娠体内产生HLA抗体，与供者血小板的HLA抗原结合，破坏输入的血小板，导致PTR。故，输血前须进行血小板抗体筛选，选择ABO同型的HLA和血小板特异性抗原相配合的供者血小板进行输注。

（三）HLA系统在法医学中的应用

HLA基因是个最为复杂的遗传多态性系统，终生不变，成为最能代表人体特异性的遗传标志。无血缘关系的个体之间HLA型别完全相同的概率极低。通过HLA基因型或表型检测已成为法医学上个体识别和亲子鉴定的重要手段之一。

1. 个体识别 将采集到的分泌物、血迹或其他组织标本进行HLA检测，并与要求被认定对象的HLA结果进行比对，从而得出不排除或排除的结论。

2. 亲子鉴定 理论依据是孟德尔遗传的分离律。HLA基因是以单体型为单位遗传，子女从父亲或母亲各得到一条单体型。通过鉴定子女中一条非父亲来源的单倍体的型别，以判断子女的生父。

（四）HLA系统在某些疾病诊断中的应用

HLA系统与某些疾病存在关联，关联即疾病与表型的联系。HLA与疾病关联程度用相对危险度（relative risk，RR）来表示，RR值越大，相关程度越大。HLA系统与疾病的关联见表1–17。

表1–17 HLA系统与疾病的关联表

疾病	HLA位点	相对危险度（RR）
强直性脊柱炎	B27	>100
Reiter综合征	B27	35.0
急性前葡萄炎	B27	16.4
急性眼色素层炎	B27	10.4
先天性肾上腺皮质增生症	B47	15.4
银屑病	Cw6	13.3
肾小球肾炎咯血综合征	RD2	15.9
多发性硬化症	DR15，DQ6	12.0
疱疹样皮炎	DR3	56.4
系统性红斑狼疮	DR3	5.8
类风湿性关节炎	DR4	9.0
淋巴瘤性甲状腺肿	DR5	3.2
1型糖尿病	DQ8	14.0
乳糜泻	DQ2	30.0

扫码“学一学”

第四节　血小板血型系统检测技术

血小板是血液中最小的细胞，主要发挥凝血与止血功能，还具有辅助、调控炎症和免疫反应的功能。血小板表面血型抗原系统较复杂，既有与其他组织或细胞共有的抗原，也有其特有的抗原，在自身免疫、同种免疫和药物诱导的血小板免疫反应中发挥着重要作用，血小板抗原及其对应抗体的检测在临床医学和输血实践中具有重要意义。

一、血小板血型系统抗原与抗体

（一）血小板血型系统抗原

血小板表面的抗原系统，通常分为两大类，即血小板相关抗原（platelet-associated antigen）和血小板特异性抗原（platelet-specific antigen）。

考点提示　血小板血型系统抗原分类。

1. 血小板相关抗原　血小板表面存在的与其他细胞或组织共有的抗原称为血小板相关抗原，又称为血小板非特异性抗原或血小板共有抗原，主要包括红细胞血型系统相关抗原和人类白细胞抗原（HLA）。

（1）红细胞血型系统相关抗原　现已证明血小板表面存在的红细胞血型系统抗原包括ABH、Lewis、Ii、P等，缺失的红细胞血型系统抗原包括Rh、Kell、Duffy、Kidd和Lutheran等。血小板上的ABH抗原包括两类，一类是从巨核细胞分化而来或是血小板膜糖蛋白表达的，大部分属此类；另一类是从血浆中吸附的。早期研究认为，血小板上的ABH抗原是从血浆中吸附的，在体外试验中，将O型血小板与A或B型人血清温育，血小板上黏附有A或者B抗原，由此证明血小板上的A或B抗原是从血浆中吸附的。但近几年的研究表明，血小板表面的ABH抗原可由血小板膜糖蛋白（glycoprotein，GP）本身表达，如GPIIb、GPIIIa、GPIV、GPV、PECAM-1、GPIb/IX、GPIa/IIa和CD109等。在GP中，GPIIb/IIIa表达的ABH血型抗原含量最高，而在血小板表面，GPIIb和PECAM-1表达的ABH血型抗原含量最高。

血小板表面表达的ABH抗原具有一定的遗传特征，在血小板表面的分布存在较明显的个体差异，不同个体血小板表面的ABH抗原含量差异很大，即使同一个体血小板上的红细胞抗原量也各不相同，其高表达量和血清中糖基转移酶的活性增高有关。部分非O型个体血清中的糖基转移酶表达水平较高，血小板膜上有极高水平的A或B物质，这也是临床出现血小板输注无效或者新生儿同种免疫性血小板减少性紫癜的主要原因之一。例如，在ABO血型非配合输注中，O型受者的高滴度抗A和（或）抗B抗体可以与A/B型血小板表面的抗原物质发生免疫反应，致O型受血者血小板输注无效；ABO次侧不相容时的血小板输注，（如O型血小板输注给A/B型患者），由于O型血清中的抗A和（或）抗B抗体可以与受血者血清中的可溶性A/B物质结合形成抗原-抗体复合物，后者通过Fc受体结合在血小板表面，加速血小板的破坏。因此目前临床血小板输血推荐ABO血型同型输注。

（2）HLA系统共有血型抗原　血小板表面存在HLA-A、HLA-B和HLA-C位点的HLA-I类抗原，迄今未发现血小板表面存在HLA-DR、HLA-DP和HLA-DQ位点的HLA-

II类抗原。但是在特定细胞因子的刺激下，血小板表面可以表达HLA-DR抗原。血小板上的大部分HLA抗原是内源性生成的完整膜蛋白，较少量可从血浆中吸附。

（3）其他血小板非特异性抗原　血小板表面除了表达红细胞血型系统抗原、HLA抗原系统外，还表达CD36抗原。CD36存在于血小板的GPIV上。CD36缺失人群，经多次输血或者妊娠后可以产生抗CD36抗体，导致血小板输注无效或输血后紫癜。

2. 血小板特异性抗原　又称人类血小板抗原（human platelet antigen，HPA），是血小板膜糖蛋白携带的一类特异性抗原，由特定的抗原决定簇组成，表现血小板独特的遗传多态性。最新研究发现，HPA并非血小板特有，也分布在其他细胞上，如HPA-1和HPA-4也存在于内皮细胞、成纤维细胞、平滑肌细胞上；HPA-5也存在于活化的T淋巴细胞与内皮细胞上。大部分HPA定位于细胞膜糖蛋白GPIIb/IIIa、GPIa/IIa、GPIb/IX上。

（1）血小板特异性抗原的命名　血小板特异性抗原系统按发现时间顺序排列如下：Duzo、Pl^{A} Pl^{E}Ko、Bak、Yuk、BrPL^{T}NakGov、Mo、Max等抗原。这些名称多数以发现者的名字或以最先提供抗血清患者的名字进行命名，为了避免新旧血小板抗原的名称混淆，1990年国际血液学标准化委员会/国际输血协会（ICSH/ISBT）血小板血清学研究会统一了血小板特异性抗原系统国际命名方法，2003年国际输血协会和国际血栓与止血协会（ISTH）联合成立了血小板命名委员会（PNC）对血小板抗原系统的命名进一步完善，建立了命名原则和认可新抗原的标准。命名方式为：①血小板特异性抗原系统统一命名为人类血小板抗原，用英文缩写HPA表示；②不同的抗原系统按发现时间的先后顺序进行数字编号；③血小板特异性抗原属于双等位共显性基因遗传系统，其对偶抗原在人群中的表达用字母a、b表示，高频率抗原（频率大于50%），用“a”表示，低频率抗原（频率小于50%），用“b”表示，只有2个对偶抗原全被检测出来才能称之系统，无对应等位基因的抗原，用“w”表示。对于新抗原的认定，PNC提出如下5条标准：①必须阐明该同种抗原的遗传学基础，提供相应基因的基因组DNA序列资料，或至少是cDNA序列资料；②必须使用特异性蛋白免疫分析方法，阐明基因突变和相应蛋白之间的关联；③至少有2个参比实验室证实血清学和分子生物学的鉴定结果；④必须提供该抗原的群体资料，如果提供家系资料将更有价值；⑤应尽可能提供血样以建立细胞株。

（2）血小板特异性抗原系统　目前ISBT确认的血小板特异性抗原已有6个双位基因系统；正式命名为HPA-1~HPA-5和HPA-15。在已知血小板抗原中，其基因多态性大多是由于相应血小板膜糖蛋白结构基因中的单核苷酸多态性引起，导致相应位置单个氨基酸变异所致，唯一例外的是HPA-14bw（由3个核苷酸缺失导致1个氨基酸残基缺失）。血小板特异性抗原见表1-18。

表1-18　血小板特异性抗原系统

抗原	表型频率	糖蛋白定位	氨基酸改变	编码基因	核苷酸改变
HPA-1a	72%a/a	GPIIIa	Leu33pro	ITGB3	176T>C
HPA-1b	26%a/b 2%b/b				
HPA-2a	85%a/a	GPⅠbα	Thr145Met	GPIBA	482C>T
HPA-2b	14%a/b 1%b/b				

续表

抗原	表型频率	糖蛋白定位	氨基酸改变	编码基因	核苷酸改变
HPA-3a	37%a/a	GP IIb	Ile843Ser	ITGA2B	2621T>G
HPA-3b	48%a/b				
	15%b/b				
HPA-4a	>99.9%a/a	GP IIIa	Arg143Gln	ITGB3	506G>A
HPA-4b	<0.1%a/b				
	<0.1				
HPA-5a	88%a/a	GPIa	Glu505Lys	ITGA2	1600G>A
HPA-5b	20%a/b				
	1%b/b				
HPA-6bw	<1 %b/b	GP IIIa	Arg489Gln	ITGB3	1544G>A
HPA-7bw	<1 %b/b	GP IIIa	Pro407Ala	ITGB3	1297C>G
HPA-8bw	<1 %b/b	GP IIIa	Arg636Cys	ITGB3	1984C>T
HPA-9bw	<1 %b/b	GP IIb	Val837Met	ITGA2B	2602G>A
HPA-10bw	<1 %b/b	GP IIIa	Arg62Gln	ITGB3	263G>A
HPA-11bw	<1 %b/b	GP IIIa	Arg633His	ITGB3	1976G>A
HPA-12bw	<1 %b/b	GPIb β	Gly15Glu	GPIBB	119G>A
HPA-13bw	<1 %b/b	GPIa	Met799 Thr	ITGA2	2483C>T
HPA-14bw	<1 %b/b	GP IIIa	Lys611Del	ITGB3	1909~1911DelAAG
HPA-15a	35%a/a	GPCD109	Ser703Tyr	CD109	2108C>A
HPA-15b	42%a/b				
	23%b/b				
HPA-16bw	<1%b/b	GP IIIa	Thr140Ile	ITGB3	497C>T
HPA-17bw	<1 %b/b	GPIIIa	Thr195Met	ITGB3	662 C>T
HPA-18bw	<1 %b/b	GPIa	Gln716His	ITGA2	2235G>T
HPA-19bw	<1 %b/b	GPIIIa	Lys137Gln	ITGB3	487A>C
HPA-20bw	<1 %b/b	GPIIb	Thr619Met	ITGA2B	1949C>T
HPA-21bw	<1 %b/b	GPIIIa	Glu628Lys	ITGB3	1960C>T
HPA-22bw	<1 %b/b	GPIIb	Lys164 Thr	ITGA2B	584A>C
HPA-23bw	<1 %b/b	GPIIIa	Arg622Trp	ITGB3	1942C>T
HPA-24bw	<1 %b/b	GPIIb	Ser472Asn	ITGA2B	1508G>A
HPA-25bw	<1 %b/b	GPIa	Thr1087Met	ITGA2	3347C>T
HPA-26bw	<1 %b/b	GPIIIa	Lys580 Asn	ITGB3	1818G>T
HPA-27bw	<1 %b/b	GPIIb	Thr195Met	ITGA2B	2614C> A

（二）血小板血型系统抗体

血小板上存在的血型抗原HLA和HPA均具有较强的抗原性，当患者反复输注血小板进行治疗时，就会引发机体产生相应的血小板抗体，如血小板特异性抗体、HLA抗体等，血小板抗体的产生亦可源于各种原因所致的血小板自身免疫疾病和某些药物出现的阳性反应。

1. HLA抗体 血小板上HLA抗原的免疫原性比白细胞弱，但其在血小板上的数量较多，大约占外周血HLA-Ⅰ类抗原总量的70%，多次输注血小板的患者可能引起HLA同种免疫抗体的产生，导致血小板输注无效。基础疾病、免疫抑制剂的使用以及制品中是否含有足量的白细胞等多种因素均可影响输注相关HLA同种免疫抗体的产生，这些因素对于多次接受血小板输注的患者来说有重要的临床意义。若供体血液制品有足量白细胞，由于白细胞上有HLA-Ⅰ、HLA-Ⅱ类抗原，可能导致患者出现初期同种免疫，产生记忆B淋巴细胞，当患者再次接受含有少量HLA抗原的血小板（或其他血液制品）时，机体就会产生强烈的免疫学反应，产生大量的HLA抗体，引起输入血小板的破坏。因此，临床要求血液制品输注前需进行白细胞滤过处理步骤，以降低白细胞造成的不利作用。

2. 血小板特异性抗体 HPA是血小板表面的独特性抗原，具有多态性。受血者因输注与之不配合的血小板，或者因多次妊娠等免疫刺激，机体可能会产生抗血小板抗体（如HPA-1a、HPA-2b、HPA-3a、HPA-4a抗体等），引起输血后紫癜（post-transfusion purpura，PTP）、血小板输注无效（platelet transfusion refractoriness，PTR）或新生儿同种免疫性血小板减少症（neonatal alloimmune thrombocytopenia，NAITP）。由于人种间血小板抗原频率的不相同，因此同种免疫产生的特异性抗体也不尽相同。欧美国家PTR与NAITP多数是由于HPA-la抗体引起。中国由于HPA-1a阳性率>99%，HPA-1a阴性率低，因此HPA-1a抗体引起的PTR不多见，但HPA-3a、HPA-4a抗体可以引起NAITP。中国和日本曾有个案报道，HPA-2b抗体引起PTR。

3. 血小板自身抗体 由于患者体内自身免疫系统失调，机体产生针对自身血小板抗原（如HPA、HLA等）的抗体，多为IgG或者IgA型抗体，可导致特发性血小板减少性紫癜（idiopathic thrombocytopenic purpura，ITP）。

二、血小板血型检测技术

血小板血型抗原抗体在临床医学和输血实践中具有重要的意义，关于血小板抗体测定、血小板抗原鉴定以及血小板交叉配合试验的方法种类多样，各种血清学检测方法有了很大进展，包括血小板免疫荧光试验、酶联免疫吸附试验、固相微板技术、流式细胞仪检测技术、微柱凝胶试验等，近年来分子生物学技术也开始应用于血小板血型分型。本节主要介绍应用较广的两种方法。

（一）固相凝集法

【实验原理】

在U型微孔板中包被鼠抗人血小板单克隆抗体，血小板悬液经离心后可在反应孔底部形成血小板单层。在微孔中加入待测血清，孵育后，洗涤除去未结合的血清成分，若该血清中含有血小板抗体，则该抗体与反应孔中的血小板单层结合，加入抗人IgG及人IgG致敏红细胞（指示红细胞），经离心后指示红细胞通过抗人IgG的桥连与血小板单层上的血小板抗体结合，因此阳性反应为指示红细胞平铺在反应孔底部表面，而阴性反应为指示红细胞在离心力的作用下聚集于反应孔底部中央。

考点提示 使用固相凝集法检测血小板抗体的原理。

【实验材料】

1. 器材 96孔U型微量板、标记笔、微量移液器与吸头、平板式离心机、37℃水浴箱等。

2. 试剂 pH6.7低离子溶液（LISS）、冻干型血小板抗体检测细胞、抗人IgG、洗涤工作液、阳性对照与阴性对照质控品、指示红细胞。

3. 标本 EDTA或枸橼酸钠抗凝全血3ml、待检血清。

【实验步骤】

1. 血小板抗体筛检

（1）制备血小板悬液 三人份等比例混合O型献血者机采血小板悬液用生理盐水进行5~10倍稀释后混合；或O型献血者采血当天8小时内EDTA或枸橼酸钠抗凝全血经200g离心10分钟，取上层2/3富血小板血浆混合。调整血小板悬液浓度为（50~150）$\times 10^9$/L。

（2）标记 根据检测量取出微孔板条，标记待检、阳性对照及阴性对照，未使用的条应置于自封袋中，加入干燥剂密封后，2~8℃储存。

（3）加血小板 向反应孔中加入1滴（50μl）上述血小板悬液，轻摇反应板约10秒。

（4）固定 应用平板离心机将反应板以50g离心5分钟，使血小板固定在反应孔底部。

（5）洗涤 倒出反应孔中的液体，并用滴管滴加洗涤工作液清洗3次，洗涤过程中轻摇微孔板，然后再轻轻甩掉洗涤液。最后1次洗涤后将反应板倒置于吸水纸上吸干残余液体。

（6）加样 立即向每个反应孔中加入2滴（100μl）低离子强度溶液，并分别向相应孔中加入1滴（50μl）待检样本、阳性对照及阴性对照。低离子强度溶液将由紫色变为天蓝或青绿色；倘若仍为紫色则说明可能漏加样本。

（7）孵育 将反应孔用封口胶封好，轻摇混匀后置于湿盒中37℃水浴孵育30分钟。

（8）洗涤 取出已孵育完毕的反应板，弃去封口胶。按步骤（5）洗涤反应板5次。

（9）加指示物 立即加入1滴（50μl）抗人IgG及1滴（50μl）指示红细胞，轻轻振荡混匀；将反应板以200g离心5分钟。

（10）结果判读 将检测孔与对照孔的结果进行比较，判读并记录检测结果。

2. 血小板自身抗体检测

（1）制备患者血小板悬液 同血小板抗体筛检步骤（1）。

（2）自身结合抗体检测

1）标记：取出反应板条，标记待检、阳性对照及阴性对照。未使用的板条应储存于自封袋中，加入干燥剂密封后，2~8℃储存。

2）加样：待检孔中加入1滴（50μl）待检血小板悬液，对照孔中加入1滴（50μl）健康人血小板悬液，轻摇反应板约10秒。

3）固定：用平板离心机将反应板以50g离心5分钟，使血小板固定在反应孔底部。

4）洗涤：倒出反应孔中的液体，并用滴管滴加工作洗涤液清洗3次，洗涤过程中轻摇微孔板，然后再轻轻甩掉洗涤液。最后1次洗涤后将反应板倒置于吸水纸上吸干残余液体。

5）加指示物：立即加入1滴（50μl）抗人IgG及1滴（50μl）指示红细胞，轻轻振荡混匀；将反应板以200g离心5分钟。

6）结果判读：将检测孔与对照孔的结果进行比较，判读并记录检测结果。

（3）自身游离抗体检测

1）标记：取出反应板条，标记待检、阳性对照及阴性对照孔，未使用的板条应置于自封袋中，加入干燥剂密封后，2~8℃储存。

2）加血小板：向所有孔中加入1滴（50 μl）待检血小板悬液，轻摇反应板约10秒。

3）固定：用平板离心机将反应板以50g离心5分钟，使血小板固定在反应孔底部。

4）洗涤：倒出反应孔中的液体，并用滴管滴加工作洗涤液清洗3次，洗涤过程中轻摇微孔板，然后再轻轻甩掉洗涤液。最后1次洗涤后将反应板倒置于吸水纸上吸干残余液体。

5）加样：立即向每个反应孔中加入2滴（100 μl）低离子强度溶液，并向患者孔中加入1滴（50 μl）待检样本，对照孔中相应加入阳性对照及阴性对照。低离子强度溶液将由紫色变为天蓝或青绿色；倘若仍为紫色则说明可能漏加样本。

6）孵育：将反应孔用封口胶封好，轻摇混匀后置于湿盒中37℃水浴孵育30分钟。

7）洗涤：取出已孵育完毕的反应板，弃去封口胶。按步骤4）洗涤反应板5次。

8）加指示物：立即加入1滴（50 μl）抗人IgG及1滴（50 μl）指示红细胞，轻轻振荡混匀；将反应板以200g离心5分钟。

9）结果判读：将检测孔与对照孔的结果进行比较，判读并记录检测结果。

【实验结果】

1. 阳性结果 指示红细胞平铺在反应孔底部表面；若指示红细胞只结合到部分孔底，并且结合的区域比阴性对照大，为弱阳性。表明患者血清或血浆中含有血小板抗体；或血小板交叉配型不合。

2. 阴性结果 指示红细胞在反应孔底部中央形成红细胞聚集。表明患者血清或血浆中不含血小板抗体；或血小板交叉配型相合。

如果结果可疑或阳性对照和（或）阴性对照没有出现正确结果，则必须重新检测。

【注意事项】

1. 微孔洗涤时，应使用移液器缓慢加入洗涤液而不是冲射方式加入洗涤液，以避免破坏已结合的血小板层；吸水纸压干时不能用力拍板。

2. 指示红细胞保存不当，出现溶血或细菌污染会影响检测结果。

3. 孵育条件建议37℃水浴30分钟，也可采用37℃空气浴35~40分钟，但空气浴易产生静电，导致血小板发生聚集，从而引起假阳性反应。

4. 血小板均匀悬浮、未发生聚集是试验成功的关键之一，血小板悬液应储存于塑料容器中，20~25℃保存并在8小时内进行检测，陈旧或已发生聚集的血小板会影响检测结果。血小板悬液的浓度不适合会影响试验结果，应参照相应试剂盒要求配置合适浓度血小板悬浮液。

5. 可能的假阳性原因分析。试验前试剂未置于室温中复温、标本污染、试剂污染、标本未正确离心、指示红细胞加入量过多、离心机参数设置不当等。可能的假阴性原因分析：试验前试剂未置于室温中复温、血清（血浆）样本加入量不足、LISS或指示红细胞加入量不足、微孔洗涤不当、标本储存不当、末次洗涤后洗涤液残留过多、洗板机设置不当、手工洗涤方式不当、使用已被中和的指示红细胞或试剂污染等。

（二）微柱凝胶技术

【实验原理】

向微柱凝胶中依次加入待检者血清、血小板、指示红细胞，指示红细胞上包被有动物抗人血小板抗体，该抗体Fc段结合在人的红细胞膜上，Fab段和血小板抗原结合，如果待检血清中存在血小板抗体，那么此抗体Fab段亦与血小板抗原结合，其Fc段通过抗球蛋白搭桥连接成网络状凝集复合物。即指示红细胞–血小板–抗血小板抗体–抗球蛋白–抗血小板抗体–血小板–指示红细胞免疫复合物。该复合物在一定离心力下，或位于凝胶上方，或位于凝胶柱中。如果待检血清中无血小板抗体，则不能形成免疫复合物，指示红细胞通过离心沉淀于微柱凝胶底部。

【实验材料】

1. 器材　标记笔、微量移液器与吸头、卡式离心机、37℃微柱凝胶卡孵育箱等。

2. 试剂　微柱凝胶卡、指示红细胞、阴性对照质控品血清等。

3. 标本　献血员血小板标本、EDTA或枸橼酸钠抗凝全血3ml、待检血清。

【实验步骤】

（1）制备血小板悬液　同血小板抗体筛检步骤（1）

（2）标记　用标记笔在微柱凝胶血小板检测卡上做好标记。

（3）加样　将待检血清、稀释液、献血员血小板标本、指示红细胞各50μl依次加入已标记的各孔中。

（4）孵育　将已加样的微柱凝胶卡放入37℃孵育箱孵育15分钟。

（5）将孵育后的微柱凝胶卡放入卡式离心机650×g离心2分钟，1100×g离心3分钟，共离心5分钟，观察结果。

（6）结果判断　①阳性结果：离心后指示红细胞凝块位于凝胶介质表面或者凝胶中；②阴性结果：离心后指示红细胞完全沉降于凝胶管底部。

【注意事项】

1. 待检血标本血清、血浆均可，血清要血液完全凝固后提取，血浆要充分抗凝。
2. 血清标本及悬浮红细胞应贴壁缓慢加入反应孔中。
3. 指示红细胞现配现用，溶解后1个月内用完。液体指示红细胞直接使用即可。
4. 离心后应立即判读结果，避免将微柱卡水平放置。
5. 结果判断要参考阴性对照，如果阴性对照出现少量拖尾现象，检测管与对照管反应一致可判定为阴性。

三、血小板抗原抗体检测的临床应用

血小板血型的主要临床相关问题是免疫性血小板减少症，包括同种免疫性血小板减少症、自身免疫性血小板减少症（AITP）和药物诱导免疫性血小板减少症。同种免疫性血小板减少症与临床输血关系密切，主要包括血小板输注无效（PIR）、输血后紫癜（PIP）、新生儿同种免疫性血小板减少性紫癜（NATP）。

考点提示　血小板抗原抗体检测的临床应用。

（一）输血后紫癜及血小板输注无效

参见第十章第二节　免疫性输血不良反应。

（二）新生儿同种免疫血小板减少性紫癜

新生儿同种免疫血小板减少性紫癜（NAITP）发病机制和新生儿溶血病（HDN）发病机制相似，妊娠期间由于母婴血小板血型不同，在妊娠后期胎儿的血小板抗原刺激母体产生血小板抗体，后者通过胎盘导致胎儿或新生儿的血小板破坏和减少。NAITP是最常见的胎儿或新生儿血小板减少原因，最严重的并发症是颅内出血。该病在白种人主要是HPA-1a抗体引起，但在黄种人中，由于HPA-1a抗原频率极高，推测HPA-3a、HPA-4a抗体可能是引起NAITP的主要原因。对母体和胎儿进行HPA DNA分型可为NAITP的产前诊断提供重要依据。本症的治疗主要是静脉注射免疫球蛋白配合血小板输注。一旦NAITP的诊断确立，母亲再次妊娠时有同样的患病风险，此时给予静脉注射免疫球蛋白或类固醇激素的治疗可以达到比较好的效果。

（三）特发性血小板减少性紫癜（ITP）

特发性血小板减少性紫癜（ITP）是一种自身免疫性疾病，是由于患者自身免疫系统失调，机体产生针对自身血小板相关抗原的抗体，自身血小板大量被破坏，引起免疫性血小板减少。慢性ITP在临床上最为常见，临床以自发性皮肤黏膜出血，血小板减少、出血时间延长、束臂试验阳性为特征，往往在明确诊断前已经存在数月或数年的隐匿性血小板减少，女性患者较为多见。临床约75%的ITP患者可检测出血小板相关性自身抗体，自身抗体和血小板抗原结合后，通过抗体Fc段结合单核-巨噬细胞表面的Fc受体，进而吞噬破坏血小板。由于巨核细胞表面存在与血小板相同的抗原成分，所以血小板自身抗体不仅可与自身或同种血小板结合，还能与巨核细胞结合，从而抑制巨核细胞的分化，可能引起血小板生成障碍。

（王玲玲）

扫码“学一学”

第五节　血液检测技术基础理论

血液检测是依赖于酶免疫技术、化学发光免疫分析等各种血液检测技术在体外模拟或放大了免疫分子的抗原抗体结合反应，或者依赖于聚合酶链反应等核酸体外扩增技术，从而实现了对输血相关传染病的检测。

一、酶免疫技术

酶免疫技术（enzyme immunoassay，EIA），是通过酶标记抗体或抗原来检测抗原或抗体的方法。作为经典的三大标记技术（免疫荧光技术、放射免疫分析、酶免疫分析）之一，EIA具有检测灵敏度高、特异性强、准确性好，酶标记试剂稳定期长，检测方法简便、安全、易行，既可以定性又可以定量等特点。

1. 酶免疫技术的基本原理　酶免疫技术通过将抗原抗体反应的特异性和酶高效催化作用有机结合，利用酶作为标记物，与抗体或抗原结合成酶标记抗体或抗原，与相对应的抗原或抗体发生特异性反应后，通过底物的显色反应对抗原或抗体进行定性或定量分析。

酶免疫技术最常用的酶为辣根过氧化物酶（HRP），此外还有碱性磷酸酶（AP）、β-

半乳糖苷酶（β-Gal）等。最常用的底物有四甲基联苯胺（TMB）、对硝基苯磷酸盐等。

2. 酶免疫技术分类　酶免疫技术按照实际用途分为酶免疫测定（enzumeimmunoassay，EIA）和酶免疫组化两大类。根据抗原抗体反应后是否需将结合和游离的酶标记物分离，EIA分为均相和异相两大类。其中异相EIA又可分为液相EIA和固相EIA。

目前应用最广泛的是酶联免疫吸附试验（enzyme linked immunosorbent assay，ELISA），属于异相固相酶免疫测定。其原理是利用固相支持物（最常用聚苯乙烯）作为载体预先吸附抗原或抗体，通过测定固相载体上的酶标记物催化底物生成的有色产物，确定样品中抗原或抗体的含量。ELISA具有灵敏度高、特异性强、操作简便、重复性好、可定性或定量检测抗原/抗体的特点。ELISA主要有以下几种方法。

（1）双抗体（原）夹心法　属于非竞争性结合测定，是常用的ELISA检测方法。适用于检测分子中具有至少两个抗原决定簇的大分子多价抗原，而不能用于小分子半抗原的检测。双抗体夹心法的基本原理是利用固相抗体和酶标抗体，分别与样品中被检测抗原分子上两个不同抗原决定簇结合，形成固相抗体-抗原-酶标抗体免疫复合物。复合物的形成量与待检抗原的含量成正比，测定复合物中酶促底物反应生成的有色产物量（OD值），即可确定待检抗原含量。双抗原夹心法的基本原理与双抗体夹心法类似。

（2）间接法　是测定抗体常用的方法，属于非竞争性结合试验。其原理是将抗原连接到固相载体上，样品中待检测抗体与之结合形成固相抗原-受检抗体复合物，再用酶标二抗（针对受检抗体的抗体）与固相免疫复合物中的抗体结合，形成固相抗原受检抗体-酶标二抗复合物，根据加底物后的显色程度，确定待检测抗体含量。

（3）竞争法　竞争法ELISA可用于抗原或抗体测定。测定抗原时，反应体系中的酶标抗原、样品中的非标记抗原具有相同的与固相抗体结合的能力。固相抗体和酶标抗原数量限定，并且固相抗体的结合位点少于酶标记抗原和非标记抗原的分子数量的总和。免疫反应后，结合于固相载体上的复合物中酶标抗原的量（酶总活性）与样品抗原的浓度成反比。加入底物显色后，颜色的深浅与待测物的浓度呈负相关。

（4）捕获法　捕获法（又称为反向间接法），主要用于血清中IgM抗体成分的测定。其基本原理是：先将针对IgM的第二抗体连接到固相载体，用以结合（“捕获”）样品中所有IgM（特异或非特异）抗体，洗涤除去IgG等未结合物质，然后加入特异性抗原与待检IgM结合，再加入针对抗原的特异性酶标抗体，最后形成固相二抗-IgM-抗原-酶标抗体复合物，加酶底物作用显色后，即可测定样品中待检IgM含量。

考点提示　ELISA法的基本分类与基本原理。

二、化学发光免疫分析

化学发光是指伴随化学反应过程产生发射光的现象。化学发光免疫分析（chemiluminescence immunoassay，CLIA）是将化学发光测定技术与免疫反应相结合，用化学发光相关的物质标记抗原（或抗体），与待测的抗体（或抗原）产生特异性反应，分离游离状态的化学发光标记物，加入其他相关物质，产生化学发光，从而实现抗原或抗体的定量或定性检测。化学发光免疫分析具有高灵敏度、高特异性、反应稳定、安全性好、自动化程度高等特点，是目前世界公认的先进的标记免疫测定技术，正在逐步得到推广和应用。

化学发光免疫分析按发光剂与标记物的不同可以分为直接化学发光免疫分析、化学发光酶免疫分析和电化学发光免疫分析三类。

1. 直接化学发光免疫分析 是用吖啶酯等发光剂直接标记抗体（抗原），与待测标本中相应的抗原（抗体）发生免疫反应后，形成固相包被抗体－待测抗原－标记抗体复合物，这时只需加入氧化剂（H2O2）和NaOH形成碱性环境，发光剂在不需要催化剂的情况下分解、发光，由集光器和光电倍增管接收，记录单位时间内所产生的光子能，这部分光的积分与待测抗原的量成正比，可从标准曲线上计算出待测抗原的含量。常见的标记物有鲁米诺类和吖啶酯类化学发光剂。该方法具有简单、快速，无须催化剂，特异性好，灵敏度高等特点，但是对发光信号检测仪的灵敏度要求较高。

2. 化学发光酶免疫分析（CLEIA） 是用参与催化某一化学发光反应的酶如辣根过氧化物酶（HRP）或碱性磷酸酶（ALP）来标记抗体（或抗原），再与待测标本中相应的抗原（或抗体）发生免疫反应后，形成固相包被抗体－待测抗原－酶标记抗体复合物，经过洗涤后，加入底物（发光剂），酶催化和分解底物发光，由光量子阅读系统接收，光电倍增管将光信号转变为电信号并加以放大，再把它们传送至计算机数据处理系统，计算出测定物的浓度。常用的标记酶有辣根过氧化物酶和碱性磷酸酶等，常用的发光底物为鲁米诺及其衍生物等。该方法由于酶促反应增强了发光信号，使得灵敏度进一步提高、线性测定范围更宽、可实现全自动化，有利于微量标本的临床分析。

考点提示 化学发光反应的分类和基本原理。

3. 电化学发光免疫分析（ECLIA） 是以电化学发光剂三联吡啶钌标记抗体（抗原），以三丙胺（TPA）为电子供体，在电场中因电子转移而发生特异性化学发光反应，包括电化学反应和化学发光两个过程。在电化学发光免疫分析系统中，磁性微粒为固相载体包被抗体（抗原），用三联吡啶钌标记抗体（抗原），在反应体系内与待测标本相应的抗原（抗体）发生免疫反应后，形成磁性微粒包被抗体－待测抗原－三联吡啶钌标记抗体复合物，将上述复合物吸入流动室，同时加入TPA缓冲液。当磁性微粒流经电极表面时，被安装在电极下面的电磁铁吸引住，而未结合的标记抗体和标本被缓冲液冲走。同时电极加压，启动电化学发光反应，使三联吡啶钌和TPA在电极表面进行电子转移，产生电化学发光，光的强度与待测抗原的浓度成正比。由于三联吡啶钌在电场中不断得到三丙胺提供的电子，可周而复始的发光，持续时间长，信号强度高，更容易测定，使得该方法具有试剂稳定性好，灵敏度高、特异性强，无放射性污染等特点，其检测灵敏度可达pg/ml。

三、聚合酶链反应

聚合酶链反应（polymerase chain reaction，PCR）是体外高效扩增特异性靶核苷酸序列（DNA或RNA）片段的技术，其特异性依赖于与靶序列两端互补的寡核苷酸引物。具有特异性好、灵敏度高、效率高、快速、简便、重复性好、易自动化等突出优点，已经广泛地应用于疾病的预防、诊断、病程监控以及预后判断等方面。病毒感染后，血液中可检测到病毒核酸的时间要早于可检测到抗原或抗体的时间。因此，PCR检测明显缩短了病毒检测的窗口期，大大降低了输血传播传染病的风险。

核酸扩增检测通常包括核酸的提取与纯化、核酸扩增和产物检测分析三个主要步骤。

核酸的提取与纯化是核酸检测试验的基础，多采用细胞裂解、酶处理等方式根据核酸的理化特性将核酸与蛋白质、多糖和脂肪等大分子物质分开。纯化后的核酸经过PCR反应完成扩增后，针对不同的研究对象和不同的研究目的，采用不同的方法检测和分析产物，或者对模板进行定量分析。常用电泳分析对PCR产物大小进行检测，包括琼脂糖凝胶电泳和聚苯乙烯胺电泳等。有效的核酸提取纯化方法应该是使病毒充分裂解释放出病毒核酸序列，同时又能保证该序列在后续步骤中不被降解或极少降解。最后得到的纯化核酸不应含有内源性抑制物和外源性抑制物。标本溶血、采用肝素作为抗凝剂以及纯化过程中引入的螯合剂都可能造成核酸检测的假阴性。而实验室污染、标本交叉污染、试剂污染、设备污染和引物污染等都会造成核酸检测的假阳性。

1. PCR的基本原理　类似于DNA的天然复制过程，是在体外模拟细胞内发生的DNA复制过程。是以待扩增的DNA分子为模版，以一对分别与模板5′末端和3′末端相互补的寡核苷酸片段为引物，在DNA聚合酶的作用下，按照半保留复制的规则沿着模板链延伸直至完成新的DNA的合成，反复重复这一过程使DNA实现扩增。每一个复制循环过程均包括变性（denaturation）、退火（annealing）和延伸（extension）3个步骤。

（1）变性　将待扩增的靶DNA加热至其熔点温度（95℃）以上并维持一定时间，使DNA双螺旋的氢键断裂，解开双链成为两条单链分子，作为下一步反应的模板。

（2）退火　将温度降低至单核苷酸（引物）的其熔点温度（60℃）以下，使人工合成的单核苷酸引物与模板待扩增区域按照碱基互补配对原则相结合，重新形成杂交双链，这一步骤也称为杂交或复性。此步骤的重要性在于提供了DNA复制起始的3’端。

（3）延伸　将温度升至DNA聚合酶的最适宜反应温度（72℃左右），Taq DNA聚合酶特异性结合到DNA模板上的引物3'端，以单核苷酸为反应原料，靶序列为模板，沿着5’向3’方向，按碱基互补配对与半保留复制原则，不断延伸，形成新的DNA链。

经过一次变性、退火、延伸步骤（即1个循环），一条双链DNA模板被复制为两个双链DNA扩增子，这2个DNA分子又可作为下一循环的模板。如此往复循环，靶DNA就可以得到大量扩增。

PCR反应的五个要素：引物、酶、脱氧核苷三磷酸（dNTP）、模板和含有Mg2+的缓冲液。理论上来说，通过PCR反应使模板DNA的靶序列呈指数级扩增，扩增产物的量取决于最初靶DNA的数量、PCR扩增效率以及循环次数。扩增起始期，靶序列DNA片段呈指数增加，但随着反应体系中dNTP的消耗、扩增产物的累积，再加上聚合酶的高温失活（纯化），扩增产物不再呈指数增加，扩增进入平台期，使得整个扩增曲线呈现S形。

2. 荧光定量PCR（fluorescent quantitate PCR，FQ-PCR）　亦称实时PCR（real time PCR），是指在PCR反应体系中引入了荧光标记分子，利用荧光信号监测整个PCR过程，获得实时描述PCR反应过程的动力学曲线，最后通过标准曲线对初始模板核酸进行定量分析的方法。荧光定量PCR具有全封闭单管扩增、简便快速、重复性好、无扩增后处理步骤、易于自动化等优点，应用范围越来越广。荧光定量PCR可以一边扩增一边实时检测，实现了PCR从半定量到定量的飞跃。

（1）荧光定量PCR反应原理　将标记有荧光素的Taqman探针与模板DNA混合后，完成高温变性，低温复性，适温延伸的热循环，并遵循PCR反应规律，与模板DNA互补配对的Taqman探针被切断，荧光素游离于反应体系中，在特定光激发下发出荧光。随着循环次数的增加，被扩增的目的基因片段呈指数规律增长，通过实时检测与之对应的随扩增而变化的荧光信号强度，求得循环阈值（cycle threshold，Ct），同时利用数个已知模板浓度的标准品作对照，即可得出待测标本目的基因的拷贝数。荧光定量PCR反应过程一般经历四个特征性阶段：基线期、指数期初期、指数期和平台期。

（2）荧光定量PCR的定量参数与方法　荧光定量PCR的定量参数就是Ct值。Ct值是在PCR反应过程中，荧光信号开始由本底进入指数增长阶段的拐点所对应的循环周期次数，也就是在基线上方产生的可检测到的统计学上显著荧光发射时所对应的PCR循环次数。尽管平台期DNA拷贝数波动很大，但Ct值却是相对固定的。利用已知起始拷贝数的标准品做出标准曲线，其中横坐标代表起始拷贝数的对数。纵坐标代表Ct值。因此，只要获得未知样品的Ct值，即可从标准曲线上计算出该样品的起始拷贝数。模板DNA浓度越高，Ct值越小。Ct值与模板DNA的起始拷贝数成反比。核酸扩增检测的阈值计算是以扩增过程前3到15个循环的荧光值加10倍标准差来设定。

荧光定量PCR主要分为外标法、内标法和动力学法。内标法又分为竞争定量PCR和非竞争定量PCR，是非常简便、准确的PCR定量方法。

四、转录介导的核酸扩增技术

转录介导的核酸扩增技术（transcription mediated amplification，TMA）是通过RNA转录（RNA聚合酶）和DNA合成（逆转录酶）从靶核酸产生RNA扩增子（单链RNA）的靶核酸扩增检测方法。以RNA为模板合成DNA的过程称为逆转录，是DNA合成的一种特殊方式。

（1）TMA的反应原理　TMA是利用RNA聚合酶和逆转录酶在约42℃等温反应条件下来扩增RNA或DNA的过程。反应过程分为特异性靶核酸分子的捕获、核酸分子的转录介导扩增以及扩增产物的双动力化学发光检测三个过程。TMA是利用了Money鼠白血病病毒（MMLV）逆转录酶和T7 RNA聚合酶两种酶以及两个引物进行转录介导的扩增。单链RNA在逆转录酶作用下，以第1条引物为引导进行逆转录，形成RNA/DNA杂交双链分子；利用逆转录酶的RNA酶H（RNase H）将杂合链上的RNA分子降解，并以第2条引物为引导合成双链的DNA。

（2）TMA的优缺点　PCR模拟的自然DNA复制的过程，其靶模板是DNA；TMA是模拟自然DNA转录成信使RNA（mRNA）的过程，其靶模板是DNA或RNA。TMA可以在恒温条件下扩增。TMA的特点是灵敏度高，扩增效率高，易于自动化，缺点是不能绝对定量。

五、丙氨酸氨基转移酶检测

丙氨酸氨基转移酶（ALT），又称为谷丙转氨酶，主要存在于肝脏组织细胞中，正常情况下只有极少量释放到血液中，在血清中活性很低。但是当肝脏组织发生病变时，组织细胞中的ALT就会大量释放到血液中，使血清中该酶的活性升高。各种肝炎活动期、肝癌、肝硬化和阻塞性黄疸时ALT的活性显著升高，是肝细胞损伤的灵敏指标，因此将其应用于献血者血液检测。

ALT的检测方法大致可分为四类，即层析法、比色法、连续监测法（又称为速率法或动力学法）、荧光法。速率法包括单试剂速率法和双试剂速率法。双试剂速率法可有效地消除干扰反应，提高准确性，为IFCC推荐方法，是ALT检测的首选方法。

1. 速率法方法学原理 丙氨酸氨基转移酶催化L-丙氨酸的氨基转移，生成丙酮酸，丙酮酸与还原性辅酶Ⅰ（NADH）在乳酸脱氢酶（LDH）的催化下反应生成乳酸和NAD^+。NADH在340nm波长下有特异性吸收峰，其被氧化的速率与血清中ALT的活性成正比。在340nm波长下测定NADH下降速率，即可测出ALT活性浓度。

$$\text{L-丙氨酸}+\alpha\text{-酮戊二酸}\xrightarrow{\text{ALT}}\text{丙酮酸}+\text{L-谷氨酸}$$

$$\text{丙氨酸}+\text{NADH}+\text{H}^+\xrightarrow{\text{LDH}}\text{L-乳酸}+\text{NAD}^+$$

2. ALT检测的影响因素 谷丙转氨酶是血清（浆）中的非特异性指标，其检测容易受到许多因素的影响。

（1）草酸盐和氟化物能使检测结果偏低，而肝素可导致检测结果偏高，因此需要正确选择标本抗凝剂。

（2）间接胆红素可使结果偏低。

（3）由于红细胞内ALT浓度为血清的3~5倍，故溶血可导致ALT假性升高。

（4）严重脂血也可导致ALT检测结果偏高。

（5）ALT检测也受体内其他物质的影响，如乙醇、松油二醇、海洛因等可导致检测结果偏高。

（杨 建）

习 题

扫码“练一练”

一、单项选择题

1. 不完全抗体多属于

A．IgD　　B．IgM　　C．IgG
D．IgA　　E．IgE

2. 抗原抗体反应时，抗体过多引起的情况称为

A．钩状效应　　B．前带现象　　C．致敏反应
D．等价结合　　E．后带现象

3. 通过实验测定ABO血型是基于哪种免疫反应类型

A．溶血反应　　B．沉淀反应　　C．离子反应
D．中和反应　　E．凝集反应

4. 抗原抗体反应的特点不包括

A．特异性　　B．可逆性　　C．阶段性
D．比例性　　E．随机性

5. 影响抗原抗体反应的因素不包括

A．离子强度　　B．pH　　C．孵育时间
D．温度　　E．混匀程度

6. 能在生理盐水介质中与相应抗原特异结合出现凝集的是

A．IgM　　B．IgA　　C．IgG
D．IgD　　E．血型物质

7. 用于ABO血型鉴定的人标准血清，错误的是
A．特异性高　B．凝集效价高　C．亲和力强
D．不必灭活补体　E．无冷凝集素
8. 表型为B的纯合子个体，其基因型是
A．BO　B．AB　C．OO
D．AO　E．BB
9. 能通过胎盘的ABO血型抗体是
A．C3　B．IgM　C．IgG
D．IgA　E．IgE
10. 无ABO血型物质的是
A．血液　B．泪液　C．唾液
D．胃液　E．脑脊液
11. 抗原性最强的Rh血型系统抗原是
A．C　B．c　C．E
D．e　E．D
12. 检测不完全抗体的最好方法是
A．酶介质法　B．低离子强度溶液试验　C．凝聚胺试验
D．人源盐水介质试验　E．抗球蛋白试验
13. 属于ABO血型系统隐性遗传基因的是
A．B　B．o　C．A
D．E　E．e
14. 下列哪项试验使用补体
A．混合淋巴细胞培养　B．流式细胞术　C．微量淋巴细胞毒试验
D．血小板免疫荧光试验　E．聚合酶链反应试验
15. HLA-Ⅱ类抗原主要表达在
A．红细胞　B．B细胞　C．T细胞
D．血小板　E．单核细胞
16. 因HLA抗体引起的输血反应，最常见的是
A．溶血反应　B．非溶血性发热反应　C．输血后紫癜
D．循环超负荷　E．过敏反应
17. 血小板表面抗原分为几类
A．1　B．2　C．3
D．4　E．5
18. 血小板血型抗原主要有
A．粒细胞抗原　B．仅ABO系抗原
C．仅HLA-A、B位点抗原　D．仅血小板特异性抗原（HPA）
E．以上均包含

二、简答题

1. 常用于输血检验的抗原抗体反应包括哪些？其意义如何？

2. 简述ABO血型抗体临床意义。
3. 简述HLA系统在医学上的意义。
4. 简述使用固相凝集法检测血小板抗体的原理。

第二章

安全献血

学习目标

1. **掌握** 献血者的教育、动员和招募活动的方法；献血前咨询；献血者体格检查；献血者血液初筛检查项目及标准；献血量及献血间隔；健康检查结论；血液采集后的保存与运输。

2. **熟悉** 血站的设置与职责；献血者的教育、动员和招募活动的原则；献血者的教育、动员和招募活动的目标；采血器的准备；献血者的核对；静脉穿刺的准备和选择；血液采集流程。

3. **了解** 血站工作人员资质要求；献血者的教育、动员和招募活动的评估；血液采集的环境要求及质量控制；献血者献血后的生理恢复；献血不良反应、并发症的诱发因素及处理。

4. 学会献血前咨询；献血者体格检查；献血者血液初筛检查项目及标准；血液采集后的保存与运输。

5. 具备献血者的核对；献血者体格检查；静脉穿刺的准备和选择；献血不良反应、并发症处理的能力。

案例讨论

【案例】

2010年，黄宇光教授在《柳叶刀》杂志报道了中国输血现状与安全。全国无偿供血量远远不能满足临床需求，北京在9、10月采血量也大降，用血紧张，血库库存仅为正常值的一半。鉴于“供需失衡”“血荒”的新闻报道比比皆是，媒体分析认为出现这一情况的主因是民众信任危机，如曾经在献血过程中出现过一些诸如引发艾滋病的问题，献血补偿机制不健全也让公众“心凉”。在分析全国多地出现血荒的原因，陈竺接受记者采访时提出：“我们的宣传工作需要加强”。卫生部有关部门建议，无偿献血需要各个部门的参与和配合。但个别地方政府对无偿献血重视程度和投入都不足，采血屋、采血点的建设、规划不够合理；无偿献血公益广告的投放、宣传报道、献血车的停放等方面还很迟缓等。

【讨论】

1. 产生“血荒”的主要原因是什么？
2. 你听说过“血荒”的报道吗？

血液是一种特殊的宝贵资源，在人体内起着运送氧气和营养物质，排出体内二氧化碳和代谢废物的作用。一旦人体内血液丢失过多或组织器官缺血，就会导致组织器官功能衰竭造成严重后果甚至危及生命。输血作为一种安全有效的治疗手段用于临床。在临床上，几乎各个学科都离不开输血，尤其是一些外科手术和外伤性失血、严重的烧伤、产后大出血或者各种血液病都需要通过输血进行有效的治疗。到目前为止，血液尚不能进行人工合成。临床上抢救患者或实施手术的时候，需要输注的血液常通过献血来获取。献血是指为挽救患者而贡献自身的血液或血液成分，又称为供血。安全献血是为临床提供安全、有效和充足的血液的一种活动，一方面要保证献血者安全，同时也要保证受血者不因输血而导致疾病的发生和发展。

就世界范围而言，目前的献血主要有三种类型，即亲友互助献血、有偿或职业供血及自愿无偿献血。献血是爱心奉献的体现，可解除患者病痛甚至抢救其生命，其价值是无法用金钱来衡量的。1998年10月1日我国开始实施的《中华人民共和国献血法》中规定：国家实行无偿献血制度。无偿献血是一种无私奉献、救死扶伤的崇高行为。无偿献血是终身荣誉，无偿献血者会得到社会的尊重和爱戴。无偿献血也是我国血液事业发展的总方向。世界卫生组织（WHO）的目标是在2020年实现世界各国所有血液供应均来自无偿献血者。无偿献血并不能完全保证每个献血者所献血液都是安全的，有一些人借献血的名义进行健康检查；有些人未意识到血液安全的重要性或意识责任淡薄，或认为血液通过检测可完全避免经血传播疾病，这些人群中可能存在高危人群，如果检测不到位或处于窗口期感染病毒没有被检查出来，就可能将带有病毒的血液输到患者身上。安全的血液挽救患者的生命，不安全的血液危害患者的生命与健康，血液安全面临严峻的挑战。因此，需要加强安全献血的宣传教育，提高公民的安全献血意识，规范并严格执行献血者的选择程序，构筑血液安全的第一道防线。一方面要加强血液安全宣传教育，引导公民安全献血，要注重从血液生理知识和无偿献血知识方面进行宣传教育，努力引导健康适龄公民参加无偿献血。以满足日益增长的临床用血需要，另一方面要时刻提醒公民注意安全献血，做一个对受血者和社会负责任的献血者。

考点提示　目前献血的三种类型。

第一节　我国的输血服务体系

扫码“学一学”

我国有地方和军队两个输血服务运营主体。地方输血服务体系主要是指地方的血站，主要服务地方医疗机构。血站开展采供血活动，应当向所在省、自治区、直辖市人民政府卫生行政部门申请办理执业登记，取得《血站执业许可证》方可进行采供血活动。血站必须按照我国颁布的《中华人民共和国献血法》、《血站管理办法》、《血站质量管理规范》和《血站设置规划指导原则》的要求开展献血宣传和献血者招募，献血服务，血液采集、制备、检测、储存和供应等工作。军队血站是军队卫勤保障机构，其设置、布局、数量及职能按照解放军四总部颁发的《军队献血管理规定》执行。

一、血站的设置

（一）采供血机构分类

采供血机构是指采集、储存血液，并向临床或血液制品生产单位供血的医疗卫生机构，分为血站和单采血浆站。

1. 血站 血源是指向采供血机构提供血液的公民；血液是指用于临床的全血、成分血和用于血液制品生产的原料血浆。血站分为一般血站和特殊血站。一般血站包括血液中心、中心血站和中心血库。特殊血站包括脐带血造血干细胞库和卫生部根据医学发展需要批准、设置的其他类型血库。

2. 单采血浆站 单采血浆站是指采集供应血液制品生产用原料血浆的单位。单采血浆站设置在县及县级市，不得与一般血站设置在同一县级行政区域内。有地方病或者经血传播传染病流行、高发的地区不得规划设置单采血浆站。

（二）血站的设置原则

血站设置规划以满足临床用血及特殊血液成分需要为目的，对机构、采供血量、人员和设备等卫生资源进行统筹规划、合理配置，构建与区域人口、医疗资源以及临床用血需求相适应，有效、经济、布局合理的采供血服务体系，改善和提高卫生综合服务能力和资源利用效率。

1. 血站的设置 按照《血站管理办法》（2018年修订版）和《血站设置规划指导原则》（卫计生发〔2013〕23号）的要求，一般血站由省、自治区、直辖市人民政府卫生行政部门按照科学发展、服务可及、安全有效的原则批准设置。

（1）血液中心 在省、自治区人民政府所在地的城市和直辖市，应规划设置一所相应规模的血液中心。每个省级行政区域只设一个血液中心，一般设在直辖市或省会城市，由省级卫生计生行政部门批准设置，并承担省级行政区域内血站的质量控制与评价。血液中心实验室应当承担区域集中化检测任务。

（2）中心血站 在设区的市级人民政府所在城市，可规划设置一所相应规模的中心血站，由省级卫生计生行政部门批准设置。因采血量和地域面积较大，在规划血液中心承担集中化检测任务的基础上，省级卫生计生行政部门应当根据服务人口数量、采供血数量、地域特点、交通运输状况、血站分布密度以及检测技术水平等，统筹规划承担血液集中化检测任务的中心血站。中心血站供血半径应大于100公里。距血液中心150公里范围内（或在3个小时车程内）的设区的市，原则上不单独设立中心血站；与已经设立中心血站距离不足100公里的相近（邻）设区的市原则上不单独设立中心血站。

（3）中心血库 在血液中心或中心血站3个小时车程内不能提供血液的县（市），可根据实际需要在县级医疗机构内由省级卫生部门批准设置一所中心血库，其任务是完成本区域的采供血任务，供血半径应在60公里左右。距血液中心或中心血站3个小时车程内的县（市）原则上不予设置。

一个城市内不得重复设置血液中心、中心血站。血液中心和中心血站可根据服务区域实际需要，设立非独立的分支机构、固定采血点、储血点。固定采血点、储血点不得进行血液检测。

2. 特殊血站的设置 《血站管理办法》（2018年修改版）“第三章特殊血站管理”第

四十五条、第四十六条、第四十七条规定：卫生部根据全国人口分布、卫生资源、临床造血干细胞移植需要等实际情况，统一制定我国脐带血造血干细胞库等特殊血站的设置规划和原则。国家不批准设置以营利为目的的脐带血造血干细胞库等特殊血站。

申请设置脐带血造血干细胞库等特殊血站的，应当按照卫生部规定的条件向所在地省级人民政府卫生行政部门申请。省级人民政府卫生行政部门组织初审后报卫生部。卫生部对脐带血造血干细胞库等特殊血站设置审批按照申请的先后次序进行。脐带血造血干细胞库等特殊血站执业，应当向所在地省级人民政府卫生行政部门申请办理执业登记。

省级卫生行政部门应当组织有关专家和技术部门，按照本办法和卫生部制定的脐带血造血干细胞库等特殊血站的基本标准、技术规范，对申请单位进行技术审查及执业验收。审查合格的，发给《血站执业许可证》，并注明开展的业务。《血站执业许可证》有效期为三年。未取得《血站执业许可证》的，不得开展采供脐带血造血干细胞等业务。

3. 单采血浆站的设置　单采血浆站由血液制品生产单位设置，省、自治区、直辖市人民政府卫生行政部门根据地区血源资源，按照我国《单采血浆站管理办法》（中华人民共和国卫生部令〔2008〕第58号）、《单采血浆站基本标准》（卫医发〔2000〕424号）和《单采血浆站质量管理规范》（卫医发〔2006〕377号）的要求对其严格审批、建设、运行和监管。经审批合格的单采血浆站发给《单采血浆许可证》，有效期两年。单采血浆站设置在县（旗）及县级市，不得与一般血站设置在同一县级行政区域内。有地方病或者经血传播传染病流行、高发的地区不得规划设置单采血浆站。前一年度和本年度自愿无偿献血未能满足临床用血的设区的市辖区范围内不得新建单采血浆站。

二、血站的职责

（一）血液中心

（1）按照省级人民政府卫生行政部门的要求，在规定范围内开展无偿献血者的招募、血液的采集与制备、临床用血供应以及医疗用血的业务指导等工作。

（2）承担所在省、自治区、直辖市血站的质量控制与评价、业务培训与技术指导、集中化验检测任务。

（3）开展血液相关的科研工作。

（4）承担卫生行政部门交办的任务。

（二）中心血站

（1）按照省级人民政府卫生行政部门的要求，在规定范围内开展无偿献血者招募、血液的采集与制备、临床用血供应以及医疗用血的业务指导等工作。

（2）承担供血区域范围内血液储存的质量控制。

（3）对所在行政区域内的中心血库进行质量控制。

（4）承担卫生行政部门交办的任务。

直辖市、省会市、自治区首府市已经设置血液中心的，不再设置中心血站；尚未设置血液中心的，可以在已经设置的中心血站基础上加强能力建设，履行血液中心的职责。

（三）中心血库

按照省级人民政府卫生行政部门的要求，在规定范围内开展无偿献血者招募、血液的采集与制备、临床用血供应以及医疗用血的业务指导等工作。

知识链接

中华骨髓库

中华骨髓库（China Marrow Donor Program，CMDP）全称为中国造血干细胞捐献者资料库。2001年12月，中国红十字会成立中国造血干细胞捐献者资料库管理中心，统一管理和规范开展志愿捐献者的宣传、组织、动员，白细胞抗原（HLA）分型，为患者检索配型相合的捐献者及移植相关服务等。中华骨髓库负责中国造血干细胞捐献者资料库总体规划的制定和实施；组织开展宣传、募捐活动；领导、管理和监督各分库的业务工作；管理全国造血干细胞捐献者资料库的HLA分型资料，面向全国及国（境）外开展检索；组织专家审定组织配型实验室、高分辨实验室、造血干细胞移植医院及采集中心的相关工作；负责造血干细胞采集、移植等相关服务工作。

三、血站工作人员资质要求

《血站质量管理规范》（卫医发〔2006〕167号）要求：血站必须建立与其业务相适应的组织结构。设置满足献血宣传和献血者招募，献血服务，血液采集、制备、检测、储存和供应，质量管理等功能需求的部门。要确定及配备数量适宜、接受过良好培训，具有专业知识、采供血工作经验及相应能力的管理和技术等人员。明确各部门、各岗位的职责与权限及相互关系的安排和沟通，以及报告和指令传递的途径。权限必须与职责相适应。

卫生技术人员应占职工总数的75%以上，具有高、中、初级卫生专业技术职务任职资格的人员比例要与血站的功能和任务相适应。 血液中心、中心血站法定代表人或主要负责人应具有高等学校本科以上学历，中心血库负责人应具有高等学校专科以上学历。均须接受过血站质量管理培训，并经过考核合格。 新增加人员必须符合《血站关键岗位工作人员资质要求》（表2-1）。技术和管理人员本科以上学历应不低于60%。除了新参加工作的人员外，技术人员均应具有相关专业初级以上技术职务任职资格，并应经过专业技术培训，掌握血站质量管理基本原理，具有基础理论知识和实际操作技能，能够胜任所分配的职责。传染病患者和经血传播疾病病原体携带者，不得从事采血、血液成分制备、供血等业务工作。

表2-1 血站关键岗位工作人员资质要求

岗位	学历	职称	要求
血液中心主任或副主任	大学本科以上	中级以上	经血液安全培训，主任要求从事血液管理工作2年以上并经管理、质量、经营培训
中心血站站长或副站长	大学本科以上	中级以上	经血液安全培训，站长要求从事血液管理1年以上并经管理、质量、经营培训
中心血库主任	医学相关专业专科毕业以上	中级以上	经血液安全培训，主任要求从事血液管理1年以上
血源管理、献血者招募岗	大学专科毕业以上	初级以上	经血液安全、社会学、教育学、伦理学培训
体检医师岗	大学本科毕业以上	医师以上	医学专业，具有执业医师资格，经血液安全、急救培训

续表

岗位	学历	职称	要求
采血护士岗	大学专科毕业以上	护士以上	具有护士执业资格，经血液安全、急救培训
检验岗	大学专科毕业以上	初级以上	经血液安全培训，经与工作相应的专业培训或进修 3 个月以上
血型血清实验岗	大学专科毕业以上	初级以上	经血液安全培训，从事相关工作 2 年以上或血型进修 3 个月以上；负责人要求大学本科毕业以上
人类白细胞抗原实验岗	大学专科毕业以上	初级以上	经血液安全培训，从事相关工作 2 年以上或血型进修 3 个月以上；负责人要求大学本科毕业以上
成分制备岗	中等专科学校毕业以上	初级以上	经血液安全培训；负责人主任要求大学本科毕业以上
发血岗	大学专科毕业以上	初级以上	经血液安全培训
质量管理岗	相关专业大学专科毕业以上	初级以上	经血液安全培训，主任要求大学本科毕业以上，从事相关工作 3 年以上
财务岗	大学专科毕业以上	初级以上	具备相关资质或专业（培训）证书，并经血液安全培训
信息管理岗	计算机相关专业本科以上	初级以上	具备相关资质或专业（培训）证书，并经血液安全培训
档案管理岗	相关专业大学专科毕业以上	初级以上	具备相关资质或专业（培训）证书，并经血液安全培训
统计人员岗	相关专业大学专科毕业以上	初级以上	具备相关资质或专业（培训）证书，并经血液安全培训
设备维修岗	大学专科毕业以上	初级以上	经血液安全培训，具有上岗（培训）证书
司机岗	中等专科学校毕业以上	初级以上	经血液安全培训，具有上岗（培训）证书

注：职称是指专业技术职务任职资格。

应有专人分别主管采供血业务和质量。其负责人应具有医学或者相关专业本科以上学历，经过质量管理培训，具备采供血业务管理和质量管理的专业知识和实践经验，对采供血业务管理和质量管理中出现的问题具有正确判断和处理的能力，经法定代表人授权，分别承担采供血业务管理和质量管理的职责。质量负责人须向法定代表人直接报告质量管理体系业绩及要改进的需求。采供血业务负责人和质量负责人不得相互兼任。采供血业务负责人或质量负责人缺席时，应指定适当的人员代行其职责。必须按实际情况制定继续教育和培训计划，保证员工得到持续有效的教育和培训。培训者的培训能力和培训评估者的评估能力应经过评估，表明能够胜任后，才能授予承担培训和评估的职责。 员工必须接受拟任岗位职责相关文件的培训和实践技能的培训，并且经过评估表明能够胜任。应有培训记录，记录应包括满足岗位需求的培训计划、评估标准、培训实施记录、培训评估结果和结论，以及未达到培训预期要求时所采取的措施。 员工必须结合工作实践接受相关签名的工作程序以及法律责任的培训，并且经过评估表明合格，才能允许在工作文件或记录上签名。必须登记和保存员工的签名，并定期按规定更新以及将先前的记录存档。

扫码“学一学”

第二节　献血者的教育、动员和招募

血液安全和充足的血液供应是医疗机构和采供血机构一直想要达到的目标。要实现这一目标，依然面临着许多挑战，需要政府部门的强有力领导、社会各界人士的大力支持、采供血机构的不懈努力。安全的献血者是保证血液安全的第一道重要防线，具有健康生活方式的固定献血者所献出的血液是最为安全的血液。采供血机构要以“低危人群”为招募对象，建立健全无偿献血工作的长效机制和应急机制，持续开展无偿献血的宣传教育活动，普及无偿献血知识，积极营造“血液安全从我做起”的社会氛围，促使人们成为固定自愿无偿献血者。努力实现由一次偶然献血向多次重复献血转移，由随机献血向固定和预约献血转移，保障充足的血液供应，构筑起“血液安全”的第一道屏障。

世界卫生组织号召“血液安全从我做起”，倡导健康的生活方式，鼓励定期献血。国际上一般认为至少献过三次血，并保持每年献血至少一次的人是固定献血者。

知识链接

无偿献血

无偿献血是指为拯救他人生命，志愿将自身的血液无私奉献给社会公益事业，而献血者不收取超过因献血发生必要的交通、误工等成本额度及报酬的行为。献血后，领取小纪念品是合理的。献血者会得到社会的尊重。

无偿献血是无私奉献、救死扶伤的崇高行为，是我国血液事业发展的总方向。献血是爱心奉献的体现，帮助患者解除病痛，抢救他们的生命，其价值是无法用金钱来衡量的。近半个世纪以来，世界卫生组织和国际红十字与红新月运动一直向世界各国呼吁“医疗用血采用无偿献血”的原则。我国鼓励无偿献血的年龄是18~55周岁。为保证献血的充足，有专家呼吁放宽至17~60周岁。

一、献血者教育、动员和招募的原则

（一）自愿原则

献血者的自愿是根本原则，是指在输血医学领域内贯彻尊重和知情同意原则。供血者不受外来因素的强制和不正当引诱。尊重献血者的自愿原则，就是贯彻知情同意原则。献血前应征得献血者的知情同意并签字。献血者须明确表示对于血站将要采取的行动是明白且同意的，包括献血过程及血液采集操作及可能发生的献血不良反应，对血液标本的处理、对血液的检测和使用等。献血者有权对献血过程及操作提出疑问，有权拒签献血知情同意书。

（二）无偿原则

献血是为了救治他人生命，不是为己谋福利，献血的无偿原则体现了崇高的利他主义行为。献血还有可能给献血者带来不便及献血过程中可能出现一些不适或风险。人体内的血液是宝贵的，但它不是可以自由买卖的个人私有财产，不能进行买卖。

（三）安全原则

献血的安全原则是在招募献血者时采取一切必要的措施将献血招募过程中的风险降到最低，尽可能避免风险，将不可能避免的风险最小化。最小风险程度是指在日常生活和常规医疗实践中可能遇到的风险。到目前为止，输血相关传染病的病原体也不能够完全被查出来，实验室无法检测出献血者处于“窗口期（window period）”的近期感染的病原体。

在献血前不仅要对献血者进行血液的筛查，还要征询献血者健康状况，签发《献血者知情同意书》。具有易感染经血传播疾病的高危人群（如有吸毒史、男男性行为和多个性伴侣者等）不应献血。存在感染艾滋病毒的高危行为（不安全性行为、不安全注射或吸毒等）以后去献血的就属于高危献血者。高危献血者故意献血，造成传染病传播、流行的，根据《中华人民共和国传染病防治法》（主席令〔2004〕第17号）第77条规定，违反本规定导致传染病传播、流行，给他人人身、财产造成损害的，应当依法承担民事责任。这部分献血人群的选择主要依靠采供血机构工作人员的分析判断，需要在筛选过程中对每一个献血者进行认真的咨询、体检以及快速血液检测。

合格献血者的筛选实质上是指低危献血者的筛选，所谓低危献血者是指传播输血传染病危险性低的献血者，也就是那些接触输血传染病风险很小的献血者。世界卫生组织（WHO）提出的血液安全综合战略即是强调从低危献血者中采集较安全的血液。固定的志愿无偿献血者要比通过教育的新参加献血者安全得多，他们不仅承担着帮助别人的义务，而且经过多次献血前相关检查，因而被认为是低危献血者。献血者筛选的根本目标就是要挑选出低危或接近低危的献血者，以保障血源安全。

低危献血者的筛选是采供血工作的第一步，也是血液安全的源头工程。此项工作未做好，势必会影响到以后各项工作的效果并降低血液的总体安全水平。在血液质量的整个质控链条中，筛选合格献血者，是第一个关键的质控点。虽然对血液的质量控制应该贯穿无偿献血、血液检测乃至临床用血的始终，并且质控意识缺失于任何一个环节都会造成最终的不良后果。但轻视献血者筛选的重要性，而仅仅重视采血后的检验过程及临床输血过程，显然是远远不够的，且具有较大的局限性。要确保血液质量和输血安全，就必须提高对合格献血者筛选的重要性的认识，把好血液质控的第一关，力求将血液的不合格率降至最低。

对于低危献血者的筛选工作直接关系到献血者和受血者的身体健康。因此要对献血者选择工作的效果进行有效的监督和评价，以确保安全供血的目标。这也是质量体系的一个极其重要的内容。严格执行以上的献血者筛选程序，对保证血液源头的安全具有十分重要的意义。

（四）细分原则

无偿献血的任务就是要改变人们的观念和行为，潜在献血者在需求、欲望、动机、信念、价值观和生活方式等不同，对年龄、性别、婚姻状况、收入水平、职业、教育程度等特征进行细分，可以极大限度地满足潜在献血者的需求，制定有效的招募策略。无偿献血的细分原则也可以按照市场进行细分，如新献血者、固定献血者、流失献血者、延期献血者、成分献血者、自体献血者、团体献血者（机关、学校、军队和其他社会组织等）、特殊成分献血者（稀有血型献血者、HLA同型献血者、缺乏抗原献血者、试剂献血者、含特异性抗原献血者和造血干细胞献血者等）。

考点提示　献血者教育、动员和招募的原则。

二、献血者教育、动员和招募的目标

献血是一项极其重要的挽救生命的活动。从有偿向无偿献血转变过程中，经历了一个由量变到质变的过程。重视献血者的宣传教育在实现无偿献血事业上功不可没。我国自1998年10月1日《中华人民共和国献血法》正式实施以来，各级政府及卫生行政部门积极

发展无偿献血事业，有计划、有针对性地以编、印、播、报等形式开展多渠道、多形式、受人欢迎的活动，宣传血液生理知识、献血科普常识及有关政策法规。让献血者了解献血相关的知识如无偿献血的重要意义、血液的生理、血液的用途、血液检测的项目及必要性等。使绝大多数乃至所有的人知道“献血无碍健康”这一事实，人民都把献血看成是每个公民应尽的人道主义义务，是利人利己的好事。但是血液是特殊的资源，它可以携带乙肝病毒、疟原虫等病原微生物传播给受血者，为了保证血液安全，在健康状况不佳或带有输血传染病及有危险行为的潜在献血者不能参加献血。

无偿献血者比家庭或替代献血者尤其是比商业和职业有偿献血者要安全得多。同样固定献血者要比通过教育后新的献血者安全得多。他们不仅承担着帮助别人的义务，而且经过多次输血相关传染病的筛检，被认为是低危献血者。通过对献血者的教育、动员和招募，促进潜在献血者了解献血的意义，了解献血是一项极其重要的挽救生命的行为，促进人们行为的改变，使之成为无偿献血者，进而成为固定的献血者；确保潜在献血者在了解血液安全的重要性后，促使他们在健康状况不佳或有经血传播疾病危险时退出献血。因此，建立一支固定无偿献血者队伍是保证充足血液供应的有效方法，也是献血者教育、动员和招募的目标。

三、献血者教育、动员和招募活动的方法

随着人们生活方式和意识形态的不断变化，献血者教育、动员和招募的方法也应不断调整和改进，比如新媒体（微信、微博）的产生，为群众提供了更有效沟通互动的平台，其在宣传教育上所取得的作用也将日趋凸显。不同的招募对象因其社会经济状况、受教育程度、接受信息渠道等情况的不同，应针对性地采取献血者教育、动员和招募的方法。只有这样，才能做到有的放矢，确保献血者招募活动取得预期的效果。

一般而言，献血者教育、动员和招募的主要方法有以下几种。

1. 引起政府重视 无偿献血宣传是政府的重要职责，血站应通过政府统一规划、组织和协调有关部门共同做好献血工作。例如通过政府制定献血和用血的优惠政策，对积极推动无偿献血工作的团体或个人给予表彰等。

2. 加大书面宣传力度 编写献血宣传画、宣传资料和小册子、简报、专刊、制作幻灯片、录像片、电视片等来宣传献血知识、国内外献血动态、表彰献血新人新事。

3. 街头献血造势 献血车在街头本身就是一道亮丽的风景、一项免费的宣传。工作人员应从仪容、仪表、语言、行为等方面予以规范，并加以适当的宣传造势，吸引市民前来献血。

4. 通过媒体宣传 血站应充分利用网络、电视、广播、报刊和户外广告等媒体，报道重大活动信息、新闻通稿和典型的献血事例，扩大无偿献血的宣传，普及无偿献血知识，发展自愿固定无偿献血者队伍。

5. 利用明星效应 影视明星、体育明星等市民喜爱的、社会关注的焦点人物如果能够参与到无偿献血或无偿献血的宣传和动员中来，将会直到良好的宣传效果，血站应充分把握好这样的时机。

6. 发挥榜样作用 应以无偿献血的先进团体或个人作为献血宣传的重点，发挥献血榜样的作用。例如：在社会上宣传无偿献血金奖获得者、领导带头献血的先进事迹、在行业系统中宣传先进单位的献血事迹，在各献血单位中宣传本单位领导带头献血的事迹等。

7. 召开专家、学者座谈会　对经血传播疾病的危害性进行广泛宣传，倡导无偿献血和安全献血，保障血液安全，保护受血者的健康。

8. 举办活动　定期举办各式各样的献血者座谈会和联谊活动，特别是对R（D）阴性献血者和单采成分献血者，加强采供血机构与献血者之间、献血者与献血者之间的沟通联系，长期保持有效的联络。

9. 成立无偿献血志愿者服务队　队员既是志愿者又是献血者，通过他们的宣讲，使更多的人了解献血的益处，加入到无偿献血者队伍中来。

10. 深入社区活动　组织青年志愿者深入厂矿、企业、学校、街道办事处、村民委员会进行无偿献血社区宣传，发放宣传资料，接受群众咨询，提供适当的免费体检服务，积极争取社会各界的支持。

知识链接

世界献血者日

为纪念发现ABO血型系统的诺贝尔奖获得者卡尔·兰德斯坦纳（Karl·Landsteiner），鼓励更多的人无偿献血，宣传和促进全球血液安全规划的实施，世界卫生组织（WHO）、红十字会与红新月会国际联合会（IFRC）、献血者组织国际联合会（IFBDO）、国际输血协会（ISBT）确定从2004起，每年6月14日（兰德斯坦纳的生日）为世界献血者日（World Blood Donor Day，WBDD）。2016年第十三个世界献血者日的活动主题为“血液连接你我”（Blood connects us all），着重感谢献血者并强调献血者与患者之间的“分享”与“相连”关系。此外，活动采用的口号是“分享生命，捐献热血”（Share life，Give blood），旨在提请关注自愿献血制度在鼓励人们相互关爱和促进社区团结方面的作用。

四、献血者教育、动员和招募活动的评估

为验证献血者教育．动员和招募的方法是否有效，需要对招募活动进行评价，这对于持续改进献血招募工作是非常重要的。首先必须设置一些可用来衡量招募效果的统计学指标，如每年的献血人次、定期献血者比例、献血者中带有经输血传播疾病的人数、应急献血招募时献血者的响应度等，在一个周期结束后对预先设置的指标进行回顾性分析，以此来评估献血者教育、动员和招募的效果。此外，应对每次献血教育、动员和招募的活动做好记录，以便对每次活动的预期效果进行监控。简而言之，能够保持充足和安全的血液供应就可以认为献血者教育、动员和招募工作取得了成功。

评估献血者教育、动员、招募工作的效果如何，可以参考以下指标。

1. 无偿献血的人数是否增加。
2. 再次献血或固定献血者的人数是否增加。
3. 每年每人平均献血次数是否增加（在规定的献血时间范围内）。
4. 由于有输血传染病而不得不永久排除献血的献血者人数是否减少。
5. 血液短缺或告急的次数或天数是否减少。

扫码"学一学"

第三节 献血者的健康检查标准及检查项目

一、献血前咨询

对献血者的正确筛查是保证血站血液质量安全的根本，献血的首要程序是献血前咨询。献血前咨询是选择献血者的一个重要组成部分，主要是要告诉献血者有关献血的健康条件和不能献血的危险行为，对献血者是否有经血传播疾病的危险性做出评估。同时要解释什么是危险行为及血液安全的重要性，鼓励献血者在自检不合格或者有经血传播疾病的危险时主动退出献血。

根据《中华人民共和国献血法》的规定，血站对献血者必须免费进行必要的健康检查。身体状况不符合献血条件的，血站应当向其说明情况，不得采集血液。献血者应该如实填写健康状况征询表，不真实填写者，因所献血液引发受血者发生不良后果的，应按照相关法律规定承担责任。血站根据《献血者健康检查要求》（GB18467–2011）中的规定，制作献血者健康征询表，请献血者仔细阅读、理解并如实回答献血前健康征询问题，体检人员给予必要的指导和沟通，献血者每次可根据自身条件献全血400ml、300ml或者200ml。征询完毕，献血者在征询表上签名，表明献血者已正确理解献血前须知内容并如实回答献血前健康征询问题，自主、自由地决定是否献血。

知识链接

献血者有什么权益

国家鼓励公民参与无偿献血。依照《献血法》等有关规定，给予献血者一定的精神奖励。无偿献血者有受表彰和奖励的权益。根据《河南省实施（中华人民共和国献血法办法）》和有关文件精神，献血者及其家庭成员有免费用血的权利，暂行规定如下：①献血者本人：5年内免费享用献血量3倍的血液，5年后至终生，免费享用献血量等量的血液；献血量满800ml的，10年内免费享用所需血量，10年后至终生免费享用献血量3倍的血液；献血量累计满1000L以上的，终生免费享用所需血量（献机采成分血1次相当于献全血800ml）。②家庭成员（献血者配偶、双方的父母、子女及其配偶）按献血量等量免费用血。

（一）献血前咨询的内容

献血前咨询是整个献血过程的一个重要组成部分，它可以一方面对献血者的健康状况做出初步评价，提供有关危险因素的情况，评价献血者对危险因素的理解程度；另一方面向献血者解释献血的每一个步骤，包括询问病史、健康检查、采血技术本身、献血后护理和献血者血液的实验室检测等，回答献血者的问题，消除疑虑，取得献血者对献血及献血操作过程的知情同意，给献血者提供一个自检不合格主动退出献血或延期献血的机会。

血液中心（血站）要建立和完善献血前谈话机制，对每位献血者进行献血前谈话。与献血者充分交流，履行告知义务，消除献血者血液检测万能论等误解，帮助献血者认识“窗口期”和“高危行为”，确保献血者充分理解安全的血液可以拯救他人的生命，不安全的血液会危害受血者的身体健康和生命安全，高危行为可能导致血液具有传染性等血液安全信息，并确保献血者获得和理解献血后保密性弃血的途径和意义。由于不能保证重复献血者一直都没有高危行为，因此对重复献血者也必须进行献血前谈话。在与献血者交流过程中一定要用友好态度表达出我们的真诚，做到认真倾听献血者的表述，同时注意把握潜在献血者的献血动机，观察潜在献血者的诚实度，用我们的真诚换取潜在献血者的诚实。只有在空间上保证献血者的充分信任，在信息上准确有效地传递血液安全知识，才能最大限度地保证献血者咨询的有效性。

做好献血前的咨询工作，筑牢血液安全第一道防线，需要高素质的员工。血液中心（血站）要不断加强员工的教育与培训，全面提高员工的血液质量意识、道德水平和业务技能，增强与高危潜在献血者的交流沟通技能，以提高对高危潜在献血者的甄别和屏蔽能力。

献血者往往认为自己感觉没病就是身体健康，但这并不一定。工作人员有必要使献血者懂得为什么他们应该提供准确且完整的健康状况及药物使用情况。他们要了解到，他们如果不这样做，不仅可能会危害自己的健康，而且也可能危害受血者的健康。因此，有必要让献血者了解一些血液生理知识和献血者健康检查的要求。如果献血者明白了提供真实、确凿和完整的健康状况资料是为了他们自己的利益，这等于再次让他们放心，觉得对血站工作来说，他们的健康和受血者的健康同样重要。如果他们不相信血站的工作人员会关心他们的健康，那么他们不可能成为固定的献血者。

血站工作人员应在献血前对献血者履行书面告知义务，告知的主要内容有：实名制献血，禁止冒用他人身份献血；献血者应该如实填写健康状况征询表；安全献血的重要性；无偿献血的目的；具有高危行为者故意献血的责任；血液的处理流程；血液检测结果不合格仅表明捐献的血液不符合国家血液标准的要求，不作为感染或疾病的诊断依据等。取得献血者健康状况应尽可能在非公开场所进行。如果献血者担心有人会听到他们的谈话，就有可能隐瞒一些重要情况。同时必须让献血者相信血站对取得的所有情况将严格保密。献血者健康记录应由献血者和检查者共同签名并标注日期。

献血前咨询的另一重要作用是使献血者明确实验室检测结果阳性和阴性的意义以及该如何对待阳性结果，这项工作的重要性在于使献血者对阳性结果的出现有一定的心理准备。同时就献血前咨询过程可使献血者了解一些血液生理知识及某些经血传播疾病的症状和表现。

（二）询问病史的重要性和内容

询问病史是献血前咨询中重要的一部分。有许多疾病仅靠有限的体格检查和血液检验是难以发现的，因此询问病史时献血者是否能够提供真实情况显得十分重要。

工作人员必须与献血者有效地沟通，使他们懂得提供准确完整的病史资料及用药情况的意义。工作人员如果不掌握这些资料就让献血者献血，则不仅可能危害受血者的健康，也可能危害献血者的健康。对于血站工作人员来说，献血者和受血者的健康同样重要，询问病史工作应由有一定临床经验的医生来承担，要以和蔼可亲的态度、简练易懂的语言提问并记录病史。

1. 询问病史的重要性

（1）掌握献血者是否献过血，是否延期献血以及是否永久性退出献血等情况。

（2）对献血者健康状况进行记录。如果再次献血，既往病史作为一个参考可与随后记录的状况相比较。例如，体重和血压的大幅度改变是非常有意义的，可根据这些指标的改变来决定是否可以献血。

（3）工作人员可根据前后的记录来决定此次是否应该延期献血（如献血者最近是否曾接受过预防接种或处于哺乳期）。

（4）由于病史和危险行为等原因已被拒绝献血的人再次出现时工作人员可阻止其献血。

（5）工作人员可对暂时延期献血或永久性退出献血的原因进行研究，对自检不合格主动退出献血或自我延期献血的结果进行监控。

（6）当献血者发生意外情况或输血后患病可能涉及血站时，献血者的病史记录可对血站起到保护的作用，因此要求献血者对其病史记录签名以确认其准确无误。

2. 询问病史的具体内容

（1）献血史　询问是否献过血或血液成分、献血次数、与前一次献血间隔的时间、是否有过献血不良反应等，询问献血史可对献血者的健康状态及心理状态有所了解，已献过血者说明过去的身体状况曾符合献血健康标准，对献血也有体会和认识，心理状态比较稳定。未献过血者可能精神紧张、思想顾虑多，针对不同的情况应做详尽的解释工作。有过献血不良反应者应视具体情况决定是否可以再次献血。

（2）妇女月经期、妊娠和分娩情况　对成年女性献血要询问月经期、妊娠和分娩情况。经期前后身体可能略有不适，而且月经本身也是一次少量失血，因此献血健康标准中规定妇女月经前后三天暂不献血，妊娠期、流产后未满6个月，分娩及哺乳期未满一年者均不宜献血。

（3）手术史　无论大、小手术均需要有一定的恢复期，为了不影响献血者的健康，对于一般的小手术（如拔牙等）半个月内应暂不献血，一般手术（如扁桃体切除，疝修补术，阑尾切除术等）三个月内应暂缓献血。

（4）预防接种史　为保证接受预防接种的献血者的接种效果及身体健康，根据预防接种不同疫苗的情况规定了不同的不宜献血的时限。

（5）过敏史　反复发作的过敏性疾病者，如经常性荨麻疹，支气管哮喘，药物过敏等均不宜献血，单纯性荨麻疹不发作期间可献血。

（6）肝炎史　输血后肝炎是最重要的输血相关传染病之一，我国是肝炎高发区，乙型肝炎表面抗原携带者占6%~15%，丙型肝炎病抗体检出率在正常健康人群中占1%左右，有偿献血的人群中检出率更高。由于检测技术水平的限制难免会漏掉病毒阳性或抗体阳性者，所以询问肝炎病史在防止输血后肝炎的传播方面十分有意义，询问的内容要涉及是否患过肝炎或有过黄疸，与肝炎患者是否有过密切接触，转氨酶是否曾升高过或乙肝表面抗原（HBsAg）是否曾出现阳性，是否输过全血、血液成分或血液制品等，接受过药物注射、异体植皮、文身、穿耳眼及针灸治疗的人也可因消毒不严格而感染肝炎，若受血者输用全血或血液成分后感染了肝炎，应追踪献血者并取消其献血资格。

（7）危险行为　向献血者解释什么是危险行为，尤其是对首次献血者，常常需要很详细地解释。他们可能不知道卖淫、注射毒品及有多个性伙伴是危险的。可通过性接触和血液传播的主要有获得性免疫缺陷综合征（艾滋病）、梅毒、乙型肝炎和丙型肝炎等。为防止由于性接触而感染此类疾病的献血者再通过血液传播感染受血者，体检时询问这部分内容十分关键，为了保证献血者能够讲真话，必须选择非公开场合进行谈话，询问时应态度和蔼，讲究方式方法，也可通过书面文字说明的方式使感染者不献血，并应注意对这种情况进行保密。

对于单采血小板的献血者，要特别注意询问5天内是否服过阿司匹林或阿司匹林类药物，因为此类药物可影响血小板功能，使采集的血小板达不到理想的治疗效果，故单采血小板的献血者于献血前5天不得服用此类药物。

3. 献血者健康信息征询表　献血体检前要询问的病史内容还有很多，如近期是否患过感冒，以前患过何种疾病，有无疟疾发病史等。国家质量监督检验检疫总局颁布的《献血者健康检查要求》中附有《献血者健康信息征询表》，由献血者本人如实填写。

使用标准的征询表有几个优点：有利于系统地收集每一个献血者的情况，可防止血站工作人员提问时遗漏某些重要问题；工作人员倾听献血者叙述时，调查表的内容可提醒他们观察献血者的临床症状；便于血站工作人员做出接受献血、延期献血或永久性退出献血的决定。

即使采用标准的征询表，工作人员也不应该只是简单地将征询表交给献血者让他们本人去填写。献血者中大多数人并不懂得医学术语，他们希望献血却意识不到有些问题对他们本人的健康和受血者健康的意义。所以，工作人员要用通俗易懂的语言向他们解释，使献血者明白并能确定自己所处的状况，同时要认真回答献血者提出的每一个问题，献血者和调查者应同时在征询表上签名并填上日期。

在询问病史确定无问题后，再进行体格检查和血液检测，并进一步筛选献血者。

考点提示　询问病史的重要性和内容。

二、献血者体格检查

扫码“看一看”

为确保医疗用血的质量，保证献血者的身体健康和受血者的安全，献血者每次献血前均须进行体格检查和血液检验，献出的血液必须按规定项目检验。献血者献血前的体格检查及血液检验以血站结果为准，有效期为两周。献血者在献血前要填写“献血登记表”“健康信息征询表”，非固定点献血者只进行体格检查和填写“健康情况征询表”，献血者血液检验初复检不得用同一试剂厂生产的试剂，同一标本的初复检检验不得由同一人进行。

献血者健康检查的项目一般有：血压、脉搏、体重、血红蛋白和身高的参数、皮疹或淋巴结是否肿大、是否有注射毒品的针眼等。一些血站为减少血液的报废，在献血前增加了乙肝表面抗原和转氨酶等检测。

考点提示　献血者健康检查要求的内容。

我国颁布的《献血者健康检查要求》（GB18467-2011）中对献血者一般检查的项目和要求作了明确的规定。

1. 年龄 国家提倡献血年龄为18~55周岁；既往无献血反应、符合健康检查要求的多次献血者主动要求再次献血的，年龄可延长至60周岁。

2. 体重 男≥50kg，女≥45kg。

3. 血压 12.0kPa（90mmHg）≤收缩压<18.7kPa（140mmHg）；8.0kPa（60mmHg）≤舒张压<12.0kPa（90mmHg）；脉压：≥30mmHg/4.0kPa。

4. 脉搏 60~100次/分，高度耐力的运动员≥50次/分，节律整齐。

5. 体温 正常。

6. 一般健康状况

（1）皮肤、巩膜无黄染，皮肤无创面感染，无大面积皮肤病。

（2）四肢无重度及以上残疾，无严重功能障碍及关节无红肿。

（3）双臂静脉穿刺部位无皮肤损伤，无静脉注射药物痕迹。

（4）五官无严重疾病，巩膜无黄染，甲状腺不肿大。

（5）胸部心肺正常（心脏生理性杂音可视为正常）。

（6）腹部腹平软、无肿块、无压痛、肝脾不肿大。

三、献血前血液初筛检查项目及标准

考点提示 献血前血液初筛检查项目及标准。

（一）血红蛋白测定（强制性项目）

男≥120g/L；女≥115g/L。如采用硫酸铜法：男≥1.0520，女≥1.0510。

单采血小板献血者：除满足血红蛋白测定要求外，还应同时满足：

（1）红细胞比容（HCT） ≥0.36

（2）采前血小板计数（PLT） ≥150×10^9/L且<450×10^9/L

（3）预测采后血小板数（PLT） ≥100×10^9/L。

（二）血型鉴定（推荐性项目）

ABO血型（正定型法）

RhD血型（在有条件的地区以及Rh阴性率高的地区做测定）

（三）丙氨酸氨基转移酶（ALT，推荐性项目）

丙氨酸氨基转移酶：金标法、酮体粉法：阴性。ALT广泛分布于人体的心、肝等器官及血液中，在肝脏中含量最丰富。红细胞内ALT含量是血浆中的7倍。肝功能异常、劳累过度或饮酒使肝脏受到损害、抽血时不注意发生溶血，都可造成ALT升高。ALT一次不合格者，半月内复查1次，连续复查2次，无异常者，仍可以献血。

（四）乙型肝炎病毒（HBV）检测（推荐性项目）

乙型肝炎病毒表面抗原（HBsAg）：金标法：阴性。发生一次阳性者，每隔半月复查1次，连查2次都阴性，方可献血。连续或先后两次阳性者，不能献血。因为复查2次可以排除试验操作中出现的问题，诸如抽血时冒名顶替或标本序号颠倒等。

（五）丙型肝炎病毒（HCV）检测（推荐性项目）

丙型肝炎病毒抗体（HCV）：金标法：阴性。目前认为丙肝抗体阳性的人都可能携带病毒，都具有很强的传染性。

（六）艾滋病病毒（HIV）检测（推荐性项目）

人类免疫缺陷病毒抗体（HIV）：金标法：阴性。一般认为艾滋病病毒抗体阳性的人都可能携带病毒，具有很强的传染性，当伴随出现相应艾滋病症状，可为实验确诊为艾滋病患者。

（七）梅毒（Syphilis）试验（推荐性项目）

梅毒特异性抗体：金标法：阴性。是一种性传播疾病，也可通过输血传播。

四、献血量及献血间隔

考点提示 献血量及献血间隔要求。

（一）献血量

1. 全血　献血者每次可献全血400ml、300ml或者200ml。

2. 单采血小板献血者　每次可献1个至2个治疗单位，或者1个治疗单位及不超过200ml血浆。全年血小板和血浆采集总量不超过10L。

（二）献血间隔

1. 全血献血间隔　不少于6个月。

2. 单采血小板献血间隔　不少于2周，不大于24次/年。因特殊配型需要，由医生批准，最短间隔时间不少于1周。

3. 单采血小板后与全血献血间隔　不少于4周。

4. 全血献血后与单采血小板献血间隔　不少于3个月。

五、健康检查结论

经过献血前咨询和健康检查，工作人员要以不影响献血者健康和受血者安全为原则，综合判断献血者是否可献血。具体判断依据可遵照国家相关规定，如国家颁布的《献血者健康检查要求》和《血站技术操作规程》等。献血者健康评估和献血资格判定完成后，应由检查者在“献血前检查记录单”（表2-2）上共同签名并标注日期。献血资格评定结论有三种：一可以献血，即各项检查均符合献血者健康检查的要求；二延期献血，待不能献血的原因消除后方可献血；三不能献血，献血可能会影响献血者本人的身体健康，或其血液可能危害受血者的安全。对于需要永久屏蔽献血的，做好解释工作；对于暂时不适宜献血的，告知不适宜献血的情形解除后，经体检合格可以献血。引导适合献血的献血者进入血液采集环节。

表2-2 献血前检查记录

<table>
<tr><td rowspan="3">一般体格检查</td><td colspan="8">一般检查（以√表示未见异常 × 异常）：□未见异常 □异常
皮肤、巩膜无黄染，皮肤无创面感染、无大面积皮肤病，四肢无严重功能障碍及关节无红肿，双臂静脉穿刺部位无皮肤损伤且无穿刺痕迹等。</td></tr>
<tr><td>体重</td><td>kg</td><td>血压</td><td>/mmHg</td><td>脉搏</td><td>次/分</td><td>体温</td><td>正常□
异常□____℃</td></tr>
<tr><td colspan="8">检查结论：□合格 □不合格 体检者签名： 日期： 年 月 日</td></tr>
<tr><td rowspan="5">献血前检测</td><td colspan="8">血色素（血比重）：符合要求□ 不符合要求□</td></tr>
<tr><td colspan="8">ALT：符合要求□ 不符合要求□ HBsAg：阴性□ 阳性□ 未检测□</td></tr>
<tr><td colspan="8">单采血小板捐献增加以下项目：
采前血小板计数： $\times 10^9$/L； HCT：</td></tr>
<tr><td colspan="8">其他血液成分________捐献及增加项目：</td></tr>
<tr><td colspan="8">检测结论：□合格 □不合格 检测者签名： 日期： 年 月 日</td></tr>
<tr><td colspan="3">总评估意见</td><td colspan="6">□可以献血 □不宜献血________
□暂缓献血（□血压 □血色素 □化验检测 □其他________）</td></tr>
<tr><td colspan="5">医务人员签名：
日期： 年 月 日</td><td colspan="4">献血者签名：
日期： 年 月 日</td></tr>
</table>

扫码“学一学”

第四节 血液的采集技术

一、血液采集的环境要求

献血场所是为献血者提供献血前健康征询、健康检查和血液采集等献血服务的专用场所。献血场所分为固定献血场所、临时献血场所和献血车三种类型。献血场所宜选择附近没有污染源、交通便利、人流量大、方便献血者的地方。献血场所设置献血者健康征询与检查区、血液采集区、献血后休息区和血液存放区。献血者健康征询与检查区应具有私密性，以便能对献血者进行保密性征询和正确体检。献血场所必须整洁、卫生、安全，而且其选址、布局、人员、设施配置符合《献血场所配置要求》（WS/T401-2012）的规定。为保证献血服务工作的用电需求，应配备应急照明设施。配备室内温度调节和空气消毒设施，室内温度和空气质量应符合《室内空气质量标准》（GB/T18883）规定的要求，采血区域空气的细菌菌落总数应符合《医院消毒卫生标准》（GB15982-2012）规定的Ⅲ类环境标准的要求。根据实际需要配备相应的灭火器材、装备和个人防护器材。应配备医用给氧设施和简易急救箱。固定献血场所应配备排水及洗手设施，临时献血场所、献血车附近应有水源供应。

（一）固定采血站（点）环境要求

固定采血站（点）是召集献血者参加献血的不变动的采血点，如血液中心、中心血站、中心血库或位于社区中心的固定采血屋等。采血的环境应当优美、雅致、清洁卫生，让人感到舒适、轻松，让心理紧张的献血者感到放松。

采血环境以采血室为界可分为内环境和外环境。采血室的室外可以建成花园式庭院，地上种植草坪，且无土裸露，栽培常见的常青树，长大后枝繁叶茂，夏天绿树成荫，使人心旷神怡，使献血者的交感神经放松，减轻压力。按采血流程设计相应工作间，有明显的标示牌，献血者可根据标示牌有秩序地流动。工作间外墙配置献血宣传画、献血知识等宣传栏目。外环境的人流、物流应分开，避免交叉感染，工作人员的流动与献血者流动方向也应分开。采血室内装修和布置要朴素、文雅、色调清淡。采血的场所有良好的采光，尽量采用自然光，光照适度，避免阳光直射。房间应该通风良好，温度适宜。在室内可安装音响、电视机等影音设备，在献血过程中播放影视节目以转移献血者精神注意力，消除献血者恐惧感。内、外环境禁止人员喧哗，减少机器的轰鸣声和震动声。凡常规采血使用的物品、器械都要保持清洁干净、定期消毒并安放在固定位置。室内空气及所用器材要定期消毒并采样抽检，进行细菌培养，培养结果不得超标。一经发现就要进行完全、彻底的消毒。

（二）流动采血点的环境要求

流动采血点是指血站组织人员去一些远离固定采血站的临时采血点，如：高校、工厂或大的、偏远的社区活动中心和繁华街区的采血车等。流动采血工作能为远离固定采血点的献血者提供方便，并且通过流动采血活动的宣传、开展，会增加无偿献血的人数。组织流动采血工作应设计周全，安排合理。由于采血点的选择、各种仪器的运送、车辆的安排以及经费等等问题，比组织固定采血站工作复杂得多。

采血点的选择是组织流动采血工作的重要环节之一。一个合适的采血地点，既可以获得高的采血量，又可以降低采血成本。流动采血工作通常在一些高校、乡村会议室或者社区中心、工厂和商业繁华区的流动采血车等地方进行。虽然流动采血点的条件相对较差，但也必须达到规定的要求。采血前必须布置好采血场所，保证有清洁的水源供应、方便的公厕条件、充足的光线，舒适的休息条件，要确保环境的干净整齐。

工作人员必须携带好仪器、设备和材料。保存好每次流动献血活动的记录，为将来选择采血点提供参考。

二、采血器材准备

（一）采血容器

采用一次性密闭多联塑料血袋系统，一般选用三联或四联血袋（图2–1），包含一个含有全血保养液的首袋，用于全血的采集，一个含有红细胞添加液的子袋及一个或两个以上空的转移袋，用于成分血的制备，各个塑料单袋通过二通或三通塑料管道连接成密闭系统，袋与袋之间一般采用折通管或夹片控制血液的互通。

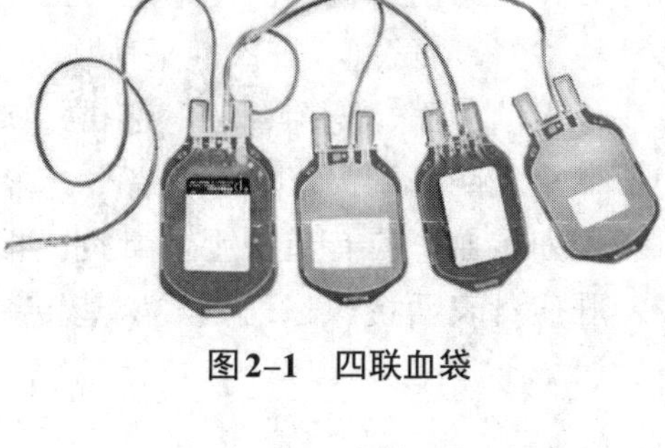

图2–1　四联血袋

血液离体后，会发生一系列细胞的、化学的、酶学等改变。血液保养液是血液采集后储存的液体环境，对血液及其成分的质量和功能至关重要。血液保养液以抗凝剂、葡萄糖、磷酸盐、腺嘌呤等为主要成分，用于防止血液凝固并维持血液各成分生物活性和生理功能的制剂，延长血液及血液成分的有效期。常用的血液保养液有ACD保养液、CPD保养液及CPDA保养液等（表2-3）。

表2-3　常用全血保养液

保养液种类	成分及含量					pH	红细胞保存天数
	枸橼酸三钠·$2H_2O$ (g/L)	枸橼酸·H_2O (g/L)	无水葡萄糖 (g/L)	磷酸二氢钠·H_2O (g/L)	腺嘌呤 (mg/L)		
ACD-A	22.0	8.0	24.5	—	—	5.03	21
ACD-B	13.2	4.4	14.7	—	—	5.03	21
CPD	26.3	3.27	25.5	2.22	—	5.63	21
CPDA-1	26.3	3.27	25.5	2.22	173	5.63	35

1. ACD保养液　1943年Loutit和Mollison研制出了ACD保养液，其组成成分是枸橼酸-枸橼酸钠-葡萄糖，其中葡萄糖是红细胞代谢的主要能量来源；枸橼酸钠是抗凝剂，也有阻止糖酵解的作用；枸橼酸使保养液pH较低，使保养液酸化，可以防止高压灭菌时葡萄糖的氧化反应，枸橼酸还可延缓红细胞脆性的增加。ACD保养液可在4℃保存全血21天。

2. CPD保养液　其组成成分是枸橼酸-枸橼酸钠-磷酸二氢钠-葡萄糖，1957年Gibson在ACD保养液中加入磷酸盐，成为CPD血液保养液。磷酸盐的作用是提高保养液的pH（pH从5.03到5.63），使2，3-DPG下降速度减慢，有利于红细胞的保存。CPD保养液可在4℃保存全血21天。

3. CPDA保养液　其组成成分是枸橼酸-枸橼酸钠-磷酸二氢钠-葡萄糖-腺嘌呤，腺嘌呤可以促进ATP合成，有利红细胞活性维持延长血液保存期，CPDA保养液可在4℃保存全血35天。还有各种改良配方的血液保养液。

（二）器具

献血场所应配备采血椅、采血秤、热合机、储血冰箱（或血液保存箱）、血压计、听诊器、体重秤、体温计、止血钳、条形码阅读器，根据工作需要配备生化分析仪、血细胞计数仪、血小板振荡保存箱、加样器、离心机等，其数量应满足工作要求。

（三）材料

献血场所应配备饮料、点心、医用消毒剂、医用手套、血型检测试剂、血红蛋白检测试剂、乙型肝炎病毒金标试剂、ALT检测试剂、一次性采血袋、一次性采血针（或注射器）、止血带、标本管、献血条形码、无菌纱布、无菌棉签、绷带、医用胶布、医疗废物专用包装袋和容器、接触血源性病原体个人防护用品，急救药品、末梢采血针、末梢血收集用毛细管、创口贴等。临时献血场所和献血车应有免洗手消毒剂。根据工作需要配备血液成分单采机专用耗材、离心管及乙肝病毒表面抗原、丙氨酸氨基转移酶、血常规等检测试剂和耗材。

三、献血者的核对

为了防止采血过程中人为的或技术性差错，对每个步骤都要严格执行的检查核对制度。将献血者本人相貌与其有效身份证件原件中姓名、性别、年龄、血型信息进行核对。检查体检表中体检日期及体检合格证（章），观察献血者面色是否正常，肘部是否有新穿刺痕迹，合格者方可献血。核查献血者身份无误后，将献血者身份信息录入血液管理信息系统。询问献血者和查询BMIS有无既往献血史。如献血者曾献血，献血间隔期应符合要求（全血献血间隔不少于6个月，单采血小板后再献全血间隔不少于4周），不处于被暂时或永久屏蔽状态。

四、静脉穿刺的准备和选择

（一）采血人员准备

采血人员调整好心理与情绪，进入献血者服务工作状态，情绪稳定，工作热情，说话和气，态度和蔼，耐心细致。塑料血袋有无渗漏，抗凝剂是否浑浊。在静脉穿刺前，应核对献血者身份。在血液采集过程中应当加强与献血者的沟通，尤其是进行每一项主要操作之前，应当与献血者沟通并取得配合。询问献血者的既往献血经历、近日休息等情况，评估出现献血不良反应的可能性和不适合献血的情况。观察献血者面部表情和肢体语言，是否处于紧张、害怕甚至恐惧状态。如发现这些不利情况，则不急于采血，做好宽慰工作，待献血者解除思想顾虑，充分放松后开始准备采血。

（二）穿刺静脉的选择

通常选择肘正中静脉、头静脉、前臂正中静脉、贵要静脉等，要求静脉清晰可见、粗大、充盈饱满、弹性好、较固定、不易滑动。静脉的选择注意以下几点：①选择上肢肘部清晰可见、粗大、充盈饱满、弹性好、较固定、不易滑动的静脉；②常选择的静脉主要有肘正中静脉、头静脉、前臂正中静脉、贵要静脉等；③用示指指腹上下左右触摸，确定其位置、粗细和弹性，评估并确定穿刺位点和路径；④使用止血带可使静脉充盈，便于触及和穿刺。

（三）穿刺部位的选择

用示指指腹上下左右触摸，确定其位置、粗细和弹性，评估并确定穿刺位点和路径；使用止血带可使静脉充盈，便于触及和穿刺。穿刺部位应选择无损伤、炎症、皮疹、皮癣、疤痕的皮肤区域。

五、血液采集流程

1. 用无菌棉拭蘸取适量消毒剂，以穿刺点为中心，自内向外螺旋式旋转擦拭，消毒面积不小于6cm × 8cm，作用1~3分钟。宜消毒2~3遍。

2. 采血者将止血带准备好并扎在献血者上臂，让献血者手紧握拳。

3. 采血者打开穿刺针，取下护针帽，一只手绷紧皮肤，用另一只手拇、示、中三指持穿刺针的针柄部位，将针头斜面向上或稍侧与皮肤呈30°～50° 刺入皮肤，当针头刺入皮肤后改变角度呈10° 左右平稳刺入静脉，针尖入静脉后须沿静脉方向前进0.5~1cm，然后固定针头位置。用消毒敷料盖好穿刺孔，并将其固定。开动摆动器，慢慢摇动采血袋。

4. 让献血者间断地做松握拳动作。采血者在血袋及体检表上盖采血者印章，在献血者的一份血袋、献血记录和复检的血样管上采用唯一的条码进行标识。

5. 采血过程中注意采血量，观察献血者的面色、表情，如有异常及时处理。

6. 当血量达到要求时，嘱咐献血者松拳，同时用止血钳在距针尾2~3cm处夹住，松开止血带。

7. 用无菌棉球按好针穿刺点，拔出采血针后，嘱咐献血者用3个手指压住针刺点3~5分钟，避免血液渗入皮下。

8. 采血结束时，再次核对献血者身份、血袋、血液标本和相关记录，确保准确无误。护理人员扶献血员离开采血区域至休息厅休息，告知献血者献血后注意事项，领取献血证和纪念品，无异常后方可离开。采血完成后填写采血记录单（表2-4）。

表2-4 采血记录单

<table>
<tr><td colspan="2">血袋或管路批号</td><td>采血袋用前检查：
□已检查完好</td><td>可以献血及献血量确认：
可以献血________</td><td colspan="2">身份证件核对：
正确□ 不正确□</td></tr>
<tr><td colspan="2">标识一致性核对</td><td colspan="4">□采血袋 □征询表 □检验试管 □留样导管 □配血导管</td></tr>
<tr><td>采血日期</td><td>采血时间</td><td colspan="2">采血过程</td><td>采血量</td><td>采血者签名</td></tr>
<tr><td></td><td>____时____分
至
____时____分</td><td colspan="2">□顺利（□左臂 □右臂）
□二次穿刺（□左臂 □右臂 □双臂）
□其他，请说明：</td><td></td><td></td></tr>
<tr><td colspan="2">献血
不良反应</td><td colspan="4">□有 □无
处置记录（请说明症状、体征、处理及转归）：
处置人签名：</td></tr>
<tr><td colspan="2">备 注</td><td colspan="4"></td></tr>
</table>

9. 血液采集后，由专门人员将血袋与止血钳之间的塑料导管热合封口并热合数段，供复查血型和交叉配血用。

10. 将全血及成分血按每袋上的条形码及编号分别输入管理系统后运往发血室、成分分离室、血标本送交化验室复检。

11. 将献血信息录入BMIS，并做好纸质记录，献血记录至少包括献血者的个人资料、健康征询结果及献血者和征询者签名、健康检查结果及检查者签名、献血日期、献血量、献血反应及其处理和员工签名。献血记录至少保存10年，对献血信息应进行保密，防止未授权接触和对外泄露。

六、质量控制

（一）采血前的质量控制

1. 血液采集环境的要求 固定采血站采血，房间通常应保持通风、清洁，采血前要用紫外线灯照射进行空气消毒30分钟。采血器具应按要求摆放在固定位置，在采血前应将各种采血器材准备充分并进行核查。流动采血室应将采血房间彻底清扫，擦拭干净，所用采血器材放在适当位置，关闭门窗实施消毒，消毒可喷雾有效消毒剂或用移动式紫外线灯照射。

2. 采血前血袋的检查

（1）产品标识正确。

（2）塑料采血袋的采血针、采血管、输血插口必须连成一个完整的密闭系统，保证采集、分离、输注和储存血液时其内腔不与外界空气相接触。

（3）检查血袋外观，袋体应无色或微黄色，无明显杂质、斑点、气泡。塑料采血袋内、外表面应平整，在贮存期内不应有粘连。塑料采血袋热合线应透明、均匀。采血管和转移管内外表面光洁，不应有明显条纹、扭结和扁瘪。袋中的抗凝保存液及添加液应无色或微黄色，无浑浊、无杂质、无沉淀。

（4）血袋的标签应字迹清楚，项目齐全。

（5）处于有效期内。

3. 穿刺部位选择与消毒

（1）穿刺部位应选择无损伤、炎症、皮疹、皮癣、瘢痕的皮肤区域；静脉要求清晰可见、粗大、充盈饱满、弹性好、较固定、不易滑动。

（2）所用消毒剂应当符合相应的国家标准要求，一般选用含碘消毒剂，对碘过敏者可选用其他消毒剂；消毒剂应处于有效期内，并标明启用日期。

（3）不应触摸已消毒的皮肤，不应靠近已消毒的皮肤讲话。

（二）血液采集中的质量控制

1. 应在穿刺部位上6.5~7cm处扎止血带，松紧适宜。过松则达不到血管充盈的目的；过紧则造成深部动脉供血不足。

2. 血液开始流入采血袋后，立即将其与抗凝剂均匀混合。宜采用连续混合采血仪。如果采用手工混合，应当至少每90秒混合1次，充分混匀。

3. 静脉穿刺成功后，如果使用带留样袋的采血袋，松开留样袋夹子，使最先流出的血液流入留样袋，15~20ml，用做血液检测标本。夹闭留样袋夹子，松开阻塞件下端止流夹，使血液流入采血袋。如果使用不带留样袋的采血袋，松开夹子，使血液直接流入采血袋。固定针头位置，用敷料保护穿刺点。

4. 维持静脉穿刺点与血袋的落差，保持血流通畅。嘱献血者做握拳和松手动作，以促进静脉回流。血流不畅时，及时调整针头位置。当不易观察血流时，应注意观察穿刺部位有无异常及血袋重量是否递增。

5. 应当对采血时间进行控制。200ml全血采集时间>5分钟，或400ml全血采集时间>10分钟，应给予特殊标识，所采集的全血不可用于制备血小板。200ml全血采集时间>7分钟，或400ml全血采集时间>13分钟，所采集的全血不可用于制备新鲜冰冻血浆。

6. 天冷时血管收缩，不容易看到，不可急于采血。可让献血员进休息室充分休息，饮用热水，血管局部加热，拍打局部，使血管充盈，方可采血。

7. 采血量达到要求时，嘱献血者松拳，松开止血带，合闭止流夹，用创可贴、消毒棉球或纱布轻按静脉穿刺点，拔出针头后即加重按压，用弹力绷带包扎，松紧度适中。

（三）血液采集后的质量控制

1. 嘱献血者在献血者休息处休息10~15分钟。

2. 一次只能对来源于同一献血者的一份血袋、标本管和献血记录进行标识。经核对后，将唯一性条形码标识牢固粘贴在采血袋、标本管、转移袋、血袋导管、献血记录单上。

3. 宜在标本管与留样针/静脉穿刺针分离前开始标识，对采血袋和标本管的标识应当连续完成，不应中断。

4. 宜在标本管与留样针/静脉穿刺针分离前核查采血袋、血液标本、献血登记表，所标识的献血条形码应一致。

5. 告知献血者献血后注意事项：①穿刺点上的无菌敷贴应保留至少4小时；②多补充水分，食用易消化的食物和水果，避免饮酒，保证充足的睡眠；③献血后24小时内不要剧烈运动、高空作业和过度疲劳；④如果存在献血前没有如实告知的可能影响血液安全的高危行为，或者献血后感觉明显不适或异常，请其及时联系血站工作人员。

七、血液采集后的保存与运输

采集的全血绝大多数用于制备成分血的起始血液（原料血）。全血采集后应根据制备成分血品种的不同，尽快在合适的温度下保存与运输，并制备为成分血。需要制备浓缩血小板的全血，应在室温或20~24℃保存与运输，其他全血在2~6℃条件下储存，2~10℃运输。

八、献血者献血后的生理恢复

献血者献血后的生理恢复与献血量、性别、献血间隔时间、个体差异、献血者营养状况及所献血液成分等因素相关。健康者按规定献全血或血液成分，能较快地恢复到正常生理水平，不但不会影响身体健康，而且还会促进血液新陈代谢。

1. 血容量的恢复 健康人的血液约占体重的8%，为4000~5000ml。且总量是相对恒定的。一次献血200~400ml，只占总血量的5%~10%，献血后献血者适当饮水，有利于补充血容量。献血后体内贮存于脾脏、肝脏等内脏里的血液释放到外周血，经1~2小时即可恢复血容量，丢失的血浆蛋白由肝脏加速合成进行补充。

2. 红细胞、血红蛋白的恢复 献血后红细胞的减少与献血量有关，一次献血200ml，男性红细胞平均下降0.3×10^{12}/L，血红蛋白平均下降7g/L，女性分别为0.39×10^{12}/L和7~15g/L。献血后血液中网织红细胞增多，一般4~9天达到高峰，平均网织红细胞可达1.2%，说明骨髓增生活跃。若献出200ml全血，红细胞及血红蛋白恢复至献血前水平需要7~10天，通常男性较女性恢复稍快一些。

3. 白细胞、血小板的恢复 外周血白细胞的平均寿命为7~14天，血小板为7~9天，因其生存期较短，更新换代快，献血后几天就可以恢复到原来的水平。现在的血细胞分离机可以在短期内多次大剂量的采集白细胞或血小板而不影响身体健康。因此，献200ml或400ml全血对白细胞、血小板的影响是很小的。

4. 血流动力学的变化 献血400ml对献血者动脉压无明显影响。献血后短时间内，心脏血输出量/分钟与每搏量均下降25%~28%，同时外周阻力增加35%~39%。说明血压的维持靠外周阻力增加起主导作用。献血后4天左右，心脏每分钟血液输出量恢复到采血前97.71%，总外周阻力也恢复到原来的98.84%，每搏输出量恢复到原水平的89.71%，为维持血循环量和保证组织供氧，心率增加9.83%。这些血液流动学的变化说明机体在采血后可产生一系列的生理应激来调节生理平衡，维持机体健康状态。男性一般恢复较快，而女性恢复时间稍长一点。

5. 血液流变学的变化 献血后全血黏度、血浆黏度、血细胞比容等均较献血前有所下降，这是由于血液成分减少造成的，这种献血后血液流变学的改善，有利于血液流动和氧气的运输。

扫码"学一学"

第五节　献血不良反应、并发症诱发因素及处理

案例讨论

【案例】

2006年7月，山东省青岛市胡先生到设在台东邮电局旁的青岛市中心血站流动献血车自愿献血，献血后在离开献血车不远处昏倒在地，脸、腿、手等部位出现皮肤受伤破损出血。胡先生之所以在献血后昏倒是因为献血不良反应所导致的。所谓的献血不良反应是指献血者的生理、心理、采血环境以及采血护士、巡视医生的工作态度和操作技术等各种因素引起的以血容量急剧下降及自主神经功能障碍为特征的综合征。献血相关不良反应客观存在，有一定发生概率，如果能够加强预防，及时发现和处置，有可能降低不良反应的发生率或减轻献血不良反应的严重程度。为此应加强献血知识的宣传力度，严格体检筛选，不断改善献血环境，尽可能减少献血不良反应。在采血过程中要做好献血护理及应急处理工作，使更多的公民参加到无偿献血队伍，建立起一支强大的固定的献血者队伍，保证临床安全用血。

【讨论】

1. 献血不良反应是什么？
2. 引起献血不良反应的因素有哪些？
3. 如果发生献血不良反应如何处理？

一、献血不良反应、并发症的诱发因素

按《献血者健康检查要求》(GB18467–2011）严格筛选符合献血条件的健康人，通常都能很好地完成献血。但个别献血者由于受生理、心理、采血环境以及采血操作技术等因素的影响，可能会在献血中、献血后一定时间内出现头晕、目眩、恶心、呕吐、面色苍白、出冷汗、四肢无力等不适症状。虽然这些症状持续时间不长，基本上无须治疗即可自行恢复，但会在人群中造成严重的恐惧心理，影响群众献血的积极性。献血相关不良反应客观存在，有一定发生概率，如果能够加强预防，及时发现和处置，有可能降低不良反应的发生率或减轻献血不良反应的严重程度。引起献血不良反应的主要因素如下。

1. 精神因素　这是发生献血不良反应最重要的因素。由于缺乏献血知识，初次献血者容易产生思想顾虑，心理恐惧，看见他人献血或发生不良反应，自己就十分紧张，尚未采血或刚刚采血就发生晕厥，这完全是由精神因素引起的，对于多次献血者则发生率较低。对于一些精神过度紧张的献血者，为了消除其精神紧张，要加强有关献血知识的宣传，使他们明白献血前后注意事项，并创造安静、舒适的献血环境。采血人员用鼓励性语言进行心理疏导，做好解释工作，给献血者以心理安慰。除宣传献血常识外，在采血的整个过程中采血工作人员一定要主动根据不同年龄、职业、文化水平选择不同的话题与献血者交谈以转移献血者的注意力，从而减轻其紧张、恐惧心理。

2. 空腹或饥饿状态献血　因献血者在较长时间未进食，多有相对血容量不足。若此时

献血会出现一过性血糖过低，出现低血糖反应，表现为软弱无力、头晕、脸色苍白、皮肤冰冷、大汗、恶心、呕吐甚至昏厥。对空腹献血者先让其去进餐后再来献血，或者让其喝些糖水、牛奶，补充可迅速提高血糖的糕点，然后献血。

3. 献血前过度疲劳，睡眠不足 人体在疲劳或不适的时候，机体处于相对于正常情况下比较敏感且脆弱的状态，此时献血会对机体产生消极影响。对于这类献血者应耐心解释，劝他们不要在身体不适、过度疲劳、睡眠不足等机体处于应激状态下献血，可在休息好以后或者感觉身体状态好时再献血。

4. 献血环境不理想 人员拥挤、声音嘈杂、空气污浊、气温较高、献血等候时间过长，均可使献血者心情烦躁，引起献血反应。应保证采血点清洁、干净，禁止人员喧哗和其他噪音，冬季做好保温，夏季做好防暑降温措施，营造一个光线充足、安静、整洁、温暖适宜的献血环境，使献血者感到温馨、快乐、身心放松，有助于减少献血反应。

5. 医护人员服务态度欠佳 采血人员语言生硬、不热情、穿刺技术不够熟练、穿刺疼痛等刺激献血者产生一定的情绪反应和生理变化。采血工作人员应注重语言行为艺术，怀着崇敬的心情接待献血者，态度友好，热情周到，最大限度地满足献血者的心理需求。

6. 献血者体位因素 由于采血点空间小，献血者献血时多采取坐位，致使下肢肌肉及静脉张力降低，血液蓄积于下肢，回心血量减少，心输出量减少，收缩压下降影响脑部供血可引起献血反应；献血者献血后站立过急、过猛，以及迅速转换体位，血液沉积于下肢，回心血量减少，血压下降从而造成脑供血不足也可导致献血反应。因此采血完毕，嘱咐献血者不要急于变换体位，应在原位休息3~5分钟后再慢慢起来，以减少体位性低血压引起的献血反应。

二、献血不良反应、并发症的处理

一旦发生献血不良反应，应立即中止献血，积极对症处理献血反应。献血不良反应发生的时间可以分为献血前、中、后；不良反应的症状按范围分为全身表现和局部表现；根据程度分为轻度、中度及重度。

1. 轻度反应 主要症状为紧张焦虑、呼吸和心跳加快、面色苍白伴有轻度出汗、眩晕或连续的哈欠及恶心呕吐，此时献血者神智清楚。

处理：发生轻度反应，必须马上停止献血，使献血者平卧，抬高双腿、头低位以增加血液供应，给献血者一杯糖水让其在凉爽、空气清新的地方充分休息即可缓解症状。可用手指掐人中穴或合谷穴，必要时也可给吸入芳香氨酯，但要适度。

2. 中度反应 除轻度症状外，尚有胸闷、恶心、呕吐、皮肤湿冷、心悸等。此时献血者脉搏减慢，浅表呼吸，出现短暂或长时间无知觉。

处理：发生中度反应，必须立即停止献血。让献血者抬高双腿，头低位，侧卧防止呕吐，保持室内空气凉爽、空气清新，清醒后给献血者喝些浓糖水，指导献血者进行慢而深的呼吸。定期观察献血者的表情和检测其脉搏和血压，全过程要有人陪同。若仍有呕吐，可用些镇静药或针灸治疗。

3. 重度反应 有明显的脑缺血症状，晕厥、抽搐、失去知觉、持续性低血压、心动过缓等。晕厥较常见，较重者有意识丧失、抽搐及大小便失禁。

处理：发生晕厥应立即停止献血，使献血者平卧，抬高双脚、头低位，松开衣领及腰带以保持呼吸畅通。将献血者移至空气凉爽、清新的环境中，与其他献血者隔离，防止影响其他献血者献血及意外事故的发生。经常测量献血者脉搏和血压，用手指掐人中穴或合谷穴，如抽搐超过5分钟，应做医疗急救，可给予低流量吸氧。备用急救药品，如1%肾上腺素、葡萄糖注射液、地塞米松等进行对症处理。向症状解除后的献血者解释所发生的一切，消除献血者的疑虑，婉转地告诉献血者以后不要再献血。

4. 局部不良反应

（1）血肿　由于穿刺时位置不佳，使穿刺部位肿胀、疼痛、血流不畅或拔针后未及时对穿刺部位有效止血。处理：采血中出现血肿应立即停止采血，拔出针头，用无菌棉球紧压穿刺点，将手臂抬高至心脏水平以上，持续15分钟以上减少血肿发生。采血后出现血肿应继续压迫采血部位10~15分钟以上；24小时内冷敷，用冷开水毛巾湿敷穿刺点周围肿胀处，每3~5分钟更换一次冷毛巾，共做30分钟；24小时后热敷，方法基本与冷敷相同，注意控制水温，防止烫伤。一般血肿后淤血在15天后基本被吸收。

（2）感染　由于消毒不严格或化学物质等原因引起局部感染、蜂窝组织炎、碘过敏等。早期可行热敷或根据各种不同病变采取相应处理。

（3）其他　血流不畅、误刺动脉、损伤神经等，这些情况极为罕见，但一旦发生应及时处理防止进一步的发展。

此外，还可能出现一些极为罕见的如心功能紊乱、惊厥、既往疾病的复发或加重等。还应注意短时间内反复多次献血可导致失血性贫血。采血时应安排有急救知识的医护人员在场。献血不良反应应记载在献血记录中，作为以后是否适宜再献血的参考。

献血不良反应影响大，关系到整个无偿献血事业顺利的发展。应加强医护人员的责任心，提高服务意识，确保献血者献血前接待亲切温馨，献血过程轻松愉快，献血结果健康安全。尽可能有效防止献血反应的发生，有利于保护献血者的健康，还有利于组织发动更多的无偿献血者，从而更好地促进无偿献血工作蓬勃、健康、持续地发展。

本章小结

我国有地方和军队两个输血服务运营主体。地方输血服务体系主要是指地方的血站，主要服务地方医疗机构，一般包括血液中心、中心血站和中心血库。采供血机构是指采集、储存血液，并向临床或血液制品生产单位供血的医疗卫生机构，分为血站和单采血浆站。献血就是健康人捐献自身的血液或血液成分而救治病患。安全献血就是要保证献血者的安全，同时使受血者不因输血而导致疾病的发生和发展。我国实行无偿献血制度。为确保医疗用血质量，保证采、供血者双方的安全，献血前应对献血者进行身体健康检查，经健康检查合格者才能献血。血站应提供良好的血液采集环境，在采集血液时应仔细核对献血者，按血液采集流程进行采血并严格做好质量控制。血液采集后应按要求保存与运输。献血者献血后应告知其献血后的注意事项。献血相关不良反应客观存在，要加强预防，及时发现和处置。

（王晓瑞）

扫码“练一练”

习 题

一、单项选择题

1. 国家（ ）无偿献血制度。

A．建立　　B．倡导　　C．实行

D．普及　　E．要求

2. 国家（ ）十八周岁至五十五周岁的健康公民自愿献血。

A．规定　　B．倡导　　C．要求

D．提倡　　E．普及

3. 献血者出现晕厥并伴有惊厥是一种

A．轻度献血反应　　B．中度献血反应

C．重度献血反应　　D．较为常见的献血反应

E．较为罕见的献血反应

4. 符合献血的血红蛋白最低值我国规定为

A．男 110g/L，女 100g/L　　B．男 120g/L，女 115g/L

C．男 115g/L，女 105g/L　　D．男 120g/L，女 110g/L

E．男 125g/L，女 115g/L

5. 静脉穿刺部位消毒区域应不小于

A．6cm × 8cm　　B．10cm × 10cm　　C．15cm × 15cm

D．15cm × 20cm　　E．20cm × 20cm

6. 就世界范围而言，目前的献血主要类型有

A．一种　　B．二种　　C．三种

D．四种　　E．五种

7. 在献血者招募时，下列属于低危献血人群的是

A．家庭互助献血者　　B．非自愿的献血者

C．定期的自愿无偿献血者　　D．第一次献血的自愿者

E．体检合格的资源献血者

8. 两次全血献血时间间隔是

A．三个月　　B．四个月　　C．六个月

D．男女无差别　　E．男性三个月，女性四个月

9. 对献血者，发给国务院卫生行政部门制作的无偿献血证书，以下说法正确的是

A．有关单位应当给予适当补贴

B．有关单位应该给予适当补贴

C．有关单位可以给予适当补贴

D．有关单位尽量给予适当补贴

E．有关单位必须给予适当补贴

10. 身体状况不符合献血条件的，血站（　　）向其说明情况，不得采集血液

A．应当　　B．应该　　C．必须

D．可以　　E．尽量

二、简答题

1. 献血者教育、动员和招募的主要方法有哪些？
2. 献血者体格检查的意义是什么？内容有哪些？
3. 献血前必须对献血者血液进行哪些初筛检查？
4. 献血前需要核对什么？

第三章

血液检测管理

学习目标

1. **掌握** 血液标本管理；血液检测过程管理。
2. **熟悉** 血液检测基础理论知识；实验室质量控制与评价。
3. **了解** 血液检测管理的通用要求。
4. 学会依照血液检测操作规程，独立完成血液检测试验操作。
5. 具备操作试验、分析试验的能力；应对检测过程中意外事件的能力。

案例讨论

【案例】

某实验室在进行抗HCV检测的室内质控分析时发现某品牌抗HCV检测试剂近期七次的室内质控品的检测值均分布在$\overline{X}$ –s和$\overline{X}$ –2s之间。

【讨论】

1. 该室内质控现象是否正常？
2. 该如何处理？

血液输注是临床急救和治疗常用的重要手段之一。但是血液输注在治病救人的同时，也可能给患者带来风险，许多细菌、病毒、螺旋体等均可通过血液进行传播，威胁受血者的健康安全，输注血型错误的血液也会产生输血反应甚至造成患者死亡。只有加强管理，对血液检测的全过程进行有效的质量控制，才能最大程度地降低临床输血风险。

近几年，随着医疗技术水平的不断发展，血液检测手段不断更新，血液检测技术水平不断提高，血液检测质量管理逐步向标准化、规范化、科学化的方向发展。通过《血站质量管理规范》、《血站实验室质量管理规范》等一系列法律法规的出台以及《医学实验室–质量和能力的专用要求ISO15189》等标准化管理规范的引进和应用，采供血机构血液检测能力和管理水平达到了新的高度，有效保障了血液质量安全。

血液检测管理的内容不再仅仅局限于标本管理、试剂管理、检测过程管理，还包括人员管理、信息化管理等，采供血机构实验室（以下简称实验室）应建立标准化的质量管理体系，对血液检测的全过程和所有要素实施规范化管理，确保安全可靠的血液质量。

采供血机构的血液标本主要来源于献血者，部分采供血机构还承担着为医疗机构、司法机构等部门服务的对外检测项目，如疑难血型鉴定、疑难交叉配血、HLA检测和亲子鉴定等。本章内容主要讨论献血者的血液检测相关内容，对外检测服务项目不予以详细论述。

扫码"学一学"

第一节　血液检测管理通用要求

要对血液检测进行管理，必须严格遵循和执行适用的法律法规、行业规范等。在此基础上，实验室可以制定并遵循内部的管理要求。

一、质量管理体系

按照《血站质量管理规范》、《血站实验室质量管理规范》的要求，实验室应建立质量管理体系，包括质量管理体系的策划、实施、监控和持续改进。质量管理体系应涵盖质量管理职责、组织与人员、质量体系文件、建筑与设施、仪器与设备、试剂与材料、安全与卫生、计算机信息管理系统、血液检测的标识及可追溯性、监控与持续改进等内容，以及检测前、中、后的全过程。

质量管理体系还应涵盖实验室自身的其他特殊要求以及相关机构的要求。例如承担集中化检测任务的实验室必须在质量管理体系中明确相关方的特殊要求，并确保这些要求得到充分理解和严格执行。

实验室应该充分考虑自身发展方向、发展要求，充分考虑人员、设备、检测技术水平等客观条件，选择和建立适宜的质量管理体系。目前实验室常见的标准化质量管理体系主要有以下几种。

（一）ISO标准化管理体系

ISO标准化管理体系是由国际标准化组织（international organization for standardization，ISO）颁布的一系列国际标准。

1. ISO9000标准　是一系列质量管理标准的统称，以ISO9000、ISO9001、ISO9004、和ISO19011为核心标准，为各行业产品和服务质量的保障提供了科学的标准依据。

国内许多采供血机构自20世纪90年代末开始相继将ISO9000标准引入到采供血管理当中，将全面质量管理的理念与采供血管理相融合，将文件化质量管理的理念与采供血业务相融合，将客户服务的理念与采供血服务相融合，对提高采供血机构质量管理水平、保障血液质量安全发挥了积极的作用。

2. 实验室认可的标准

（1）《医学实验室-质量和能力的专用要求ISO15189》　ISO15189是以ISO9000系列标准和《检测和校准实验室能力的通用要求ISO17025》为基础，专门针对医学实验室质量管理发布的标准，由中国合格评定国家认可委员会（CNAS）统一负责相关的认可工作。

与ISO17025相比，ISO15189着重于医学实验室为服务对象提供疾病诊断、预防与治疗、健康评估、检测结果咨询等方面的信息，强调对检测结果的解释、临床信息服务、检验过程中的特定质量要求，以及关注质量、安全、伦理等相关问题。实现了从临床咨询、标本准备到报告发出、报告咨询全过程的质量控制，也为评估和认可实验室技术能力、服务水平和员工绩效提供了重要参考依据。

（2）《检测和校准实验室能力的通用要求ISO17025》　ISO17025是国际标准化组织制定的实验室管理通用标准，重点是评价实验室校准和检测能力是否达到预期要求。因CNAS

已经明确说明采供血机构的实验室只接受ISO15189的认可申请，不再接受ISO17025的认可申请，因此不再详述。

（二）生产质量管理规范GMP

生产质量管理规范（good manufacturing practices，GMP）是一套适用于食品、药品等行业的强制性标准，标准要求原料、人员、设施设备、生产过程、包装运输、质量控制等方面达到卫生质量要求，最终确保产品质量符合法律法规的要求。

从20世纪70年代开始，部分国内外采供血机构将GMP标准引入到采供血业务管理中，对血液产品的质量管理起到了积极的作用。但是随着社会对采供血服务要求的不断提高，由于GMP对服务质量的管理较少涉及，现在已经少有采供血机构采用此标准。

（三）其他

实验室管理体系的建设可以借鉴和引用的标准、规范非常多，例如六西格玛管理、5S现场管理等，都可以对血液检测工作起到有益的帮助。

必须明确的是，所有标准、规范的引用和标准化管理体系的建设都不得偏离适用的法律法规的要求。

二、组织机构与管理职责

（一）法定代表人

采供血机构的法定代表人为血液检测质量的第一责任人，负责与血液检测过程相关的资源提供与配置，并任命实验室负责人以及授权特殊岗位人员。

（二）实验室负责人

实验室负责人为血液检测质量的具体责任人，负责血液检测全过程的策划、组织，并实施与血液检测过程控制相关的质量活动，负责血液检测质量管理体系的建立、实施、监控和持续改进，对血液检测过程、检测结果和检测结论承担全面责任。实验室负责人缺席时，应指定或授权具有相当资质或适当的人员代行其职责，并指定或授权专人负责职业健康、卫生与安全。

（三）实验室工作人员

实验室工作人员负责按照血液检测的要求，完成血液检测和其他相关服务工作，对职责范围内的质量、安全与卫生负责。

实验室应明确机构组织结构，阐明实验室与各部门之间以及实验室内部各部门之间的关系、职责与权限，建立畅通的沟通渠道，确保血液检测工作顺利进行。

三、人员管理

血液检测人员的资质、能力和技术水平等直接影响到血液检测结果的可靠性，因此必须对其加以管理，确保血液质量安全。

（一）人员配备与岗位设置

实验室的人员配备和岗位设置必须满足从血液标本采集、运输、接收、检测到检测报告发出全过程以及相关辅助工作的需求。高、中、初级专业技术职务的检验技术人员比例要与血液检测业务相适应。新增加的血液检测人员大学本科以上学历的比例应占新增人数的70%以上。

实验室必须建立相应的人员管理程序，对岗位设置、岗位任职需求、人员的职责与权限以及人员培训等进行明确规定。必要时，可以用组织架构图和岗位说明书的形式加以辅助说明。

（二）血液检测人员资质要求

1. 实验室负责人　实验室负责人应具有高等学校医学或相关专业大学本科以上学历，高级专业技术职务任职资格，5年以上血液检测实验室的工作经历，接受过血液检测实验室管理培训，具有医学检验专业知识及组织领导能力，能有效地组织和实施血液检测业务工作。对血液检测过程中的相关问题能够做出正确判断和处理。

2. 血液检测技术人员　血液检测技术人员应具备医学检验专业的知识和技能，接受过血液检测专业知识的培训，具备独立完成血液检测工作的能力。新增加的血液检测人员应具备高等学校医学或相关专业大学专科以上学历，具备检验技术人员资格者方可从事血液检测的技术工作。从事HIV检测和核酸检测的工作人员应接受相关培训并取得相应的资格证书。

（三）培训

1. 培训内容　血液检测工作人员必须接受血液检测岗位职责相关文件的培训和实践技能的培训，并且经过评估表明能够胜任血液检测工作。经法定代表人核准后授权方可上岗。培训内容还应包含职业道德规范、签名的相关程序及法律责任、职业健康、安全与卫生等内容。

脱离血液检测岗位时间过长的工作人员重新上岗前，应该对其能力进行重新评估，必要时应重新对其进行培训，确保其能够胜任目前的岗位工作。HIV筛查实验室技术人员至少每两年接受一次在岗持续培训。

2. 培训记录　应有培训记录对血液检测工作人员的培训状况予以证实。记录应包括满足岗位需求的培训计划、培训方案、评估标准、培训实施记录、评估结果和结论，以及未达到培训的预期要求时所采取的措施等，也包括培训者的能力评估与确认的记录。

四、实验室建筑与设施

（一）普通实验室

1. 建筑与设施要求　实验室建筑与设施应符合《实验室生物安全通用要求》和《病原微生物实验室生物安全通用准则》中对BSL-2实验室的规定。房屋的配备应该满足检测功能的需求，进行适宜的分区避免交叉污染，并有明显的标识，防止非授权人员的进入。普通检测实验室分区至少应包含标本接收处置保存区、试剂储存区和检测区。工作人员生活区、办公区和作业区等应该保持相对独立。实验室应保持适宜的温度和湿度，满足实验设备运行和血液检测工作的要求。

2. 辅助设施要求　水、电、通讯、污水处理、医疗废物处理、清洁和消毒等设施的配备，应该满足血液检测的功能需求。按要求配备洗眼装置、急救药箱和锐器盒、生物安全柜、高压灭菌器等相关的设备设施。对于易燃、易爆、剧毒和有腐蚀性的危险品，应有安全可靠的存放场所，并按照相关的规定要求予以严格管理。

（二）核酸检测实验室

1. 总体要求 由于核酸检测的特殊性，核酸检测实验室的建筑与设施在满足普通实验室要求的同时，还应以防止交叉污染为目的，实施实验室分区和空气流向、工作流向以及温湿度的控制。应配备专用的清洁与消毒设施。

2. 分区管理 核酸检测实验室应进行合理分区，原则上可以设置试剂耗材储存与准备区、标本处理制备与核酸纯化区、扩增检测区。如使用自动化检测设备，部分区域可进行适当合并，但是试剂耗材储存与准备区必须独立设置。各区域必须完全独立，实现物理分隔，不能有空气的直接连通，需要设置缓冲区，以防止产生交叉污染。各个区域应该有明确的标识，各个区域内配备的设备设施、相关物品应专区专用，避免混用。工作人员在每个区域工作时，都需使用专用的隔离衣和标记笔等，不得带到其他区域交叉使用。

3. 空气流向 核酸检测实验室的各个分区应配备适当的压力设施，扩增前和扩增后的区域应该有独立的通风系统，确保各个分区的空气流向保持从试剂耗材储存与准备区一标本处理制备与核酸纯化区一扩增检测区流动的单一流向。每次实验前都应检查各分区压力是否正常，空气流向是否符合要求。

4. 工作流向 核酸检测实验室应建立单向工作流向制度，保持人流、物流从试剂耗材储存与准备区一标本处理制备与核酸纯化区一扩增检测区的单一工作流向，工作时不得逆向流动，避免交叉污染。

考点提示 核酸检测实验室的分区、空气流向、工作流向的要求。

五、设备管理

现代化的实验室离不开现代化的血液检测设备，数量充足、性能可靠的检测设备是血液质量安全的必要保障。

1. 实验室应根据采供血机构的检测需求、人员能力等实际情况配备相应的检测设备，设备配备不应少于相应法律法规的要求。

2. 实验室应对设备的采购、验收、确认、标识、建档、使用、维护、校准、维修等实施规范化管理，确保仪器设备的稳定可靠。应建立大型关键仪器设备的档案或清单，包含仪器设备名称、唯一性编号、维护和校准周期、责任人等关键信息。仪器设备的生产商、供应商应具备相应的资质，新设备投入使用前应进行确认，确认的内容包含安装确认、运行确认和性能确认等。核酸检测系统正式投入使用之前，还应进行分析灵敏度的验证。

有故障或停用的仪器、设备，应有明显的标识以防误用。大型关键仪器设备经过修理后，或者使用环境发生明显变化后，在重新使用前，应对性能、状态进行再确认，确保符合预期要求。若属于检定校准设备，必要时还需进行检定或校准，合格后方可使用。

3. 血液检测所需的关键设备应配置不间断电源，保障试验过程完整进行。存放试剂和标本的冷藏设备的温度和运行状态应得到持续有效的监控。冷藏设备应有电源故障报警功能以及温度失控报警功能，报警系统应以声、光等形式发出警报。

4. 自动化检测设备应定期核查并记录试验参数的设置。如果使用多台设备检测同一项目，应定期对设备之间的性能进行比对，确保设备之间的差异在允许的范围之内。

5. 实验室应制定完善的应急预案，确保仪器设备发生停电、故障等突发状况时，血液检测工作能够得到合理处置，不会对血液检测结果造成影响。应定期演练应急预案，确保应急预案的可操作性和科学有效性。

6. 试验过程中，检测设备出现故障或其他原因导致试验中断，需要手工操作继续进行试验时，应对整个试验过程进行评估，确保试验步骤完整无缺漏、试验中断对检测结果无影响。要对所有试验过程进行完整记录，确保过程的可追溯。

六、试剂与材料管理

试剂质量的优劣直接影响到血液检测的最终结果，实验室必须高度重视试剂与材料管理，从采购、验收、确认、库存、日常使用等各个环节予以管理，确保血液检测试剂与材料质量稳定可靠。

（一）试剂与材料的选择与采购

实验室所用的试剂必须是经过国家食品药品监督管理部门批准的体外诊断试剂。检测试剂的灵敏度和特异性通常成反比，选择试剂时应注意平衡灵敏度与特异性之间的关系。实验室应建立血液检测试剂的评价、选择和确认程序，可自行开展试剂评价，也可充分利用国家或省级专业机构的评价数据。

实验室应建立相应的管理程序，定期对试剂与材料的合格供方进行评价和确认。采供血机构应从评审合格的供应商处购入血液检测试剂和材料，供应商应提供加盖印章的《生产许可证》和（或）《经营许可证》、营业执照复印件、《药品生产质量管理规范》和（或）《药品经营质量管理规范》认证证书复印件、药品和设备的批准证明文件复印件或者生产经营备案凭证、供货单位销售委托书、销售人员有效身份证明复印件、血源筛查体外诊断试剂的批签发文件、出厂质量检验报告等相关资料，并予以存档保留。

（二）试剂与材料的验收与确认

实验室应建立并执行试剂与材料的验收和确认制度，明确参与验收与确认的部门、人员、流程、方法、质量控制和接收标准等，对采购的每批试剂与材料进行验收和确认，合格后方可接收并投入使用。

验收内容至少应包括包装外观、种类和数量、批号和有效期、运输冷链状况、批签发报告与合格证明材料等。验收时，试剂与材料的运输包装箱应完整无损，无液体泄漏，运输冷链符合规定的要求。

应建立并执行质量抽检制度，由相应的授权人员对试剂与材料的质量和性能进行抽检确认。应对试剂说明书予以确认，防止试剂的操作要求产生变更对检测结果造成影响，说明书应予以存档。只有抽检确认符合要求的试剂与材料才能够被批准用于血液检测。用于核酸检测的标本汇集管和其他相关消耗品原则上应由核酸检测试剂生产厂商配套提供，如果不是由核酸检测试剂厂商提供时，应对每批次材料进行有无干扰物的检测试验。

（三）试剂与材料的贮存

不同种类、不同生产厂商、不同批次、不同的验收和确认状态的试剂与材料应分区存放，并明确标识，有条件时应实行物理分隔，防止误用。对试剂贮存设施设备的温度、湿度等实施持续有效的监控，确保贮存状态不影响血液检测质量。

应建立严格的出入库制度，定期进行库存盘点，执行先入先出原则，防止试剂与材料过期或供应中断。

核酸检测试剂和耗材应直接运送保存到试剂耗材储存和准备区，不能经过核酸扩增区。经过质量抽检后的核酸试剂，应将试剂盒内阳性对照和质控品保存在标本处理区。

（四）试剂与材料的使用

应对试剂与材料的使用实施持续有效的监控，确保在有效期内使用，试剂的实际使用与操作说明书一致，不同种类、不同生产厂家、不同批号之间的试剂和板条不得混用。

试剂使用过程中应采用室内质控、室间质评等方式评价试剂的性能。如果试剂在保存或使用的过程中，对照品或室内质控品的检测值呈现连续走低趋势且无法使其回升纠正，应考虑终止该试剂的使用。如果试剂使用过程中出现其他异常情况，应予以充分评估，如认为会对最终检测结果造成系统性、不可逆的影响，也应考虑终止该批次试剂的使用。

七、信息管理

实验室的信息包括文件、记录、标识、检测报告以及电子化信息等内容，这些信息与实验室血液检测活动密切相关，直接影响到最终的血液检测结果或者检测过程的可追溯性，因此实验室必须建立相应的制度和管理程序加以管理，确保血液检测质量的安全。

（一）文件管理

实验室应建立质量管理体系所需要的文件。文件应包含血液检测全过程所需的文件，如质量手册、程序文件、标准操作规程、相关制度以及适用的法律法规等。还应包括试剂说明书、员工签名、关键岗位授权书等内容。外来文件要充分识别，经过审核批准后方可使用。

要建立和实施形成文件以及文件管理的程序，对文件的编写、审批、发布、培训、发放、使用、回收、保存、归档和销毁等进行严格管理。

要定期对文件进行评审，确保文件的充分性、适宜性和有效性。所有使用的文件都应该是经过批准的现行有效版本。要确保法律法规发生变更、组织机构或关键岗位人员发生重大变化或者出现其他可能影响实验室质量管理的重大变化时，实验室相关的体系文件得到及时变更。更改作废的文件要及时收回或销毁，防止过期文件的误用。

实验室的相关文件应加注唯一性标识，防止混淆、误用或者缺失。

（二）记录管理

实验室记录包括质量记录、技术记录以及其他血液检测相关的记录，具有可追溯性，是血液检测的见证材料，是质量管理体系有效运行、检测结果稳定可靠的客观证据。

实验室应遵循记录管理的各项要求，对记录的编制、使用、收集、检索、存储、维护以及处置等进行规范管理，血液检测记录至少应保存10年。

血液检测相关记录的种类至少应包括标本登记、交接、处理、保存、销毁记录，试剂与材料管理及使用记录，检测过程和结果的原始记录与分析记录，质量控制记录，设备运行、维护、维修和校验记录，实验室安全记录，医疗废弃物处理记录等。血液检测记录应有足够的信息，保证检测在接近原有条件下最大限度的还原。

实验室检测人员正式获准在工作文件或记录上签名前，必须结合岗位工作实际情况接受签名相关的工作程序和法律责任的培训，并考核合格。

记录应在工作进行过程中实时记录、真实填写，无特殊情况不允许追记、补记，确保记录的真实可靠。记录应认真填写，确保字迹清晰、标识明确。记录内容出现错误时，只能划改，不能涂改、擦除，要保持记录原貌可以辨识，同时要注明更改内容、更改原因、更改人、更改日期、时间等信息。

实验室相关记录可能涉及献血者或用血者个人隐私，应采取措施确保相关信息不被泄露。

（三）标识管理

对于区域划分、标本状态、设备状态、试剂耗材状态等加以明确标识，是确保血液检测结果稳定可靠的必要保障。

1. 标本标识管理 血液标本的标识应采用条形码技术，确保每个标本对应的每一袋血液具有唯一性标识及可追溯性，可追溯到献血者以及相应的标本采集、运送、接收、检测方法与过程、检测结果、检测报告等内容，包括所使用的检测设备、检测试剂和相应责任人。

同一献血者的血液针对不同检测项目留取多只试管标本时，可以用不同颜色的试管帽加以标识区分，也可针对不同检测项目留取的多只试管标本定制不同的编码规则，但应确保标本不被混用，保证标本的可追溯性。

不同检测状态的标本也应加以明确的标识，防止标本的漏检或混淆。例如待检标本、检测中标本、检测完毕标本、待复核标本等均应明确标识。反应性标本必须明确标识，单独存放，最好与其他标本物理隔离。对于集中化检测实验室还应对检测委托方进行标识。

2. 试剂标识管理 试剂验收的过程中，应对不同验收状态的试剂进行明确标识。使用过程中的检测试剂、反应板等也应加以明确的标识，如检测板号、检测项目编号、试剂厂家代号等等，防止试剂的误用。未使用和使用后的试剂也应明确标识。

3. 区域标识管理 实验室的不同检测区域应加以明确标识。实验室生物安全标识的样式和内容应符合《病原微生物实验室生物安全标识》、《实验室生物安全通用要求》等法律法规的要求。特别是核酸检测实验室应进行严格的区域标识管理，防止交叉污染。

4. 设备标识管理 设备的使用状态、维护状态、检定校准状态等应予以清晰明确的标识，防止对最终的血液检测质量产生不良影响。

（四）检测报告

纸质版血液检测报告和电子版血液检测报告都是信息的一部分，实验室应建立和实施检测报告的管理程序，对检测报告的责任人及其职责、检测报告的方式与内容、检测结果分析、检测结论判定标准和检测报告的时间、报告审核的要点以及审核签发的步骤、报告发放和传递的方式以及检测报告时限等做出明确规定。

实验室血液检测报告的错误发放有可能造成非常严重的血液检测事故，产生严重不良后果，应制定检测报告收回、更改和重新签发管理程序或相应的应急预案（参见第三章第四节）。

（五）电子化信息管理

随着科技水平的不断提高，信息管理系统已经在采供血机构得到了广泛的应用，因此有必要对信息系统实施规范化的管理。

1. 信息管理系统 实验室应采购和使用具有国家规定资质的软件供应商提供的血液检测信息管理系统，对从标本采集、接收到检测结果判定、检测报告发出的血液检测的全部过程实行信息化管理，提高工作效率，减少人为差错的发生。信息管理系统应得到充分的评估和确认，确保其稳定、可靠，适用于当前实验室的工作需求。工作人员应经过相应的培训，能够熟练地应用信息管理系统。

集中化检测实验室信息管理系统应与送检方的信息管理系统联网或相互兼容，以实现检测报告正确传输和利用。应采取必要的软硬件措施，确保双方信息管理系统的稳定与安全。

2. 授权与签名 实验室应设立授权分级权限，控制工作人员的操作。要防止非授权人员登录信息管理系统和非法查询、录入和更改数据或检测程序，保证数据输入或采集、数据储存、数据传递和数据处理的准确性、完整性和安全性。操作人员应进行电子签名的培训，工作时应使用专用账户和密码，并定期更换密码。

3. 信息管理系统维护 应定期维护计算机和其他网络设备，定期核查信息管理系统的运行参数，并形成记录，确保系统运行稳定可靠。应定期对信息管理系统和检测数据进行备份，有条件时应实行异地备份，防止检测数据的丢失，确保血液检测的可追溯性。

4. 应急预案 应制定信息化管理应急预案，并定期演练，确保信息管理系统发生意外事件时信息得到及时、完整的恢复，血液检测工作能够正常进行。

扫码“看一看”

八、安全与卫生管理

为防止环境污染，保障设备、人身和财产安全，实验室应建立和实施文件化的安全卫生管理程序，程序应覆盖从标本采集到报告发放的血液检测全过程。

实验室工作人员需对工作区域的安全与卫生负责，应接受安全与卫生、消防、职业暴露、安全防护和急救等相关知识与技能的培训。工作人员的着装、饮食等应严格遵循相关规定的要求。不得在工作区域内进行与工作无关的活动，存放与工作无关的物品。非授权人员未经批准不得进入实验室的工作场所，尤其是有特殊环境要求的工作区域（如核酸实验室等），应有警示标志并严格限制人员的出入。如非授权人员确需进入实验室时，应在得到批准后由相关人员陪同，并做好相关防护工作。

实验室应配备清洁、消毒设施，在试验结束后对实验室地面、台面和空气实施清洁和消毒。实验室的清洁与消毒应符合《消毒管理办法》的要求。核酸实验室清洁与消毒应遵循从清洁区域向污染区域的顺序进行。

实验室易发生割刺伤、潜在感染物质的洒漏与飞溅、气溶胶扩散吸入等应急事故，因此应制定职业暴露处置措施，配置相应的资源，确保工作人员一旦发生职业暴露后能够得到及时有效的处置。应详细记录职业暴露的情况，其内容包括职业暴露发生的时间、地点、经过、暴露部位、损伤程度、暴露源种类和级别、处理方法和经过、是否采用药物治疗、首次用药时间、病毒检测结果等。发生HIV职业暴露后应遵循四条原则：及时处理原则、报告原则、保密原则、知情同意原则，严格执行《职业暴露感染艾滋病病毒处理程序规定》。

试验过程中产生的废水和医疗废物等应严格按照相关规定消毒处置。污水应达到相应的排放标准方可排放。尖锐的废弃物应放置于锐器盒中。阳性血液标本在离开实验室前应进行高压消毒等有效消毒处置。发生医疗废弃物泄露后，应当及时用1000mg/L以上有效氯消毒液直接消毒30分钟后，再清理现场。

知识链接

职业暴露

职业暴露是指由于职业关系而暴露在危险因素中，从而有可能损害健康或危及生命的一种情况。医务人员职业暴露，是指医务人员在从事诊疗、护理活动过程中接触有毒、有害物质，或传染病病原体，从而损害健康或危及生命的一类职业暴露。而医务人员职业暴露，又分感染性职业暴露、放射性职业暴露、化学性（如消毒剂、某些化学药品）职业暴露以及其他职业暴露。

扫码“学一学”

第二节　血液标本管理

要保证检测结果正确而真实地反映献血者的客观情况，保证标本质量是非常重要的环节。血液标本的管理涉及标本采集、标本临时储存、标本运输、标本接收、标本处理和标本报废等系列步骤。因此，实验室应建立并实施文件化的血液标本管理程序。

一、血液标本的采集

目前采供血机构的血液标本采集大多由采血部门完成，为确保血液质量安全，应将血液安全把关的关口前移，对标本的采集提出明确的要求。

1. 要根据不同检测项目的要求形成文件，明确试管的类型、抗凝剂的选择、标本采集数量、留样量、采集时间、留样方式、混匀方式和离心时间、转速、温度等具体要求。

推荐采用与试验技术要求相适应的真空采血管进行标本采集或留取。应留取足够数量的标本以满足不同检测项目的需求。不同试管及其用途如下：①无添加剂或惰性分离胶试管适用于生化和免疫检测项目；②含EDTA K2抗凝剂试管适用于血型鉴定、血小板计数和核酸检测项目。核酸检测真空标本管应无菌、无DNA酶、无RNA酶，含有惰性分离胶。肝素对DNA聚合酶有抑制作用，所以核酸检测标本应避免使用肝素抗凝。采血管的保存温度应不高于25℃。如需低温冷冻保存，还应对标本管的耐低温性能进行验证。

2. 加强对献血者的招募征询，避免高危行为人群献血。强化保密性弃血相关工作。标本采集前，采血部门应按照相关规定完成对献血者的血型初筛检测，对献血者血型初步定型，完成ALT、HBsAg等相关项目的快速检测，只有符合要求的献血者才能够献血。标本的采集和使用应征得献血者的知情同意。

3. 标本采集、留取时，要选择适宜的试管，在试管上粘贴唯一性条形码（至少50年不重复）。贴签留样时要再次核对献血者身份，确保试管、献血者登记表和采血袋的条形码一一对应后方可留样，保证标本的可追溯性。试管条码粘贴要符合规定要求，要牢固粘贴，防止条码脱落、遗失、混淆或者污损，确保标本标识满足血液检测全过程的需求。标本采集、留取时要严格遵循相关操作规程的要求。要确保一次只对一袋血液和同源试管贴签、留样。贴签、留样过程连续完成不能中断，防止混淆试管标签或者发生交叉留样等不良事件。

4. 标本留样应在采血时同步完成或者采血后立即从血袋中留取，不得提前留样。标本留取时，要确认试管无裂痕、无泄漏，试管帽无松动，抗凝剂、分离胶等内容物无异常，确保试管内留样量符合规定要求。脂血、溶血的标本管要加以标记单独存放。留样时应先留取血清学检测标本管，再留取核酸检测标本管。

5. 如果因为检测结果复核、献血者归队等原因，需要再次采集献血者血液标本时，应提出采集申请，经主管领导审批后，由指定的部门和人员按需求进行采集。

6. 标本采集完成后以电子或纸质方式登记标本信息，应对相关信息进行再次核对，防止信息录入错误。可通过网络、传真或其他形式传输标本信息。

二、标本的混匀离心

1. 血液标本采集完成后，要将试管轻轻颠倒混匀3~5次（或执行试管说明书要求），让血液与抗凝剂充分混匀，避免血液凝块的产生。

2. 核酸检测标本采集后，应在规定的时间内完成离心。标本需要冰冻运输或保存的，宜采用水平离心机进行离心，以防止二次离心时分离胶因胶面不平整发生断裂。

3. 应针对不同的离心机和采血管明确离心转速、离心时间、离心温度等条件，离心条件应得到验证和定期监控。离心时应关注标本气溶胶对环境和人员的污染。

三、标本的暂存与运输

应制定并实施血液标本暂存和运输要求，确保标本的暂存和运输不会影响标本性状和质量。

1. 标本采集完成后，如不能立即检测，应及时在2~8℃条件下保存。应避免标本管在冰箱内贴壁存放，防止造成标本溶血。标本进入实验室后，按相应要求保存。由于血液中存在高浓度的蛋白酶和RNA酶，核酸标本应于采集后4~6小时内冷藏或冻存。解冻后的标本应持续保持在低温状态且避免反复冻融。

2. 标本应保持在2~10℃条件下进行运输，应对运输过程的冷链效果进行确认并定期监测，形成相应的记录以保证可追溯性。冰冻的标本运输温度应在-40~-10℃之间，如果运输时间不超过8小时的，经过确认不会对血液检测产生影响，可采用2~10℃运输，但是标本到达实验室后，应在72小时内完成检测，不可再次冻融。

3. 标本运输过程中除了温度的要求之外，还应对标本进行正确隔离密封包装，并对堆放方式、交付双方的联系方式等内容加以明确的标识。包装材料应满足防水、防破损、防外泄、保持温度、易于消毒处理等要求。装箱时应保持标本管口封闭垂直向上。运输过程中标本应有固定装置，避免标本因剧烈震荡产生溶血。

标本运输记录中要注明以下内容。

（1）启运时间、地点。

（2）运抵时间、地点。

（3）标本箱编号、标本类型、数量。

（4）运输包装有无受损、有无泄漏。

（5）运输时间在2小时以上的应记录运输箱内温度。

（6）标本交运人、承运人。

（7）运输过程中发生的可能影响标本质量的意外事件及应急处理措施。

有特殊要求的标本的包装和运输应遵循相应的规定。

4. 负责标本运输的人员，需经过相关专业知识的培训，经考核合格后方可上岗。

四、标本的接收与处置

实验室应建立标本接收和处置的相关程序，对标本的接收和处置实施规范化管理。血液标本接收时，应对标本进行核对检查，符合要求者予以接收，不符合要求者予以拒收，建立相应的记录。

（一）标本的接收

标本接收时，交、接双方应核对标本来源、标本数量、标本采集时间、冷链温度等相关信息，还应检查标本质量是否满足血液检测的要求，如标本管使用是否正确，条形码标识是否规范、标准、清晰、完整，标本管是否有破损、溢漏，留样是否有不足量或超量现象，标本是否有溶血、凝血、严重脂血等现象，标本是否有离心效果不佳以及其他不符合要求的现象。要核实核酸标本的离心状况，确保标本采集后在规定的时间内完成离心。标本接收时还应核实标本信息与送检单的对应性和完整性，并登录计算机信息管理系统进行标本信息的核对确认。

接收时如发现标本检测申请关键信息缺失或不符；标本管无标识或标识不清、不正确，标本管选用错误，标本量不足或被稀释，不符合试剂说明书要求等可能严重影响血液检测质量的情形时，应拒收标本。

接收时如发现有破损、溢漏标本，应立即移出完好标本，记录破损标本号码，对污染标本管和包装箱进行清洁消毒，防止造成污染扩散，并告知实验室负责人和送检单位，采取相应的措施。

标本核实交接完成后，交、接双方应签字确认。

考点提示　标本的接收要求。

（二）标本检测前的处置

标本接收后，应对标本进行离心处理。如果送检的标本已经完成离心，直接进入下一环节。标本完成离心后，在生物安全柜内进行标本管的脱帽开盖处理，并将标本排列于试管架上。如使用带有脱帽功能的离心机，可在离心的同时完成脱帽环节。离心、脱帽时应采取必要的措施，防止交叉污染。

用于血清学检测的标本应在采样后1周内完成检测，用于核酸检测的标本应于采样后72小时内完成检测。如因运输或检测频次等原因未能及时完成检测时，标本需要在离心后24小时内在−18℃条件下冷冻保存。冻存标本从采集到完成检测处于冷藏状态（2～10℃）的时间不应超过72小时，冻存的标本应在8～25℃条件下复融。完全复融后将标本轻轻颠倒混匀至完全均匀状态，如有纤维蛋白原析出，应在与初始相同的离心条件下再次离心。冷藏或冻存过的标本可能会有脂肪层析出，应在检测前采用无菌棉签或一次性吸头将脂肪层去除。对于悬浮状态的脂血，按照既定的标本质量要求判定标本是否合格。血液标本如需分样完成多项检测，分装的标本应按照编号规则明确标识，确保可以追溯到标本源头，避免混淆或标本污染。

（三）标本检测后的处置

1. 标本的保存 血液检测完毕后，按规定要求对标本进行保存，血液标本的保存期为全血或成分血使用后两年。超过保存期后，方可对血液标本进行销毁处理。

2. 标本的销毁 实验室应建立和实施标本的销毁程序，明确规定可销毁标本的范畴、销毁方式、审批程序和相关责任人等内容。

标本保存期满后，实验室提出标本销毁申请，应详细列明待销毁标本的信息，包括标本条码、标本检测日期、标本数量、标本种类和保存期等，经质量管理部门或指定授权人复核无误后，方可进行销毁。

标本应按照相关法律法规规定的方式进行销毁，并保存标本销毁记录。

扫码“学一学”

第三节 血液检测过程管理

实验室应依据设备、试剂的使用说明书等相关资料编制相应的标准操作规程（SOP），并严格执行标准操作规程，完成血液检测（图3–1，3–2）。标准操作规程分为仪器操作规程和项目操作规程，应涵盖血液检测前、中、后的全过程，内容一般应包括目的、职责、适用范围、原理、所需设备、材料或试剂、检测环境条件、步骤与方法、检测结果的判断分析和报告、质量控制、记录和支持性文件等要素。

一、血液检测相关项目与检测方法

按照《血站技术操作规程》等相关法律法规的要求，采供血机构血液检测的项目和检测方法包括：

（一）输血相关传染病

1. 感染标志物

（1）乙型肝炎病毒（HBV）感染标志物 包括乙型肝炎病毒表面抗原（HBsAg）、乙型肝炎病毒核酸（HBV DNA）。

（2）丙型肝炎病毒（HCV）感染标志物 包括丙型肝炎病毒抗体（抗HCV）或者HCV抗原和抗体（HCV Ag/Ab）、丙型肝炎病毒核酸（HCV RNA）。

（3）人类免疫缺陷病毒（HIV）感染标志物 包括人类免疫缺陷病毒1型抗体和人类免疫缺陷病毒2型抗体（抗HIV1+2），或者抗HIV–1、抗HIV–2和p24抗原（HIV Ag/Ab1+2）、人类免疫缺陷病毒核酸（HIV RNA）。

（4）梅毒螺旋体感染标志物 梅毒螺旋体特异性抗体（抗TP）。

（5）丙氨酸氨基转移酶（ALT）。

（6）国家和省级卫生健康行政部门规定的地方性、时限性输血相关传染病标志物。

考点提示 《血站技术操作规程》规定的输血相关传染病的感染标志物。

2. 检测方法

（1）核酸扩增检测技术 包括转录介导的核酸扩增检测技术（TMA）、实时荧光聚合酶链反应（PCR）。

（2）血清学检测技术　包括酶联免疫吸附试验（ELISA）、化学发光免疫分析试验（CLIA）。

（3）酶学检测技术　速率法（湿化学法）。

（二）血型检测

1. 血型检测项目　包括ABO血型正、反定型和RhD血型定型。

2. 血型检测方法　常用玻片法、柱凝集法和微孔板法，血型鉴定方法常用试管法和微孔板法。如有必要，可增加血型的基因检测。

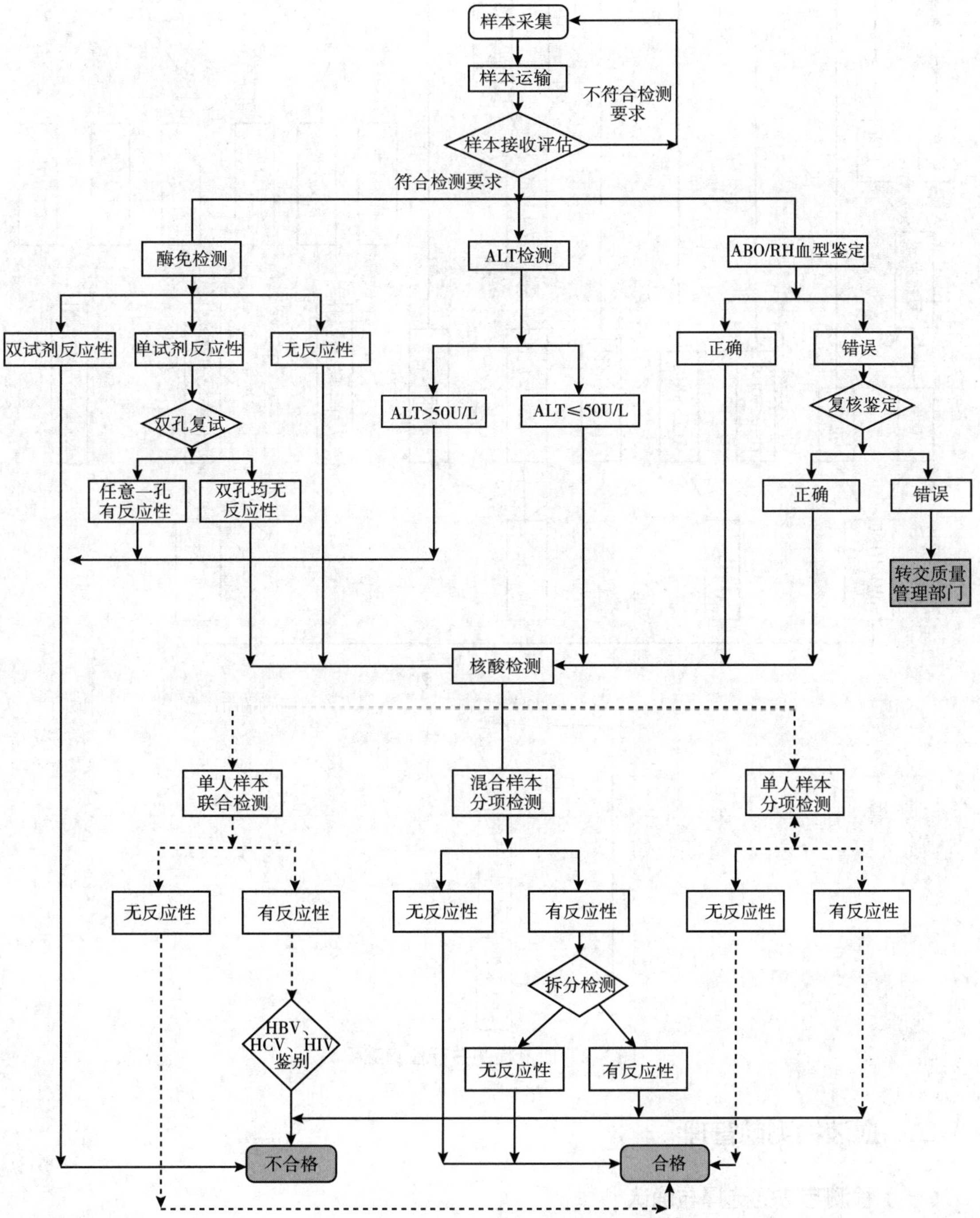

图3-1　血液检测顺序检测流程

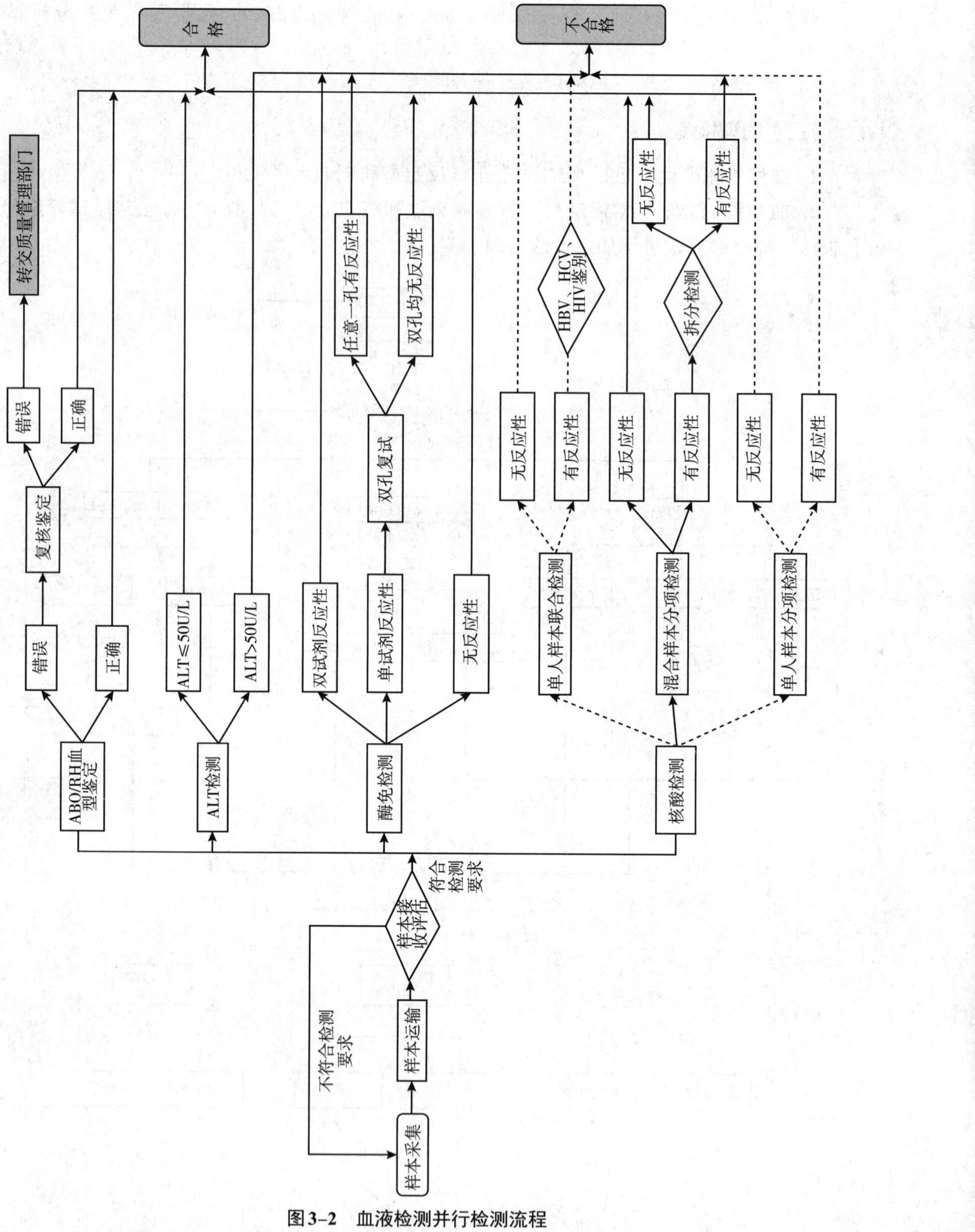

图3-2　血液检测并行检测流程

二、血液检测前管理

（一）检测方法的选择与确认

实验室应严格按照最新适用版本的法律法规的要求对指定的项目，按照指定的方法开展血液检测工作。在此基础上，如果有开展其他检测项目的需求，实验室应充分考虑人员、设备和技术水平等条件，对所要开展的项目进行充分评估，确定要开展的项目和要选择的检测方法。

试验方法应首选有国家标准的方法，没有国家标准时可以选择国际标准方法、地方标准方法或其他标准方法。没有标准方法的，也可自行编制检测方法。但是所有方法都应得到充分的评估确认，确保以下要求能够得到满足。

1. 实验室开展指定项目的检测方法应选择满足最新、适用版本的法律法规的要求。

2. 实验室开展的非指定检测项目应在国家法规的许可范围内。

3. 实验室有能力顺利开展非指定检测项目。

4. 检测结果能够满足预期的检测需求。

实验室应制定并实施检测方法的确认程序，制定试验方法的确认计划，明确参与确认的人员、设备、试剂、确认方法、确认标准等内容。确认完成后，应形成确认报告，明确确认结论。通过确认的检测方法应得到批准后方可实施。

当法律法规发生变化或者发生其他可能影响试验检测方法的变更时，或者从未使用过的试剂、仪器等首次引入现用检测方法时，应重新对检测方法进行确认。

（二）血液检测策略的制定

按照2019版《血站技术操作规程》的要求：

1. HIV、HBV和HCV感染标志物应至少采用核酸和血清学试剂各进行1次检测。对于HBV、HCV、HIV酶免检测反应性的标本可不再进行核酸检测，直接视为该项目检测结论不合格。

2. 梅毒螺旋体感染标志物采用2个不同生产厂家的血清学检测试剂进行检测。

3. ALT采用速率法（湿化学法）进行1次检测。

4. 血型检测进行ABO血型正反定型、RhD血型定型。

5. 可检测国家和省级卫生健康行政部门规定的地方性、时限性输血相关传染病标志物。

以上所有检测项目，实验室可以根据自己的实际状况和检测需求来选择适宜的检测策略，既可以所有项目、所有标本并行进行检测，也可以分批次、分项目进行检测。并行检测，可以节省检测时间，但是检测成本较高，同时也增大了核酸实验室污染的概率。分项目进行检测，检测完成的时间较长，但可以降低人员和试剂等成本。分项目检测时，通常先进行血清学检测，对血清学检测无反应性的标本再进行核酸检测，这样既可以最大程度地降低检测成本，同时可以降低核酸实验室的污染概率。

实验室应根据检测需求制定需要复检血液的范围和复检标本的检测策略。建议对可疑标本、检测结果不确定标本、灰区标本和单试剂反应性标本等进行复检，以便将更加准确的检测结果反馈给献血者。

（三）标本的确认与处置

标本检测前应再次确认标本质量是否符合检测要求，对有无溶血、严重脂血、不足量或超量、标签脱落或不清晰、标签粘贴不规范等情况和标本管是否完成离心脱帽、试管使用是否正确、分样是否完成以及核酸标本是否在规定的检测时间内等内容进行确认，必要时应返回上一流程重新操作。只有符合要求的标本才能被允许进入检测流程。

将符合检测要求的标本摆放于标本载架上或者放置于相应的试验区域。

检测前应对不同采集时间、不同来源的标本编制检测批次，便于信息核对和检测报告的发放。

对于需要进行保密性弃血的血液标本，实验室可以根据自身需求和献血者的要求决定是否对相应的血液标本进行检测。但是无论检测结果如何，该血液都应进行报废处置。

知识链接

保密性弃血

保密性弃血是献血者献血后，因自己存在高危行为可能影响血液安全，主动告知采供血机构相关信息。采供血机构接到献血者告知后，按规定保护献血者隐私，并在保密情况下报废处理该献血者捐献的血液。

（四）试剂的选择、确认与处置

根据所要进行的检测项目选择相应的检测试剂。确认试剂盒的生产厂商、生产批号和有效期等信息，确保所要使用的试剂盒符合SOP的要求，并且试剂在有效期内。要确认所用试剂已经通过质控抽检，符合质量要求。要确认试剂盒各组分信息、试剂盒外包装信息、说明书信息三者完全一致。

将试剂盒的各组分从盒中取出，平衡至室温（18~25℃）。不同种类试剂盒应分区域放置，防止混用。如非整板使用酶免试剂盒，拆装微孔板时一次只能拆装一套微孔板，防止板条混用。剩余的板条应及时用自封袋进行封存。将检测所需的微孔板及时用唯一性条码进行正确标识，确保自动化设备或条码枪能够正确读取编码，便于试验过程的追溯。

如使用自动化检测设备，应将各试剂组分平衡至室温后，及时添加到指定的试剂槽中，并用唯一性的条码进行正确标识，避免混用或污染。

检测过程中，如需配制洗涤液等溶液，应按SOP的要求提前配制、准备好，确保检测过程能够顺利进行。

检查试剂盒内的阴性和阳性对照品以及室内质控品的种类、批次、有效期、规格、数量、外观等，确保符合检测需求。

（五）设备设施的确认

血液检测前，应确认实验室内的温度、湿度等基本条件是否满足检测需求。确认所需设备均处于完好可用状态，并在检定或校准的有效期内。

将所需设备正确开机，并完成设备所需的日常开机维护。

确认信息化管理系统内各项检测参数、各种检测程序的设置符合SOP的要求。选取最优的检测方案，合理有序安排各项检测内容的起止时间，确保最短时间内完成所有的血液检测。

（六）人员的选择与确认

合理选择安排血液检测所需的工作人员，确认相关工作人员的资质符合规定，确认相关工作人员已经经过相关的岗位培训并且考核合格，并且能够独立熟练地完成相关的检验操作。确保相关工作人员已取得相应的检测操作权限。工作人员的着装、配饰以及个人防护等应符合规定。

三、血液检测中管理

检测过程中，实验室应严格按照SOP的要求开展规定项目的检测。全部血液标本必须完成所有项目的检测，不能有漏项，除非检测策略中已经规定的可以终止的情形，例如顺序试验中，某个标本如果已经被认定为酶免检测结果阳性或者反应性，可以不再进行核酸检测。

（一）检测结果的判定规则

1. 实验室应当根据法律法规和检测试剂盒说明书的要求，制定明确的试验有效性和试验结果判定规则。如果使用计算机对检测结果进行判定，应确保判定程序的编写、设置、修改和使用有效、可控，符合预期需求，能够对判定的全过程进行追溯，所有的修改均应保留原版本。如果设置灰区，应评估灰区设置的合理性，并按既定策略处置检测结果在灰区的标本。

2. 判定试验有效性的最低标准是试剂盒各种试验对照的检测值符合试剂说明书的要求。除此之外，判定试验的有效性时还应核查试验所使用的试剂与设备、试验过程有无人工干预或其他非正常步骤出现等关键控制点。如需用外部质控品来判定试验有效性或者监控试验稳定性时，应判断其检测值是否在既定的范围内。

知识链接

何谓“灰区”

ELISA测定的阳性判断值通常是将大量阴性和阳性人群的测定数据进行统计分析后确定的假阳性和假阴性最低值。在阳性判断值周围一定范围内的测定结果也可以界定为“可疑”，这个范围就是通常所说的“灰区”。“灰区”的大小可用统计学方法确定。测定结果在“灰区”的标本，可以通过确认试验或追踪检测来确定最终结果。

3. 如果判定一批试验无效，则该批试验所有标本的检测结果均无效。对基于PCR检测原理的核酸检测系统，应观察整体扩增曲线，对结果的有效性进行判定。分析每个检测的扩增曲线，阴性应在阈值线下无起跳，阳性（包括室内质控和室内对照）呈典型的“S”扩增曲线。如果出现非特异性扩增曲线，或者阳性标本数异常增多，应分析原因并采取对应的措施，必要时对该批次标本重新检测。

4. 根据标本检测值与临界值的比较结果，判定标本检测结果为无反应性、反应性或不确定。检测策略中应明示血清学检测初次试验有反应性的标本是否需要进行重复试验。如果不进行重复试验，则可形成最终检测结论。如需进行重复试验，则应以同样的试剂、设备和试验方法对同一献血者来源的血液标本进行双孔复试。如果双孔复试结果均为无反应性，可以判定其检测结果为无反应性。如果双孔复试结果中有任意一孔为有反应性，则应判定该标本最终检测结论为不合格，对应的血液应进行报废处置。如果HIV初筛检测结果为反应性，必须进行重复检测。如重复检测结果均为无反应性，则报告为HIV检测结果无反应性；如任意一孔为有反应性，需进行补充试验。补充试验包括抗体确证试验和核酸试验。核酸单人份联检有反应性的标本即判定为核酸检测结果反应性，应进行HBV、HCV、HIV的鉴别试验。核酸混检结果为有反应性的，应进行拆分检测。拆分检测结果为无反应性的，判定为核酸检测结果无反应性；拆分检测结果为有反应性的，判定为核酸检测结果有反应性。对核酸检测不合格的标本，应明确给出具体阳性反应的项目。

考点提示 核酸检测结果的判定规则。

5. 血型检测试验时，只有正、反定型结果与原始登记结果均一致时，方可给出判定结论。如果出现血型检测结果与采血点初筛血型或历史血型不一致，或者血型正反定型不符合等现象时，应认真分析血型不一致或者不符合的原因。排除留样错误、试验操作错误、设备、试剂等因素后，须进行试管法正反定型确认。如果试管法正反定型仍然不能最终确定血型，可采用单克隆抗-A、抗-B、抗-A1、抗-AB、抗-H试剂与受检者红细胞反应检测ABH抗原；A、B、O型试剂红细胞及自身红细胞与受检者血清（血浆）反应检测血型抗体；红细胞吸收放散试验检测弱A、弱B抗原；凝集抑制试验检测唾液ABH血型物质；血清（血浆）吸收试验等方式方法排除ABO血型以外的抗体对鉴定的影响，从而确定受检者ABO血型。必要时，应增加血型的基因检测。由于D抗原是多个表位的嵌合体，其抗原数量减少或抗原结构变异会产生弱D抗原或者不完全D抗原红细胞，易造成初筛时的假阴性，因此初筛为RhD阴性者，必须进行确认试验。需要用人源性IgG抗D试剂进行抗球蛋白试验、吸收放散试验或者基因检测技术等进行确认，方可得出最终Rh血型结论。

6. 如需人工判定检测结果时，应由双人进行复核，并详细记录每一个判定依据。

（二）试验意外中断的处置

实验室应针对各种可能造成试验意外中断的风险因素制定应急处置预案。试验意外中断时，应记录试验中断的时间和试验项目，按照应急预案的要求，评估试验中断对试验本身造成的影响，确定试验是否需要重新进行。如需人工辅助或干预后续试验，应确保试验的衔接与连续性，确保试验的检测结果不受干扰和影响。应记录实施人工辅助或干预的人员、时间、内容、结果等相关信息，确保试验过程的可追溯性。应采取措施防止类似因素再次造成试验过程的意外中断。

（三）试验过程的监控

试验过程中应对试验的环境设施等检测条件、设备运行状况以及试验性能与试验系统等进行持续的监控，确保血液检测结果准确、可靠。

1. 设施、设备的监控 试验过程中，应确保试验环境的温度、湿度等条件始终保持在正常的范围内；确保核酸实验室的压力始终保持在规定的范围内；确保设备均保持正常运行的状态；确保信息化管理系统的数据处理与传输稳定可靠。

2. 试验性能监控 试验过程中，应对试验性能进行持续监控，以发现正在发生的任何性能变化，这些变化如果没有得到及时纠正，最终可能导致试验批次的失败，或者弱阳性标本的漏检。

（1）通常采用能够实时反映试验性能变化的参数（如试验对照和质控品的检测值）对试验性能进行监控。性能监控时除了采用试剂厂商提供的试验对照和（或）质控品外，还应增加第三方质控品（外部质控品）监控试验性能。试验对照和质控品应在与血液标本完全相同的条件下进行检测。外部质控品的选择应该满足规定的要求。

（2）实验室应利用质控品的检测数据开展室内质控，监控试验的有效性和稳定性，监测系统的趋势变化。核酸试验质控品的检测结果应与预期结果一致。

（3）如果在试验性能监控的过程中，发现试验对照的检测结果出现异常变化或者室内质控出现失控现象，应进行充分评估，判定血液标本检测结果的准确性与可信性，并采取相应的措施，必要时应重新进行试验。详参见第三章第五节。

3. 试验系统监控　试验过程中，应对试验系统进行监控。通常选用能够反映试验系统变化的参数进行试验系统控制，如血清学检测系统初、复试反应率以及两者的比例（复试有反应标本数/初试有反应标本数）等，核酸检测系统初筛阳性率（混检或联检阳性率）、鉴别阳性率、拆分阳性率等。通过这些指标对实验系统进行回顾性监控和分析以判断试验系统的稳定性，从而确保检测结果的可靠性。

4. 其他　如果是采用手工操作进行标本和试剂加样，应完整记录每一加样和操作步骤。

四、血液检测后管理

血液检测后管理包括检测数据的整理汇总、检测报告的签发、检测报告收回与重新签发、检测后标本的保存与销毁、实验室的消毒整理、标本确认、献血者回告、疫情报告等诸多环节。

（一）检测数据的汇总与归档

1. 血液检测试验结束后，打印所有试验的原始数据记录，重新核实试剂的使用、设备的使用、阴阳对照的检测结果、室内质控品的检测结果、试验过程等关键控制点的信息，均应准确无误、符合规定要求。

2. 依据检定合格标准由信息化管理系统或者人工对每一份检测标本判定最终检测结论。按照相关规定，采供血机构实验室判定血液检测合格的标准是：HBV、HCV、HIV、梅毒感染标志物最终结论均无反应性，ABO、RhD血型定型正确，ALT ≤ 50U/L，其他需要检测的输血相关传染病标志物最终检测结果均无反应性。如需人工判定检测结论，应由双人进行复核。

3. 相关人员核对、确认、签署检测原始记录。应定期整理和归档试验的原始数据和试验相关的记录，并按照要求保存。血液检测的原始记录至少应保存十年。信息化管理系统的相关记录也应参照上述要求定期备份归档。

（二）血液检测报告的签发

血液检测最终结论将作为血液放行与否的重要依据，只有检测合格的血液方可放行供临床使用，检测不合格的血液不得放行。因此必须严格执行检测报告签发的管理程序。

考点提示　血液检测报告的签发要求。

1. 血液检测报告应该是在所有的检测项目全部检测完毕后，以包含完整质控的一次检测为一批（或根据实际工作需求自行定义），由授权人员对每批标本的检测过程和关键控制点进行检查，确认试验有效、标本相关信息完整准确，方可签署发放报告。检测结果的分析与检测报告的签发应由具备检测资质、经过培训并得到授权的技术人员进行。

2. 检测报告应完整、清晰。至少应包含检测实验室名称、标本信息、标本送检日期、检测项目、试剂生产商、试剂生产批号及有效期、质控品名称、质控品批号及有效期、检测日期、检测方法、检测结果、检测结论、检测者、复核者和报告者的签名和日期等信息。集中化检测实验室还应有委托方名称和其他特定要求等信息。

3. 检测报告签发后，应采用经过确认的计算机信息管理系统进行检测报告的传输和发放，确保检测结果传送的正确性。必要时可同时发放纸质检测报告。集中化检测报告的签发建议采用电子报告和纸质报告同时发放的形式，以保证检测委托方能够接收到正确无误的检测报告。

4. 使用计算机信息管理系统要确保信息修改的一致性，如献血者血型、姓名和血量等。电子信息修改后，要保持无偿献血登记表与检测结果原始记录以及信息管理系统相关信息的一致性。

5. 应建立和实施检测报告的接收和利用程序，确保相关部门能够正确地传输、接收和利用报告。相关部门要根据血液不同的检测状态，将待检测的血液、正在检测但未最终判定检测结果的血液和检测后不合格血液进行严格的物理隔离和正确标识，防止不合格血液的误发放。对合格且符合放行规则的血液，按批次进行放行管理。血液集中化检测的委托方和受委托方应明确血液检测最终结论的报告和利用方式、职责与分工。

6. 要建立和实施保密程序，确保献血者的个人信息和血液检测信息等隐私不被泄露或误用。献血者血液检测信息查询或回告时，必须核对献血者的真实身份，确保只有献血者本人或者授权委托人才能查询或者接收血液检测信息。对于血液标本呈反应性的献血者的检测结果的告知和解释，应该由经过培训的专业人员进行，避免造成献血者的误解。

7. 实验室检测报告的错误发放有可能造成非常严重的血液质量安全事故，应尽可能地避免检测报告收回、更改等情况的发生，但应制定检测报告收回、更改和重新签发管理程序或相应的应急预案。一旦发现血液检测报告填写、发放有错误，应立即启动检测报告的收回程序或应急预案，发现人应立即通知相关部门收回纸质和电子版检测报告并控制相关血液及制品，同时立即通知实验室负责人，实验室负责人或相关授权人员应立即对错误报告进行评估，必要时通知质量管理部门会同有关部门共同评估错误报告可能造成的损失和影响，并在第一时间采取措施，隔离尚未放行或发放的血液，已经发出的血液应全力追回，最大限度地降低损失和影响。同时，应积极查找错误报告发出的原因，在确保所有错误得到纠正、并且不存在其他潜在风险后，更改或重新发放检测报告。报告收回、更改过程中，应适时上报主管领导。

（三）实验室的整理与清洁

试验完毕后，应对实验室进行清洁与整理。将试验所用的器材整理归位到指定位置。将剩余的试剂放置于指定的冰箱内保存。剩余的核酸试剂以及阴、阳性对照和质控品不得放回试剂存储区，应放置于标本处理区单独放置的冰箱内。

试验完成后对实验室地面、台面和空气实施全面的清洁与消毒。核酸实验室消毒时应遵循从清洁区向污染区实施的原则。不同区域应使用专用的清洁工具，防止交叉污染。应定期对消毒效果实施监控。

医疗废物应分类、打包、称重并正确标识后送交医疗垃圾暂存处集中处置。医疗废水应进行消毒处理，达标后方可排入城市污水管路。

将试验所使用的设备进行正确的清洁、维护后，按照SOP的要求依次关闭电源。

（四）标本的保存与处置

按照相关法律法规的要求，将艾滋病病毒检测呈反应性的血液标本送交艾滋病确证实验室进行确证。

按照SOP规定的期限要求将检测完毕的标本保存于标本冰箱内，以备追溯。定期按规定销毁已经超过保存期限的标本。阳性或反应性血液标本在转移出实验室之前应进行消毒灭活处理。

（五）疫情报告

实验室应按照《传染病信息报告管理规范》的要求，对血液检测呈反应性的标本按传染病报告卡登记的内容，在规定的报告时限内，向属地疾病预防控制机构报告。实行网络直报的应于24小时内进行网络报告，未实行网络直报的应于24小时内寄出传染病报告卡。

第四节　实验室质量控制与评价

扫码“学一学”

实验室质量控制与评价的主要方式包括室内质量控制和室间质量评价。通过实验室质量控制与评价可以真实评价实验室的质量管理水平，有效提高血液检测质量，确保血液检测结果准确、稳定、可靠。

一、室内质量控制

室内质量控制（internal quality control，IQC）是实验室工作人员采取一定的方法和步骤，采用统计学的方法，连续监控试验的有效性和稳定性，监测检测系统的变化趋势，即时判定试验结果是否准确可信的过程。ELISA和CLIA试验的室内质控通常采用试剂盒阴阳性对照、弱阳性质控品实时监控试验的有效性，同时采用弱阳性质控品和Levey-Jennings质控图监控试验的稳定性。ALT作为定量试验通常采用Levey-Jennings质控图监控试验的精密性和有效性。NAT试验以及其他定性试验可选择适当浓度的质控物，采用定性检测的方式进行质控，检测结果合格即判为在控。

（一）开展室内质控的一般管理要求

实验室应建立并实施室内质控管理程序，对试验性能进行持续监控。应明确室内质控的目的、规则、方法、频次、质控品的技术要求、失控的判断标准与处置方式等内容。实验室在开展室内质控工作前，应对工作人员进行统计学基础知识、室内质控基本理论和质量控制方法等内容的培训。

（二）室内质控的方法与频次

通常采用的室内质控的方法是选取试剂盒附带的阴阳性对照品、室内质控品以及适宜的外部质控品，将对照品和质控品与常规标本采用相同设备、相同试剂在相同条件下同时进行检测。由于质控品检测值的大小和变化可以反映检测系统的试验性能，因此通过对质控品的检测值进行统计分析，可以监控试验的有效性和稳定性，评价检测系统的试验性能并发现存在的问题。

通常每个检测系统的每个批次（一个试剂盒）都应同步进行对照品与质控品的检测。如果由于标本数量的原因，同一试剂盒分多次进行检测，也应确保每次检测都同步进行对照品和质控品的检测。

（三）室内质控品的选择

质控品是指经过相应处理后专门用于质量控制的特定标本。质控品的质量保障是实施良好室内质控的前提，必须选择合适的质控品，并加强质控品的管理。

1. 质控品的基本性能要求 质控品所含目标检测物的浓度应满足试验要求。血清学检测标志物含量应接近检测限（S/CO值为2~5）；核酸检测标志物浓度建议为核酸检测系统最低检测限的2~5倍。基质应满足相应检测项目的要求，尽可能与血液标本一致。质控品应具有可靠的稳定性，质量不易发生变化。瓶间差异不影响结果的判断和分析。质控品与对照品的检测值应满足试剂说明书的有效性判定标准。ELISA试验理想的室内质控品应包含高值、中值、低值三种质控品。

2. 质控品的来源 除试剂厂商提供的试验对照和质控品外，必须还要有第三方提供的质控品（外部质控品）。外部质控品与试剂盒提供的试验对照不能相互替代。外部质控品应尽可能购买商品化的质控品，要求无传染性、无基质效应，且应要求厂家提供其质控品的溯源证明。要确保有足够的质控品长期稳定地供应。质控品应在正确的条件下贮存，以获得最大的稳定性和最小的瓶间差异。

3. 质控品的使用 每批次质控品在投入常规使用前，均应对质控品的来源、质量、批号和有效期等进行确认，确保其符合相应检测项目的实验要求后方可使用。要严格按照质控品所要求的保存条件进行分类保存（一般-18℃以下冷冻保存），并定期进行盘点和库存管理，检查质控品种类、规格、数量、批号和有效期，确保质控品充足供应，避免过期报废。

质控品使用时应严格按照要求进行质控品复融，平衡至室温，并充分混合，明确复融后质控品的保存条件和有效期。在日常使用前应再次对复融后质控品的种类、规格、外观、批号和有效期进行检查。应避免对质控品进行反复冻融。

（四）质控图

实验室推荐采用Levey–Jennings质控图对ELISA、CLIA和ALT等试验进行质控。如需采用更多种类的控制图进行质控，可参阅相关资料。

考点提示 室内质控图的绘制方法与判定规则。

1. Levey–Jennings质控图 医学实验室常用Levey–Jennings质控图评价检测过程的质量。质控图的基本原理认为，当随机变量遵循正态分布时，随机变量出现在$\bar{X} \pm 3s$范围内的概率为99.73%，是大概率事件。而不出现在$\bar{X} \pm 3s$范围内的概率为0.27%，是小概率事件。根据小概率事件可以"忽略"的原则，即认为小概率事件不会发生，如果随机变量超出了$\bar{X} \pm 3s$范围，则表明随机变量是由于检测过程中存在异常变异所致。因此，可以通过对质控图的分析发现随机误差和系统误差。

2. 质控图的绘制 在实验室常规检测条件下，选取相同的检测方法，连续测定同一批号的弱阳性质控品10~20天，收集至少20个质控数据，对数据进行离群值检验，剔除超过±3s以外的数据，计算均值（$\overline{X}$）及标准差（S），以此控制后续试验过程，直到试剂或质控品批号更换。以Y轴为质控品的测定值（S/CO值），X轴为质控个数或单位时间。Y轴刻度上各水平线分别为均值$\overline{X}$、$\overline{X}$ ±s、$\overline{X}$ ±2s、$\overline{X}$ ±3s上下控制限。每次检测后，依次将质控值点在相应的位置，进行描点绘图。

标准差反映了检测数据的离散程度，也反映了检测系统的随机误差的大小。标准差越小，意味着检测系统的精密度越好。构建质控图的过程中，如果发现试验变异度过大，应采取措施，稳定各个环节试验条件，将变异度控制在可接受的范围内。通常情况下，ELISA试剂的批内变异系数（CV）宜控制在15%以内，批间CV宜控制在20%以内。

3. 质控图判定规则　1个质控品测定值超过$\overline{X}$ ±2s控制限，常作为警告界限；1个质控品测定值超过$\overline{X}$ ±3s控制限，常作为失控界限，提示存在随机误差；同一批质控品最高测定值和最低测定值之间的差值超过4s提示存在随机误差；2个连续质控品测定值同时超过$\overline{X}$ +2s或$\overline{X}$ −2s控制限，提示存在系统误差；4个连续质控品测定值同时超过$\overline{X}$+s或$\overline{X}$−s控制限，提示存在系统误差；7个连续质控品测定值均落在均值的一侧，提示存在系统误差。

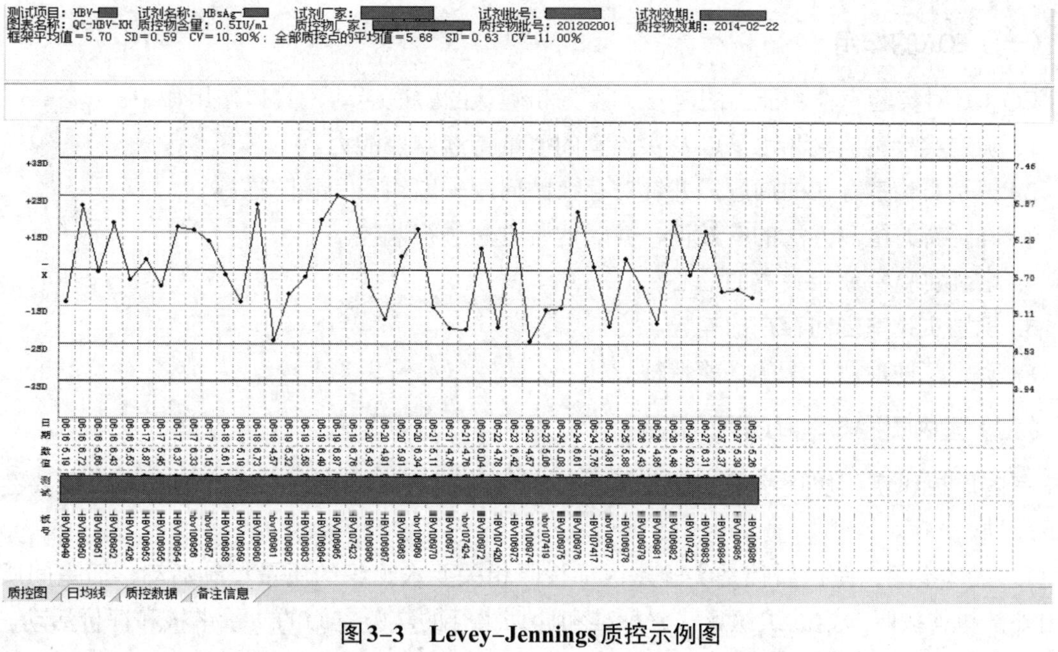

图3-3　Levey-Jennings质控示例图

4. 质控图的重建　试剂更换新的批号后，考虑到批间差异的影响，应重新建立质控图框架。如果只更换质控品的批号，不更换试剂批号，可采用将新、旧质控品同时检测的方式获取新批号质控品的均值和标准差数据，建立质控图框架。

5. 失控原因分析与处置　试验完毕后，应对质控图进行即时分析。如果出现提示系统误差或随机误差的现象，应及时从人、设备、试剂与耗材、方法、环境等各个角度进行原因分析，对试验的可信程度进行判断并采取相应的措施，消除产生误差的因素。应保存失控情况分析处理记录。

6. 特殊情况下的室内质控　如果血液采集量过少或者条件所限，实验室不能每天进行血液检测、质控数据量过少的情况下，实验室必须保证每次试验满足试剂盒质控品的要求，弱阳性质控品S/CO≥1。在此基础上，可采取即刻法（Grubbs法）进行室内质控。该方法只需连续测定质控品3次，即可利用3次检验结果进行质控图绘制。质控方法和规则参照相关资料。

7. 其他检测试验的室内质控 实验室进行血型检测时，必须同时检测对照品和质控品，对照试验的频次取决于工作模式、试验方法和试剂，质控品检测结果与预期结果完全一致为实验有效。核酸检测室内质控品的检测模式应与核酸检测系统检测模式一致。选择2~5倍检出限浓度的质控品用于室内质控，检测结果为反应性即认为在控。基于PCR方法的检测，室内质控的CT值可用于检测批间变异的回顾性分析。

二、室间质量评价

室间质量评价（external quality assessment，EQA）是由外部独立机构组织的多家实验室对相同或类似样品进行试验检测的组织、实施和评价活动，通过实验室间的对比来判断不同实验室的校准、检测能力以及持续监控的能力。EQA是实验室质量保证的重要组成部分。实验室应积极参加外部质量评价活动，特别是权威部门组织的室间质评，可以评价实验室的分析能力、监控实验室可能出现的技术问题，改进分析能力和实验方法，以此提高检测过程的质量和检测结果的可信度。

（一）EQA的作用

EQA是对实验室检测能力的考核、监督和确认的验证活动，具体作用如下。

1. 确定实验室的检测水平以及实验室的质量持续监控能力。
2. 识别实验室存在的问题，并针对存在的问题采取纠正和预防措施。
3. 确定新的检测方法的有效性，并对这些方法进行监控。
4. 增强实验室和相关方的信心。
5. 识别实验室之间存在的差异。
6. 确定某种检测方法的性能特征。

（二）室内质控与室间质评的区别

室内质控和室间质评都是实验室质量控制的重要组成部分，二者互为补充，主要存在以下差异。

1. 主体不同 室内质控是实验室内部按照相关要求组织的质量控制活动，而室间质评是由外部机构按照一定的组织形式、标准和计划进行的实验室间的质量审核和评价活动。

2. 作用不同 室内质控可有效发现和减少实验室随机误差，而室间质评则能更有效地发现系统误差。

3. 效果不同 室内质控是实验室内部质量的自我评估。而室间质评，尤其是权威机构组织的室间质评结果则是实验室检测数据准确可靠和有效的客观证据。

（三）室间质评的管理

实验室应制定参加室间质评活动的程序，对质评标本的接收、处置、检测、结果报告、反馈结果分析等过程实施管理。

实验室应每年制订室间质评计划，明确参加室间质评的项目、级别（外部机构）、频次、质评方式和质量标准等，并按计划实施室间质评活动。实验室应严格遵循外部组织的要求，对室间质评样品按常规标本检测方式进行检测，如实的按时回报检测结果。血站实验室参加国家参比实验室组织的室间质评的频次通常为一年至少两次。

实验室应对室间质评反馈结果进行总结、分析，寻找实验室持续改进的机会。若室间质评结果未能达到质量标准，应全面分析原因，查找实验室存在的问题，制定和实施有效的纠正措施，加以改进和提高。

第五节 血液筛查实验

一、ABO血型正定型实验（酶标仪、凝集试验法）

【实验原理】

1. 正定型是用抗A和抗B抗体与对应的红细胞抗原产生的凝集反应来判定ABO血型。

2. 利用吸光度的变化判断凝集程度，判定检测结果。

【实验材料】

1. 器材 全自动加样系统或加样枪、孵育振荡器、酶标仪、平板离心机、96孔U底血凝板。

2. 试剂 抗A、抗B血型定型试剂、0.9%生理盐水。

3. 标本 EDTA抗凝全血、质控品。

【实验步骤】

1. 实验准备

（1）将抗A、抗B血清试剂和质控品自冰箱取出，检查试剂批号和有效期。

（2）取一次性96孔U底血凝板，贴上唯一性条码。

（3）将待检的标本红细胞用0.9%生理盐水进行稀释，红细胞∶盐水比例为1∶10。

2. 实验操作

（1）在96孔U底血凝板内加入稀释好的红细胞标本和质控品各20 μl，再于相应孔内依次加入抗A、抗B血清25 μl。

（2）置于孵育振荡器上混合。（参考条件：时间2分钟，转速300转/分，振幅2。）

（3）置于平板离心机上离心。（参考条件：时间2分钟，转速1000转/分。）

（4）再置于孵育振荡器上悬浮。（参考条件：时间2分钟，转速1000转/分，振幅1。）

（5）置于酶标仪上，用实验室质量控制与管理系统软件判读结果，测定波长为620nm。

3. 结果判断 高于cutoff值上限值的为凝集，低于cutoff值下限值的为不凝集，界于cutoff值上限值与下限值之间的为可疑，需进一步测定。无法准确判读的疑难血型送血型确认部门进行确认。

4. 检验后处理 实验结束后，检查、核对并发送检测结果，整理并保存原始记录，保留血液标本，按规定处理废弃物和废水，清洁消毒检测场所。

【注意事项】

1. 采用不同的设备和试剂时应按照不同的设备与试剂的要求完成试验操作，具体参数设置参照设备与试剂说明书。

2. 对于未能自动判读的血型结果必须辅助以人工判读。

3. 结果判读时，如果质控品未出现预期的结果，应查明原因，采取相应的措施，必要时应重新进行检测。

4. 如果血型检测结果与原始录入血型不一致，应查明原始录入结果错误的原因，防止错误留样等问题造成血液安全事故。

二、ABO血型反定型实验（酶标仪、凝集试验法）

【实验原理】

1. 反定型是用已知的A、B、O红细胞通过凝集反应测定被检者血清中有无相应的抗A和（或）抗B抗体，结合正定型结果判定ABO血型。

2. 利用吸光度的变化判断凝集程度，判定检测结果。

【实验材料】

1. 器材 全自动加样设备或加样枪、孵育振荡器、酶标仪、平板离心机、96孔U底血凝板。

2. 试剂 ABO反定型红细胞试剂盒。

3. 标本 血浆、质控品。

【实验步骤】

1. 实验准备

（1）将红细胞试剂和质控品自冰箱取出，检查试剂批号和有效期。

（2）取一次性96孔U底血凝板，贴上唯一性条码。

2. 实验操作

（1）在96孔U底血凝板内加入血浆标本和质控品各50 μl，再于相应孔内依次加入A、B、O型试剂红细胞各30 μl。

（2）置于孵育振荡器上混合。（参考条件：时间2分钟，转速300转/分，振幅2。）

（3）置于平板离心机上离心。（参考条件：时间2分钟，转速1000转/分。）

（4）再置于孵育振荡器上悬浮。（参考条件：时间2分钟，转速1000转/分，振幅1。）

（5）置于酶标仪上，用实验室质量控制与管理系统软件判读结果，测定波长为620nm。

3. 结果判读 高于cutoff值上限值的为凝集，低于cutoff值下限值的为不凝集，界于cutoff值上限值与下限值之间的为可疑，需进一步测定。无法准确判读的疑难血型送血型确认部门进行确认。

4. 检验后处理 实验结束后，检查、核对并发送检测结果，整理并保存原始记录，保留血液标本，按规定处理废弃物和废水，清洁消毒检测场所。

【注意事项】

1. 采用不同的设备和试剂时应按照不同的设备与试剂的要求完成试验操作，具体参数设置参照设备与试剂说明书。

2. 对于未能自动判读的血型结果必须辅助以人工判读。

3. 结果判读时，如果质控品未出现预期的结果，应查明原因，采取相应的措施，必要时应重新进行检测。

4. 如果血型检测结果与原始录入血型不一致，应查明原始录入结果错误的原因，防止错误留样等问题造成血液安全事故。

5. 如果在反定型试验中，受检者的血清或血浆与O型红细胞产生阳性反应，则需添加自身对照。如果自身对照为阳性，表明是自身冷凝集素造成的。如自身对照为阴性，则表明被检者血清或血浆中可能存在ABO系统以外的其他系统抗体干扰定型。

三、RhD血型实验（酶标仪、凝集试验法）

【实验原理】

1. 根据抗D抗体与对应的红细胞抗原产生的凝集反应来区分RhD阴性和RhD阳性。

2. 利用吸光度的变化判断凝集程度，判定检测结果。

【实验材料】

1. 器材　全自动加样系统或加样枪、孵育振荡器、酶标仪、平板离心机、96孔U底血凝板。

2. 试剂　RhD血型定型试剂（IgM）、0.9%生理盐水。

3. 标本　EDTA抗凝全血、质控品。

【实验步骤】

1. 实验准备

（1）将RhD血型定型试剂和质控品自冰箱取出，检查试剂批号和有效期。

（2）取一次性96孔U底血凝板，贴上唯一性条码。

（3）将待检的标本红细胞用0.9%生理盐水进行稀释，红细胞：盐水比例为1：10。

2. 实验操作

（1）在96孔U底血凝板内加入稀释好的红细胞标本和质控品各15 μl，再于相应孔内加入RhD血型定型试剂15 μl，最后加入0.9%生理盐水30 μl。

（2）置于孵育振荡器上混合。（参考条件：时间2分钟，转速300转/分，振幅2。）

（3）置于平板离心机上离心。（参考条件：时间2分钟，转速1000转/分。）

（4）再置于孵育振荡器上悬浮。（参考条件：时间2分钟，转速1000转/分，振幅1。）

（5）置于酶标仪上，用实验室质量控制与管理系统软件判读结果，测定波长为620nm。

3. 结果判读　高于cutoff值上限值为凝集判定为RhD阳性，低于cutoff值下限值为不凝集判定为RhD阴性，界于cutoff值上限值与下限值之间为可疑。初筛RhD阴性标本和可疑标本送血型确认部门进行确证实验。

4. 检验后处理　实验结束后，检查、核对并发送检测结果，整理并保存原始记录，保留血液标本，按规定处理废弃物和废水，清洁消毒检测场所。

【注意事项】

1. 采用不同的设备和试剂时应按照不同的设备与试剂的要求完成试验操作，具体参数设置参照设备与试剂说明书。

2. 对于未能自动判读的血型结果必须辅助以人工判读。

3. 结果判读时，如果质控品未出现预期的结果，应查明原因，采取相应的措施，必要时应重新进行检测。

四、ABO血型鉴定实验（试管法）

【实验原理】

1. 单克隆抗-A、抗-B试剂与受检者红细胞反应作为正定型，A、B、O型试剂红细胞与受检者血清（血浆）反应作为反定型，以检测受检者红细胞上的A、B抗原及血清（血浆）中抗-A、抗-B，根据受检者红细胞表达的A、B抗原及血清（血浆）中的抗-A、抗-B情况判定ABO血型。

2. 利用吸光度的变化判断凝集程度，判定检测结果。

【实验材料】

1. 器材 普通离心机、血型血清学专用离心机、恒温水浴箱、普通显微镜、试管。

2. 试剂 单克隆抗-A、抗-B、抗-D试剂，3%～5%的A、B、O型试剂红细胞。

3. 标本 EDTA抗凝全血。

【实验步骤】

1. 将受检者血液标本离心分离血清（血浆）及压积红细胞，取压积红细胞30～50 μl加生理盐水1ml，稀释成3%～5%红细胞悬液。

2. 取试管5支，正定型分别标记为抗-A、抗-B，反定型分别标记Ac、Bc、Oc。在标记为抗-A、抗-B的试管中分别加相应的抗-A、抗-B试剂2滴（100 μl），再各加受检者3%～5%红细胞悬液1滴（50 μl）；在标记为Ac、Bc、Oc的3支试管中各加受检者血清（血浆）2滴（100 μl），再分别加相应的A、B、O型试剂红细胞1滴（50 μl）。轻摇使试管内反应物混匀。

3. 1000×g离心15秒。

4. 离心后，观察有无溶血现象，然后轻轻转动试管，边转动边观察有无凝集，使沉于管底的红细胞全部悬浮。如肉眼观察不能确定有无凝集时应在显微镜下观察。

5. 结果判断

（1）常用的记录符号及所表示的凝集或溶血程度如下。

4+：一个大凝集块，背景透明，无游离红细胞。

3+：数个较大凝块，背景透明，无游离红细胞。

2+：许多小凝块，大小均匀，背景基本透明，有少许游离红细胞。

1+：肉眼可见很小的凝块，背景不透明，游离红细胞多。

W+（±）：显微镜下观察可见微小凝集颗粒，肉眼很难看清，背景混浊。

0（-）：显微镜下观察，红细胞全部游离无凝集。

pH：部分溶血。

H：完全溶血。

（2）ABO血型鉴定结果的判定见表3-1。

表3-1 血型鉴定结果的判定

受检者红细胞+试剂抗体（正定型）		受检者血清或血浆+试剂红细胞（反定型）			结果判读
抗-A	抗-B	A型红细胞	B型红细胞	O型红细胞	
-	-	+	+	-	O
+	-	-	+	-	A
-	+	+	-	-	B
+	+	-	-	-	AB

注：+：凝集，-：不凝集

6. 检验后处理 实验结束后，检查、核对并发送检测结果，整理并保存原始记录，保留血液标本，按规定处理废弃物和废水，清洁消毒检测场所。

【注意事项】

1. 采用不同的设备和试剂时应按照不同的设备与试剂的要求完成试验操作，具体参数设置参照设备与试剂说明书。

2. 所有试剂应在有效期内使用。

3. IgM抗-A和抗-B与相应红细胞的反应温度以4℃为最强，但为了防止冷凝素的干扰，一般在室温下进行试验。

4. 宜采用EDTA·K^2抗凝血液标本，因为EDTA·K^2同时螯合补体激活所需的Ca^{2+}和Mg^{2+}，阻断补体活化引起的红细胞破坏，避免自然沉降过程中因体外激活补体致使反定型红细胞出现溶血而影响结果判读。

五、RhD血型鉴定/确认实验（试管法）

【实验原理】

采用3种不同来源的单克隆抗-D试剂（抗体类型包括IgG型及两种IgM/IgG混合型），用抗球蛋白法检测红细胞表面的RhD抗原。

【实验材料】

1. 器材 普通离心机、血型血清学专用离心机、恒温水浴箱、普通显微镜、试管。

2. 试剂 IgG型及IgM/IgG混合型单克隆抗-D试剂（以下简称为3种单克隆抗-D试剂），3%～5%O型RhD阳性红细胞，多特异性抗球蛋白试剂。

3. 标本 EDTA抗凝全血。

【实验步骤】

1. 将用IgM型单克隆抗-D试剂初步鉴定为RhD阴性的受检者血液标本以1000g离心3分钟，分离血清（血浆）和压积红细胞，取压积红细胞用生理盐水洗涤3次后加生理盐水配成3%～5%红细胞悬液备用。

2. 盐水介质法复检 用单克隆抗-D试剂先以盐水介质法检测受检者红细胞RhD抗原，若IgM/IgG混合型单克隆抗-D试剂与受检者红细胞出现“3+～4+”凝集反应，则受检者为RhD阳性；若3种单克隆抗-D试剂与受检者红细胞反应至少1管镜检有弱凝集时，则受检者为弱D型；若3种单克隆抗-D试剂与受检者红细胞均无凝集时，继续采用抗球蛋白法使单克隆抗-D试剂与受检者红细胞反应，进一步检测RhD血型。

3. 抗球蛋白法检测弱D抗原 应用抗球蛋白法使3种单克隆抗-D试剂与受检者红细胞反应检测RhD血型。如3种单克隆抗-D试剂与受检者红细胞仍均为阴性，可确认为RhD阴性；如至少1种镜检可见凝集，则为弱D型。

4. 检验后处理 实验结束后，检查、核对并发送检测结果，整理并保存原始记录，保留血液标本，按规定处理废弃物和废水，清洁消毒检测场所。

【注意事项】

1. 采用不同的设备和试剂时应按照不同的设备与试剂的要求完成试验操作，具体参数设置参照设备与试剂说明书。

2. 所有试剂应在有效期内使用。

3. 弱D型鉴定时采用的试剂至少要有一种含有IgG型单克隆抗-D。

4. 鉴定为弱D的受检者如果是献血者应按RhD阳性对待，若为受血者应按RhD阴性对待。

六、ALT测定实验（全自动生化分析仪、速率法）

【实验原理】

$$\text{L-丙氨酸}+\alpha\text{-酮戊二酸}\xrightarrow{\text{ALT}}\text{丙酮酸}+\text{L-谷氨酸}$$

$$\text{丙氨酸}+\text{NADH}+\text{H}^+\xrightarrow{\text{LDH}}\text{L-乳酸}+\text{NAD}^+$$

在340nm波长下检测NADH的氧化速率，吸光度的下降速率与ALT活性成正比。

【实验材料】

1. 器材 全自动生化分析仪。

2. 试剂 ALT测定试剂盒。

3. 标本 血浆或血清。

【实验步骤】

1. 实验准备

（1）将试剂和室内质控品从冰箱取出，检查试剂和质控品的有效期及批号并进行记录。

（2）检查所需检测的标本，标本条码应清晰完整，标本无严重溶血、脂血、凝血，所有指标符合检测项目的技术要求。试管表面如有冷凝水可用抹布轻轻拭去，以免影响条码读取。

（3）将室内质控品室温下平衡30分钟，检查质控品的外观应为澄清、无混浊液体，批号、有效期等符合规定，数量充足。

（4）检查设备中试验所需各类清洗剂是否足量，如有需要及时添加。

（5）检查试剂针尖、样品针尖、搅拌棒、清洗站喷嘴应无挂水、污渍、弯曲。

（6）检查废液桶，废液桶应清空、无污水。

（7）按照设备操作说明开启全自动生化仪。

（8）检查设备的运行状态是否正常。

2. 实验操作

（1）将标本和质控品按顺序依次放入标本盘中，标本条码应对准条码扫描器，能够正确读取条码。

（2）将足量的试剂添加到指定位置。

（3）选取标本检测方案和质控方案。

（4）按照全自动生化仪的操作说明书要求开始试验检测。

3. 结果处理

（1）将检测数据自动汇集到实验室信息化管理系统中。如需人工录入检测信息，应进行双人核对。

（2）检查检测结果和室内质控图，确认检测结果是否准确有效。

（3）按照SOP的要求进行检测设备的维护工作。

（4）关闭设备，将剩余试剂与质控品及时放回指定冰箱或指定位置保存。消毒、整理实验室，按照标准要求处置医疗废水、医疗废物。

【参考区间】

正常值≦50U/L。

【注意事项】

1. 使用不同的全自动生化检测设备时，应按照具体的设备操作要求完成试验操作。同时，针对不同试剂应参照试剂说明书的要求进行操作。

2. 溶血和混浊的标本可能影响检测结果，必要时应重新采集标本。

3. 应避免加样针、比色杯等因素对检测结果造成影响。

七、HBsAg测定实验（全自动酶免分析仪、ELISA双抗体夹心法）

【实验原理】

本实验采用酶联免疫法（ELISA）检测标本中的HBsAg。在微孔条上预包被单克隆乙肝表面抗体，加入待检标本，同时加入多克隆抗HBs-HRP，当标本中存在HBsAg时，就结合形成抗HBs-HBsAg-抗HBs-HRP复合物，加入TMB底物产生显色反应，反之则无显色反应（图3-4）。

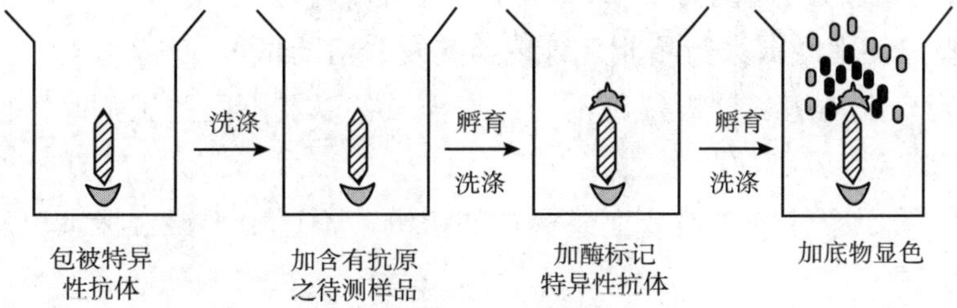

图3-4　双抗体夹心法测定HBsAg

【实验材料】

1. 器材　全自动酶免分析仪、全自动加样设备。

2. 试剂　乙型肝炎病毒表面抗原诊断试剂盒（ELISA）。

3. 标本　血浆、质控品。

【实验步骤】

1. 平衡　将试剂盒各组分从盒中取出，检查试剂批号和有效期，平衡至室温（18~25℃），微孔板开封，余者应及时以自封袋封存。

2. 配液　浓缩洗涤液配制前要充分摇匀（如有晶体应充分溶解），浓缩洗涤液和去离子水按25倍稀释后使用。

3. 加样　用全自动加样设备在96孔微板内设阴性对照3孔，阳性对照1孔，每孔加阴、阳性对照血清各75 μl，同时设空白对照1孔，室内质控1孔，加入室内质控品75 μl，其余测试孔每孔加入待检标本75 μl。

4. 温育　振荡混匀，置于37℃温育槽中温育60分钟。

5. 在已经加入待测标本、室内质控品和对照品的孔中加入50 μl酶结合物。

6. 低速震荡10秒，37℃孵育30分钟。

7. 洗涤　用全自动酶免分析系统或洗板机选择5次程序洗板后拍干（每次应保持30~60秒的浸泡时间）。

8. 显色　每孔加入显色剂A、B各50 μl，混匀，置37℃孵育30分钟。

9. 终止　每孔加入终止液50 μl，混匀。

10. 用酶标仪判定结果　使用双波长450nm/620nm的滤光片比色，读取各孔OD值。结果判断必须在反应终止后10分钟内完成。

11. 计算cut-off（CO）值　cut-off值=阴性对照孔OD均值+0.1

若阴性对照OD均值<0，则按0计算。

12. 检测有效性　若阴性对照OD均值≤0.1、阳性对照≥1.0则检测结果有效。双波长读数，显色剂空白≤0.04，则检测结果有效。单波长读数，显色剂空白≤0.08，则检测结果有效。

【参考区间】

标本OD值/cut-off值者≥1为阳性，否则为阴性。

【注意事项】

1. 每板试验均应设阴阳性对照和空白对照，同时加室内质控。如室内质控有效、阴阳性对照、空白对照OD值符合试剂盒的要求，则实验有效；若空白对照、阳性对照或阴性对照检测结果不符合试剂盒要求或室内质控失控，则视该项检测失败，应积极查找试验失败的原因，必要时应重新进行检测。

2. 必须按规定使用经国家药品监督管理局签发合格的试剂。

3. 采用不同全自动酶免分析仪、不同的加样设备以及不同的试剂时，应根据设备和试剂说明书来调整试验步骤和试验参数。

4. 此方法仅用于个体的血清或血浆标本的检测，不适用于混合标本以及其他体液标本的检测。

5. 不同厂商、不同品名、不同批号的试剂不得混用。

6. 试剂盒应视为有传染性物质。所有样品、使用过的耗材和废弃液均应按传染源处理。

八、抗HCV测定实验（全自动酶免分析仪，ELISA双抗原夹心法）

【实验原理】

本实验采用双抗原夹心酶联免疫法（ELISA）检测标本中的HCV抗体。在微孔条上预包被基因工程重组表达的HCV抗原，首先加入生物素化HCV抗原和血清（血浆）标本，标本中的HCV抗体能与包被抗原及生物素化抗原相结合，形成“包被抗原-抗体-生物素化抗原”复合物，然后加入酶标试剂，温育并洗涤后加入TMB底物显色。若标本为HCV抗体阳性，HRP催化底物显色，若标本为阴性，则不显色。加入终止液后，通过酶标仪测定吸光度值，从而判定标本中HCV抗体的存在与否。

【实验材料】

1. 器材　全自动酶免分析仪、全自动加样设备。

2. 试剂　丙型肝炎病毒表面抗原诊断试剂盒（ELISA）。

3. 标本　血浆、质控品。

【实验步骤】

1. 平衡　将试剂盒各组分从盒中取出，检查试剂批号和有效期，平衡至室温（18~25℃），微孔板开封，余者应及时以自封袋封存。

2. 配液　浓缩洗涤液配制前要充分摇匀（如有晶体应充分溶解），浓缩洗涤液和去离子水按20倍稀释后使用。

3. 加样　用全自动加样设备在96孔微板内设阴性对照3孔，阳性对照2孔，同时设空白对照1孔，室内质控1孔。除空白孔外，每孔加入生物素50 μl，然后分别在相应孔中加入阴阳性对照、室内质控、样品各50 μl。

4. 温育　混匀，置于37℃条件下温育60分钟。

5. 洗涤　用全自动酶免分析系统或洗板机选择5次程序洗板后拍干（每次应保持30秒的浸泡时间）。

6. 加酶　空白对照孔不加酶标记物，其余孔各加HCV酶标记物100 μl。

7. 温育　混匀，置于37℃条件下温育30分钟。

8. 洗涤　用全自动酶免分析系统或洗板机选择5次程序洗板后拍干（每次应保持30~60秒的浸泡时间）。

9. 显色　每孔加入显色剂A、B各50 μl，混匀，置于37℃条件下孵育30分钟。

10. 终止　每孔加入终止液50 μl，混匀。

11. 酶标仪判定结果　使用双波长450nm/620nm的滤光片比色，读取各孔OD值。结果判断必须在反应终止后10分钟内完成。

12. 计算cut-off（CO）值　CO值=阴性对照孔OD均值+0.12。

阴性对照OD值如果一孔大于0.10时应舍弃，两孔或三孔OD值大于0.10时应重新实验。

若两孔阳性对照OD值均小于0.8，应重新实验。

【参考区间】

标本OD值≥CO值者为HCV抗体阳性，标本OD值<CO值者为HCV抗体阴性。

【注意事项】

1. 每板试验均应设阴阳性对照和空白对照，同时加室内质控。如室内质控有效、阴阳性对照、空白对照OD值符合试剂盒的要求，则实验有效；若空白对照、阳性对照或阴性对照检测结果不符合试剂盒的要求或室内质控失控，则视该项检测失败，应积极查找原因，必要时应重新进行检测。

2. 必须按规定使用经国家药品监督管理局签发合格的试剂。

3. 采用不同全自动酶免分析仪、不同的加样设备以及不同的试剂时，应根据设备和试剂说明书来调整试验步骤和试验参数。

4. 此方法仅用于个体的血清或血浆标本的检测，不适用于其他体液标本的检测。

5. 不同厂商、不同品名、不同批号的试剂不得混用。

6. 试剂盒应视为有传染性物质。所有样品、使用过的耗材和废弃液均应按传染源处理。

九、HIV测定实验（全自动酶免分析仪、ELISA夹心法）

【实验原理】

采用双抗原夹心法和双抗体夹心法酶联免疫吸附试验，用预包被重组HIV抗原和抗P24单抗，配以生物素抗体，加入待检血浆后，抗原与抗体结合，加入酶标记亲和素及TMB底物产生显色反应，检测人血浆中的HIV-1型和（或）HIV-2抗体和HIV P24抗原。

【实验材料】

1. 器材　全自动酶免分析仪、全自动加样设备。

2. 试剂　人类免疫缺陷病毒抗原抗体诊断试剂盒（ELISA）。

3. 标本　血浆、质控品。

【实验步骤】

1. 平衡　将试剂盒各组分从盒中取出，检查试剂批号和有效期，平衡至室温（18~25℃），微孔板开封，余者应及时以自封袋封存。

2. 配液　浓缩洗涤液配制前要充分摇匀（如有晶体应充分溶解），浓缩洗涤液和去离子水按20倍稀释后使用。

3. 加样 用全自动加样设备或手工在96孔微板内每孔加入生物素试剂20 μl（空白孔除外），同时设阴性对照3孔，1型、2型抗原阳性对照孔各1孔，空白对照1孔，室内质控1孔。分别在相应孔中加入待检标本或阴性对照、阳性对照、室内质控各100 μl。

4. 温育 混匀，置37℃温育60分钟。

5. 洗涤 用全自动酶免分析系统或洗板机选择5次程序洗板后拍干（每次应保持30秒的浸泡时间）。

6. 加酶 每孔加入酶100 μl，空白对照孔除外。

7. 温育 混匀，置37℃温育30分钟。

8. 洗涤 用全自动酶免分析系统或洗板机选择5次程序洗板后拍干（每次应保持30~60秒的浸泡时间）。

9. 显色 每孔加入显色剂A、B各50 μl，混匀，置37℃孵育30分钟。

10. 终止 每孔加入终止液50 μl，混匀。

11. 酶标仪判定结果 使用双波长450nm/620nm的滤光片比色，读取各孔OD值。结果判断必须在反应终止后10分钟内完成。

12. 计算cut-off（CO）值 OD值=阴性对照孔OD均值+0.12。

阴性对照OD值如果一孔大于0 10时应舍弃，两孔或三孔OD值大于0.10时重新实验。

若两孔阳性对照OD值均小于0.8，应重新实验。

【参考区间】

标本OD值≥CO值者为阳性，标本OD值<CO值者为阴性。

【注意事项】

1. 每板试验均应设阴阳性对照和空白对照，同时加室内质控。如室内质控有效、阴阳性对照、空白对照OD值符合试剂盒的要求，则实验有效；若空白对照、阳性对照或阴性对照检测结果不符合试剂盒的要求或室内质控失控，则视该项检测失败，应积极查找失败原因，必要时应重新进行检测。

2. 必须按规定使用经国家药品监督管理局签发合格的试剂。

3. 采用不同全自动酶免分析仪、不同的加样设备以及不同的试剂时，应根据设备和试剂说明书来调整试验步骤和试验参数。

4. 此方法仅用于个体的血清或血浆标本的检测，不能检测含悬浮纤维蛋白或聚集物、重度溶血的标本。

5. 不同厂商、不同品名、不同批号的试剂不得混用。

6. 试剂盒应视为有传染性物质。所有样品、使用过的耗材和废弃液均应按传染源处理。终止液为硫酸，使用时应注意安全。

7. 试验时必须严格遵循HIV实验室管理规范和生物安全相关规定。

十、TP抗体测定实验（全自动酶免分析仪、ELISA双抗原夹心法）

【实验原理】

本实验采用双抗原夹心ELISA方法，用于检测血清或血浆标本中的梅毒螺旋体抗体。采用微孔板预包被梅毒螺旋体的基因重组抗原，与血浆中的梅毒螺旋体抗体反应，再加入HRP标记基因重组抗原与之结合，然后用TMB底物作用显色。根据OD值判断梅毒螺旋体特异性抗体是否存在。

【实验材料】

1. 器材　全自动酶免分析仪、全自动加样设备。

2. 试剂　梅毒螺旋体抗体诊断试剂盒（ELISA）。

3. 标本　血浆、质控品。

【实验步骤】

1. 平衡　将试剂盒各组分从盒中取出，检查试剂批号和有效期，平衡至室温（18~25℃），微孔板开封，余者应及时以自封袋封存。

2. 配液　浓缩洗涤液配制前要充分摇匀（如有晶体应充分溶解），浓缩洗涤液和去离子按20倍稀释后使用。

3. 加样　用全自动加样设备在96孔微板内设阴性对照3孔，阳性对照2孔，空白对照1孔，室内质控1孔，每孔加室内质控品或阴、阳性对照血清各100 μl，其余各孔分别加入待测标本各100 μl。

4. 温育　混匀，置于37℃条件下温育60分钟。

5. 洗涤　用全自动酶免分析系统或洗板机选择5次程序洗板后拍干（每次应保持30秒的浸泡时间）。

6. 加酶　每孔加入酶标试剂100 μl，空白对照孔除外。

7. 温育　混匀，置37℃温育30分钟。

8. 洗涤　用全自动酶免分析系统或洗板机选择5次程序洗板后拍干（每次应保持30~60秒的浸泡时间）。

9. 显色　每孔加入显色剂A、B各50 μl，混匀，置37℃孵育30分钟。

10. 终止　每孔加入终止液50 μl，混匀，置37℃孵育30分钟。

11. 酶标仪判定结果　使用双波长450nm/620nm的滤光片比色，读取各孔OD值。结果判断必须在反应终止后10分钟内完成。

12. 计算cut-off（CO）值　OD值=阴性对照孔OD均值+0.18。

阴性对照OD值如果一孔大于0.10时应舍弃，两孔或三孔OD值大于0.10时应重新实验。

若两孔阳性对照OD值均小于0.8，应重新实验。

【参考区间】

标本OD值≥CO值者为阳性，标本OD值<CO值者为阴性。

【注意事项】

1. 每板试验均应设阴阳性对照和空白对照，同时加室内质控。如室内质控有效、阴阳性对照、空白对照OD值符合试剂盒的要求，则实验有效；若空白对照、阳性对照或阴性对照检测结果不符合试剂盒的要求或室内质控失控，则视该项检测失败，应积极查找失败原因，必要时应重新进行检测。

2. 必须按规定使用经国家药品监督管理局签发合格的试剂。

3. 采用不同的全自动酶免分析仪、不同的加样设备以及不同的试剂时，应根据设备和试剂说明书来调整试验步骤和试验参数。

4. 加试剂和标本时应避免产生气泡。

5. 不同厂商、不同品名、不同批号的试剂不得混用。

6. 试剂盒应视为有传染性物质。所有样品、使用过的耗材和废弃液均应按传染源处理。

十一、HBV/HCV/HIV核酸血液筛查实验（PCR荧光法）

【实验原理】

本实验将献血者血液中提取获得的病原体核酸通过荧光定量PCR法实现对HBV-DNA、HCV-RNA、HIV-RNA的检测。通常选择6人份或8人份标本进行混合筛查。在一个均一的反应体系中加入基于磁珠法提取获得的病原体核酸作为检测反应模板，同时加入对应的特异性的引物和探针，在给定的参数下进行扩增检测。扩增反应结束后，根据仪器是否探测到荧光信号给出检测为反应性或非反应性的结果，或者根据仪器探测到的荧光信号波长的不同，给出该检测为HBV-DNA或HCV-RNA或HIV1-RNA反应性的结果。

【实验材料】

1. 器材 全自动核酸提取系统、荧光PCR仪。

2. 试剂 核酸检测试剂盒（PCR-荧光法）。

3. 标本 血浆、质控品。

【实验步骤】

1. 按顺序开启核酸实验室排风装置，确保气流方向符合规定要求。

2. 核查、开启试验所需设备。

3. 根据检测标本数及混样方式选择相应的操作程序。

4. 检查试剂和质控品的批号和有效期，按照规定的要求摆放标本，放置试验所需的试剂与耗材。

5. 核酸提取。用自动化设备合并检测标本，取1.2ml的合并标本进行核酸提取。如检测结果为反应性，需进行拆分检测时，直接收集需要拆分的检测标本1.2ml用于核酸提取。

6. PCR扩增。在PCR扩增用的反应管或反应板中每孔加入20 μlPCR反应混合液。加入40 μl核酸提取物，封盖，轻微震荡混匀，瞬间离心去除气泡。

7. 荧光测定。将PCR扩增反应管（板）放置到荧光定量PCR仪中，按设定程序进行检测。

8. 结果分析。选取检测项目，观察阴阳对照和质控品（内标）的检测情况，进行标本检测结果自动分析。

9. 拆分。对检测结果为反应性的混检标本进行拆分检测，检测流程与上述相同。

10. 按照核酸混样拆分的检测规则进行综合的结果判定。

11. 清洁维护设备，整理清洁消毒实验室。

【判定规则】

核酸混检结果为有反应性的，应进行拆分检测。拆分检测结果为无反应性的，判定为核酸检测合格；拆分检测结果为有反应性的，判定为核酸检测不合格。对核酸检测不合格的标本，应明确给出具体阳性反应的项目。

【注意事项】

1. 每个试验均应设阴阳性对照、室内质控品对整批试验结果的可靠性进行控制。对照品或质控品的检测结果未达到预期要求时，应重新进行检测。

2. 检测完毕的扩增管（板）应保持封闭状态，并用自封袋封好，按医疗废物进行处置。

3. 采用不同方法、不同设备以及不同的试剂时，应根据设备和试剂说明书来调整试验步骤和试验参数。

4. 应避免使用肝素进行标本抗凝。

5. 试剂盒应视为有传染性物质。所有样品、使用过的耗材和废弃液均应按传染源处理。

6. 试验过程中应严格遵循核酸检测实验室的使用要求，严格操作程序，避免产生交叉污染。

本章小结

血液输注在治病救人的同时，也可能给患者带来许多额外的风险。许多细菌、病毒、螺旋体等均可通过血液进行传播，威胁受血者的健康安全，输注血型错误的血液也会产生输血反应甚至造成患者死亡。因此只有加强血液检测管理，对血液检测的全过程进行有效的质量控制，才能最大程度的降低临床输血风险。血液检测工作人员必须掌握血液标本管理，检测过程管理及实验室质控与评价，熟悉血液筛查实验，才能为献血者和用血者的生命安全保驾护航。

（杨　建）

习　题

扫码“练一练”

一、单项选择题

1. Levey–Jennings 质控图的建立是在实验室常规检测条件下，连续测定同一批号质控品10~20天，至少收集（　）个质控数据，对数据进行离群值检验

A．10　　B．15　　C．20

D．30　　E．50

2. 关于血液标本检测后保存期描述正确的是

A．血液标本的保存期为全血或成分血使用后二年

B．血液标本的保存期为血液采集后二年

C．血液标本的保存期为血液标本检测完毕后二年

D．血液标本的保存期为血液标本检测完毕后十年

E．血液标本检测完毕后直接高压处置销毁

3. 对于检测结果和检测报告，以下说法不正确的是

A．应建立和实施检测报告签发的管理程序，对检测报告的责任人及其职责、检测结果分析、检测结论判定标准和检测报告的时间、方式和内容等做出明确规定

B．报告签发者应在检测报告上签署姓名和日期

C．只要是从事血液检测的人员就可独立为献血者提供检测咨询服务

D．需要建立和实施检测报告收回、更改和重新签发的管理程序

E．血液集中化检测的委托方和受委托方应明确血液检测最终结论的报告和利用方式、职责与分工

4. 关于试剂管理描述错误的是

A．不同种类、不同生产厂家、不同批号之间的试剂和板条不得混用

B．不同种类、不同生产厂商、不同批次、不同贮存状态的试剂与材料应分区存放，并明确标识，有条件时应实行物理分隔

C．经过质量抽检后合格的核酸试剂与质控品一起保存在试剂储存区

D．用于核酸检测的样本汇集管和其他消耗品如为非核酸检测试剂厂商提供时，应每批进行有无干扰物的试验

E．验收时，试剂与材料的运输包装箱应完整无损，无液体泄漏，运输冷链符合规定的要求

5. 关于核酸检测实验室各个分区的空气流向正确的描述是

A．从报告发放区—扩增产物分析区—扩增区—标本制备区—试剂储存与准备区流动

B．从试剂储存与准备区—标本制备区—扩增区—扩增产物分析区—报告发放区流动

C．保持产物扩增区压力最大

D．保持各区域压力相同

E．对空气流动方向没有明确要求

二、简答题

试验过程中因为停电等意外事件造成试验中断后应如何处置？

第四章

血液成分的制备和保存

学习目标

1. **掌握** 常见血液成分的种类及制备原理和保存要求。
2. **熟悉** 红细胞、血小板、血浆和冷沉淀凝血因子的制备方法。
3. **了解** 红细胞、血小板、血浆和冷沉淀凝血因子的质量标准。
4. 学会各类血液制品的保存方法。
5. 具备判断经制备和保存后的血液制品是否符合质量标准的能力。

第一节 概 述

扫码“学一学”

20世纪后半期，随着人们对血液生理及其分离技术的不断研究，血液成分制备得以实现。血液成分制备（blood component preparation）是在规定的时间和温度范围内，将采集的全血用物理方法分离成体积小、纯度高、临床疗效好、不良反应少的单一血液成分的技术。我们把采用特定的方法将全血中一种或多种血液成分分离出而制成的血液制剂与单采成分血统称为成分血（blood components）。将成分血应用于临床，根据病情需要，按缺什么补什么的原则进行输用，已成为衡量一个国家或地区医疗技术水平的重要标志，它不仅可以一血多用，节约血液资源，而且针对性强、疗效好、不良反应作用少，同时便于保存和运输。

血液成分制备的方法主要有两种，一种为手工制备；另一种是用血细胞分离机从单一献血者静脉采集并分离。这两种方法均是根据血液中不同成分的比重不同而将其分离。血液成分的制备环境分为密闭系统和开放系统。密闭系统（closed system）是一次性塑料血袋系统，其内容物在分离、分装等处置过程中与系统外部环境完全阻隔，用无菌接管机将数个密闭系统经无菌高频热合成新的系统，并经检查连接无误后，该新的系统仍为密闭系统。开放系统（open system）是密闭系统在血液分离等处置过程中被开放、暴露于局部100级洁净度的环境后再行密闭的一次性塑料血袋系统。在开放系统制备血液成分，制备室环境应达到10000级，操作台局部应达到100级（或在超净台中进行），避免血液成分遭到微生物的污染。

考点提示 密闭系统和开放系统的概念。

血液成分制备是采供血过程的重要环节，是保证临床用血安全和满足临床用血需求的重要过程。用于制备血液成分的起始血液应符合国家有关全血及成分血质量要求。起始血液的保存和运输应当符合国家有关规定的要求。接收起始血液时，应核对数量，检查外观、血袋标签等内容，确认符合质量要求后方可用于血液成分制备。血液制备过程至少包括血液制备、贴签、包装、入库等操作，按照《血站质量管理规范》的要求对血液制备过程所涉及的环境设施、设备和方法加以控制，确保所制备的血液成分安全有效，并能够完整地追踪到制备过程的操作步骤。

血液离开人体后产生生理及生化改变，极短时间内就会凝固。为了维持血液各种成分性能稳定和功能完整，就必须为血液创造适宜的储存条件，延长保存时间，以满足临床用血。为保证血液质量，我国特制订了血液储存要求，要求血液应分品种、分血型有序的存放在专用储血设备内，且有配套的管理规定及温度监控系统监控储血设备，并明确规定了各血液制剂相应的储存温度、环境。

扫码“学一学”

第二节　红细胞的制备和保存

红细胞是血液的主要成分之一，具有运输O_2和CO_2的生理功能。目前，国内外常用的红细胞制剂主要有浓缩红细胞、悬浮红细胞、去白细胞红细胞、洗涤红细胞、冰冻红细胞、冰冻解冻甘油红细胞和辐照红细胞等。

红细胞制剂的制备有手工法和机采法，其原理都是依据血液成分的比重不同（红细胞为1.090～1.092，血小板为1.030～1.042，血浆为1.025～1.030，白细胞为1.070～1.090）来进行分离的。我国将从200ml全血分离制备的红细胞制剂定义为1单位。

考点提示 血液成分的比重。

目前，国内血站制备血液成分的多联采血袋，主袋内一般含有抗凝剂枸橼酸盐－葡萄糖（ACD）或枸橼酸盐－磷酸盐－葡萄糖（CPD），子袋是红细胞保养液。全血采集于多联采血袋的主袋内，与抗凝剂充分混合。血液成分制备前，首先应检查血袋是否漏血，全血的标签是否内容完整、清晰、格式规范，以及样品管和血袋上的编号和血型是否一致。

一、浓缩红细胞

浓缩红细胞（concentrated red blood cell）是采用特定的方法，将采集到多联塑料血袋内的全血中的大部分血浆分离后，剩余部分所制成的红细胞成分血。

（一）制备方法

1. 起始血液为全血。全血（whole blood）是采用特定的方法将符合要求的献血者体内一定量外周静脉血采集至塑料血袋内，与一定量的保养液混合而成的血液制剂。全血采集于多联采血袋的主袋内。

2. 按要求接收原料全血，检查血液外观正常和血袋无破损，将全血联袋规整、对称放入两离心杯中，用填充物配平后分别放入离心机内两对称挂耳上。

3. 在2～6℃低温离心机内离心，沉淀红细胞。离心力和离心时间按相关操作规程执行。

4. 离心后的全血直立放入分浆夹，使主袋（含离心后的全血）的上层血浆流入子袋（空转移袋）内。待血浆大部分移除后，排空主袋与子袋管路内的血浆，用辫管夹夹住血浆袋的管路。此时主袋内剩余的红细胞即为浓缩红细胞。

5. 用高频热合机切断主袋与子袋间的连接管，制备成浓缩红细胞。

（二）特点

浓缩红细胞含有全血中全部红细胞、白细胞、大部分血小板和部分血浆，故浓缩红细胞具有补充红细胞的作用，但由于浓缩红细胞含有一定量白细胞，输用的患者有可能发生非溶血性发热反应。

（三）质量标准

浓缩红细胞质量控制标准见表4-1。

表4-1　浓缩红细胞质量控制要求

质量控制项目	要求
外观	肉眼观察应无色泽异常、溶血、凝块、气泡等情况；血袋完好，并保留注满全血经热合的导管至少35cm
容量	来源于200ml全血：120ml ± 12ml；来源于300ml全血：180ml ± 18ml；来源于400ml全血：240ml ± 24ml
血细胞比容	0.65~0.80
血红蛋白含量	来源于200ml全血：含量≥ 20g；来源于300ml全血：含量≥ 30g；来源于400ml全血：含量≥ 40g
储存期末溶血率	< 红细胞总量的0.8%
无菌试验	无细菌生长

（四）保存

浓缩红细胞的储存温度为2~6℃，储存期因保养液不同而不同，采用ACD-B、CPD血液保养液的浓缩红细胞保存期为21天，采用CPDA-1血液保养液的浓缩红细胞保存期为35天。

储存浓缩红细胞的专用低温储血冰箱应具有可视温度显示、温度超限声、光报警装置，最好有24小时连续温度监测电子记录的自动温度监测管理系统。

二、悬浮红细胞

悬浮红细胞（suspended red blood cells）是采用特定的方法将采集到多联塑料血袋内的全血中的大部分血浆分离出后，向剩余物加入红细胞添加液制成的红细胞血液成分。

（一）制备方法

1. 起始血液为全血或浓缩红细胞。

2. 按照浓缩红细胞的制备方法制备浓缩红细胞。

3. 把主袋从分浆夹上取出，并把带有红细胞添加剂的子袋导管掰开，把红细胞添加剂加进主袋内并混匀，即为悬浮红细胞。

4. 留取一段保留注满全血的辫管至少35cm，用高频热合机将其断开，检查血袋条码的完整性、一致性。

5. 因为多联袋是密闭无菌的无热源系统，以上操作可在清洁区内进行。

（二）特点

悬浮红细胞含有全血中全部的红细胞、一定量的白细胞、血小板、少量血浆和保养液，它是目前临床应用最为广泛的红细胞制剂。悬浮红细胞适用于大多数需要补充红细胞，提高血液携氧能力的患者。

（三）质量标准

悬浮红细胞质量标准见表4-2。

表4-2 悬浮红细胞质量控制项目及要求

质量控制项目	要求
外观	肉眼观察应无色泽异常、溶血、凝块、气泡等情况；血袋完好，并保留注满全血经热合的导管至少35cm
容量	标示量（ml）± 10%
血细胞比容	0.50~0.65
血红蛋白含量	来源于200ml全血：含量≥ 20g 来源于300ml全血：含量≥ 30g 来源于400ml全血：含量≥ 40g
储存期末溶血率	<红细胞总量的0.8%
无菌试验	无细菌生长

（四）保存

悬浮红细胞的储存温度为2~6℃，红细胞保养液为ACD-B、CPD血液的悬浮红细胞保存期为21天；红细胞保存液为CPDA-1或MAP的悬浮红细胞保存期为35天；红细胞保养液为0.9%氯化钠溶液的悬浮红细胞保存期为24小时。

三、去白细胞红细胞

去白细胞红细胞分为两种，去白细胞浓缩红细胞和去白细胞悬浮红细胞。去白细胞浓缩红细胞（red blood cells leukocytes reduced）是使用白细胞过滤器清除浓缩红细胞中几乎所有的白细胞，并使残留在浓缩红细胞中的白细胞数量低于一定数值的红细胞成分血；或使用带有白细胞过滤器的多联塑料血袋采集全血，并通过白细胞过滤器清除全血中几乎所有的白细胞，将该去白细胞全血中的大部分血浆分离出后剩余部分所制成的红细胞成分血。去白细胞悬浮红细胞（red blood cells in additive solution leukocytes reduced）是使用白细胞过滤器清除悬浮红细胞中几乎所有的白细胞，并使残留在悬浮红细胞中的白细胞数量低于一定数值的红细胞成分血；或使用带有白细胞过滤器的多联塑料血袋采集全血，并通过白细胞过滤器清除全血中几乎所有的白细胞，将该去白细胞全血中的大部分血浆分离出后，向剩余物内加入红细胞添加液制成的红细胞成分血。

（一）制备方法

去白细胞红细胞的制备是通过白细胞过滤器实现的。采供血机构多使用一次性白细胞塑料采血袋制备去白细胞红细胞，该塑料采血袋特点是在多联袋内连接了白细胞滤器。

1. 去白细胞浓缩红细胞

（1）起始血液为全血或浓缩红细胞。

（2）使用白细胞过滤器滤除浓缩红细胞中几乎所有的白细胞。

（3）使用去白细胞塑料采血多联袋采集全血，经过去白细胞滤器滤出白细胞后，制备成去白细胞浓缩红细胞，制备方法同浓缩红细胞。

2. 去白细胞悬浮红细胞

（1）起始血液为全血或悬浮红细胞。

（2）使用白细胞过滤器滤除悬浮红细胞中几乎所有的白细胞。

（3）使用去白细胞塑料采血多联袋采集全血，经过去白细胞滤器滤出白细胞后，制备成去白细胞悬浮红细胞，制备方法同悬浮红细胞。

（二）特点

大多数患者因输血或受孕，体内产生针对人类白细胞抗原（HLA）系统的同种抗体，当再度输入全血或其他含有白细胞的血液成分时，有可能产生发热性非溶血性输血反应（FNHTR）等输血不良反应。一般认为白细胞小于 5×10^8/L 可避免因白细抱抗体所致的FNHTR，小于 5×10^6/L 可以预防HILA抗体所致的同种免疫和与白细胞携带病毒相关疾病的传播。

目前广泛使用的第三代白细胞滤器，一般可使白细胞降低至 1.0×10^6/L~1.0×10^5/L，红细胞回收率大于90%，血小板大于85%，不仅可以减少有效细胞的损失，还可保持有效细胞的生理活性。

（三）质量标准

去白细胞红细胞的质量标准见表4–3、4–4。

表4–3　去白细胞浓缩红细胞质量控制项目和要求

质量控制项目	要求
外观	肉眼观察应无色泽异常、溶血、凝块、气泡等情况；血袋完好，并保留注满全血经热合的导管至少35cm
容量	来源于200ml全血：100ml ± 10ml；来源于300ml全血：150ml ± 15ml；来源于400ml全血：200ml ± 20ml
血红蛋白含量	来源于200ml全血：含量≥ 18g；来源于300ml全血：含量≥ 27g；来源于400ml全血：含量≥ 36g
血细胞比容	0.60~0.75
白细胞残留量	来源于200ml全血：残余白细胞为≤ 2.5×10^6 个；来源于300ml全血：残余白细胞为≤ 3.8×10^6 个；来源于400ml全血：残余白细胞为≤ 5.0×10^6 个
储存期末溶血率	< 红细胞总量的0.8%
无菌试验	无细菌生长

表4–4　去白细胞悬浮红细胞质量控制项目和要求

质量控制项目	要求
外观	肉眼观察应无色泽异常、溶血、凝块、气泡等情况；血袋完好，并保留注满全血经热合的导管至少35cm
容量	标示量（ml）± 10%
血红蛋白含量	来源于200ml全血：含量≥ 18g；来源于300ml全血：含量≥ 27g；来源于400ml全血：含量≥ 36g
血细胞比容	0.45 ~ 0.60
白细胞残留量	来源于200ml全血：残余白细胞为≤ 2.5×10^6 个；来源于300ml全血：残余白细胞为≤ 3.8×10^6 个；来源于400ml全血：残余白细胞为≤ 5.0×10^6 个
储存期末溶血率	< 红细胞总量的0.8%
无菌试验	无细菌生长

（四）保存

去白细胞红细胞的制备应当在密闭环境中进行，白细胞过滤应在采血后2天内完成。如需在室温进行过滤时，室温应≤26℃，且3小时内完成过滤，并尽快放至储血冰箱保存。

去白细胞红细胞的储存温度为2~6℃，红细胞保养液为ACD-B、CPD的去白细胞红细胞保存期为21天，红细胞保养液为CPDA-1或MAP的去白细胞红细胞保存期为35天，红细胞保养液为0.9%氯化钠溶液的去白细胞红细胞保存期为24小时。

四、洗涤红细胞

洗涤红细胞（washed red blood cells）是采用特定的方法将保存期内的全血、悬浮红细胞用大量等渗溶液洗涤，去除几乎所有血浆成分和部分非红细胞成分，并将红细胞悬浮在氯化钠注射液或红细胞添加液中所制成的红细胞成分血。制备洗涤红细胞时一般使用生理盐水或红细胞添加剂反复洗涤，它不仅降低白细胞和血小板，而且使血浆蛋白的含量降低，是一种减除白细胞与血浆蛋白的良好方法。

（一）制备方法

1. 四联盐水袋洗涤红细胞 四联盐水袋为4个容积为300ml（或350ml）的子袋，彼此由塑料管道相连的密闭系统。每袋内装有100~150ml注射用生理盐水，各子袋之间用导管夹夹住，彼此不相通。

（1）用无菌接合机将待洗涤的红细胞袋和四联盐水袋接合连通。

（2）将一号袋内的注射用生理盐水加入红细胞袋，边加边混合，夹紧导管，混匀。

（3）将四联盐水袋轻轻放入离心机内离心。

（4）将离心后的血袋轻轻取出，垂直放入分浆夹，把上清和白膜层分入空袋（一号袋）中，夹紧导管，热合并切断相连接的导管，弃去废液袋。

（5）重复以上步骤，反复洗涤红细胞3次。

（6）将适量的（50ml/单位）血液保养液加入已完成洗涤的红细胞内，混匀后用高频热合机热合封口，仔细检查有无渗漏。

2. 开放式洗涤法 若无封闭盐水袋装置，可以用普通医用生理盐水，在百级超净台内连接洗涤。

（1）在超净台上按无菌操作要求将生理盐水加入被洗涤的红细胞袋内，混匀。

（2）在2~6℃以1160g的离心力离心8分钟。

（3）在超净台上将上清液及白膜倒入废液袋中，再加入生理盐水并混匀。

（4）在2~6℃以500g的离心力离心6分钟。

（5）如此重复（3）、（4）步骤反复洗涤3~6次。最后一次分出上清与白膜后，在洗涤红细胞中加入红细胞量一半的生理盐水，配制成约为70%比积的红细胞悬液。

3. 机器洗涤法 采供血机构目前普遍应用机器洗涤红细胞。自动细胞洗涤机上有光电管控制，洗涤效果优于手工洗涤。洗涤时选择适用于血细胞洗涤设备所规定的储存期以内的红细胞，按照细胞洗涤设备操作说明书进行制备。

（二）特点

一般手工洗涤红细胞可以去除红细胞中80%~90%的白细胞和98%以上的血浆蛋白。使用机器洗涤后的红细胞中，白细胞减至5×10^9/L以下，几乎不含有任何血浆蛋白。洗涤红细胞不仅可降低白细胞引起的FNHTR反应，也可以减少或避免血浆蛋白所致的变态反应，适用于自身免疫性溶血性贫血和阵发性睡眠性血红蛋白尿需输血的患者及对血浆蛋白、白细胞和血小板产生抗体的患者。

（三）质量标准

洗涤红细胞质量标准见表4-5。

表4-5　洗涤红细胞质量控制项目及要求

质量控制项目	要求
外观	肉眼观察应无色泽异常、溶血、凝块、气泡等情况；血袋完好，并保留注满洗涤红细胞或全血经热合的导管至少20cm
容量	200ml全血或悬浮红细胞制备的洗涤红细胞容量为：125ml±12.5ml 300ml全血或悬浮红细胞制备的洗涤红细胞容量为：188ml±18.8ml 400ml全血或悬浮红细胞制备的洗涤红细胞容量为：250ml±25ml
血红蛋白含量	来源于200ml全血：含量为≥18g；来源于300ml全血：含量为≥27g；来源于400ml全血：含量为≥36g
上清蛋白质含量	来源于200ml全血：含量为<0.5g；来源于300ml全血：含量为<0.75g；来源于400ml全血：含量为<1.0g
溶血率	<红细胞总量的0.8%
无菌试验	无细菌生长

（四）保存

洗涤红细胞的储存温度为2~6℃。如果在开放环境制备或最后以生理盐水混悬，洗涤红细胞保存期为24小时。如果是在闭合无菌环境中制备且最后以红细胞保存液混悬，洗涤红细胞保存期与洗涤前的红细胞悬液相同。

五、冰冻红细胞

冰冻红细胞（frozen red blood cells）是采用特定的方法将自采集日期6天内的全血或悬浮红细胞中的红细胞分离出，并将一定浓度和容量的甘油与其混合后，使用速冻设备进行速冻或直接置于-65℃以下的条件下保存的红细胞成分血。采用特定的方法将冰冻红细胞融解后，清除几乎所有的甘油，并将红细胞悬浮一定量的氯化钠注射液中的红细胞成分血称为冰冻解冻去甘油红细胞。

红细胞代谢速度取决于保存温度，若把保存温度降至使红细胞代谢达到几乎停止时，红细胞代谢消耗少，从而可避免代谢毒性产物的积累，以达到延长红细胞保存期的目的。为防止血液在零度以下结冰，继而在细胞内形成冰晶，破坏细胞内结构，使细胞外液渗透压升高，促进细胞脱水，引起细胞解体死亡，必须在冰冻过程中加防冻剂。一般常用的防冻剂根据它们能否穿透细胞膜分为两种，一种是细胞内防冻剂，能自由地通过细胞膜，具有高的溶解度及对细胞的毒性低，如甘油、二甲基亚砜（DMSO）。另一种是细胞外防冻剂，能使溶液的冰点降低，增加不冻水量，还可能影响冰的形成，如羟乙基淀粉（HES）、乳糖。

冰冻红细胞制备与保存技术多应用于稀有血型（主要指RhD阴性）红细胞的保存，是临床稀有血型紧急用血的重要保障措施。冰冻红细胞使用时应通过解冻去甘油过程制备成冰冻解冻去甘油红细胞，方可输注。

（一）制备方法

目前采供血机构多采用高浓度甘油保存法和商品化的复方甘油溶液来制备冰冻红细胞，200ml全血分离的红细胞加复方甘油溶液160ml，400ml全血分离的红细胞加320ml。制备方法分为手工法和机器法。

1. 红细胞甘油化

（1）保养液为ACD的血液制剂，2天内冰冻，保养液为CPDA-1的血液制剂在6天内冰冻。

（2）将拟冰冻保存的全血或红细胞制剂离心去上清液。

（3）用无菌接合机将待冰冻的红细胞袋和适宜冰冻保存的转移袋接合连通，将红细胞移至转移袋后，缓慢滴加适量的复方甘油溶液至含红细胞的转移袋内，边加边振荡混匀。

（4）操作完毕后，室温中静置30分钟，热合转移袋。在–65℃以下低温冷冻保存箱中冰冻保存。

2. 冰冻红细胞解冻去甘油

（1）冰冻红细胞取出后，立即放入37~40℃恒温水浴箱中，轻轻振动使其快速融化，直至红细胞完全解冻。

（2）用无菌接合机将冰冻红细胞袋和洗涤盐液袋接合连通，根据渗透压梯度递减方法手工洗涤，即第一次用9%氯化钠溶液，第二次用9%氯化钠和0.9%氯化钠按一定比例混合液，第三次用0.9%氯化钠，第三遍可重复，确保最后1次的洗涤上清液无明显溶血迹象。

3. 使用自动化设备制备冰冻红细胞和冰冻解冻去甘油红细胞时，按照设备使用说明书进行操作。

（二）特点及保存

冰冻红细胞最大优点是可以长期保存，保存期长达10年。冰冻红细胞解决了血液储存期短的问题，为稀有血型患者用血和自身储血创造了条件。但由于操作过程复杂，需要一定设备，制剂的价格较高，所以大规模推广使用受到一定限制。当前采供血机构已将冰冻红细胞作为一种血液制剂常规供应。

（三）质量标准

冰冻解冻去甘油红细胞质量标准见表4–6。

表4–6 冰冻解冻去甘油红细胞质量控制项目及要求

质量控制项目	要求
外观	肉眼观察应无色泽异常、溶血、凝块、气泡等情况；血袋完好，并保留注满冰冻解冻去甘油红细胞经热合的导管至少20cm
容量	来源于200ml全血：200ml±20ml；来源于300ml全血：300ml±30ml；来源于400ml全血：400ml±40ml
血红蛋白含量	来源于200ml全血：含量为≥16g；来源于300ml全血：含量为≥24g；来源于400ml全血：含量为≥32g
游离血红蛋白含量	≤1g/L
白细胞残留量	来源于200ml全血：含量为≤ 2.0×10^{7} 个；来源于300ml全血：含量为≤ 3.0×10^{7} 个；来源于400ml全血：含量为≤ 4.0×10^{7} 个
甘油残留量	≤10g/L
无菌试验	无细菌生长

（四）保存

含有20%甘油的冰冻红细胞在-120℃以下保存；含40%甘油的冰冻红细胞在-65℃以下保存，保存期为自采血之日起10年；冰冻解冻去甘油红细胞的保存温度为2~6℃，保存期为24小时，应尽早输注。

六、其他红细胞制剂

（一）年轻红细胞

年轻红细胞（young red blood cells）是一种具有较多的网织红细胞、酶活性相对较高、平均细胞年龄较小的红细胞成分。年轻红细胞的存活期明显长于成熟红细胞，半存活期为44.9天，而成熟红细胞仅为29天。年轻红细胞是20世纪80年代国外研究的新的红细胞制剂，制备方法分为用血细胞分离机制备和用离心结合手工分离方法制备两种。

1. 制备方法　红细胞在成熟衰老过程中细胞体积逐渐变小、密度变大，而年轻红细胞则比成熟红细胞体积大、重量轻，根据这一特点采用离心法制备年轻红细胞。

（1）离心、特制挤压板法　采集全血于多联袋主袋内，离心力可选择1670g、1960g、2280g分别离心5分钟。将离心后的主袋放入特制挤压板上，先分出上层血浆，再分离红细胞袋上层的红细胞至收集袋，即可获得年轻红细胞。

（2）离心分离钳法　采集24小时内的全血，3000r/min离心10分钟，去除上层血浆，其余部分混匀，移入长形无菌空袋，并置于离心桶内以3000r/ min离心30分钟。用分离钳将红细胞上层45%和底部55%分开，将上部的红细胞与白膜和部分血浆混匀，移入另一无菌空袋即为年轻红细胞。

（3）血细胞分离机制备年轻红细胞　把浓缩红细胞引入分离机的加工袋中，用生理盐水洗涤红细胞2次，制备时离心速度为650~700r/min，全血流速60ml/min，收集速度为5ml/min，收集最先流出的红细胞，收集量为原来的一半，即为年轻红细胞，所得年轻红细胞的平均年龄为30天。

2. 特点及保存　年轻红细胞主要由网织红细胞和年龄较轻的红细胞组成，平均年龄为30~40天。输入患者体内相对延长存活期，对长期依赖输血的贫血患者、重型珠蛋白生成障碍性贫血患者疗效较好。还可减少输血频率和患者体内铁的蓄积，预防和延缓血色病的发生。年轻红细胞的储存温度为2~6℃，含ACD-B、CPD保存液的年轻红细胞保存期为21天，含CPDA-1保存液的年轻红细胞保存期为35天。

（二）辐照红细胞

辐照红细胞（irradiated red blood cells）是使用照射强度为25~30Gy的γ射线对红细胞制剂进行照射，使红细胞制剂中T淋巴细胞失去活性所制成的红细胞成分血。辐射作用只发生在辐照的瞬间，在辐照完成后这种杀伤作用就不存在，辐照后的红细胞并没有放射活性，因此对受血者无任何放射损伤作用。

考点提示　辐照红细胞的照射强度。

1. 制备方法　辐照红细胞是通过血液辐照仪进行制备的，不同仪器的操作方法不同，使用时依据厂家使用说明书进行操作。

一般为打开血液辐照仪电源后，进行初始化运行。将待辐照的红细胞放入仪器专用罐内，扣好盖子，放入血液辐照仪。根据辐照仪说明书的要求设置辐照剂量及时间后进行辐照，结束后取出红细胞制剂，即为辐照红细胞。

2. 特点 该制剂可以防止输血相关移植物抗宿主病（TA-GVHD）的发生。经γ射线照射后，淋巴细胞完全失去活性或死亡。将其输给严重免疫损害或免疫缺陷的患者，或供、受者HLA单倍型相同（亲属供者）的患者，就不会发生TA-GVHD。经过多年的临床实践及实验研究，目前认为用25~30Gy γ射线辐照红细胞，可以防止TA-GVHD的发生。我国要求红细胞制剂的辐照应在血液采集后的14天内完成，且冰冻解冻去甘油红细胞及血浆不需要辐照处理。

3. 质量控制 经辐照后的血液制剂的质量控制要求不变，但其辐照效果与辐照质量控制密切相关。

（1）照射剂量 中心剂量定位25Gy，其他部位不低于15Gy。

（2）剂量分布 核对中心剂量率，并测定照射物表面的相对剂量分布。$^{137}C_s$每年1次剂量分布图检测，$^{60}C_o$每半年一次。

（3）放射性物质衰变的校正 $^{137}C_s$每年1次，$^{60}C_o$每季度一次。

4. 保存 辐照全血或辐照红细胞的保存温度为2~6℃；辐照应在全血采集后14天内完成，辐照后保存期为14天。美国AABB（美国输血协会）规定红细胞辐照后保存不超过28天，最好尽快输注，输血后体内恢复率应大于75%。

扫码“学一学”

第三节 血小板的制备和保存

血小板是血液有形成分中相对密度最小的一种血细胞，比重约为1.040。利用较大的比重差，用离心法可以从全血中提取较纯的血小板制剂。目前血小板制备方法有三种：一种是手工浓缩血小板制备法，从献血者采集的全血中手工分离血小板；一种是全血成分分离机浓缩血小板制备法，从献血者采集全血用全血成分分离机分离血小板；第三种是血细胞分离机单采血小板制备法，从单一献血者收集可供1个或2个患者1次输注治疗剂量的血小板。血小板的种类主要有3种，即浓缩血小板、单采血小板和去白细胞单采血小板。

一、浓缩血小板

浓缩血小板（concentrated platelet）是采集后置于室温保存和运输的全血于采集后6小时内，或采集后置于20~24℃保存和运输的全血于24小时内，在室温条件下将血小板分离出，并悬浮于一定量血浆内的成分血。常用的制备方法有三种：一种方法为新鲜采集的全血，于4~6小时内分离富血小板血浆（platelet rich plasma，PRP），再进一步分离为浓缩血小板，简称PRP法；另一种方法是从白膜中提取血小板，称为白膜法。第三种是机分法，采集全血后用全血细胞分离机分离浓缩血小板。

（一）制备方法

1. 富血小板血浆（PRP）法

（1）将全血采集于多联血袋主袋内。

（2）采集后6小时内，于20~24℃轻度离心，以离心力1220×g离心5分钟或700×g离心10分钟，使红细胞下沉，大部分血小板比重较轻而保留于血浆中为PRP层。

（3）将上层PRP分入转移空袋内。

（4）把末袋内的红细胞保养液加入主袋压积红细胞内，用热合机热合切断主袋与未袋之间的连接塑料管。

（5）把装有PRP的次空袋协同另一转移袋重度离心，温度20~24℃，以离心力4650×g离心6分钟或3000×g离心20分钟，使血小板下沉于底部。

（6）分离上层少血小板血浆进入转移袋内。留下40~60ml血浆即为制备的浓缩血小板。

（7）在20~24℃静置1~2小时，使血小板自然解聚重新悬浮形成悬液，放20~24℃血小板振荡器中保存。

2. 白膜法

（1）全血采集于多联血袋主袋。

（2）置20~24℃离心，离心力2100×g，离心14分钟。

（3）把离心后的主袋置于分浆器，先将大部分血浆分入第2袋，然后将白膜层挤入第3袋，再从第2袋分出适量血浆至第3袋，夹住第2、3袋之间的塑料管。

（4）将第4袋内红细胞保养液加入主袋内，使之与主袋内红细胞混匀，热合主袋与第4袋之间的塑料管。

（5）将第3、4袋置于20~24℃在280×g离心力下离心10分钟。

（6）第3袋上层悬液分入第4袋即为浓缩血小板。

3. 机分法　根据全血成分分离机型号不同，操作方法不尽相同。现简述全血成分分离机制备浓缩血小板过程。

（1）将全血采集于多联血袋主袋内。

（2）采集的全血放入离心杯内平衡并离心，温度控制在20~24℃。

（3）全血成分分离机设置为血小板分离程序。

（4）离心后的血袋置于血袋悬挂架上，取下富有血小板层挤入2号转移袋，进行第二次离心。将第二次离心的血袋置于悬挂架上，进行分离，取下分离好的血小板，热合称重，一般80~90ml。

4. 注意事项　采血时要求一针见血，在要求时限内完成。采血过程中要不间断地轻摇血袋，使血液与抗凝剂充分混匀。从采血到制备的整个过程，均要求在20~24℃环境中，严禁把血放入4℃贮存。制备过程中应严格控制离心速度和离心时间。

（二）特点

不同方法制备的浓缩血小板回收率略有差异：白膜法制备的血小板回收率较低，但白细胞污染量较少；PRP法制备的血小板回收率较高，但白细胞污染量较多；而全血成分分离机制备的血小板回收率高，效果最好。

（三）质量标准

浓缩血小板质量标准见表4-7。

表4-7 浓缩血小板质量控制项目及要求

质量控制项目	要求
外观	肉眼观察应呈黄色云雾状液体，无色泽异常、蛋白析出、气泡及重度乳糜等情况；血袋完好，并保留注满血小板经热合的导管至少 15cm
容量	来源于 200ml 全血：容量为 25~38ml；来源于 300ml 全血：容量为 38~57ml；来源于 400ml 全血：容量为 50~76ml
储存期末 pH	6.4~7.4
血小板含量	来源于 200ml 全血：含量为≥ 2.0×10^{10} 个；来源于 300ml 全血：含量为≥ 3.0×10^{10} 个；来源于 400ml 全血：含量为≥ 4.0×10^{10} 个
红细胞混入量	来源于 200ml 全血：混入量为≤ 1.0×10^{9} 个；来源于 300ml 全血：混入量为≤ 1.5×10^{9} 个；来源于 400ml 全血：混入量为≤ 2.0×10^{9} 个
无菌试验	无细菌生长

（四）保存

保存温度为20~24℃，并持续轻缓振摇。储存于普通血袋时保存期为24 小时，储存于血小板专用血袋时保存期为5天，当密闭系统变为开放系统，保存期为6 小时，且不超过原保存期。当无专用血小板保存设备进行持续轻缓振摇时，保存期为24 小时，且不超过其原保存期。

二、单采血小板

单采血小板（apheresis platelets）是使用血细胞分离机在全封闭的条件下自动将符合要求的献血者血液中的血小板分离并悬浮于一定血浆内的单采成分血。血细胞分离机的原理是利用各种血液成分比重、体积等因素的不同，通过离心作用，将血小板分离出来，将其他血液成分回输给献血者。

（一）单采血小板对献血者的要求

单采血小板献血者除符合捐献全血的健康检查要求外，还需符合以下要求：

1. 外周血血小板计数应≥ 150×10^9/L 且< 450×10^9/L，预测采后血小板≥ 100×10^9/L，血细胞比容≥0.36。血小板计数≥ 250×10^9/L 且体重>60kg，可以采集2个治疗剂量的血小板（≥ 5.0×10^{11}）。单采血小板后，献血者的血小板仍应≥ 100×10^9/L。

2. 单采血小板采集过程需要持续1~1.5小时，要求献血者静脉必须充盈良好。

3. 献血前一天最好多饮水，当日必须吃早餐，宜清淡饮食，如稀饭、馒头。

4. 要求献血者在献血前1周不得服用阿司匹林、吲哚美辛（消炎痛）、保泰松、布洛芬、维生素E、双嘧达莫（潘生丁）、氨茶碱、青霉素及抗过敏类药物。

5. 单采血小板献血间隔不少于2周，一年不超过24次，因特殊配型需要，经医生批准，最短时间不少于1周；单采血小板后与全血献血间隔时间不少于4周；全血献血后与单采血小板献血间隔不少于3个月。

考点提示 单采血小板献血者的健康检查标准。

（二）制备方法

单采血小板的制备是通过血细胞分离机实现的，不同型号的血细胞分离机，具有不同的操作程序，现简述血细胞分离机制备单采血小板过程。

1. 开机　打开血细胞分离机电源开关，机器进行自检。自检结束后，选择献血者信息按钮，分别对应输入献血者性别（女/男）、身高、体重，系统会计算出总容量。确认信息后，对应输入献血者血细胞比容（30~55）及血小板预计数（150~600），触按确认信息，为献血者选择合适的操作后准备安装配套管路。

2. 安装管路　打开配套管路包装，按照操作说明安装管路。检查安装，管道无扭曲后关紧机门，进行管路测试。测试后按指示连接抗凝剂袋，安装结束后等待采血。

3. 静脉穿刺　供血者清洗手臂，核对身份之后按仪器操作要求进行静脉穿刺。

4. 静脉采血　进行静脉穿刺后开始采血，程序自动开始运行，抗凝后的血液被泵入抽取管路，直到血液到达离心机。在收集袋贴上有供血者的血型、编号等内容的标签。操作者在操作过程中要全程监控单采机并对单采过程进行记录。开始采血之后，检查供血者血流情况：压力过低时嘱咐供血者握紧放松拳头；观察机器显示时间、收集量，必要时根据压力情况调节采集泵速；当血流不畅时，操作人员应寻找原因并及时解决。在采血过程中要注意观察供血者的生命体征及反应。

5. 回输模式　每轮采集结束后，机器自动进入回输模式，回输泵抽取抗凝血液于回输管路中开始回输，此时供血者应放松拳头。在每次循环完成后进行产品收集，直到完成采集设定量，整个单采过程结束。

6. 结束操作　完成收集后进行回洗程序，抽空环形管道并将剩余血液回输至献血者体内。密封产品袋及抗凝剂袋，解除供血者臂上的袖带拔出采血针，安排供血者前往休息。热合采集产品，进行包装。

（三）特点

单采血小板浓度大于2.5×10^{11}/L，具有纯度高、体积小、白细胞污染率低及红细胞含量少等特点。由于使用单一来源的高浓度血小板给患者输注，大大减少了输血传播疾病的概率。同时也减少了多种异体抗原对患者的刺激，降低了同种抗体的产生率，使非溶血性发热性输血反应率下降，临床疗效显著优于浓缩血小板。

（四）质量标准

单采血小板质量标准见表4–8。

表4–8　单采血小板质量控制项目及要求

质量控制项目	要求
外观	肉眼观察应呈黄色云雾状液体，无色泽异常、蛋白析出、气泡及重度乳糜等情况；血袋完好，并保留注满血小板经热合的导管至少15cm
容量	储存期为24小时的单采血小板容量：125~200ml；储存期为5天的单采血小板容量：250~300ml
储存期末pH	6.4～7.4
血小板含量	$\geqslant 2.5 \times 10^{11}$个/袋
白细胞残留量	$\leqslant 5.0 \times 10^{6}$个/袋
红细胞混入量	$\leqslant 8.0 \times 10^{9}$个/袋
无菌试验	无细菌生长

（五）保存

单采血小板的储存要求同浓缩血小板一样，应置于血小板振荡保存箱内20~24℃振荡保存。单采血小板使用血小板专用血袋保存期为5天，使用普通血袋保存期为24小时。

三、去白细胞单采血小板

去白细胞单采血小板（apheresis platelets leukocytes reduced）是使用血小板分离机在全封的条件下自动将符合要求的献血者血液中的血小板分离并去除白细胞后悬浮于一定量血浆内的单采成分血。使用各种滤器减除血小板中白细胞，已普遍在国内外临床应用。

（一）制备方法

可使用床旁型血小板去白细胞滤器制备去白细胞单采血小板，使用方法与医疗机构从红细胞中滤除白细胞的方法相同。

使用血细胞分离机制备去白细胞单采血小板的方法与制备单采血小板一致，只是在仪器的血小板收集管路上连接有过滤白细胞的圆锥状滤器。血小板采集过程中，当白细胞经过该滤器时，由于体积和比重大于血小板而不能通过，达到去除白细胞的效果。

（二）特点

血小板制剂中含有大量白细胞，大部分属淋巴细胞，反复输随机献血者血小板的患者，较容易产生HLA抗体，有30%~70%的患者可形成同种免疫，出现血小板输注无效，甚至产生发热或其他输血不良反应。输注去白细胞血小板可减少同种免疫及血小板输注无效的发生。

（三）质量标准

去白细胞单采血小板的质量标准见表4–9。

表4–9　去白细胞单采血小板质量控制项目及要求

质量控制项目	要求
外观	肉眼观察应呈黄色云雾状液体，无色泽异常、蛋白析出、气泡及重度乳糜等情况；血袋完好，并保留注满血小板经热合的导管至少15cm
容量	储存期为24小时的单采血小板容量：125~200ml；储存期为5天的单采血小板容量：250~300ml
储存期末pH	6.4~7.4
血小板含量	≥ 2.5×10^{11} 个/袋
白细胞残留量	≤ 5.0×10^{6} 个/袋
红细胞混入量	≤ 8.0×10^{9} 个/袋
无菌试验	无细菌生长

（四）保存

去白细胞血小板应置于血小板振荡保存箱内20~24℃振荡保存，使用血小板专用血袋保存期为5天，使用普通血袋保存期为24小时。

四、辐照血小板

使用照射强度为25~30Gy的γ射线对机采血小板进行照射，使其中的T淋巴细胞失去活性，称为辐照血小板。辐照对血小板功能影响很小，血小板辐照后应尽快使用。

血小板辐照可在血小板的有效保存期内进行，储存温度为20~24℃，并持续轻缓振摇。辐照后，储存于普通血袋时保存期24小时，储存于血小板专用血袋时保存期5天，且不超过原保存期。

第四节　血浆的制备和保存

扫码“学一学”

血浆是指抗凝全血经过离心去除细胞有形成分后的淡黄色液体，含有水、电解质、激素、蛋白质、凝血因子等。血浆可单采或在制备其他成分如红细胞制剂和血小板制剂时从全血中分离获得。目前国内常用的血浆制剂，根据制备方法、来源、凝血因子含量等不同分为：新鲜冰冻血浆、单采新鲜冰冻血浆和冰冻血浆，进一步加工处理后可制备成病毒灭活新鲜冰冻血浆、病毒灭活冰冻血浆等。

新鲜冰冻血浆（fresh frozen plasma，FFP）是采集后储存于冷藏环境中的全血，最好在6小时（保养液为ACD）或8小时（保养液为CPD或CPDA-1）内，将血浆分离出并速冻呈固态的成分血。单采新鲜冰冻血浆是使用血细胞分离机在全封闭的条件下自动将符合要求的献血者血液中的血浆分离出并在6小时内速冻成固态的单采成分血。冰冻血浆主要是在全血的有效期内，将血浆分离出并冰冻成固态的成分血。病毒灭活血浆又分为病毒灭活新鲜冰冻血浆和病毒灭活冰冻血浆是采用亚甲蓝病毒灭活技术对采集的新鲜冰冻血浆或冰冻血浆进行病毒灭活并冰冻成固态的成分血。

一、制备方法

扫码“看一看”

（一）新鲜冰冻血浆和冰冻血浆的制备

新鲜冰冻血浆、冰冻血浆的制备方法一致，均是通过将多联采血袋内全血离心分离出血浆部分并冻结而制成，只是制备时间有所不同：新鲜冰冻血浆最好在全血采集后6小时（保养液为ACD）或8小时（保养液为CPD或CPDA-1）内制备，冰冻血浆主要为全血有效期内制备。

1. 对原料全血的要求

（1）使用二联以上的采血袋采集血液。

（2）采血顺畅，200ml全血采集不超过7分钟，400ml全血采集不超过13分钟。

2. 血浆的分离　按照“浓缩红细胞”或“悬浮红细胞”制备方法操作。

3. 速冻

（1）拟速冻的血袋逐袋平放，而不应重叠对方。

（2）将新鲜冰冻血浆快速冻结，在60分钟内将血浆核心温度降至-30℃以下。

（二）病毒灭活血浆的制备

1. 连接病毒灭活耗材　根据血浆规格选择不同规格的血浆病毒灭活耗材，使用无菌穿刺技术（或无菌接合技术）连接血浆和血浆病毒灭活耗材。

2. 血浆流入光照袋　将血浆倒挂在低温操作台的支架上，打开导管夹，使血浆流经装有固体“亚甲蓝添加元件”，连同溶解的亚甲蓝流入光照袋。

3. 热合分离 核对血袋上的献血条形码，如一致则热合断离，弃去原血浆袋。

4. 光照 将光照袋平放在照光架上，在温度为2~8℃、光照为30000lux条件下，光照30分钟。

5. 亚甲蓝滤除 光照结束后，将血浆倒挂，通过活性炭过滤器滤除亚甲蓝后，即得到病毒灭活新鲜血浆。

6. 速冻 同“新鲜冰冻血浆”。

考点提示 新鲜冰冻血浆和冰冻血浆的区别。

二、特点

各种血浆制剂均含有正常人血浆蛋白成分，新鲜冷冻血浆和单采新鲜冰冻血浆含有全部凝血因子，包括不稳定的第Ⅴ因子和第Ⅷ因子。由全血制备的冰冻血浆除含有正常人的血浆蛋白成分外，仅含有稳定的凝血因子。病毒灭活血浆对于输注的患者来说比较安全，降低了输血传播疾病的风险性，但病毒灭活血浆因亚甲蓝光照处理，也消耗了约30%~40%的凝血Ⅴ因子和Ⅷ因子。

各种血浆制剂的储存要求为-18℃以下冷冻储存。新鲜冰冻血浆、单采新鲜冰冻血浆和病毒灭活新鲜冰冻血浆的保存期为血液采集之日起1年，冰冻血浆和病毒灭活冰冻血浆的保存期液采集之日起4年。新鲜冷冻血浆保存1年以后，可改为冰冻血浆继续保存4年。

为防止纤维蛋白析出，各种血浆制剂应于使用前在37℃恒温水浴箱迅速融化，或使用恒温解冻箱进行融化。目前市面上的恒温解冻箱（解冻仪）有水浴式、干式之分。水浴式恒温解冻箱为避免血浆在解冻时与水直接接触造成污染，必须在操作前给血浆进行套袋处理；干式恒温解冻箱解冻血浆时不与水直接接触，且具有摇摆功能，操作简单，但存在融化时间长、融化量少等问题。血浆融化后可在2~6℃保存24小时，不应再冰冻保存。血浆制剂一经解冻最好立即输注。

三、质量标准

新解冰冻血浆、冰冻血浆的质量标准见表4-10和表4-11。病毒灭活冰冻血浆的质量标准见表4-12和表4-13。

表4-10 新鲜冰冻血浆质量控制项目和要求

质量控制项目	要求
外观	肉眼观察应呈黄色澄清液体，无色泽异常、蛋白析出、气泡及重度乳糜等情况；血袋完好，并保留注满新鲜冰冻血浆经热合的导管至少10cm
容量	标示量（ml）±10%
血浆蛋白含量	≥50g/L
Ⅷ因子含量	≥0.7IU/ml
无菌试验	无细菌生长

表4-11　冰冻血浆质量控制项目和要求

质量控制项目	要求
外观	肉眼观察应呈黄色澄清液体，无色泽异常、蛋白析出、气泡及重度乳糜等情况；血袋完好，并保留注满冰冻血浆经热合的导管至少10cm
容量	标示量（ml）± 10%
血浆蛋白含量	≥ 50g/L
无菌试验	无细菌生长

表4-12　病毒灭活新鲜冰冻血浆质量控制项目和要求

质量控制项目	要求
外观	肉眼观察应呈黄色澄清液体，无色泽异常、蛋白析出、气泡及重度乳糜等情况；血袋完好，并保留注满病毒灭活新鲜冰冻血浆经热合的导管至少10cm
容量	标示量（ml）± 10%
血浆蛋白含量	≥ 50g/L
Ⅷ因子含量	≥ 0.5IU/ml
亚甲蓝残留量	≤ 0.30 μmol/L
无菌试验	无细菌生长

表4-13　病毒灭活冰冻血浆质量控制项目和要求

质量控制项目	要求
外观	肉眼观察应呈黄色澄清液体，无色泽异常、蛋白析出、气泡及重度乳糜等情况；血袋完好，并保留注满病毒灭活冰冻血浆经热合的导管至少10cm
容量	标示量（ml）± 10%
血浆蛋白含量	≥ 50g/L
亚甲蓝残留量	≤ 0.30 μmol/L
无菌试验	无细菌生长

四、保存

各种血浆制剂的储存要求为-18℃以下冷冻储存。新鲜冰冻血浆、单采新鲜冰冻血浆和病毒灭活新鲜冰冻血浆的保存期为血液采集之日起1年，冰冻血浆和病毒灭活冰冻血浆的保存期为采集之日起4年。新鲜冷冻血浆保存1年以后，可改为冰冻血浆继续保存4年。血浆制剂一经解冻，须在2~6℃保存，并于24小时内输注。

扫码"学一学"

第五节　冷沉淀凝血因子的制备和保存

冷沉淀凝血因子（cryoprecipitated antihempohilic factor）是将保存期内的新鲜冰冻血浆在2~6℃融化后，分离出大部分的血浆，并将剩余的冷不溶解物质在1小时内速冻呈固态的成分血。冷沉淀凝血因子主要含有凝血因子Ⅷ、纤维蛋白原以及血管性血友病因子（Von Willebrand factor，vWF）等成分。

扫码“看一看”

一、制备方法

1. 离心法

（1）将新鲜冰冻血浆从冰箱取出，置于2~6℃冰箱中过夜融化或在2~6℃水浴装置中融化。

（2）融化后的血浆袋于2~6℃以离心力2000g离心10分钟，使冷沉淀凝血因子下沉于血袋底部。

（3）离心后立即将上层血浆（少冷沉淀血浆）移入空袋内，留下20~30ml血浆与沉淀物混合，1小时内速冻制成冷沉淀凝血因子。

2. 虹吸法

（1）将新鲜冰冻血浆从低温冰箱取出后，置于室温5分钟，待塑料导管软化后，将新鲜冰冻血浆袋置于2~6℃恒温水浴装置中，另一空袋悬于水浴箱外，位置低于血浆袋，两者之间形成一定的高度落差。

（2）血浆融化后，随时被虹吸至空袋中，当融化至剩下40~50ml血浆与沉淀物时，闭合导管，阻断虹吸。将血浆与沉淀物混合，热合分离血袋制成冷沉淀凝血因子。迅速将冷沉淀凝血因子速冻后低温保存。

3. 注意事项 血浆冷冻时可使细胞破裂，释放促凝血活性物质，有可能激活凝血系统，影响Ⅷ因子的稳定性。故制备冷沉淀凝血因子的血浆提倡用2次重度离心的方法，以去除血浆中的红细胞。为了减少血浆因子活性的损失，最好使用速冻冰箱或血浆速冻机快速冷冻，一般在1小时内迅速冻结。冷沉淀凝血因子制备过程中，应使血浆处于1~6℃的环境，用冰块或冷水浴控制温度，尽量减少血浆或冷沉淀凝血因子制剂在室温的停放时间。

二、特点

冷沉淀凝血因子除含凝血因子Ⅷ、纤维蛋白原及其他共同沉淀物外，还含有各种免疫球蛋白、抗-A、抗-B以及变性蛋白等。

三、质量标准

冷沉淀凝血因子的质量标准见表4-14。

表4-14 冷沉淀凝血因子质量控制项目和要求

质量控制项目	要求
外观	肉眼观察融化后的冷沉淀凝血因子，应呈黄色澄清液体，无色泽异常、蛋白析出、气泡及重度乳糜等情况；血袋完好，并保留注满血浆经热合的导管至少10cm
容量	标示量（ml）± 10%
纤维蛋白原含量	来源于200ml全血：≥ 75mg；来源于300ml全血：≥ 113mg；来源于400ml全血：≥ 150mg
Ⅷ因子含量	来源于200ml全血：≥ 40IU；来源于300ml全血：≥ 60IU；来源于400ml全血：≥ 80IU
无菌试验	无细菌生长

四、保存

冷沉淀凝血因子的储存温度为-18℃以下，保存期为自血液采集之日起1年。解冻后2~6℃保存，应在24小时内尽早输注；解冻并在开放系统混合后应4小时内输注，均宜尽早输注。

扫码“学一学”

第六节　粒细胞的制备和保存

粒细胞是指血液中的中性粒细胞、嗜碱性粒细胞和嗜酸性粒细胞等细胞的总称，临床输注的白细胞主要是粒细胞。目前常用血液单采法制备粒细胞，单采粒细胞（apheresis granulocytes）是使用血液单采机在全封闭的条件下自动将符合要求的献血者血液中的粒细胞分离出并悬浮于一定量的血浆内的单采成分血。

一、制备方法

1. 机器单采制备　利用血液单采机，根据设定的粒细胞单采程序，采集献血者血液中的粒细胞。由于血液单采机型号众多，应严格按照不同仪器的说明书进行。

因一次采集量为1.5~3.0×10^{10}个粒细胞，所以在采集前需让献血者口服一定剂量的粒细胞动员剂（皮质类固醇类药物或使用粒细胞集落刺激因子），使骨髓边缘池的粒细胞释放进入循环池，从而提高外周血中粒细胞的含量。

2. 手工制备　离心挤白膜法。

制备成分血用的全血，经第一次强离心后，将血浆分入第2袋，将白膜层分入第3袋。第3袋（白膜袋）及另一空袋（即第4袋，红细胞添加液加入首袋后为空袋）再次轻离心，挤出富含血小板的血浆，留在第3袋内的即为白细胞浓缩液。

使用手工离心挤白膜法从400ml全血分离制备的白细胞浓缩液，粒细胞总数约为1.0×10^9个。为满足临床治疗的要求，手工制备的白细胞浓缩液需要多人份混合，不仅增加了病毒感染机会，白细胞抗原刺激产生的同种免疫反应同时增多。另外由于含淋巴细胞较多，对免疫低下的患者可能导致输血相关性移植物抗宿主病。目前，血站多采用血细胞分离机分离粒细胞，很少使用手工法分离制备白细胞浓缩液。

二、特点

白细胞只有5天寿命，其中的粒细胞死亡更快。采集24小时内，粒细胞功能及趋化性大大降低并减弱：保存超过24小时，粒细胞的功能严重低下及趋化性弱；保存小于8小时，输入的粒细胞体内回收以及趋化性仍能维持正常，但是保存超过24小时，输入的粒细胞体内回收及趋化性将降低。粒细胞杀菌功能可保存24小时，随着保存时间的延长，该功能将逐渐降低。

三、质量标准

单采粒细胞质量标准见表4-15。

表4-15 单采粒细胞质量控制项目和要求

质量控制项目	要求
外观	肉眼观察应无色泽异常，无凝块、溶血、气泡及重度乳糜出现等情况；血袋完好，并保留注满单采粒细胞经热合的导管至少20cm
容量	150~500ml
中性粒细胞含量	≥ 1.0×10^{10} 个/袋
红细胞混入量	血细胞比容≤ 0.15
无菌试验	无细菌生长

四、保存

单采粒细胞应在采集后尽快使用，不适宜于长期保存。制备后放置于20~24℃环境，保存期24小时，应辐照后使用（辐照方法可参照辐照红细胞）。

本章小结

成分输血已广泛应用于临床，它是将人体血液中各种有效成分，如红细胞、血小板和血浆等用先进的技术加以分离、提纯，制成高浓度、高纯度、低容量的各种血液成分，根据病情需要，按缺什么补什么的原则输用。这样不仅可以一血多用，节约血液资源，而且针对性强、疗效好、不良反应少，同时便于保存和运输。制备的方法主要有手工制备和机器制备，制备环境分为密闭系统和开放系统两种。

目前常用的血液成分主要有红细胞制剂、血小板制剂、血浆制剂及冷沉淀凝血因子。红细胞制剂包括浓缩红细胞、悬浮红细胞、去白细胞红细胞、洗涤红细胞、冰冻红细胞、冰冻解冻去甘油红细胞等；血小板制剂包括浓缩血小板、单采血小板、去白细胞单采血小板等；血浆制剂包括新鲜冰冻血浆、单采新鲜冰冻血浆、冰冻血浆、病毒灭活血浆及冷沉淀凝血因子等。不同的血液成分保存条件不同，其中浓缩红细胞及悬浮红细胞的储存温度为2~6℃，储存期因保养液不同而不同，采用ACD-B、CPD血液保养液的浓缩红细胞保存期为21天，采用CPDA-1血液保养液的浓缩红细胞保存期为35天。单采血小板及浓缩血小板应置于血小板振荡保存箱内20~24℃振荡保存，使用血小板专用血袋保存期为5天，使用普通血袋保存期为24小时。各种血浆制剂的储存要求为-18℃以下冷冻储存，新鲜冰冻血浆、单采新鲜冰冻血浆和病毒灭活新鲜冰冻血浆的保存期为血液采集之日起1年，冰冻血浆和病毒灭活冰冻血浆的保存期为血液采集之日起4年。冷沉淀凝血因子的储存温度为-18℃以下，保存期为自血液采集之日起1年。解冻后2~6℃保存，应24小时内尽早输注。

（何　智）

扫码"练一练"

习　题

一、单项选择题

1. 制备血液成分的全血质量要求是

A．采血速度<5min/200ml，并在采血后6~8小时内完成

B. 各种成分的制备，应在采血后8小时内完成

C. 各种成分血的制备，应在采血后6小时内完成

D. 全血应无凝块，无溶血，无乳糜，容量误差应为标示量 ±10%

E. 全血采集后2~4℃保存，并在采血后6~8小时内完成

2. 常用的抗凝保存液有几种

A. 抗凝保存液有5种

B. 抗凝保存液有ACD和CPD两种

C. 凝保存液有ACD、CPD、ACD–B、ACD–A、CPDA 5种

D. 抗凝保存液有ACD和ACD–B两种

E. 抗凝保存液有CPD和CPDA两种

3. 什么条件下制备的血浆为新鲜冰冻血浆

A. 新鲜全血于8小时内22℃离心，–50℃以下速冻制成的血浆

B. 新鲜全血于8小时内4℃离心，–20℃以下速冻制成的血浆

C. 新鲜全血于8小时内4℃离心，–50℃以下速冻制成的血浆

D. 新鲜全血4℃离心，–50℃以下速冻制成的血浆

E. 新鲜全血于8小时内22℃离心，–20℃以下速冻制成的血浆

4. 何为普通冰冻血浆

A. 保存期1年后的新鲜冰冻血浆

B. 保存期2年后的新鲜冰冻血浆

C. 新鲜全血8小时以内制备的血浆

D. 新鲜全血6小时以内制备的血浆

E. 有重度乳糜的新鲜冰冻血浆

5. 浓缩红细胞血细胞比容为

A. 0.90

B. 0.70~0.80

C. 0.60~0.70

D. 0.65~0.85

E. 18~20℃浓缩红细胞血细胞比容为0.80~0.90

6. 新鲜冰冻血浆的融化方法

A. 室温中自然融化

B. 37℃水浴中融化

C. 置4℃冰箱中融化

D. 45℃水浴中融化

E. 65℃水浴中融化

二、简答题

1. 什么是密闭系统？

2. 常用的红细胞制剂有哪些？

第五章

血液的储存、发放和运输

学习目标

1. **掌握** 库存血液的质量检查标准。
2. **熟悉** 血液入库、发放、报废的相关要求；血液运输的要求。
3. **了解** 血液预警系统；血液运输设备的使用要求。
4. 学会各类血液成分的储存、发放和运输方法。
5. 具备判断经储存和运输后的血液成分是否符合质量标准的能力。

扫码“学一学”

第一节 血液的储存

一、血液储存环境与设施

采集交付后的全血和制备完成后的血液成分制剂储存在待检库。根据血液检测结果，挑出全部不合格血液及成分制剂并有效隔离后，合格产品打印标签，包装入成品库。血液储存环境与设施应满足以下条件。

1. 血液存放区连续储存血液≥24小时，应有双路供电或应急发电设备。
2. 血液存放区的空间具有防火、防盗、防鼠等安全设施。
3. 血液存放区应有足够的照明光源。
4. 血液存放区应分别设置待检测血液隔离存放区、合格血液隔离存放区和报废血液隔离存放区，标识清晰、明确。
5. 各种血液及成分制剂应分别储存于各自专用的血液储存设备中。血液储存设备应有温度异常报警装置或配备自动化实时温度持续监控系统。

贮血冷藏箱内严禁存放其他物品，防止血液被污染。每日检查冰箱温度，每周进行一次消毒，贮血冷藏箱内空气每月进行一次细菌培养，无霉菌生长，一般细菌生长菌落<8CFU/10min或<200CFU/m^{3}为合格。

血液及成分制剂在储存过程中，应特别注意存储温度的监控，人工监控时，应至少每4小时监测记录温度1次；使用自动温度监测管理系统时，应至少每日人工记录温度2次，2次记录间隔8小时以上；血液储存设备的温度监控记录至少应保存到血液发出后1年，以保证可追溯性。当贮血冷藏箱的温度自动控制记录和报警装置发出报警信号时，要立即检查原因，及时解决并记录。如果冷藏箱发生故障，若2个小时内不能恢复，应将血液及成分制剂移到备用冷藏箱存放。

考点提示 贮血冷藏箱存储温度监控的间隔。

二、库存血液的质量检查

严格按照保存期限要求保存血液，每天坚持检查贮存血液及成分制剂的质量，观察血液外观有无异常改变，发现问题，应及时报告并妥善处理。

（一）全血及红细胞成分血

肉眼观察库存全血在外观上应分层清晰，上层为血浆，呈淡黄色半透明，中间为灰白色白膜层，下层为血细胞层，呈均匀暗红色。应无色泽异常、无凝块、无溶血、无气泡及重度乳糜情况出现。并保留注满全血或红细胞经热合的导管至少35cm。

（二）浓缩血小板

浓缩血小板肉眼观察呈黄色澄清液体，无色泽异常、蛋白析出、气泡及重度乳糜等情况出现。并保留注满血小板经热合的导管至少15cm。

（三）新鲜冰冻血浆及冷沉淀凝血因子

30~37℃融化的新鲜冰冻血浆及冷沉淀凝血因子，肉眼观察应呈黄色澄清液体，无色泽异常、蛋白析出、气泡及重度乳糜情况出现。保留注满新鲜冰冻血浆经热合的导管至少10cm。

考点链接 新鲜冰冻血浆的外观检查。

第二节　血液的发放

扫码“学一学”

一、血液隔离与放行

（一）血液隔离

血液隔离是指待检测、制备等尚未被判定合格的血液和不合格的血液进行隔离和管理，防止不合格血液的误发放。

1. 物理空间隔离　应根据血液状态，设立有明显标识的3个隔离区域：合格品区、隔离区和不合格品区。合格品区存放检测合格、贴上合格标签的待放行的血液；隔离区存放待检血液、检验结果可疑需要再次检测确定结果的血液；不合格品区存放检测结果、血袋破损等不合格血液。

2. BMIS（血液管理信息系统）隔离　在BMIS中，未经过批放行的血液都处于隔离状态。对检测合格和不合格的血液通过计算机信息系统进行自动标识，自动打印合格或不合格标签进行标识隔离。

3. 人工隔离　对血液采集中出现凝块血、不足量血、血袋破损等不合格血液进行人工标识隔离。

（二）血液放行

对于已经符合质量要求的血液，给予解除隔离状态，使其处于可发放状态，即可以发放供临床使用，称为放行。对已经完成逐袋放行的整批血液进行核查，解除其隔离状态，使其转换为已放行（可发放）状态，称为批放行。

1. 合格血液逐袋放行的条件

（1）血液检测项目全部完成，HIV、HBV、HCV、梅毒螺旋体和ALT的检测均合格。

（2）初筛血型与检定血型一致，该献血者既往历次献血的血型一致。

（3）其他质量指标符合相应的标准要求。

（4）BMIS对该袋血液的信息自动核查，该袋血液的信息关联符合血液可追溯性的要求，即献血者信息、血液信息、标本信息形成了对应关联。

2. 合格血液逐袋放行 登录BMIS血库贴签模块，为合格血液贴上合格血液标签，贴签必须逐袋操作和完成，一次只能为1袋血液贴签，禁止同时为多袋血液贴签。

3. 血液分批的一般原则

（1）将具有相同时空关系的全血划分为一批，即在一定时间且同一地点采集的全血为同一批。

（2）将同一天采集的所有全血归为同一批，必要时，可按采集地点和时间进行分批，即同一采血地点同一天（或同一段时间）采集的全血为一批。

（3）单采血小板、应急Rh阴性血液可按每人次为一批次。

4. 合格血液批放行的条件

（1）该批血液的全部合格单位血液已完成逐袋放行作业。

（2）该批血液的全部不合格血液已经报废处置。

（3）该批血液中的合格血液与不合格血液的总袋数相符，与原料血液加工生产的血液总袋数相符。

（4）该批血液的加工过程已经全部结束，没有血液及其信息的滞留、遗漏或丢失。

二、血液发放

（一）发血前准备

1. 人员准备 工作人员着工作服，戴帽子、口罩及手套。

2. 物品准备 所需物品有《预定用血及评审记录》、血液运输手推车、签字笔。

（二）取血

1. 核查 查看《预定用血及评审记录》，根据预约需求，决定提取血液制品的种类、血型、规格及数量。

2. 取血

（1）全血和悬浮红细胞 将血液运输手推车推至储血设备旁。一次性取血低于5袋，打开储血冰箱，一手握住储血筐上缘，将储血筐轻轻拉出约1/2，另一手抓住血袋上部，将血液从储血筐内竖直取出，竖直放于血液运输手推车上，标签朝外，一次只能拿取一袋，依次将所需血液全部取出；取血量大于5袋时，将整筐血液从冰箱中取出，放于手推车上，运送至发血工作台。取血完毕，关闭冰箱。

（2）冰冻血液制品　打开储血冰箱，一手握住储血盒上缘，将储血盒轻轻拉出约1/2，另一手紧捏包装盒中部，将血液轻轻竖立取出，标签朝上平放于血液运输手推车上，运送至发血工作台。

（3）单采血小板　打开血小板恒温振荡保存箱，将隔板拉出约1/2，双手分别捏住血小板上下边缘，将血小板水平取出，平放于血液运输手推车上，运送至发血工作台。

（三）检查

检查血袋标签内容是否完整，字迹是否清晰。血液有无明显凝块、重度乳糜血、溶血、颜色异常、有无过期等。如发现不合格血液，对其进行标识，单独隔离存放，不得发放，做进一步处理。

（四）发放

1. 工作人员一手拿扫描器，一手捏住血液制剂上部，调整血袋位置，使扫描器对准献血条码，二者呈90°角，扫描献血条码。将血液制剂从采供血信息管理系统中“出库”，然后把血液制品轻轻平放于低温操作台上，不得叠压。血小板不得放于低温操作台上。

2. 核对采供血信息管理系统中出库的血液制剂汇总信息与实际发放血液制剂汇总信息是否一致，包括血液制剂种类、血型、规格、总袋数及总量，以避免将没有经过采供血信息管理系统出库的血液发放。

3. 打印《血液制剂出库单》，核对《血液制剂出库单》信息与血液制剂预约信息是否一致，内容包括用血医院名称、血液制剂种类、血型、规格、数量等，及时发现误发、错发信息，采取措施，加以修正。

4. 血液装箱前，装箱人员、出库人员共同对用血单位、订单、血液制剂条码、外观、品种、规格、数量、出库方式、计费和付款方式逐项进行核对，确认无误后，将血液装入血液运输箱内。

（五）注意事项

1. 发放血液及制剂到临床时，一定要问清医院（科室）名称、所用的血液品种、所需量，并重复三遍给取血人听，双方确定无误后方可发血。

2. 做好发放前检查工作。血液及制剂发放前应观察有无质量变化，如：颜色是否正常、分界线是否清晰、有无溶血、有无凝块、有无絮状物、有无气泡、是否超过有效期、有无破损，全部检查合格才可将血液发放临床。

3. 遵守先进先出原则。发放血液及其制剂时，应按血液先后日期发放，先发效期短的，后发效期长的。

4. 严格遵守先出库后发放原则。先电脑出库，再开用血凭证、发血单或发票，再发放血液。

三、血液的报废

不合格血液是指采供血过程中产生的不符合国家质量标准的血液及质量控制抽检后的血液。不符合国家血液检测标准的血液包括ALT增高、HBsAg阳性、HCV抗体阳性、梅毒试验阳性、存在有临床意义的血型抗体、保密性弃血等不符合《全血及成分血质量要求》的血液。采供血过程中产生的不合格血液包括重度乳糜、色泽异常、溶血、凝块、血袋破裂、热合漏血、不足量或超量、血小板混入过量红细胞、疑似细菌污染、冷链失控、标签不符或脱落、过期等不符合《全血及成分血质量要求》的血液。

根据国家相关规定，对不合格血液执行严格的报废、销毁制度，严禁不合格血液发往临床或流入社会，以避免不合格血液给人们的身体健康和生命安全造成危害。

（一）报废血液形成原因

按照《全血及成分血质量要求》（GB18469）的规定，凡具备以下条件的血液为不合格血液，应作报废处理：

1. 全血总量不足（少于200ml）；
2. 破袋、漏袋、血液有污染的；
3. 血液有凝块、溶血及重度脂血等问题；
4. 超过保质期的血液；
5. 初复检不合格血液；
6. 血液制剂发往临床被退回，经检测确属质量问题；
7. 保密性弃血（献血者献血后回告：存在危险行为或其他不能献血情况的血液）。

考点链接 贮存血液申请报废的情况。

（二）不合格血液的评审

1. 血液检验不合格　供血科工作人员打印《血液报废申请表》，通知质管科评审。质管科根据《血液复检结果明细表》《血液复检再检结果明细表》逐袋进行核实，并在《血液报废申请表》中签字，最后报最高管理者审批。

2. 其他不合格血液　操作人先填写《血液报废申请表》，通知质管科评审。评审人员会同有关科室负责人对其不合格性质和严重程度进行分析，并填写《不合格评审记录》。

（三）不合格血液的处置

凡标识“不合格”的血液经质量管理科确认后，由工作人员粘贴不合格标识，经计算机报废标识后，置存放不合格血液冰箱隔离存放，由工作人员逐袋扫描复核，并经血站质管科审核批准，作为医疗废物处置并有处置记录。

四、血液库存预警及应急响应

当重特大突发事件如自然灾害、重大交通事故或工伤事故、核事故、暴力或恐怖事件、战争等发生，造成医疗急救用血急剧增加，血站库存量不能满足临床需求时，根据《医疗机构临床用血管理办法》，血站应建立血液库存预警及应急响应预案。

（一）血液库存预警

血液库存预警应实行三级预警。

1. Ⅰ级（特别重大）红色预警　表示血液供应受非常规突发事件影响超出本省范围，需要动用外省力量及请求国家增援协助方可保障血液供应。

2. Ⅱ级（重大）橙色预警　表示血液供应受非常规突发事件影响范围在本省内，由省内各级力量即可完成血液保障工作。

3. Ⅲ级（较大）黄色预警　表示血液供应受非常规突发事件影响范围在本市级以下的地方，由市一级响应即可完成血液保障工作。

（二）血液应急响应

发生以上情况时，血站血液应急领导小组成员召开紧急会议，通报情况，宣布启动应急响应（预案），并安排具体分工。同时，应将启动应急响应方案的有关情况及时向当地卫生计生行政主管部门汇报，并获得批准。

1. Ⅲ级响应　依托新闻媒体开展无偿献血招募宣传，由血站实施应急招募工作，群发献血需求信息、电话联系固定献血者、在献血场所张贴告急警示，增加采血人员、增加出车频次，延长采血时间等措施。

2. Ⅱ级响应　经上述措施仍不能满足需求，经应急领导小组会商后报请当地卫生计生行政主管部门审批同意，适时启动应急献血队伍。每天面向社会发布一次血液库存情况，同时向当地卫生计生行政主管部门及省级血液主管部门报告，请求省内兄弟血站支援。

3. Ⅰ级响应　经上述措施仍不能满足需求，经应急领导小组会商后报请当地政府，由政府向各委办局下达应急无偿献血任务指标。每日面向社会发布二次血液库存情况，血站及医疗机构库存血液服从全市统一调配，同时报告当地卫生计生行政主管部门及省级血液主管部门，请求国家支援。

扫码“学一学”

第三节　血液及成分制剂的运输

一、冷链

所谓“冷链”就是一套用于血液及血液成分贮存和运输的系统。它包含两个方面的要素，一个是全血及血液成分安全贮存和运输的设备（设备包括全血及血液成分自采血开始到输血结束全过程所需要的安全贮存、运输的所有设备）；另一个是组织和管理全血及血液成分的贮存和运输的工作人员。通常认为“冷链”只是冰箱或冷冻箱的集合，而忽视了人的作用。如果工作人员处理不当，即使有最好、最先进的设备和运输工具，“冷链”也将不起作用。“冷链”可能是简单的（由一台冰箱和一个工作人员组成），也可能是复杂的（由若干台冰箱、运输设备和若干个工作人员组成）。

二、血液的运输设备

血液向外运送时，若路途较远或外界气温过高，要使用冷藏装置，包括血液运输箱和冷藏运输车。

（一）血液运输箱

血液运输箱箱体材料应保证在正常使用条件下，箱体不变形，内部材料不自发产生有害气体。箱体在盖合后应整体密闭，能防尘、防雨、防滑；箱体外观和内壁的表面光洁平整无裂痕，能防止液体渗漏；箱体在装入血液之前应保持清洁状态，应易于消毒和清洗。要求具有良好的保温性能，装载4~20℃物件时运输箱外表面不应出现明显的凝露现象；在运输过程中，应能维持适宜的温度，满足全血及红细胞类血液成分、血浆类血液成分、血小板、冷沉淀的运输要求。血液运输箱应有相应的标识，标示的内容应完整、清晰，标识至少包括下列内容：采供血机构名称；最大承重量；放置方向、防摔、防晒、防雨；最多叠放层数；血液的品名、血液运输的起始地和目的地、血液保存的温度。

（二）冷藏运输车

冷藏运输车是用于血液运输的专用车辆，应带有温度控制装置。车箱箱体应整体密闭，内壁的表面应光洁平整无裂痕，易于消毒和清洗。具备自动或手动温度调控设置；车箱内各测量点的平均温度最大值与最小值的差值≤2℃。车厢内应有温度指示装置。车厢内的平均温度与实际平均温度允许误差应在±1℃以内。车厢应保持清洁状态，并定期进行消毒清洗。应有与其用途相对应的标识。

三、血液的运输要求

血液运输是将血液从一个地点运输到另一个地点的物流活动。在整个血液的运输过程中，要确保血液在完整的冷链中运输，使血液从采集直至发放到医院的整个过程中，始终处于所要求的温度范围内。贮血冷藏设备在控温下，维持适宜温度的时间应至少比最长运输时间长2小时。定期对贮血冷藏设备的性能和运行状态进行检查，检查内容主要有温度和细菌检测。必须采用经过计量鉴定的温度监控设备对血液运输过程进行温度监控。

不同的血液成分，因其保存条件不一样，应该分别装箱，并附装箱清单，应建立和保存血液运输记录。记录包括：血液的品名、数量、规格；血液的发放地和运输的目的地；血液发放日期、时间、负责发放人员的签名；血液接收日期、时间、负责接收人员的签名；血液运输过程中的温度监控记录。

（一）全血的运输

运输温度应维持在2～10℃。运输过程中不得使用-65℃或以下温度条件下制备的固定冰点材料或干冰，固定冰点材料应放置在血液的最上层，并且不得与血液直接接触。

（二）冷冻血浆和冷沉淀成分的运输

运输冷冻血浆、冷沉淀时应维持在冰冻状态。使用-18℃或以下温度条件下制备的固定冰点材料或干冰。

（三）血小板和富血小板血浆的运输

运输血小板时，需特殊固定冰点材料或用20～24℃盛装液体的密闭容器代替。运输温度应尽可能维持在20～24℃，最好使用专用恒温震荡血小板运输箱。

本章小结

本章主要介绍了血液及成分制剂从入库到发放及运输的整个流程。全血采集交付后直接入待检库，血液成分制剂在制备完成后入待检库。待每批次血液检测结果发布后，根据血液检测结果，将每批次的不合格血液和相关血液成分制剂全部挑出并有效隔离后，合格血液打印标签，包装入成品库。血液存放区空间布局应符合工作流程要求，污染区与非污染区分开，人流物流分开，室温控制在28℃以下，室内安装紫外灯等空气消毒设施，定期进行消毒。消防、污水处理、医疗废弃物处理等设施符合国家的有关规定。全血及红细胞成分血、浓缩血小板、新鲜冰冻血浆、冷沉淀、单采用粒细胞等库存血液及血液制剂应每天观察血液外观有无异常改变，保存贮存血液及血液制剂的质量；血站血液发放应先核对、检查，遵循先进先出的原则。不合格的血液必须按规定流程处理。运送血液所需要的冷藏箱和冷藏运输车必须符合血液运输的具体要求，血液及其成分制剂在运输过程中必须按不同的成分达到规定的条件。

（何　智）

扫码“练一练”

习　题

一、单项选择题

1. 血液入库登记资料应至少保存多长时间

A．1年　　B．3年　　C．5年

D．10年　　E．20年

2. 贮血冷藏箱内空气细菌培养合格标准是

A．菌落<2CFU/10min　　B．菌落<4CFU/10min　　C．菌落<6CFU/10min

D．菌落<8CFU/10min　　E．菌落<18CFU/10min

3. 血液成分在储存过程中，人工监控存储温度时，应至少多长时间监测记录1次

A．1小时　　B．2小时　　C．3小时

D．4小时　　E．5小时

4. 全血及红细胞成分血（不包括冰冻红细胞）运输温度应维持在什么范围

A．-65℃以下　　B．-30℃以下　　C．2~10℃

D．20~24℃　　E．25~30℃

5. 血液运送过程中，温度应保持在（　）的范围内

A．2~10℃　　B．20~25℃　　C．8~15℃

D．18~20℃　　E．任何温度

6. 血浆冷冻箱的温度一天必须检查

A．1次　　B．4次　　C．3次

D．2次　　E．5次

二、简答题

1. 贮存血液发生何种改变时，可以申请报废？

2. 新鲜冰冻血浆在贮存时外观检查需观察哪些方面？

第六章

采供血过程的质量管理

学习目标

1. **掌握** 我国血站对采供血过程的质量控制方法；我国血站对采供血过程的全面质量管理措施。

2. **熟悉** 我国采供血法规体系的建立和完善过程以及外部机构对我国血站的质量与技术核查。

3. **了解** 血液安全监测对保障安全输血的作用。

4. 学会血液质量控制检查方法。

5. 具备严谨求实的质量控制理念和全面质量管理的大局意识。

案例讨论

【案例】

某血液中心质量管理部门在某年某月的血液产品质量抽检中发现，当月抽检的4袋悬浮红细胞，有1袋悬浮红细胞血细胞比容低于《全血及成分血质量要求》的要求下限。

【讨论】

1. 采供血过程是否失控?

2. 是否需要采取纠正措施?

采供血过程的质量管理，既关乎献血者的健康和安全，也通过影响血液产品的安全和有效而影响受血者的健康和安全，其意义和重要性不言而喻。血站提供采供血服务，其终极目标是为献血者提供便捷、优质和安全的献血服务，为临床和受血者提供充足、安全和有效的血液产品。采供血过程的质量管理是对实现这一目标的全部职能和活动的管理，既包括血站的质量方针、质量目标及其相应的质量控制和质量保证等多种质量管理措施，也包括血站外部的支持和保障体系。本章内容包含四节，第一节介绍我国血站对采供血过程的质量控制方法；第二节介绍我国血站对采供血过程的全面质量管理措施；第三节介绍采供血法规体系的建立与完善以及外部监督在采供血质量管理中的作用；第四节介绍血液安全监测的相关内容。采供血过程的质量管理不仅仅是血站内部的质量管理活动，发挥保障和指引作用的采供血法规体系，发挥监督作用的区域质量控制中心和卫生行政主管部门等外部机构的质量和技术核查，以及通过对输血链的数据收集、汇总、分析而推动改进策略的血液安全监测系统，都是采供血过程质量管理不可或缺的组成部分。只有各种因素有机融合，血站内部和外部的力量相互促进，才能不断进步，持续提升血液安全水平。

扫码“学一学”

第一节　我国血站对采供血过程的质量控制

质量控制是质量管理的重要组成部分，通过检测和统计分析采供血过程的质量数据和质量指标，确保采供血过程符合所有规范的要求，以证实血液产品的质量和功能满足需求。质量控制有利于及时发现采供血过程中可能存在的偏差，从而采取相应的纠正措施达到控制采供血过程的目的。

《血站技术操作规程（2019版）》（下文简称《规程》）第6部分为质量控制，规定了血站对采供血过程的质量控制包括四个方面，即全血及成分血的质量检查、关键物料质量检查、关键设备质量检查和环境卫生质量检查。

扫码“看一看”

一、全血及成分血质量检查（血液质量控制）

在大部分血站建立内部的质量管理体系之前，国家标准《全血及成分血质量要求GB18469-2001》已经对全血及成分血的质量检查提出明确规定。新版国家标准《全血及成分血质量要求GB18469-2012》对血站全血及成分血质量检查的血液产品种类名称、项目和质量标准等进行了调整。行业标准《全血及成分血质量监测指南（WS/T 550-2017）》对国标GB18469进行了细化和补充，基本实现了我国全血及成分血的质量控制检查过程的标准化。

《规程》规定：全血质量检查的抽样量为每月供应量的1%或至少4袋，成分血质量检查的抽样量为每月制备量的1%或至少4袋。若该成分血每月制备量少于4袋的，由血站根据统计过程抽样原则自行制定抽样频次。应当尽可能采用密闭系统进行取样。如果采用开放系统取样，应当严格无菌操作。取样对血液质量没有构成影响的，取样后的合格血液可以发放使用。血站可自行对抽检的全血及成分血进行检测，也可委托具备相应检测能力的检测机构进行检测。全血及成分血的质量控制指标应符合国家有关全血及成分血质量要求。

《规程》规定了全血、去白细胞、红细胞、浓缩红细胞等19种不同血液品种质量控制检查项目详见表6-1。全血及成分血的质量控制检查项目分为两大类：一类为一般检查项目，包括外观、标签、容量，是所有血液品种共同的质量控制检查项目，这些项目的质量控制检查无需进行取样，因此不会破坏产品的密闭性；一类为特殊检查项目，包括无菌实验、血红蛋白浓度、游离血红蛋白等16项，不同的血液品种特殊检查项目不同，这些特殊项目的检查可能会破坏血液产品的密闭性，因此取样过程应尽可能在密闭系统中进行。特殊检查项目中的无菌实验是所有血液品种都需进行检查的项目，结果与献血者个体差异无关，是反映全血及成分血安全性的指标，要求检测结果的合格率为100%。容量和其他特殊检查项目均属于与献血者个体差异有关的指标。

《规程》及《全血及成分血质量监测指南（WS/T 550-2017）》均明确指出：分析和利用全血及成分血质量抽检结果时需注意，一是对由于献血者个体差异引起的，且不影响血液安全性的指标，如果检查符合率≥75%，可认为血液采集、制备和储存等过程受控；二是抽检符合率结果不达标时，应增加抽检频率和数量，对涉及的全血或成分血质量进行评估，对不达标原因进行系统分析，并采取纠正和预防措施；三是血站应定期对血液质量监测结果进行趋势分析，出现异常趋势时，应对过程涉及的各要素进行评估，分析原因，必要时采取纠正和预防措施。

表6-1　血液质量控制检查项目

血液品种	外观	标签	容量*	无菌试验	Hb*	游离 Hb*	血细胞比容*	保存期末溶血率*	白细胞残留量*	红细胞混入量*	血小板含量*	血浆蛋白含量*	上清液蛋白含量*	pH*	Ⅷ因子含量*	纤维蛋白原含量*	甘油残留量*	中性粒细胞含量*	亚甲蓝残留量*
全血	√	√	√	√	√			√											
去白细胞全血	√	√	√	√	√			√	√										
浓缩红细胞	√	√	√	√	√		√	√											
去白细胞浓缩红细胞	√	√	√	√	√		√	√	√										
悬浮红细胞	√	√	√	√	√		√	√											
去白细胞悬浮红细胞	√	√	√	√	√		√	√	√										
洗涤红细胞（保存期同悬浮红细胞）	√	√	√	√	√			√					√						
洗涤红细胞（保存期为 24h）	√	√	√	√	√			√					√						
冰冻解冻去甘油红细胞	√	√	√	√	√	√			√								√		
浓缩血小板 混合浓缩血小板	√	√	√	√						√	√			√					
单采血小板	√	√	√	√					√	√	√			√					
去白细胞单采血小板	√	√	√	√					√	√	√			√					
新鲜冰冻血浆	√	√	√	√								√			√				
病毒灭火新鲜冰冻血浆（亚甲蓝光化学法）	√	√	√	√								√			√				√
冰冻血浆	√	√	√	√								√							
病毒灭火冰冻血浆（亚甲蓝光化学法）	√	√	√	√								√							√
单采新鲜冰冻血浆	√	√	√	√								√			√				
冷沉淀凝血因子	√	√	√	√											√	√			
单采粒细胞	√	√	√	√			√			√								√	

辐照血液：血液质量控制项目与原血液制剂相同。

注："√"为适用检查项目；"*"为适用于"75% 的抽检结果落在质量控制指标范围内，可认为血液采集和制备过程受控"的检查项目。

全血及血液成分的质量控制检查与献血者血液筛查的意义有明显的区别。献血者血液筛查项目是关于血液安全性的检测项目，包括ABO血型、RhD血型、人免疫缺陷病毒（HIV-1和HIV-2）标志物、乙型肝炎病毒（HBV）标志物、丙型肝炎病毒（HCV）标志物、梅毒螺旋体标志物、丙氨酸氨基转移酶。每位献血者血液所有血液筛查项目必须均检测合格才能发往临床。而血液产品质量控制检查是对全血及成分血按一定比例进行抽样，并对其质量特性相关的项目进行检查，目的是用于监测血液采集、运输、制备和储存等过程是否在控。如果取样对全血及成分血质量没有构成影响的，取样后的合格血液可以正常发放供临床使用。

二、关键物料质量检查

采供血过程中用于血液采集、检测、制备加工等过程的关键物料质量会直接影响到献血者和受血者的健康与安全，因此关键物料在使用前应按照《规程》的要求进行质量检查，合格后方可正常使用。《规程》明确规定的采供血关键物料包括：一次性使用塑料采血袋、一次性无菌注射器、一次性使用去白细胞滤器、一次性使用病毒灭活输血过滤器、一次性单采耗材、血袋标签、硫酸铜溶液、真空采血管、检验试剂等九大类。检验试剂包括：感染性标志物核酸检测试剂、乙型肝炎病毒表面抗原检测试剂、丙型肝炎病毒抗原/抗体检测试剂、艾滋病病毒抗原/抗体试剂、梅毒特异性抗体检测试剂、地方性时限性感染性疾病抗原/抗体检测试剂、丙氨酸氨基转移酶试剂、血型试剂、快速检测试剂等。《规程》规定了上述九大类关键物料的质量检查方法，检验试剂的质量检查内容包括检验报告、外观检查、运输要求和有效期检查四个方面，其他八大类关键物料的质量检查内容包括抽样要求、质量标准、检查方法、物料检验报告、规格、有效期等六方面。血站对采购的每批关键物料均应按照规定进行抽样，并完成规定内容的质量检查，确认合格后方可用于采供血过程。

三、关键设备质量检查

在血液采集、运输、制备、检测和储存过程中所需的仪器和设备，其性能和状态可能会直接或间接影响血液产品的安全性和有效性，因此，应按规定对采供血过程中的关键设备进行质量检查。《规程》明确指出“对于强制检定设备和校准设备，必须定期进行检定或校准，除国家强制检定设备按照相关强检要求进行外，其余设备血站可以依据国家检定规程（校准规程），或生产厂商说明书，或实验室所开展的实验精度要求，由经培训考核合格的工作人员根据相应规程或说明书通过比对实现量值溯源，或委托相关校准机构/生产厂商进行。”血站可自行进行质量检查的设备包括成分制备大容量离心机、储血设备、压力蒸气灭菌器、采血秤，《规程》明确规定了血站自行监测设备的检查频率、检查内容、检查方法及判断标准等，可操作性强，血站可以依据这些规定对使用中的关键设备进行质量监测，确保其性能和状态符合预期使用要求。

四、环境卫生质量检查

全血及成分血是关乎国计民生的重要医疗资源，需要输入患者体内方能发挥治病救人的作用，其安全性直接影响着医疗过程的安全。如果全血及成分血在采集、制备、运输和储存等环节被污染，那么输入污染的全血及成分血可能危及受血者健康与安全，甚至生命。血液产品的特殊性决定不可能通过对其进行消毒灭菌来降低污染所致输血传播细菌的风险，而血小板类血液产品的保存条件又非常有利于细菌增殖，因此，血站必须制定标准操作规程，对采供血环境、血液运输和保存设备、相关岗位工作人员的手等进行严格消毒，并对消毒效果进行监控，以最大程度避免血液产品被污染。

全血及成分血质量检查项目中的无菌实验应视为血液安全性的监测指标，要求质量检查合格率应为100%。无菌实验是全血及成分血细菌污染情况监测的直接指标，而环境卫生质量检查可视为血液产品细菌污染情况监测的间接指标。《规程》规定对采供血过程环境卫生质量检查总体要求是：其检查项目、检测方法和检测结果应遵循国家或地方有关消毒卫生标准、消毒技术规范和水污染物排放等要求。《规程》3.3.3对制备环境的特殊要求为“用于制备血液成分的开放系统，制备室环境微生物监测的动态标准应达到《药品生产质量管理规范》C级洁净区的要求，操作台局部应达到《药品生产质量管理规范》A级洁净区的要求”。

相关岗位工作人员的手和采供血环境的物体表面消毒效果的监测很容易直接参照相关的标准、规范等要求实施，但血液运输设备和血液保存设备（储血冰箱等）的消毒效果监测，则难以直接找到可以参照执行的条款。而血液运输和血液保存是采供血过程的重要环节，其设备的消毒效果直接影响血液产品的安全性和有效性，如果《规程》或其他采供血规范或标准等能完善这部分内容，将有助于血站更好开展采供血环境卫生的质量检查和监控。

扫码“学一学”

第二节　我国血站对采供血过程的全面质量管理

采供血过程的质量保证是质量管理的重要组成部分，指为确保采供血工作及相关服务质量满足要求的所有要素和活动的总和。采供血过程的质量保证主要致力于提供采供血工作质量要求得到满足的保证，以获取上级管理部门、献血者和用血者的信任。血站对采供血过程的质量保证包括建立和实施内部质量管理体系、开展日常质量监控、内部质量审核和管理评审等活动。本节包含的血站内部质量管理体系、质量保证以及其他质量管理活动，与前一节的质量控制措施，共同构成血站对采供血过程的全面质量管理。

一、血站内部质量管理体系的建立与完善

2006年我国颁布实施《血站管理办法（2006版）》《血站质量管理规范》和《血站实验室质量管理规范》（下文简称“一法两规”），自此，我国血站开始逐步建立并不断完善内部质量管理体系，使得我国血站的采供血工作得到了不断的规范，血液安全水平也不断提高。血站内部质量管理体系可分为四级文件。

（一）质量手册

质量手册是血站质量管理体系的第一层级文件，内容一般应包括质量方针，对质量管理体系有影响的人员和组织的职责和权限，采供血相关的管理要素和过程要素的描述，即《血站质量管理规范》及《血站实验室质量管理规范》条款要素的描述。质量手册是血站质量管理体系的灵魂，它是指导血站实施质量管理的规范性文件，是实施采供血各项质量管理活动的基本规范和行为准则；可以作为血站对外部（包括卫生行政主管部门、献血者、

用血医院等）进行质量承诺的证明性文件；是协调血站质量管理体系有效运行的手段和评价，同时也是审核质量体系的依据。质量手册的结构和形式没有统一的标准化规定，血站可以根据具体情况安排章节结构，只需保证清楚阐述质量方针和必需的控制过程及必要的事项。

（二）程序文件

程序文件是血站质量管理体系的第二层级文件，是质量手册的支持性文件，目的是通过对影响采供血服务质量和血液产品质量过程和要素管理，保证质量方针和质量目标的落实。程序文件主要用于规定某项采供血活动的一般过程和要求，指定完成该活动所规定的方法和路径，一般不涉及纯技术性操作的细节。程序文件的作用是明确不同部门或人员在采供血质量过程和要素管理中的分工与协调，保证采供血活动的顺利开展，一般需阐明部门或人员的职责与权限以及完成活动的方法和途径。程序文件可作为执行、验证和评审该项质量活动的依据。程序文件应具有可操作性，其内容应与质量手册规定一致，也要与其他相关程序内容协调。构建程序文件的整体框架时应注意避免重要活动或过程的内容遗漏或因程序文件间内容重复而导致整体结构臃肿。

质量手册和程序文件一般由负责管理血站质量体系文件的部门组织编写，编写过程需要结合采供血法规体系中的法律法规等政策性要求、规章规范等管理型要求和血站采供血工作实际。

（三）作业指导书

作业指导书是血站质量管理体系的第三层级文件，也称标准操作规程（standard operating procedure，SOP），它也是一种程序，只不过是程序文件的细化，其规定的对象是具体的采供血作业活动，是对程序文件内容的补充和丰富。标准操作规程是保证过程质量最基础的文件，其作用是为开展某项具体的采供血质量活动提供技术层面的操作指导。《血站实验室质量规范》对血站质量管理体系中与实验室相关的程序文件和标准操作规程的名称及内容做出了明确规定。而采供血其他过程的管理则无明确规定，一般而言，那些可能直接影响采供血服务质量和产品质量的操作和过程应制定标准操作规程。作业指导书或标准操作规程通常由开展具体采供血活动的部门组织编写，从事该项具体采供血工作的专业技术人员或者对该项活动直接负责的管理人员参与编写，可以更好地保证其科学性、可操作性和符合性。作业指导书的编写过程通常需要结合采供血法规体系中的指南、标准、规程等技术性要求、试剂和设备说明书以及采供血工作实际。

标准操作规程除了有利于保证采供血活动满足采供血法规体系中的技术要求外，还有利于将采供血过程中积累下来的技术、经验等，以标准化的格式保存在文件中，避免因采供血人员岗位变动而流失。标准操作规程可以作为采供血人员岗位培训和考核的依据，也能最大程度保障采供血服务质量和血液产品质量的一致性和连贯性。

（四）记录

记录是血站质量管理体系的第四层级文件。严格意义上来讲，按照文件管理的是空白记录表单。当记录表单上记录下采供血过程产生的数据和结果后，就成为质量管理系统运行情况的客观反映，具有可追溯性，这才是真正意义上的记录。记录是质量管理体系的重要组成部分，应贯穿于血液产品生产和采供血服务的全过程，能完整地反映质量管理体系的运行状况、服务与产品的质量状况，可以为评价质量管理体系的有效性、控制和评价采供血服务及血液产品质量，以及实施质量改进提供客观依据。

我国血站内部质量管理体系的建立，明确了采供血过程相关人员、设备、物料、方法、环境等管理要素的要求，也细化了献血宣传、献血者招募、血液采集、血液检测、血液成分制备、血液运输、储存与发放等采供血过程要素的规定，使我国血站的采供血业务工作和管理工作不断规范，促进血液安全水平不断提升。

对不少血站而言，建立内部质量管理体系的动力最初是源于“一法两规”实施后的外部压力，而如何保证质量管理体系持续满足采供血法规体系要求，不断适应采供血工作的开展，则需要发挥血站自身的主观能动性。我国幅员辽阔，地区间经济发展不平衡，导致不同地区和不同层级的血站间（血液中心、中心血站和中心血库）规模和层次差异较大。特别是基层的中心血站和中心血库可能缺乏对质量管理体系定期评审的能力，这部分血站质量管理体系改进的动力可能仍然主要来源于外部压力，如地区或国家卫生行政部门等组织的技术和质量核查。这种动力来自于外部的、零星的、修修补补式的质量体系文件修改，缺乏系统性和整体性，一段时间后可能导致体系文件整体逻辑性欠缺、结构臃肿、内容不统一等情况。

为了帮助基层血站弥补在质量体系建设中的人力资源不足，一些血液中心或区域质量控制中心积极组织基层血站，集中编写血站内部质量管理体系文件模板或文件编写指南，供区域内血站参考。共享区域质量管理体系文件模板有利于带动基层血站共同提升采供血服务能力的质量管理能力，从而推进区域采供血工作质量同质化。

二、我国血站内部的质量保证措施

现代化血站对采供血过程的质量管理遵循全面质量管理的理念，而不是以单纯质量控制作为质量管理的唯一手段。我国血站在现有采供血法规体系的规范指引下，依托血站内部质量管理体系开展采供血及相关服务工作，通常采用以下质量保证措施推行全面质量管理。

（一）日常质量监控

自“一法两规”实施以来，血站通过建立和运行质量管理体系，对人员进行持续有效的教育培训，员工已逐步养成对其职责范围内质量负责和发现质量问题及时报告的习惯。血站设置专门负责质量管理的岗位和部门，对采供血日常工作进行质量巡查，以利于及时识别和发现采供血过程中存在的潜在质量风险。我国血站基本均已采用信息管理系统控制采供血过程，显著降低了因人为差错导致的质量风险。血站质量管理部门通过分析采供血相关的数据和趋势，及时发现问题，并不断完善过程控制手段，提升日常质量监控发现问题并及时改进的能力。

（二）内部质量审核

《血站质量管理规范》和《血站实验室质量管理规范》均明确要求血站应定期对质量管理体系进行内部质量审核和管理评审。内部质量审核是有计划、有组织地全面审核采供血及相关服务的所有过程、所有要素的符合性的活动。符合性包括质量体系文件与采供血法规体系的符合性，以及采供血工作与质量体系文件和采供血法规体系的符合性。内审员须经培训和授权，内审过程须精心设计，并得到所有部门的支持与配合。内部质量审核是血站对质量管理体系及其运行状况的一次全面的自我审核，既有助于增强组织和员工对质量管理体系及采供血工作符合性的信心，也有利于发现问题，针对性地实施改进。内部质量审核的结果可以作为体系运行符合性的证据，血站针对内审过程中发现的不符合，采取纠正措施，可以实现管理体系的持续改进。

（三）管理评审

管理评审是由血站最高管理者组织的、对质量管理体系持续运行的适宜性、有效性和充分性进行审核的质量活动。一般而言，管理评审通常需要对以下内容进行审核：①识别质量方针、质量目标、组织结构、资源（人机料法环）变化，能否持续满足血站运行的功能需求；②血站总质量目标及各部门质量目标的完成情况；③文件与法规标准等符合性的评审情况；④来自献血者、用血医院的反馈，包括满意度调查、投诉与抱怨的处理及分析；⑤外部监督的情况：包括各种外部审核、检查及室间质评等完成情况；⑥血液产品的符合性分析：包括献血者、用血医院及法律法规标准等对产品要求的满足程度；⑦纠正预防措施的实施完成情况；⑧既往管理评审输出项的实施情况。

通过管理评审，血站可以对现行质量管理体系的适用性、资源的配置情况、采供血工作业绩和工作质量、献血者及用血医院对采供血服务的满意程度等进行评价和分析，对资源配置和工作重心进行战略调整，持续推进管理体系的完善，不断提升血液产品的质量和采供血服务能力。因此，也可将管理评审视为一次对外声明质量的好机会。

（四）外部反馈的调查和处理

《血站质量管理规范》要求血站主动对献血者进行满意度调查，也要求血站建立血液产品质量投诉和处理的程序。血站职能决定了其工作内容的特殊性，血站除了为临床提供安全、充足和有效的血液产品之外，还需要为献血者提供便捷、温馨的献血服务，为临床用血提供用血指导和咨询服务。血站要做好这些工作，一定不能忽视来自献血者、临床医院及患者的意见和反馈。献血者的意见、建议，甚至投诉，都是改进献血服务的机会。只有为献血者提供更好的献血服务，让献血者放心、舒心和开心，才能推动无偿献血事业朝良性方向发展。同时血站也需重视临床医院及患者对血液产品质量及临床咨询相关的意见、建议和抱怨，采取有效措施，改进血液生产和供应的流程，积极促进血液安全。

三、我国血站的其他质量管理活动

我国血站对采供血过程的质量管理是指血站对采供血工作质量方面的指挥和控制协调活动。通常而言，质量管理活动包括制定质量方针和质量目标，并根据方针和目标进行质量策划，实施质量控制、质量保证和质量改进。质量控制和质量保证是采供血过程质量管理最重要的组成部分，与其他的质量管理活动一起发挥作用。质量方针是由血站最高管理者正式发布的质量宗旨和方向，体现血站质量行为的准则。就血站而言，质量方针一般包含献血服务的准则和血液产品质量保证的准则两个方面。质量目标是血站在质量方面为满足要求和持续改进质量管理体系有效性的承诺和追求的目标，一般依据质量方针制定，分为血站总目标和各部门分目标。质量目标会根据质量体系的建设情况和质量改进等情况进行适当调整，以保证更好实现质量方针规定的质量宗旨。质量改进是按照“明确问题→掌握现状→分析原因→拟定对策→对策实施→确认效果→标准化→总结完善”的循环实施质量改善。

因此，血站通过综合运用各种质量管理措施和活动，规范采供血全过程，推动质量管理体系不断完善，推动采供血服务质量和血液产品质量不断提升。

扫码“学一学”

第三节　我国采供血法规体系的建立与完善及外部监督

一、我国采供血法规体系的初步建立

采供血法规体系是指我国采供血行业现行的全部法律、法规、规章、规范、指南、标准等组合而成的体系化有机整体，是采供血行业需遵循的外部规范的总称，是血站建立内部质量管理体系的依据和基础。采供血法规体系的健全和完善程度是采供血实践发展的必然产物，是行业管理发展水平的标志，也是实现采供血行业规范化和法制化的前提和基础。

我国采供血法规体系分为三个层次：第一层次是政策性要求，由采供血行业的法律法规组成，它是采供血法规体系的母法，体现我国采供血行业发展的总体策略、方针和规划；第二层次是管理性要求，包括卫生行政主管部门颁布的部门规章和规范，这些规章和规范遵循我国采供血行业相关政策，又是制定行业技术性要求的基础；第三层次是技术性要求，由采供血行业的技术性指南和标准构成，用于规范和指导具体的采供血业务工作，一般由采供血行业的学会或学术团体制定。

1978年以前，我国没有指导血站采供血工作的任何法规、规章和标准。1978年到1997年之间，卫生部颁发了系列采供血相关的条例和规定，逐步推行公民义务献血制度，按照“三统一”原则进行血液管理。1993年卫生部颁布了《采供血机构和血液管理办法》和《血站基本标准》，开启了我国采供血法规体系构建的序幕。1998年10月1日实施的《中华人民共和国献血法》可视为我国采供血行业法规体系的母法，各地纷纷出台的地方献血条例保障了母法内容的落地和实施。它们与相伴实施的《血站管理办法（暂行）》《医疗机构临床用血管理办法（试行）》《血站基本标准》等管理型要求和《中国输血技术规范（1997版，血站部分）》《临床输血技术规范（2000版）》《献血者健康检查要求GB18467-2001》《全血及成分血质量要求GB18469-2001》等技术要求构成了我国第一阶段的采供血法规体系。我国从1998年开始逐步实行无偿献血制度，采供血活动也开始进入规范化、标准化发展阶段。特别是技术规范和国家标准的实施，使采供血行业的各种管理规定落到实处，也使采供血活动有了更有力的技术支持和保障。

二、我国采供血法规体系的逐步完善

2006年，我国颁布实施“一法两规”，在随后的十余年时间，我国的采供血法规体系得到了进一步的丰富和完善。首先是两个国家标准发布实施了新的版本，即《献血者健康检查要求GB18467-2011》和《全血及成分血质量要求GB18469-2012》。随后《血站技术操作规程》（2012版）取代《中国输血技术操作规程（1997版，血站部分）》，并分别于2015年、2019年再次更新。《血站技术操作规程》作为采供血行业最完备的技术规程，内容具有很强的可操作性，其定期更新大大促进了整个采供血行业质量水平的提升。同时《血液运输要求》《血液储存要求》《献血场所配置要求》《献血不良反应分类指南》《献血相关血管迷

走神经反应预防和处置指南》和《全血及成分血质量监测指南》等行业标准相继颁布实施，作为对《血站技术操作规程》的补充，促进了采供血全过程管理的标准化。另外，2017年中国输血协会通过增设立分支机构，积极调动和充分发挥血站人的聪明才干，积极推动发布《血液安全监测指南》《血液筛查反应性献血者归队指南》《血站信息系统确认指南》等系列团体标准，这些团体标准作为对技术规范和国家标准、行业标准的进一步补充，将有利于推动我国血站建设和管理的现代化，缩短与发达国家的差距，持续提升血液安全水平。

严格地讲，完整的采供血法规体系还应包括与采供血相关的建筑设施与环境、安全与卫生、清洁消毒、疫情管理、医疗废物、职业暴露、计量管理和技术与方法等方面的法律法规、规章规范、技术指南和标准，它们为采供血业务工作的顺利开展提供辅助支持和保障，可视为采供血法规体系不可分割的组成部分。

三、外部核查在采供血质量管理中的作用

在我国颁布实施“一法两规”之初，国家卫生行政主管部门组织的对血站采供血工作的质量与技术检查，对帮助和督促血站建立质量管理体系，推动“一法两规”的顺利实施，起到了非常重要的作用。我国地域宽广，经济发展不平衡，而血站分布广，数量大，血站工作人员人数众多，素质参差不齐，人员的集中培训往往不能完全满足需要。因此，国家卫生行政主管部门组织的外部质量和技术核查不仅可履行核查和监督职能，还可提供采供血法规体系宣贯和人员培训的机会。但基层血站如完全依靠国家卫生行政主管部门组织的外部质量和技术核查来获取质量改进机会显然是不可能的，首先国家卫生行政主管部门组织对全国所有血站每年进行质量和技术核查太费时、费力、费钱而不易实施；二是执行技术检查的不同专家可能对法规体系的具体实施有不同意见，从而给基层血站的执行带来困惑。为解决这两个问题，国家卫生行政主管部门对采供血工作的技术核查工作采取了有效的改进策略：一是每年国家只抽取一定数量的血站进行重点条款的核查，未被抽取的血站由地方卫生行政主管部门组织核查；二是统一核查标准，并加强对核查专家的培训，提高技术核查的标准化和一致性。

地方卫生行政主管部门及省级血液中心在区域血站的质量与技术核查中也发挥了重要作用。更充裕的时间安排和没有区域间比较的压力，可能有利于更好地发现问题并实施改进。

除此以外，一些血站还自发通过了17025或15189等认可，引入了第三机构的评审和核查。这种基于实验室能力的认证、认可，会带动血站采供血质量管理水平的整体提升。同时，血站也接受来自卫生监督局、疾病预防控制中心等机构对特殊方面要求的检查，这些检查也会促进血站相关支持和保障能力的提升。

四、血站间合作平台建立及区域质量控制中心的作用

采供血行业的整体发展和进步，不能仅依靠血站各自的单打独斗，而是需要相互更密切的合作。解决应对同一献血者在不同血站间频繁献血，共同防范高风险人群的恶意献血等问题，需要不同血站间共享数据。此外，从为献血者提供更好服务的角度来说，全国血站间实现信息联网更有利于保障献血者及其亲属的用血权益。但目前而言，实现全国范围血站的信息联网还需要假以时日。而地理位置接近的血站间先建立一些区域化合作平台则

较容易实现，京、津、冀采供血一体化平台，以及以各省级血液中心为中心的区域性合作平台已陆续建立。这些合作平台不仅可实现献血者及血液信息共享，还提供了更多的沟通和交流平台。一些省级血液中心依托这种合作平台建立了区域质量控制中心，还积极推进共建区域适用的质量管理体系模板和开展区域联合内审。

《血站管理办法》明确提出血液中心有承担区域内集中化检测任务的职责。一些偏远基层血站的人力和物力有限，不具备独立开展核酸检测的能力，因此在我国全面开展献血者血液核酸检测的过程中，已一定程度实现了献血者血液的集中化检测。但基层血站检测能力的不足不仅限于献血者血液筛查，也表现在血液产品的质量检查。《血站技术操作规程》和《全血及成分血质量要求》对全血及成分血质量控制检查提出了明确要求，但由于全血及成分血质量检查的结果不是血液放行的必要条件，基层血站普遍重视不足，没有配备质量检查所需的设备和物料，也没有充足的人力资源。因此，在国家提出"质量上收，服务下沉"的工作思路指导下，一些省级血液中心积极履行职责，通过双方签订协议，承担区域范围内血液产品集中化质量检查的任务。全血及成分血质量检查实现集中化，无疑有利于节约人力、物力，有利于提高血液产品质量检查的整体水平，也有利于促进区域内采供血工作的同质化。

扫码"学一学"

第四节　血液安全监测

一、血液安全监测的基本概念

血液安全监测（haemovigilance，HV），又译为血液预警。它是血液质量管理体系的基本组成部分，是对输血链中所有与血液安全有关的不良反应、不良事件与幸免事件的相关信息进行持续、规范地收集、调查、鉴定、分析和报告的过程。血液安全监测可以对血液安全进行客观评价和持续改进，可以确定事件的原因、后果、残余风险和变化趋势，可以通过早期预警以阻止或预防事件的发生或再发生，可以改善决策机制，通过具有针对性和有效性的教育培训指导输血链中实践的改进，促进血液安全。

二、血液安全监测系统的建立与发展

（一）血液安全监测系统的建立

血液安全监测作为专门术语被提出是最近二三十年的事，但事实上，人们对输血可能带来危害的关注与思考，一直与输血实践的发展过程相伴随。1982年，日本率先建立了献血相关并发症的报告系统，对献血安全性的关注促使采血护士积极报告献血相关并发症。1993年，日本红十字会将报告内容扩展到对输血过程的关注，鼓励医生自愿报告输血不良反应。作为对输血传播艾滋病病毒事件的回应，法国于1994年建立血液安全监测系统AFSSAPS负责监测输血活动，这是欧洲第一个国家HV系统。随后，英国于1996年11月开始启动名为输血重大危害（SHOT）的HV系统，随后，荷兰、美国、加拿大等国家纷纷建立HV系统。

1997年欧盟建立欧盟血液安全监测网络EHN。EHN建立之初仅有5个成员国，到2008年发展为25个成员国，其中有欧洲以外的国家，因此更名为国际血液安全监测网络IHN。

IHN的目标是通过在成员间交换有效信息，启动快速警报，开展联合调查及教育活动，保障血液和血液制品的安全性及输血安全。2008年，世界卫生组织、加拿大政府、ISBT和IHN倡议成立全球HV指导委员会（GloSCH），目标是促进血液安全监测，特别是帮助发展中国家建立和运行HV系统。

（二）各国血液安全监测系统的差异

1. 上报内容和上报时限的差异

（1）只报告不良反应还是同时报告不良事件　大部分国家的HV系统，需上报输血不良反应和不良事件，部分国家只要求上报输血不良反应。实践证明同时上报不良事件，可获得更多信息，也更有机会促进质量改善，但实施难度更大。

（2）只报告严重不良反应/不良事件还是报告所有不良反应/不良事件　严重不良反应/不良事件很少发生，报告所有不良反应/不良事件更有利于提高警惕，提升认识，但这需要更多资源。

（3）只报告输血不良反应/不良事件还是同时报告献血不良反应/不良事件：绝大部分国家HV系统建立之初都仅关注输血不良反应/不良事件，后来逐渐意识到采供血过程和临床输血过程合起来才构成完整的输血链，只有加强对整个输血链的监测，才能更好促进血液安全。

（4）只报告与血液产品质量相关的不良反应/不良事件还是需要报告所有输血不良反应/不良事件　SHOT监测数据显示大部分的严重输血危害是由于管理/人为错误而非血液产品质量造成的，因此同时加强与血液产品质量无关的过程监测，才能全面促进血液安全。

（5）实时上报还是非实时上报　医院和血站内部的监测系统，可采用实时上报，以及时指导工作人员采取正确的处置措施。但区域、国家和国际HV活动主要采用非即时上报，通过定期的数据分析，提出改进决策与建议。

2. 血液安全监测系统组织形式的差异

（1）自愿报告还是强制报告　两种报告方式各有利弊，法国是强制报告模式代表，英国是自愿报告模式的代表。

（2）集中报告还是分散报告　集中报告可以保证上报数据的均一性以及判断标准的一致性，分散报告可保证上报数据更及时和全面。

（3）谁来主导血液安全监测工作　HV工作可由主管机关、生产商、专业组织或公共卫生组织来主导，共同管理也是可以的，各有优劣。

（4）是否将血液安全监测与质量管理体系整合　有的HV系统作为输血链质量体系的一部分，使HV监测能形成闭合的戴明质量循环，有效促进质量改进；有的HV系统主要用于数据收集与报告，对质量改进的作用不能有效发挥。

（5）是否将血液安全监测与其他安全活动管理整合　失误和不良事件会发生在医疗过程的许多方面，输血只是临床护理的一环，输血风险只是患者面临众多风险的一小部分。HV获得的管理经验可应用于其他医疗过程。全球的HV系统未能纳入患者其他安全管理，而许多国家级HV系统的患者安全管理活动非常活跃。

（三）血液安全监测取得的主要成果

1. 促进了献血安全性的提高　献血者安全监测的开展，促进了献血年龄、体重、血红蛋白水平、脉搏、收缩压和舒张压等献血者筛查标准的设定；促进了献血量和献血间隔期的设置；促进了献血者心理辅导和献血服务过程的规范和优化，大大降低和减轻了献血不良反应的发生。长期和多次献血的献血者安全监测，促进血站加强了对这部分献血者的健康教育和管理，如充分告知献血者食用富含铁食物的重要性，一些国家的血站还实施了铁替代品计划。献血者安全监测的不断发展，必将进一步提高献血过程的安全性。

2. 促进了血液产品安全性和输血过程安全性的提高 献血者血液筛查技术的升级换代，血小板细菌检测技术、白细胞去除术、病毒灭活技术、旁袋留样策略等新技术的采用，大大降低了输血传播病原体的风险。而通过对输血过程的安全监测，有助于明确不良事件发生的重要环节，促进过程管理的优化；推进自动化检测和实验室信息化建设；推动质量管理体系的建立和完善。此外，血液成分辐照和部分国家仅使用男性献血者血浆等措施，大大降低了两种严重的输血不良反应——输血相关移植物抗宿主病（TAGVHD）和输血相关急性肺损伤（TRALI）的发病风险。虽然输血仍然存在风险，但血液安全监测将使其安全性得到持续提升。

三、我国血液安全监测的现状与展望

总的来说，我国血液安全监测目前还处于起步阶段，与发达国家相比有很大差距。我国尚未建立国家层面的HV系统，仅有地区探索建立的单环节和区域性HV系统。现有关于血液安全监测网络建立的探索是自发的、零散的和局部的。

虽然我国HV工作起步晚，与世界发达国家存在明显差距，但目前已具备了全面开展HV所需的基本条件。①2013年我国发布《血液安全预警指南》，HV相关理念逐渐深入人心。在该指南的指引下，我国部分医疗机构和血站开始探索血液安全监测。2015年，指南更名为《血液安全监测指南》发布了第二版，进一步引领我国HV工作。②2017年5月，中国输血协会分支机构血液安全监测专业委员会成立。该专业委员会组织修订《血液安全监测指南》并作为团体标准发布；组织开展我国HV现况调研；并通过人员培训、区域试点等措施积极促进认知升级。③我国医疗机构和血站的网络化建设可以作为开展血液安全监测的物质基础和保障。④自发和零星开展的血站、医疗机构以及区域性HV工作，为我国全面开展HV工作积累了很好的经验。

我国建立全国性HV系统时需要考虑以下几方面问题。

1. 建立有利于血液安全监测发展的法规体系和组织形式 任何一项新工作的顺利开展，都离不开与之配套的法规体系。建立健全法规体系，明确利益相关方的权利与责任及具体组织形式，对我国HV的发展至关重要。谁来主导HV的工作，采取强制报告还是自愿报告？集中报告还是分散报告？这些可以借鉴各国HV系统运行的经验结合我国的实际情况加以选择。我国血站基本已建立了较为完善的质量管理体系，部分医院输血科也完成了质量管理体系的建设。因此，血站和医院层级的HV系统，可以依托或与现有质量体系有机融合，使其成为质量体系的一部分，共同促进质量改进。医院的HV系统，可与患者的其他安全管理活动相融合，最大程度应用血液安全监测取得的成果。

2. 培育有利于血液安全监测发展的文化 HV的文化，主要是差错管理的文化。这种文化需要我们真正树立“坦然接受错误，从错误中学习”的意识。作为个人，我们应坦然接受自己和他人的错误，并主动报告；作为医院和血站管理者，当员工发生差错时，不应一味责备和惩罚，应积极查找导致差错发生的根本原因，采取有效的纠正措施；作为地区和国家级HV系统，应充分收集、分析和利用输血链上报的相关数据，进行科学分析，严谨推导，提出科学、有价值的指导建议。

3. 建立有效互动的三级安全监测系统　我国幅员辽阔，经济发展和资源分布不平衡。血站和医疗机构数量众多，HV实行直接的统一管理难度较大，因此，全国的HV监测系统可分为三级。第一层级为血站和医院的HV系统，主要负责记录和报告输血链发生的不良反应和不良事件；第二层级为区域HV中心，主要负责收集、汇总和分析本区域内的HV数据，发布区域报告，并负责向国家HV中心报告本区域的汇总数据；第三层级为国家HV中心，负责收集、汇总和分析全国的HV数据，发布HV总报告，并负责参与国际合作与交流。只有三级HV系统协调一致，各尽其职，才能推动其发展与进步。

4. 血液安全监测范围覆盖整条输血链　我国的HV系统的监测范围可同时包括临床输血环节和采供血环节。献血者安全监测可通过分析献血不良反应发生的相关因素，促进献血服务全过程的改善，最大程度保障献血者安全，这是采供血事业健康持续发展的基础和前提；采供血环节的不良事件不仅可造成血液产品的报废，还可能对血液产品质量造成潜在影响。开展采供血不良事件监测有利于血站发挥主观能动性，进一步提高血液产品的安全性和有效性。

输血是实施临床救助的一种手段，但不当的或错误的输血却可能危害患者健康与安全，甚至生命。因此，临床输血环节的安全监测有助于我们采取有效的措施，更好地管理输血过程，保障患者安全。在现有认知和技术条件下，即使没有任何失误和差错，输血不良反应也是不可能完全避免的。同时充分利用HV的大数据，积极开展输血不良反应，特别是严重输血不良反应的发病机制研究，有助于我们制定有效的应对策略，尽可能地减少严重输血不良反应的发生。

5. 保持血液安全监测系统的开放性和合作性　输血医学是一门应用性强，实践性强的学科，因此，为输血医学服务的HV系统应保持高度的开放性和合作性。开放性的HV系统有利于充分利用技术的进步和认知的提升，最大程度促进血液安全。合作性既包括我国血站和医院的合作，血站、医院与区域HV中心的合作，也包括区域HV中心之间以及与国家HV中心的合作，同时还包括国家HV中心与国际HV组织的合作。

近几十年安全输血方面举得的许多重要进步，大都不是单一一家医院或者血站可以完成的，而是基于大数据的分析和利用。 因此，我国HV系统保持开放性和合作性，才能充分发挥其作用。

第五节　血液质量控制检查实验

血液产品质量控制检查是对全血及成分血按一定比例进行抽样，并对其质量特性相关的项目进行检查，目的是用于监测血液采集、运输、制备和储存等过程是否在控。

血液产品质量控制检查包括一般检查和特殊检查两大类。一般检查包括外观、标签、容量；一类为特殊检查项目，包括无菌实验、血红蛋白浓度、游离血红蛋白等16项，不同的血液品种特殊检查项目不同。血液质量控制检测的实验项目较多，加上部分实验可以通过仪器直接测定，因此本节仅挑选容量、储存期末溶血率、白细胞残留量、红细胞混入量、亚甲蓝残留量进行介绍。

一、容量检测实验

【实验目的】

通过检查抽检血液的容量是否符合标准，以判断血液采集和制备过程是否在控。

【实验原理】

通过对血液、血袋称重，计算血液容量。

【材料与试剂】

最小分值为0.1g的称量器具。

【操作步骤】

1. 用最小分值为0.1g的称量器具称取血液及空袋的重量。

2. 查看《血站技术操作规程（2019版）》推荐的血液比重。

全血比重：1.050；血浆比重：1.027；浓缩血小板和单采血小板比重：1.030

3. 按照公式计算血液容量

血液容量（ml）=［血袋重量（g）-空袋重量（g）］/血液比重（g/ml）

（如为全血，公式计算所得容量应减去保养液容量）

【注意事项】

血液及空袋称重时应注意勿因血袋牵扯出现称重不准。

二、储存期末溶血率

【实验目的】

通过检查抽检血液的储存期末溶血率是否符合标准，以判断血液采集、运输、制备和储存过程是否在控。

【实验原理】

计算保存期内的洗涤红细胞、储存期最后1周的全血及其他成分血，发生溶血的红细胞所占的百分比。

【设备、材料与试剂】

全自动血细胞分析仪及配套试剂、722S可见分光光度计、邻联甲苯胺、1g/L过氧化氢溶液、10%乙酸溶液、HB标准应用液、一次性试管、吸样头、刻度吸管（10ml）、烧杯、容量瓶、量筒、比色杯、滤纸、蒸馏水。

【操作步骤】

1. 测定血细胞比容 采用全自动血细胞分析仪进行检测。

2. 测定游离血红蛋白

（1）检测前，取出样本和试剂室温平衡20~30分钟，并打开722S可见分光光度计。波长调至435nm。

（2）取受检血清0.02ml置于测定管内。

（3）HB标准应用液0.02ml置于标准管内（双孔）。

（4）邻联甲苯胺溶液及1g/L H_2O_2各1.0ml依次加入空白管、标准管及测定管内，充分混匀，放置10分钟。

（5）于上述3管内分别加入10%乙酸溶液10ml混合，在波长435nm处进行比色，以空白调零，读取各管吸光度。

（6）游离Hb（mg/L）$= \dfrac{\text{测定管吸光度}}{\text{标准管吸光度}} \times$ 标准液浓度

3. 计算储存期末溶血率

$$\text{储存期末溶血率}\% = \frac{(1-\text{血细胞比容}) \times \text{血浆或上清游离血红蛋白浓度}}{\text{总血红蛋白浓度}} \times 100\%$$

【注意事项】

1. 要在规定的时间范围内取样。

2. 取样及标本处理过程中要防止红细胞破损。

三、白细胞存留量

【实验目的】

通过检查抽检白细胞去除血液的白细胞残留量是否符合标准，以判断制备过程（白细胞去除）是否在控。

【实验原理】

用光学显微镜测定，经过白细胞滤器过滤后的血液成分中的剩余白细胞数量，来判定产品的白细胞残留量是否达到质量标准。

【材料与试剂】

Nageotte血细胞计数板、结晶紫染液、溶血剂、吸头等。

【操作步骤】

1. 结晶紫染色液配制

（1）储存液配制　250mg结晶紫溶于250ml的50%醋酸溶液中。室温放置可保存6个月。

（2）使用液配制　1份储存液加9份3%的醋酸溶液，最终浓度为：结晶紫0.01mg%（W/V），醋酸7.7%（V/V）。然后使用0.22 μm过滤器过滤。

2. 取100 μl标本和400 μl结晶紫染液，加入子弹头中混匀，最终体积为500 μl。

3. 室温放置10分钟。

4. 在计数板上加盖玻片，取约100 μl样品注满计数室。

5. 将计数板置于附湿滤纸的培养皿内加盖，于室温放置15~20分钟。

6. 在10倍显微镜下对计数池中两个计数区（每区有20个长方格）的白细胞计数，40行相当于50 μl。

7. 白细胞残留量计算

$$\text{白细胞残留量/ml} = \frac{(1\text{区白细胞计数值}+2\text{区白细胞计数值}) \times n}{50\ \mu l} \times 10^3$$

（公式中n为稀释倍数，50 μl为加样量）

白细胞残留量/袋=白细胞数/ml × 容量（ml）/袋

【注意事项】

1. 将标本稀释液加入计数池中时应动作缓慢，平稳；不得有空泡或者外溢。

2. 计数池加标本后放置期间，不能随意移动计数盘。

四、红细胞混入量

【实验目的】

通过检查抽检血小板产品的红细胞混入量是否符合标准，以判断血小板采集过程是否在控。

【实验原理】

用普通光学显微镜测定血小板产品中红细胞混入量是否达到质量标准。

【设备、材料与试剂】IBE2003倒置荧光显微镜、可调移液器（100~1000μl和20~200μl）、Nageotte血细胞计数板、生理盐水、吸头等。

【操作步骤】

1. 将混匀后的血小板用生理盐水稀释100倍。

2. 在计数板上加盖玻片，取约100μl样品注满计数室。

3. 将计数板置于附湿滤纸的培养皿内加盖，于室温放置15~20分钟。

4. 在25倍物镜下对计数池中两个计数区（每区有20个长方形格）的红细胞计数，40行相当于50μl。

5. 计算

$$\text{红细胞数/ml}=\frac{(\text{1区红细胞计数值}+\text{2区红细胞计数值})\times 100}{50\,\mu l}\times 10^3$$

（公式中100为稀释倍数，50μl为加样量）

红细胞混入量=红细胞数/ml×容量（ml）

【注意事项】

1. 将标本稀释液加入计数池中时应动作缓慢，平稳；不得有空泡或者外溢。

2. 计数池加标本后放置期间，不能随意移动计数盘。

五、亚甲蓝残留量

【实验目的】

通过检查抽检血浆中存留的亚甲蓝是否符合标准，以判断血浆的病毒灭活过程是否在控。

【实验原理】

利用固相萃取的方法，洗脱出血浆中残留亚甲蓝，比色法检测洗脱液吸光度，计算出亚甲蓝残留量。

【设备、材料与试剂】

电子分析天平、SPE真空固相萃取装置、可调移液器（1000~5000μl）、可见分光光度计、亚甲蓝标准品、Waters Oasis小柱（3ml）、甲醇、乙酸。

【操作步骤】

1. 测试样本准备

（1）取3ml Waters Oasis小柱，置于真空萃取装置上，用6ml甲醇活化。

（2）在Waters Oasis小柱中加入6ml供试血浆，萃取亚甲蓝。

（3）用30%甲醇6ml清洗。

（4）用含1%乙酸的甲醇溶液2ml洗脱，洗脱液离心（3500转/10分钟），取上清液作为样品溶液。

2. 亚甲蓝标准品准备

（1）取亚甲蓝38mg，精密称定，置100ml量瓶中，用水溶解并稀释至刻度。

（2）精密量取50μl置50ml容量瓶中，用血浆稀释至刻度，配成最终浓度为约1.0μmol/L的亚甲蓝对照血浆。

3. 检测样品溶液时，必须用同样的方法萃取检测标准品。

4. 用含1%乙酸的甲醇溶液作空白，在654nm±2nm波长处测定吸光度。

5. 按以下公式计算亚甲蓝在血浆中的残留量：

$$\text{亚甲蓝残留量（}\mu\text{mol/L）}=\frac{A_{\text{样}}\times\text{标样浓度}}{A_{\text{标}}}=\frac{A_{\text{样}}\times W_{\text{标}}\times\text{含量}\%\times(1-\text{干燥失重}\%)}{A_{\text{标}}\times 32}$$

【注意事项】

1. 病毒灭活冰冻血浆在留取标本前应置37℃融化。

2. 不得急剧摇动血浆袋，以防止血浆中出现大量泡沫。

本章小结

血液是重要的医疗资源，保障血液及血液产品的充足、安全和有效是血站的职责。加强采供血过程的质量管理，是血站履行其职责的保障手段。血站通过建立内部质量管理体系，开展血液及血液产品、关键物料与关键设备、环境卫生的质量检查；通过开展日常质量检查与监控、内审质量审核及管理评审等多种质量保证不断改进质量管理体系，提升献血服务水平和血液产品质量。我国不断完善的采供血法规体系，卫生行政主管部门组织的质量与技术核查等外部监督在采供血过程的质量管理也发挥着重要作用。血液安全监测是对输血链的不良反应和不良事件进行持续地收集、调查、鉴定和报告，通过对事件原因、后果、风险和趋势分析以支持通过系统改进和培训等方式，持续提升血液安全。我国的血液安全监测刚刚起步，可以借鉴国外的成功经验，加快推进，从宏观层面更好地促进血液安全。

（李小红）

习 题

扫码“练一练”

一、单项选择题

1. 下列哪一项不是血小板类产品质量检测控制项目

A. 外观　B. 标签　C. 无菌实验

D. 容量　E. 游离血红蛋白

2. 下列哪一项血液及血液产品的质量控制检查项目不是特殊质量检查控制项目

A. 血红蛋白浓度　B. 游离血红蛋白　C. 无菌实验

D. 容量　E. 保存期末溶血率

3. 下列哪一项措施不是我国血站内部质量保证手段

A. 血液产品的质量检查　B. 建立质量管理体系　C. 内部质量审核

D. 管理评审　　　　E. 外部反馈的调查和处理

4. 下列哪一项是血站质量管理体系第二层级文件，是质量手册的支持性文件，通过对影响采供血服务质量和血液产品质量的各种质量活动的控制，从而保证质量方针和质量目标的落实

A. 程序文件　　　　B. 质量手册　　　　C. 作业指导书

D. 记录　　　　E. 技术规范

5. 我国采供血法规体系的文件包括（　）层次

A. 一　　　　B. 二　　　　C. 三

D. 四　　　　E. 五

6. 哪一项不是开展血液安全监测的目的和作用

A. 对血液安全进行客观评价和持续改进

B. 明确责任人，以实现“奖惩分明”的管理

C. 确定事件的原因、后果、残余风险和变化趋势

D. 开展针对性和有效性的教育培训指导输血链中实践的改进

E. 改善决策机制

二、简答题

1. 我国如何从血站内部和外部实现对采供血过程的质量管理？

2. 什么是血液安全监测？

第七章

输血安全

学习目标

1. **掌握** 血液预订、入库、核对、贮存、发放、输血等各个过程的相关内容。

2. **熟悉** 经输血传播的病毒；输血传播病毒危险性大小的相关因素；WHO制定的血液安全战略。

3. **了解** 临床输血相关机构的设置及主要职责；血液预警的相关内容。

4. 学会临床合理输血相关知识。

5. 具备输血安全意识。

案例讨论

【案例】

蔡某，女，32岁，血型为O型，Rh（D）阴性。足月生产一临床体征正常男婴，但8小时后婴儿出现进行性黄疸。该患儿脐带血实验室检查结果：ABO血型为A型，Rh血型为Rh（D）阳性，直接抗球蛋白试验，游离试验和释放试验结果均为阳性。综合试验结果确定患儿血清中和红细胞上都存在抗A和抗D抗体。

【讨论】

1. 根据上述病例和实验室检查结果可诊断该患儿是什么疾病？

2. 该患儿若需血液置换治疗，适合选择的血液制品是什么？

第一节 输血安全

扫码“学一学”

一、输血安全的意义

输血是临床治疗的重要组成部分，是抢救患者的重要手段之一。输血也应与其他临床诊疗措施一样，必须做到安全和有效，如果病人通过输血起到了一定的治疗效果，但由于输注的血液制品存在质量问题或不当输血导致发生输血不良反应，发生经输血感染上病毒或其他传染病，甚至危及患者的生命，使输血治疗的效果失去了意义。因此怎样预防和控制输血传播疾病是目前输血治疗的重大挑战。

据报道，全世界艾滋病感染者中，通过输血和血液制品感染者占5%~10%。我国艾滋病感染者中，经输血感染者占0.2%。由输血引起疾病传播的报道逐渐增多，输血安全问题已成为医疗卫生界乃至全社会关注的热点之一。输血安全问题包括两个方面：一是输血传播传染病病原体（如病毒、细菌、螺旋体和原虫）；另一是输血相关的免疫性不良反应（如同种异体抗体的存在可引起发热性非溶血性输血不良反应）、输血后紫癜、输血后呼吸功能衰竭等。

考点提示 输血相关传染病种类。

下面我们主要讨论和输血传播病毒的相关输血安全问题。经输血传播的病毒及其引起的相关疾病见表7-1。

表7-1 经输血传播的病毒及其引起的相关疾病或感染

病原体名称	简称（缩写）	引起的输血相关疾病或感染
乙型肝炎病毒	HBV	乙型肝炎
丙型肝炎病毒	HCV	丙型肝炎
丁型肝炎病毒	HDV	丁型肝炎
戊型肝炎病毒	HEV	戊型肝炎
庚型肝炎病毒	HGV（GBV-C）	庚型肝炎
巨细胞病毒	CMV	巨细胞病毒感染
E-B病毒	EBV	传染性单核细胞增多症、EBV感染
人类细小病毒B19	HPV B19	再生障碍性贫血危象、传染性红斑、胎儿肝病
人类免疫缺陷病毒	HIV-1/2	艾滋病（HIV感染）
人类T淋巴细胞病毒	HTLV-Ⅰ/Ⅱ	成人T淋巴细胞白血病（ATL）/T细胞性毛细胞白血病（THCL）
西尼罗病毒	WNV	脑炎、脑膜炎、脑膜脑炎、急性弛缓性麻痹、WNV感染
人类疱疹病毒8	HHV-8	Kaposi肉瘤，HHV-8感染

通过多年来持续不断的努力，输血安全在全球范围已取得了显著的提高，实施病毒核酸筛选后经输血传播的相关病毒的危险概率为百万分之几或更低。

但据有关研究结果看，在我国现行血液安全措施条件下，仍存在输血传染HIV、HCV和HBV的残余风险，即使和欧美发达国家（如美国）全面实施血液的NAT检测前相比，都有不小的差距，详见表7-2。

表7-2 我国输血传染HIV、HCV、HBV的残余风险与美国的比较

		HIV	HBV	HCV
美国	NAT检测前残余危险度	1/50万	1/6.3万	1/10万
美国	NAT检测后残余危险度	1/200万	1/64万	1/200万
中国	NAT检测前残余危险度	1/18.5万	1/0.12万-0.15万	1/6.3万

* 我国2015年末血液筛查核酸检测基本覆盖全国，目前还没有NAT检测后残余危险度的研究资料。

为提高输血的安全性，需要我们在血液安全的公众教育、组织动员低危自愿无偿献血者、血液安全新技术（如病原体检测和病原体去除/灭活）的研究和应用及临床科学合理用血等多方面付出更大努力，来提高我国的输血安全水平。

二、影响输血传播病毒危险性大小的相关因素

了解影响输血传播病毒危险性大小的相关因素，对有针对性地采取降低输血传播相关病毒措施有重要意义。

1. 人群中病毒阳性率　我国现阶段实行的无偿义务献血，献血者来自一般人群，若人群中病毒阳性率高，参加献血的人群中病毒阳性率必然会相对高。如HBV：HBV广泛流行，全世界人口半数以上被HBV感染过。我国人群中40%~60%感染过HBV，8%~10%为HBsAg携带者；HCV：我国HCV抗体阳性率为3.2%。因此将HBV、HCV规定为血液血制品常规检验。

2. 病毒的感染力　经血液传播的各类病毒尽管都可通过输血传播，但病毒的感染力存在差异，这必然影响到病毒经血液传播危险概率的大小，如牙刷或剃刀上污染了带有乙肝病毒的少量血液、注射器针头上带有HIV病毒感染者微量血液，这些微量污染血液都可能通过皮肤或黏膜的伤口造成病毒传播或感染。因此一旦被这些病毒污染的血液输给患者必然导致感染，危险性极大。

3. 病毒感染的临床后果　决定输血传播病毒危险大小的一个重要因素是病毒感染的临床后果。现已确定可经输血传播的病毒很多，若病毒不仅可以通过输血传播，而且可以引起感染的受血者发病，应考虑采取血液检测等预防措施。如HBV，HCV，HIV都会导致严重的临床后果，损伤患者的身体，甚至危及生命。相反，近年来发现的TTV、庚肝病毒（HGV/GHBV-C）是可经血液传播的病毒，但经过多年研究，大多数学者认为尽管这两个病毒可以经血液传播，但感染人体后大多数感染者并没有造成明显的肝细胞损伤及明显的肝炎症状，因此认为没有必要进行常规的血液检测。

4. 人群对病毒的免疫水平　人群对病毒的免疫水平也是决定病毒经血液传播危险大小的重要因素之一。如果人群对病毒免疫水平高，则输血传播病毒造成危害的危险就小；若人群对某一病毒的免疫水平低，大多数人感染后将会发病则该病毒输血传播危险大。如巨细胞病毒（CMV），可经血传播，一旦感染发病可造成严重后果，尽管献血者阳性率较高（有关资料显示在发达国家经济地位高的人群CMV阳性率为40%~80%，在发展中国家抗体阳性率高达90%~100%），但由于人群免疫水平高，多数成人具有CMV的中和抗体，即使成人经输血输入CMV也不会感染发病，因此CMV不属于威胁输血安全的主要病毒。一般没有必要进行血液常规检测，若新生儿或免疫受损的患者需要输血，则应提供无CMV病毒污染的血液。

5. 检测病毒的水平和质量　血液检测是排除病毒阳性血液，提供血液安全性的重要措施。而检测血液病毒的水平和质量是影响血液检测结果准确性的重要因素。影响检测水平和质量的因素有两个，一个是检测技术和试剂，为提高血液检测结果的准确性需不断研究、应用新的检测技术，使检测水平和质量有明显提高，如HIV的检测，第一代试剂窗口期为45~56天，第三代试剂窗口期已缩短到22天，而目前推广使用的核酸检测技术将窗口期缩短至11天；另一个是检测的质量管理，它包括试剂、仪器、人员和检测的室内质控及室间质量评估。只有做好质量管理才能获得尽可能理想、可靠的检验结果，将应该检出的病毒阳性血液检出并排除。

6. 血液制品的种类　病毒在血液的各种成分中分布不均匀，在血液制品中的病毒分布也明显不同，因此各种血液成分制品和血浆蛋白制品的病毒危险程度是不一样的。有的成

分如红细胞，病毒分布相对较少，因此危险性相对也小；有的成分如白细胞、低温沉淀物、血浆，病毒分布多，危险性相对较大。传播输血相关病毒危险性大的血液制品为病毒高危制品，如抗血友病球蛋白制品属于病毒高危制品，法律规定此类制品必须经过验证的病毒灭活方法处理，若应用未经病毒灭活处理的病毒高危制品造成病毒感染的，是要负法律责任的。临床输血液和血液制品应尽可能应用病毒危险较小的制品。

7. 血液制品的输注形式和剂量 血液制品的输注形式和使用剂量也是影响经输血感染病毒危险大小的因素。如肌注丙种球蛋白一直是安全的制品，从来没有发生注射该制品导致患者感染病毒的病例。20世纪80年代初期，临床开始应用静脉注射免疫球蛋白，使用剂量从原来肌注制品的每次1g以下，提升到一次几克甚至更多，结果发生一些患者输注后感染丙肝的病例。现在该制品制备过程中必须按要求进行病毒灭活处理。

8. 临床输血 尽管目前输血已非常安全，但输血仍有可能发生一系列不良反应与相关疾病的传播，因此在考虑对患者输血时，应当权衡利弊，严格掌握输血适应证。避免一切不必要的输血，同时应用成分输血来减少患者的输血风险，在条件允许情况下开展自身输血。临床合理输血的水平会影响输血的总体安全水平。

三、输血安全的战略和措施

输血安全已成为医疗卫生工作中的一个重要问题，并引起全球的高度关注。世界卫生组织（WHO）一贯重视输血安全工作，血液安全已被WHO列为全球卫生工作七项重点工作之一。为了全面推动和加强全球的安全输血工作，WHO制定了如下血液安全战略：①建立国家协调的采供血机构系统并实施全面质量管理；②仅从低危人群中的无偿献血者采集血液；③对所有捐献的血液进行输血传播性疾病的检测；④血型定型、相容性试验、血液成分制备和血液制品的保存和运输中执行《良好的实验室管理规范》(GLP)；⑤通过临床合理输血减少不必要的输血，提高输血安全。我国作为WHO成员国也在全力以赴，全面实施WHO制定的血液安全战略。

1. 国家协调的采供血机构体系 建立采供血机构体系是保证血液安全的组织基础。我国相继出台了《中华人民共和国献血法》《采供血机构设置规划指导原则》《血液制品管理条例》《全血及成分血质量要求》《医疗机构临床用血管理办法》等一系列法律法规及规范标准，加强采供血机构的设置、建设和管理。

2. 无偿献血是保证输血安全的前提和基础 从低危人群中的自愿无偿献血者采集血液是保证输血安全的重要战略，是保证输血安全的前提和基础。可造成血液漏检的原因包括人为差错、病毒变异、病毒感染后人体免疫反应异常和检测窗口期。资料证明，在检测的质量管理基本到位的情况下，人为差错、病毒变异和人体免疫反应异常已不是导致检测漏检的主要原因，90%左右的血液检测漏检并导致输血后患者感染病毒的意外是由窗口期问题引起的，窗口期成为导致检测漏检并威胁血液安全的主要原因。因此提高血液的安全性，就要解决因窗口期漏检的问题。现在，除通过新技术的应用缩短检测窗口期外，还应该通过减少献血者群体中处于病毒感染窗口期人的比例来减少因窗口期导致的漏检。无偿献血者由于整体素质高，有稳定收入，存在高危行为（同性恋、性乱交、嫖娼和静脉吸毒等）的情况少，新感染病毒的概率低，因而处于窗口期的概率低，所以无偿献血者被归为低危献血者，从他们身上采集的血液安全性好。国外研究报告表明，在其他条件相同的情况下，无偿献血者血液安全系数比有偿献血者血液高5～10倍。另外无偿献血中无经济因素，如果献血者在了解到因某些情况他（她）不宜献血时，他们会主动配合。因此，从这些人采集血液对于保证血源的质量有重要作用。

3. 严格检测和规范制备血液制品，提高输血安全性　为提高血液和血液制品的安全性，需对每一份捐献的血液进行输血传播性疾病的检测。在输血发展史中，每次引进新的针对某种主要的经输血传播的病毒的检测，就会显著减少相关病毒经血传播的危险。如20世纪60年代末开始实施血液的HBsAg检测，显著减少了经血传播乙型肝炎的危险。对献血者血液进行的严格筛选，大大提高了血液质量和安全性，但因为在病毒感染初期，人体尚未产生相应抗体，或抗体水平甚低，未达到检出水平，或因受实验方法、试剂敏感性和准确性的限制及人为差错的影响，某些可引起输血传播的病毒、微生物尚无检测方法，或根本还没发现。因此还不能完全控制病毒传播。要确保血液制品的质量，在检测和制备血液制品过程中，还必须通过全面质量管理来保证检测结果的可靠性，包括人员、仪器、试剂和操作质量。

扫码“看一看”

4. 临床合理用血　输血的安全性和有效性取决于两个要素：首先血液和血液制品是安全的，剂量上能满足临床需要；其次临床合理应用血液和血液制品。因此临床合理输血，对减少患者经输血感染病毒危险大小有重要影响。合理输血：仅给确定需要输血的患者输血；在必须输血时，首先考虑输成分血，临床输血应采取缺什么补什么的原则，减少不必要的血液成分输入，来减少经输血传播疾病的危险；推行自体输血，自体输血的最大益处就是可以避免因输注同种异体血液与血液成分导致输血传播性疾病的危险性，一般认为自体输血是比较安全的。

知识链接

核酸检测技术降低因“窗口期”带来的输血传播疾病风险

输血相关病毒检测是保证血液安全的主要措施，而核酸检测技术能够降低因“窗口期”带来的输血传播疾病的风险。所谓“窗口期”，是指人体感染病毒初期，病毒在血液中已经存在但无法被检出，经输血可传播该疾病的时间段。“窗口期”问题是一个困扰全世界的难题，目前科学技术条件下，国内外均无法消除“窗口期”风险。开展血液筛查核酸检测，可进一步缩短“窗口期”，有效降低输血传播疾病的风险。专家表示，与现行的免疫学方法相比，核酸检测平均可将乙肝、丙肝和艾滋病病毒检测“窗口期”分别缩短40%、89%和50%，另外，核酸技术还能检出免疫学方法尚无能为力的免疫静默感染、乙肝隐匿性感染、病毒变异株感染等，进一步保障血液安全，对保障输血安全有重要意义。国家卫计委发布《全面推进血站核酸检测工作实施方案（2013–2015）》，要求到2015年末血液筛查核酸检测基本覆盖全国。

第二节　临床输血管理组织结构与功能

扫码“学一学”

一、医院用血管理委员会及其职能

为规范临床输血的管理，加强临床用血指导，使医疗用血更安全、科学、合理。国家卫生和计划生育委员会负责全国医疗机构临床用血的监督管理。县级以上地方人民政府卫生计生行政部门负责本行政区域医疗机构临床用血的监督管理。

1. 组织管理 根据《医疗机构临床用血管理办法》规定，二级以上医院和妇幼保健院应当设立临床用血管理委员会，负责本机构临床合理用血管理工作。主任委员由院长或者分管医疗的副院长担任，成员由医务部门、输血科、麻醉科、手术室、开展临床输血治疗的主要科室、检验科、质控科、护理部门、院感科等部门负责人或相关专家组成。医务、输血部门共同负责临床合理用血日常管理工作。不具备条件设置输血科或者血库的医疗机构，应当安排专（兼）职人员负责临床用血工作。临床输血管理委员会设主任1人，副主任2~3人，委员若干人，秘书1~2人，任期一年。临床输血管理委员会每年应召开一次以上的工作会议，若遇到特殊情况，可由主任委员或副主任委员召集临时会议，常设机构在医务处（科或部）。

2. 医院输血委员会的功能和职责

（1）指导功能　贯彻临床用血管理相关法律、法规、规章、技术规范和标准，制订和审核医院临床用血管理的规章制度，负责医院临床输血的规范管理与技术指导。

（2）监督功能　对临床输血全过程实施监督，定期监测、分析和评估临床用血情况，对临床用血不良事件，提出处理和改进措施。

（3）审批功能　负责审批输血科制定的医院临床用血计划。

（4）培训功能　开展输血技术人才、质量管理人才的培训工作。

（5）推广功能　指导并推行输血新理念、新方法及输血新技术的实施。

（6）宣传功能　开展无偿献血、互助献血的宣传与教育。

二、输血科（血库）

（一）设置要求

医疗机构应根据有关规定和临床用血需求设置输血科或血库。设置要求：三级综合医院、三级肿瘤医院、三级心血管病医院、三级血液病医院等用血量较大的各类医院应设置输血科；三级中西医结合医院、三级儿童医院、三级传染病医院、二级肿瘤医院、二级综合医院等可设置血库，用血量小的医疗机构可与检验科同设安排专（兼）职人员负责临床用血工作。

1. 人员 输血科（血库）的规模可根据医院床位数或医院年用血量及救治患者对象来决定。一般人员与床位之比为1∶（100~150）。三级医院输血科一般要求专职人员8人以上；血库专职人员2人，按工作量增加专（兼）职人员。

2. 人员技术职称 输血科、血库从业人员应毕业于输血、检验、医疗、护理等专业，并具有国家认定的卫生专业技术资格。由高、中、初不同职称人员按一定比例组成，三级医院至少配备一名主任医（技）师；二级医院至少配备一名副主任医（技）师以上人员；其他各级医院输血科（血库）至少配备一名医学专业。

3. 科室设置 医院输血科（血库）应设置在邻近用血较多的手术室或病区，并符合国家相关标准及生物安全要求，房屋应光线充足、空气流通、清洁干燥，大小至少应具备充足的工作空间。一般应单独设置工作区和生活区，工作区根据实际工作需要设置有贮血室、血型鉴定与配血室、安全输血相关检测实验室、自身输血采集室、资料档案室、污物暂存处置室等；生活区根据实际工作需要设置有学习室、办公室、值班室等。

4. 设备　一般有4~6℃贮血冰箱，-30℃低温冰箱，显微镜，台式离心机，37℃和56℃水浴箱、各种规格的离心机、显微镜及实验室常规配置等。

（二）医院输血科（血库）的功能和职责

输血科最基本的功能就是保证临床血液制品的供应和用血安全，负责临床用血的技术指导和技术实施，建立临床用血质量管理体系，确保贮血、配血和其他科学、合理用血措施的执行；负责制订临床用血计划；负责确定年度输血品种和数量，负责血液预订、入库、储存、发放工作；负责输血前相容性检测，有条件的输血科开展特殊血清学检测；协同临床严格掌握输血适应证和禁忌证，分析研究和处理不良反应与并发症，为临床合理用血提供咨询；参与推行自体输血、血液保护及输血新技术；参与开展血液治疗相关技术；承担医疗机构交办的与临床用血有关的其他任务。

1. 血液库存管理　主要包括制订用血计划、安全贮存血量、血液制品分型分品种贮存和质量观察及实施冷链监控管理。用血计划是指根据血液库存量和用血患者血液需求量决定血站供血的血型种类和血液数量，包括年度用血计划、月用血计划和周用血计划。一方面输血科做好与血站的信息沟通，及时掌握血液的供应信息；另一方面根据血液供应预报信息，按血型和种类及时调整血液库存的数量，并按照供应情况分血型对需要输血治疗的患者进行合理安排。

2. 输血相关血液学检测

（1）开展输血前相容性检测　血型鉴定（ABO血型正反定型，RhD血型定型）、抗体筛查和交叉配血试验等。

（2）特殊血清学检测　疑难血型鉴定、疑难配血试验、抗体效价测定、不规则抗体筛查和特异性鉴定、血小板抗体检测、新生儿溶血病的相关免疫学试验、HLA相容性检测、输血不良反应及相关疾病监控等。

3. 发血相关核查　取血者与发血者应严格执行“双查双签”制度，共同认真查对科别、姓名、住院号、血型、血类、贮血量、输血日期、交叉配合结果和血液质量，以确保输血安全。

4. 推广输血新技术　积极推进自体输血，防止输血传播性疾病的发生；积极推进输血新方法、新技术的开展，合理、安全用血，保护血液资源。

5. 参与临床输血会诊　参与临床输血方案的制定，为临床合理用血提供咨询服务。

6. 参与临床用血不良事件的调查　遇有输血出现不良反应时，输血科工作人员要配合临床分析查找原因，做好患者的治疗和处置。避免临床用血不良事件的发生。

7. 协助临床开展血液治疗相关技术　随着输血技术的发展，输血从过去的输注治疗逐渐演变为成分输血、血浆置换术、治疗性血细胞成分去除术，自身输血以及干细胞移植等新的综合模式。

8. 无偿献血宣传　充分利用自身专业知识及患者用血环节，及时科学地向有关人员宣传和解释血液有关政策法规、输血相关知识及无偿献血常识，推动输血事业的不断发展。

9. 教学与科研　开展临床用血的教学和科学研究工作。

扫码“学一学”

扫码“看一看”

第三节　输血环节质量控制

一、血液预订、入库、贮存管理

（一）血液预订管理

1. 血液预订　根据各血型血液品种的平均日用血量、安全血液库存量、最佳血液库存量、最高血液库存量及实际库存量进行比较，确定补充血液库存的品种和数量，通过电话、传真或网络向供血机构预订，并确定送（取）血时间。科学的血液计划能保证临床用血工作有序运行，有效应对突发事件和临床紧急抢救用血，在临床用血需求和采供血机构血液供应之间起着缓冲作用，调节需求与供应的矛盾。

2. 血液预订管理要点

（1）用血计划　是指根据血液库存量和临床用血需求量制定的用血量计划，包括年度用血计划、月用血计划和日用血计划。

（2）安全血液库存量　指库存的各型血液的最低贮存量，其数量是能满足医疗机构向血站发出抢救用血申请后，到血站将血液送达或取回血液，并完成血液相容性检测的时间段内抢救的血液需求量。安全库存量一般不少于3天常规医疗用血量。

（3）最佳血液库存量　血液保存随着时间的延长，血液中的一些有效成分如2，3–二磷酸甘油酸、三磷酸腺苷等含量逐渐减少，而一些细胞代谢成分如血钾、血氨则逐渐增加，因此血液在贮存较短的时间内用于临床输注，能更好地达到输血治疗效果。血液库存管理，重要的是对血液库存的优化和血液短贮存时间用出率的提高。最佳血液库存量一般为7天常规医疗用血量。

（4）择期用血评估　主要针对手术用血，是根据手术备血量、治疗用血量和血液贮存时间等因素进行测算，确定由血站调配的血液数量，平衡医院血液库存的评估方式。

（5）用血调控　一方面是根据临床申请用血的各病种对血液贮存时间要求，调配相应血液，原则是保证输血治疗效果的前提下，按采血日期先进先出；另一方面医疗机构根据血站的预警级别及库存血量，及时向临床用血科室发出预警，在保证正常的医疗秩序和医疗安全的前提下，采取限制临床择期手术或暂缓慢性贫血患者的治疗用血等措施进行有效调控。

（二）血液入库及贮存管理

1. 血液入库及贮存　血液贮存是输血科基本功能之一，输血科在血站将血液送达后，应尽快对血站供血进行核对，并按国家标准进行验收，按不同血液品种的贮存条件分血型贮存，并做好贮存条件的监控和出入库的统计记录，办理入库手续，尽量缩短血液在室温状态下暴露的时间。

2. 血液入库及贮存管理要点　血液入库前要认真核对验收。核对验收内容包括运输条件、物理外观、血袋封闭及包装是否合格，标签填写是否清楚齐全（供血机构名称及其许可证号、供血者姓名或条形码编号和血型、血液品种、容量、采血日期。血液成分的制备日期及时间、有效期及时间、血袋编号/条形码、贮存条件等）。

3. 要认真做好血液出入库、核对、领发的登记　血液相关资料需保存10年。分别按A、B、O、AB血型将全血、血液成分贮存于血库专用冰箱不同层内或不同专用冰箱内，并有明显的标识。特别注意不同的血液成分保存条件和保存期均有不同，如：红细胞成分要在2~6℃保存不超过35天，新鲜冰冻血浆在–20℃以下保存1年、普通冰冻血浆在–20℃以下保存4年、冷沉淀在–20℃以下保存1年，血小板要求20~24℃振荡保存1~5天等。严格控制在规定温度内保存，避免因保存不当而造成血液报废；血液及血液制品在储存过程中，要每天定时做冰箱温度记录及监控，若为人工监控，应至少每4小时监测记录温度1次；若使用自动温度监测管理系统时，也应至少每日人工记录温度2次，2次记录间隔为8小时以上。

4. 建立并实施血液出入库统计程序　包括：血液库存、患者用血、血液入库、血液出库的详细信息。通过库存统计确定血液预订的种类和数量。

考点提示　血液的入库、核对及库存管理。

二、血液贮存的温度监控

输血科应建立并实施血液温度监控程序，血液储存设备应有温度控制（或自动控制）记录和温度异常报警装置，温度监控主要分两大类：一是冰箱自备的温度显示和温度记录纸；另一是单独安装自动化实时温度持续监控系统。血液储存设备的温度监控记录至少应保存到血液发出后1年，以保证可追溯性。

三、发血管理

建立并实施发血管理流程见图7–1。发血管理包括以下内容。

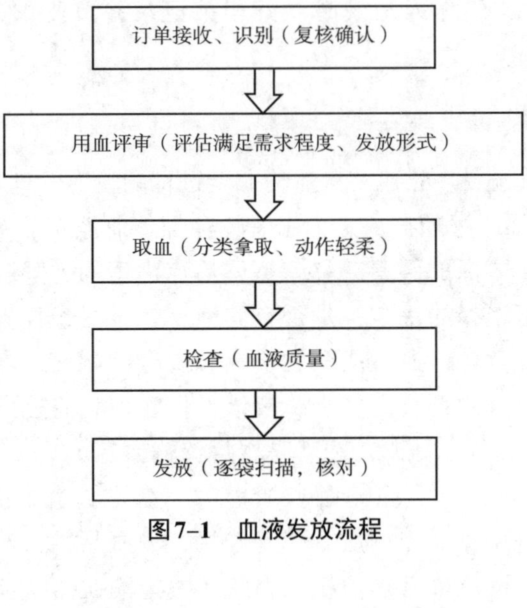

图7–1　血液发放流程

考点提示　血液的发放。

1. 输血记录单　根据交叉配血结果，确定血液是相合与不相合或相容与不相容。填写输血记录单后核对发血。相合则可随时发血，相容则应根据临床患者输血治疗的迫切程度和国家规范规定及本医疗机构临床用血管理规定架构下决定是否相容性发血，此属应急用血管理范畴。

2. 发血前核对 接到取血单后，按照输血记录单上血液相关信息从贮血冰箱中取出相对应的血液成分。取出前首先通过肉眼认真观察血浆与红细胞分界来判断血液有无溶血现象，确认无误后取出血液检查是否存在凝血块或有肉眼可见的细菌污染表现；检查血袋有无渗漏；认真核对血袋标识是否清晰，与输血记录单（发血单）是否完全对应。再次核对与受血者血型及与既往血型（电脑里存档）是否一致。输血科的工作人员与取血的医护人员双方共同检查，检查无误后共同签名，并记录发血时间。将血液及输血记录单（发血单）一起放入专用运送箱（有保温功能的）内发出。

血液发放前输血科应作目视检查，凡有下列情形之一的，一律不得发出：①标签破损或遗失、字迹不清；②血袋有破损、渗漏；③血液中有明显凝块；④血浆层进行性变色、浑浊度增加或呈乳糜状或暗灰色；⑤血浆中有明显气泡、雾状物、絮状物或粗大颗粒；⑥未摇动时血浆层与红细胞的界面不清或交界面上出现溶血现象；⑦红细胞呈紫红色或玫瑰色，外观呈稀泥状；⑧红细胞层表面出现绒球状物；⑨超过贮存期限或其他须查证的情况。冰冻血浆与冷沉淀凝血因子发放前需在冰冻血浆解冻箱内融化后方可发往临床。

考点提示 *库存血液的质量检查。*

3. 发血后事项 血液发出后一律不得退回；受血者和供血者的血样还应保存在2~6℃冰箱7天，凡输血后需要再配血的，应重新抽取血样做交叉配血试验；输血后的医护人员应将血袋交回输血科2~6℃保存至少一天，然后按照医疗废物管理的有关规定处理；输血结束后医护人员要及时填写输血反应记录卡，并于24小时送回输血科（血库），输血科（血库）工作人员及时做好相关记录并按要求向血液中心（中心血站）反馈。

四、用血过程管理

为确保临床安全有效输血，应建立覆盖输血全过程的输血管理程序。

1. 输血治疗决策 临床医师在决定为患者输注异体血液制品治疗时，除结合临床指征外还应综合考虑如下几个方面的因素：临床整体治疗进程的时限；对该患者最合适的治疗方法，输血是否为唯一可选择的决定；是否有其他有效方法替代异体输血；输血治疗的缺陷和血液成分疗法的潜在危害；血液成分的质量和安全性如何；输血危险的风险能否被避免或减少到最小；血液成分的剂量是多少；应该如何管理和监控血液成分；患者是否已完全知晓医疗决定，潜在的益处和风险，患者是否拒绝输血等。

2. 输血知情告知 建立并实施输血告知程序，签署《输血治疗知情同意书》（见表7-3）。内容至少包括：输血目的、输血方式的选择、输血品种、风险、患者或受委托人是否同意等。患者接受输血治疗享有知情权，因此在决定输血治疗前，主治医师应向患者或其亲属履行告知义务，说明输注同种异体血液有可能发生输血不良反应和经血传播的疾病，征得患者或其亲属同意并在《输血治疗知情同意书》上签名后方可输血。因抢救生命垂危的患者需要紧急输血，且不能取得患者或者其近亲属意见的，以患者最大利益原则决定输血治疗方案，报医疗机构医务部门或主管领导批准后实施，备案并记入病历。知情权应遵循的原则是：首先输血是自愿的，患者有权拒绝输血；其次患者有权知道输血的必要性、风险及可能的替代方法（如自体输血）。

表7-3　输血治疗知情同意书

受血者姓名：　　　性别：　　年龄：　　病案号：　　　科室：　　　床号：
住址：　　　　　　　　　　　　　　　联系电话：
临床诊断： 输血指证：　　　　　　　　　　　　输血成分： 既往输血史：□有　□无　　　输血反应史：□有　□无　　　妊娠史：孕　　产
输血前检查 血型：（ABO）______　Rh（D）______；　Hb__________g/L； HCT________L/L；　　　　　PLT__________10^9/L； ALT__________U/L；　　　　　HBsAg__________； Anti-HCV________；　　　　　Anti-H/V 1/2______； 梅毒______________。
输血治疗是临床治疗的重要组成部分之一，但输血存在一定的风险，可能发生输血反应和感染经输血传播的传染病病原体。虽然我院使用的血液，均经血站按卫生部相关规定进行了检测，由于当前检测技术的不能完全解决窗口期和潜伏期的问题，因此输血时仍有可能发生感染经输血传播的传染病病原体。 输血时可能发生的主要情况如下： 1. 过敏反应； 2. 发热反应； 3. 感染肝炎病毒（乙型肝炎病毒、丙型肝炎病毒）； 4. 感染艾滋病病毒； 5. 感染梅毒螺旋体； 6. 感染疟疾； 7. 输血引起的其他病症； 8. 此外，还有一些疾病（如：巨细胞病毒、E-B病毒、人类疱疹病毒8等）暂未列入检测项目，但也有一定的感染率。
谈话医生签名：　　　　　　　　　日期：　　年　　月　　日
本人系患者（患者委托人），患者：　　　　因患　　　　　　疾病，需要进行输血治疗，医生已告知可能发生的输血风险和不良后果。本人已充分理解，同意接受输血治疗，并愿意承担相应的风险和后果。以后不会对其提出异议。 签署意见： 　　　　　　　　　　　　　　　　患者（患者委托人）签名： 　　　　　　　　　　　　　　　　日期：　　年　　月　　日

3. 输血申请单　《临床输血申请单》应由主治医师填写，经主治医师以上主管医师核准签字，连同受血者血标本在预定输血日期前送交输血科（血库）备血。填写内容至少包括：受血者姓名、性别、年龄、病案号、科别、病区、床号、临床诊断、输血目的、继往输血史、妊娠史、受血者属地、预定输血成分、预定输血量、预定输血日期、受血者血型、血红蛋白、HCT、PLT、ALT、HBsAg、Anti-HCV、Anti-HIV1/2、梅毒、申请医师签字、主治医师审核签字、申请日期等，详见表7-4临床输血申请单。

考点提示　输血申请单内容。

表7–4　临床输血申请单

受血者姓名：　　　　　　性别：　　年龄：　　病案号：　　　　科室：　　　　床号： 受血者户籍属地：□本市　　□外埠　　　　　　ABO 血型：　　　Rh 血型：		
临床诊断：　　　　　　　　　　　　　　　　输血目的： 既往输血史：□有　□无　　　　　输血反应史：　□有　□无　　　　　　妊娠史：孕　　产		
输血性质 □急诊抢救 □治疗备用血 □急诊手术备用血 □择期手术备用血 预定输血日期 年　月　日	申请血液品种及数量： □全血______毫升 □红细胞悬液______单位 □少白细胞红细胞悬液______单位 □洗涤红细胞______单位 □浓缩红细胞______单位 □普通冰冻血浆______毫升 □白细胞______毫升 □血小板______单位 □冷沉淀______单位 □自体备血______毫升 □　______毫升（单位）	输血前检查 血型：（ABO）______　Rh（D）____ Hb______g/L HCT______L/L PLT______10^9/L ALT______U/L HbsAg： Anti-HCV： Anti-H/V 1/2： 梅毒： □已送检查标本，结果未回 □已留取检查标本，未送检 □因患者（或代理人）拒绝检测，故无数据
申请医师签字：　　　　　　　　　　　　　　上级医师审核签字： 申请时间：　　年　　月　　日　　时　分　　　审核时间：　　年　　月　　日　　时　　分 备注：1. 一天备血量少于 800ml 的，由中级以上职称医师申请、上级医师核准签字。 2. 一天备血量在 800～1600ml 的，由中级以上职称医师申请、上级医师审核、科主任签字。 3. 一天备血量大于 1600ml 的，由中级以上职称医师申请、科主任审核签字、报医务部门批准。 4. 急诊抢救用血可由初级以上职称医师申请、之后补办手续。		
血样采集人签名：　　　　　采集时间：　　年　　月　　日　　时　　分 血样送递人签名：　　　　　送达时间：　　年　　月　　日　　时　　分 血样接收人签名：　　　　　接收时间：　　年　　月　　日　　时　　分		

以下内容由输血科（血库）工作人员填写：

受血者ABO血型：　　　Rh血型　　　检查者：　　　抗体筛查：　　　检查者：

交叉配血记录									
血袋编号	ABO 血型	Rh（D）	血液品种	血液数量	主侧	次侧	配血时间	配血者	审核者

备注：本申请单由医院输血科（血库）负责按供血原始记录至少保存十年。

4. 输血申请单的审核　建立并实施输血申请的审核程序。输血科应对输血申请单进行审核，内容包括受血者个人信息、血型、临床诊断、输血指征、目的等。如果发现属于不合理输血或有其他疑问时，应当及时与临床联系。

5. 血液成分的选择　根据临床输血目的，确定最适当的血液成分，用于最需要的患者，同时根据病种选择相应库存时间的血液，对库存时间无要求的病种输血时，按采血日期采用先进先出的原则，避免血液过期而浪费血液。

6. 发血与领血　建立并实施发血与领血程序。领血人持取血单到输血科（血库）取血，发血人将核对完毕的输血记录单和相应血液成分移交给领血者，领血人认真核对相关内容，全部无误后双方在输血记录单上签字，领出血液。

7. 临床核对与输血

（1）取血回病房后应当立即把血液送到临床输血护士手中，并做好交接手续。取回的血应尽快输用，不得自行贮血。

（2）输血前由两名医护人员核对交叉配血报告单及血袋标签各项内容，检查血袋有无破损渗漏，血液颜色是否正常，准确无误方可输血。

（3）输用前将血袋内的成分轻轻混匀，避免剧烈震荡。血液内不得加入任何药物，如需稀释只能用静脉注射用生理盐水。

（4）开始输血时，由两名医护人员携带病历共同到患者床旁核对，确认与输血记录单相符，再次核对后，用符合标准的输血器进行输血。

（5）输血过程中应先慢后快，再根据病情和年龄选择适宜的输注速度，并严密观察受血者有无输血不良反应，如出现异常情况应及时处理：减慢或停止输血，用静脉注射生理盐水维持静脉通路；立即通知值班医生和输血科（血库）值班人员，及时检查、治疗和抢救，并查找原因，做好记录。

（6）输血的时间限制　全血或红细胞应该在离开冰箱后30分钟内开始输注，常温下需4小时内输注完毕（室内温度过高要适当缩短时间）；血小板收到后尽快输注，1个治疗量的单采血小板要在20分钟内输完；新鲜冰冻血浆和冷沉淀凝血因子融化后尽快输注，以患者可以耐受的较快速度输注，一般200ml血浆在20分钟内输完，1U冷沉淀凝血因子在10分钟之内输完。

（7）输血完毕，医护人员应认真填写输血反应回报单，对有输血反应的回报单应立即送达输血科（血库）保存，医护人员将输血记录单贴在病历中。

8. 输血病历记录　输血完成后，主管医师应对输血相关情况在病历中进行详细记录。包括输血时间、输注血液的血型、成分种类、血量、输注过程是否顺利、是否出现输血反应等。病程记录中应对输血疗效进行描述。护理记录中负责护士应对血液输注进行记录和签字。

考点提示　临床输血记录。

9. 输血指征控制及效果评价　输血指征控制是通过对申请单的审核、输血前相关检测项目及对输注后输血效果指标的监测，对临床输血的恰当程度和患者输注效果的管理过程，目的是节约血液资源，控制输血风险。

五、临床输血相容性检测管理

输血相容性检测是临床输血前一个关键环节，质量水平直接决定输血安全，高质量的检测能最大程度地减少输血风险。检测结果决定临床是否进行输血治疗，其结果的正确性决定临床输血治疗能否成功。为确保输血安全有效，根据临床诊断和治疗情况选择适宜的相容性检测项目和方法。常规选择输注全血、红细胞、白细胞、血小板、血浆等成分应进行ABO血型和RhD血型同型相容性检测。

1. 建立和实施检测项目组合管理程序 相容性检测组合项目是依据预定输血成分决定的，以及根据检测结果确定的继续增加检测项目。其各种检测组合如下。

（1）申请含有红细胞成分项目组合 受血者ABO正反定型、RhD血型测定、抗体筛检；供血者ABO血型正反定型复核、RhD血型复核；主次侧交叉配血。

（2）申请血浆项目组合 受血者ABO正反定型、RhD血型测定；供血者ABO血型反定型复核；次侧交叉配血。

（3）申请血小板项目组合 受血者ABO正反定型、RhD血型测定；供血者ABO血型反定型复核，血小板血清学交叉配血。

（4）当抗体筛查结果阳性时，进行抗体鉴定，同时对供血者进行阳性抗体对应的抗原测定，抗原阴性的供血者与受血者进行主次侧交叉配血。

（5）当ABO正反定型不符时，进行疑难血型鉴定（含亚型），正定型增加抗A_1和抗H，反定型增加A_2、O细胞进行检测，确定血型后选择相同或交叉配血相容的血液进行输血。

2. 建立和实施受血者血标本采集与送检标准操作规程 包括患者采血前准备，标本采集、运送、接收与储存等影响检测质量的相关环节都需建立操作规程。

3. 建立受血者血液检测实验的血标本采集程序 根据受血者情况制定血液检测实验血标本采集时限。包括确定输血后，医护人员持输血申请单到病床旁当面核对患者姓名、性别、病案号、病区床号、血型、试管标签；实施血标本采集时再次核对试管标签。由医护人员或专门人员将受血者血标本与输血申请单送交输血科（血库），双方进行逐项核对并签收。

4. 建立标本的接收和保存管理程序 包括标本的标识、状态、与申请单是否一致、重抽血液标本的条件，标本的保存条件及时限等。输血科（血库）只能接收完整、准确和标识清晰的血标本，必须确认输血申请单的所有识别信息与血标本标签内容一致，当发现不一致或有疑问时，必须另外抽取血标本。

5. 建立和实施输血前相关检测管理程序 选择正确的检测项目和方法，确保检测条件、人员、操作、设备、结果判读以及检测数据传输等符合要求。

6. 建立和实施血液相容性检测的程序 为确保输血安全有效，应根据临床诊断和治疗情况选择适宜的相容性检测项目和方法。常规选择输注全血、红细胞、血小板、血浆等成分应进行ABO血型和RhD血型同型相容性检测。

（1）预期输血的患者应进行ABO、RhD血型检测。输血前受血者应再次进行ABO正定型、反定型、RhD血型复核检测。

（2）交叉配血前应对受血者血标本进行抗体筛选检测，当受血者、供血者血标本抗体筛选检测均为阴性时，可采用盐水交叉配血方法。若未进行供血者或受血者抗体筛选检测，交叉配血试验必须采用能检出不完全抗体的配血方法。

7. 建立和实施与检测项目相适应的室内质量控制程序 以保证检测结果达到预期的质量标准，应包括：质控品的技术规则定义、质控品常规使用前的确认、实施质控的频次、质控品检测数据的适当分析方法、质控规则的选定、试验有效性判断的标准、失控的判定标准、调查分析、处理和记录。

8. 参与和实施室间质量评价 输血科（血库）应参加经卫生部认定的室间质量评价机

构组织的输血前相关血液检测室间质量评价。

（1）输血科（血库）参加室间质量评价应当按常规检测方法与常规检测标本同时进行，不得另选检测系统，保证检测结果的真实性。输血科（血库）对于室间质量评价不合格的项目，应当及时查找原因，采取纠正措施。

（2）输血科（血库）应当将尚未开展室间质量评价的检测项目与同级别或上级别的输血科（血库）的同类项目进行比对，或者用其他方法验证其结果的可靠性。检测项目比对有困难时，输血科（血库）应当对方法学进行评价，包括准确性、精密度、特异性、稳定性、抗干扰性、参考范围等，并有质量保证措施。

9. 建立和实施检测报告签发的管理程序 对检测报告的责任人及其职责、检测结果分析、检测结论判定标准和检测报告的时间、方式和内容等做出明确规定。

（1）检测结果的分析和检测结论的判定，应由经过培训和评估可以胜任并得到授权的技术人员进行。

（2）签发报告前，应对整个检测过程以及关键控制点进行检查，以确定检测过程的正确性和有效性。

（3）检测报告应完整、明晰。检测报告至少应包括检测实验室名称、受血者血标本信息、送检时间、检测项目、检测日期、检测方法、检测结论、检测者签名、复核者签名和签发时间。

10. 建立和实施检测后标本的保存管理程序 检测后标本的保存时间应符合国家有关规定，建立标本的保存记录。

11. 建立和实施标本的销毁程序 按国家的相关规定对标本进行销毁，并保存标本的销毁记录。

扫码“学一学”

第四节 血液预警

扫码“看一看”

一、血液预警系统

“血液预警系统”，最初由法国在20世纪90年代建立，一套对整个输血过程即从血液和血液成分的捐献到受血者输血的全过程进行监控的系统，是由一系列共同认可的程序，来完成对临床输血指导和应用以及输血不良反应的报告、追踪、鉴定与处理的血液监控与管理系统，是近年来出现的为保障血液安全而建立的信息反馈系统。

1. 血液预警系统简介 血液预警系统的内容包括对输血所产生的不良、意外反映的信息进行查寻、收集和分析等。血液预警系统的作用：向医务界有关部门提供来源可靠的发生输血不良反应的情况；为预防在输血过程中再出现不良反应而提出纠正措施；用较多的不良反应的实例（如传播感染性疾病有关的病例；血袋、保存液和血液加工过程有关的案例等）来警示医院和输血服务机构。

血液预警系统不只是注重受血者发生的不良反应。由于输血不良反应可以由采供血过程中的任何一个环节引起，所以血液预警系统的范围应包括全部的采供血过程。

2. 建立血液预警网络系统 血液预警工作可由相应的国家级主管部门负责。血液预警的网络系统应能将主管部门与医院和输血服务机构各自有关的工作具体地联系起来。

3. 追踪工作 追踪要求能够确定发放的每一袋成分血用于哪一位患者，反过来还能够确定用于患者的血液分别来自哪一位献血者。这需要临床在给患者输血之后，向输血服务机构积极反馈信息，而且信息应是完整和可靠的。

4. 采供血机构与医院的合作 做好对输血不良反应的报告和分析，就需要采供血机构和医院输血机构的紧密合作，两者紧密合作是确保对任何输血不良反应做完整的调查工作的基础。采供血机构参与调查的人员可以是负责提供成分血的医生或专门负责血液预警工作的医生；医疗机构参与的人员可以是患者的主管医生、负责实验室调查的医生或专门负责血液预警工作的医生。

5. 报告的规范 所有参加血液预警网络的机构所出具的报告应采用同一方式，这就要求对报告人要进行相同内容的培训，为了在实际工作中做到报告规范，在建立网络之初就需要有相应的培训政策，以保证所有参与者都以同一方式来报告所遇到的案例。报告里必须包含的信息：如输血后患者的信息；所使用的成分血的详细情况；不良反应的严重程度应加以分级；不良反应案例的分类等等。

6. 资料分析 所有的报告都应在汇入血液预警资料库之前进行认真的分析，这些资料可供不同的层次使用，如供采供血机构使用；供地区水平使用；供国家水平或国际上使用。无论血液预警网络有多大，每个参与机构都应不断地积累自己的资料。

7. 血液预警网络收集的不良反应的种类 血液预警的范围包括在输血过程中出现的所有不良反应的案例，涉及的种类如下。

（1）输血过程中立即出现的急性反应，如溶血、非溶血性发热、皮疹、红斑、荨麻疹、过敏性休克、细菌污染等。

（2）输血后迟发的不良反应，如溶血、急性GVHD、输血后紫癜、ALT增高、血色素沉着等。

（3）病毒输入。

（4）产生抗红细胞、HLA或血小板抗原的同种免疫。

（5）错误的成分输血。

血液预警工作还要包括研究供血者和采血过程，这与病人的输血不良反应也有关，如：①供血者在献血时出现的不良反应；②供血者的有关资料，如献血的频度和原因等；③供血者的流行病学的资料等。

8. 总结 血液预警系统主要由血液质量体系、不良反应的监控、应用流行病学和实验室资料进行评估等要素组成，基本作用是从数据分析中发现问题，从而为修改血液质量控制程序获得证据，提高输血安全性。此外，血液预警系统与药品预警系统和医疗设备预警系统一样，都是医疗卫生预警系统中的一部分。

二、血液库存预警

输血科统计分析近期和历史上同期临床用血情况，向血液中心（血站）上报用血计划，维持血液最佳库存量，最大限度地满足临床科学、合理的用血需求，避免出现偏型短缺和过期浪费。当血液库存总量或某一血型库存量低于基础库存血量或区域性重大突发事件已经或可能影响临床急救用血时，按照临床用血预警方案，及时发布预警信息并严格按照预警等级要求发放临床用血。

1. 预警等级设置 输血科应根据所在区域人口数量、医疗机构床位数和人口血型分布情况，设置血液及血液制剂安全库存血量。一般将安全库存血量预警分为三个等级：Ⅲ级（轻度紧缺）、Ⅱ级（中度紧缺）、Ⅰ级（严重紧缺），并分别用黄色、橙色、红色表示。

2. 预警阶段的供血原则　Ⅲ级预警（黄色）：仅供符合输血指征的平诊（含手术和非手术患者）、重诊、急诊。鼓励符合要求的手术患者采用自体输血技术及鼓励患者家属参加亲友互助献血。Ⅱ级（橙色）预警：仅供急诊（脾破裂、宫外孕等用血）、重症患者；Ⅰ级（红色）预警：输血科以最严格方式限制临床用血，优先且仅供给最危急重症患者用血。

3. 预警的启动、级别调整与终止　输血科统计库存接近预警临界值或预期库存将恢复正常时应当及时告知临床科室，并结合当期血液中心（血站）供血趋势决定启动、调整级别及终止预警，并上报医院输血管理委员会。

4. 预警的发布方式　相关预警信息由输血科以电话、文字、发送电子邮件、在医院信息系统发布公告等方式形式及时告知临床相关科室。

本章小结

输血安全包括输血传播传染病病原体、输血相关的免疫性不良反应两个方面。本文主要介绍了可经输血传播病毒的类型，影响输血传播病毒危险性大小的相关因素，通过建立国家协调的采供血机构系统、实施无偿献血、严格检测血液和全面实施质量管理及临床合理输血等措施来降低受血患者的输血风险。

临床输血管理组织与机构主要由医院用血管理委员会和输血科（血库）构成。医院用血管理委员会主要负责指导、管理和监督临床科学合理用血。输血科（血库）负责血液预订、入库、储存、发放工作；负责输血前相容性检测等工作；并承担与临床用血有关的其他任务。

输血质量管理包括血液的预订、入库、贮存、发血、输血等各个环节的管理。建立并实施血液出入库统计程序，有关资料需保存十年。临床输血科应建立覆盖输血全过程的临床用血质量控制体系，监督、控制输血的各个环节，确保临床用血安全、及时、有效。重视血液预警系统的建立，为临床输血的顺利进行做好保障。

（薛　红）

习　题

扫码“练一练”

一、单项选择题

1. 患者输血前，医护人员将做哪些工作

A．医护人员持输血申请单，贴好血样标签，共同核对患者姓名、性别、年龄、病案号、病室门诊序号、血型和诊断、采集血样送输血科或血库

B．医生下医嘱，护士执行

C．病房工人持输血申请和血样送输血科

D．无须核对，只要医生写好输血申请，即可送输血科

E．医生写输血申请后，由患者家属同意后直接联系治疗

2. 冷沉淀凝血因子融化后尽快输注，1U冷沉淀凝血因子在多少分钟内输完

A．1小时内　B．30分钟内　C．10分钟内

D．20分钟内　E．4小时内

3. 血液发出，受血者和供血者的血样应在什么条件下保存几天

A．常温下保存10天　B．应在2~6℃下保存7天

C．零下保存1个月　D．22℃保存7天

E．应在2~6℃下保存14天

4. 血液入库登记资料应至少保存多长时间

A．1年　B．2年　C．3年

D．5年　E．10年

5. 安全储血量是指库存各型血液的最低贮存量，一般不少于几天的常规医疗用血量

A．3天　B．5天　C．7天

D．9天　E．14天

6. 输血前医务人员应严格核对那些内容

A．血袋包装　B．血型

C．配血单有无空项　D．配血单和血袋标签中的各项内容

E．患者信息

7. 输血治疗同意书的签订需医患双方，如果无家属，患者又无自主意识的急性失血怎么办

A．先输血抢救，后上报院领导

B．用晶体胶体盐维持

C．立即上报医院职能部门或主管领导同意备案并记录病历

D．等待领导批准

E．等待家属签字

8. 血小板收到后尽快输注，1个治疗量的单采血小板要在多少分钟内输完

A．1小时内　B．30分钟内　C．10分钟内

D．20分钟内　E．4小时内

9. 最佳血液库存量一般不少于几天的常规医疗用血量

A．3天　B．5天　C．7天

D．9天　E．14天

10. 输血完成后，医师应填写输血病历记录，其内容包括

A．输注血液的血型、成分种类及血量

B．输注血液的时间

C．输注过程是否顺利

D．输注过程是否有否输血反应

E．以上都是

二、简答题

库存血液存在哪些情况血液是不能发出的？

第八章

输血过程和管理

学习目标

1. **掌握** 血液入库、核对、贮存；ABO、RhD血型鉴定、交叉配血、不规则抗体筛查等内容。

2. **熟悉** 血液预定、发放、领取、输注等内容。

3. **了解** 紧急、大量、特殊输血相关内容。

4. 学会输血传染病标志物检测技术和输血相容性技术检测。

5. 具备紧急输血的能力。

第一节 临床血液预订、核对与贮存

扫码“学一学”

科学、合理、及时的预订血液是医疗机构血液库存量的重要保证，血液库存量不仅影响医疗机构的正常运转，也影响着采供血机构的血源招募、应急状态下的血液供应和血站的血液库存管理。合理的血液库存可以在临床用血需求和采供血机构血液供应之间起着缓冲作用，可以调节临床需求与血站供应的矛盾。既能保证临床有充足的血液使用，又能最大限度控制血液的过期报废。

一、临床血液的预订

扫码“看一看”

（一）临床血液预订

1. 血液预订的内容 血液预订不仅仅是输血科向血站发出供血申请，而是要根据医疗机构临床不同血型、各类血液品种日均使用量制定出合理的库存量，包括应急血液库存量、安全血液库存量、周转血液库存量。输血科人员每天要定时清点库存，确定需要补充库存血液的品种和数量，保证库存血量在周转库存范围内，各种血型的血液一般按A型30%、B型30%、O型30%、AB型10%比例储备。

2. 血液预订的注意事项 医疗机构只能向当地卫生行政部门指定的血站预订血液。由于红细胞悬液和全血保存期最长只有35天，贮存时要注意血站提供血液的采集日期和失效期，一般规律是血液保存期在1周之内，可以按周转血液库存量储备，保存期超过2周，按安全血液库存量储备。输血科在保证治疗效果的前提下，血液发放原则是按采血日期先进先出，防止血液过期报废。输血科要建立血液预警机制，制定应急库存警戒线，当库存血液低于警戒线，而且血站又不能及时补充血液时，输血科应及时向临床发出预警信息，调整临床血液使用量。

3. 血液预订的方式 血液预订通过电话、传真或网络形式完成。

（二）血液预订的管理

1. 用血计划 是指根据血液库存量和临床用血需求量，医疗机构制定的用血量计划，包括年度用血计划、月用血计划和日用血计划。

2. 应急血液库存量 是指输血科某种类型血液的库存量，只能维持在医疗机构向血站发出抢救用血申请至血站送血到达医院之前时间段的最低贮存量。应急库存量一般不少于1天常规医疗用血量。

3. 安全血液库存量 是能保证医疗机构急诊和手术用血的库存量，安全血液库存量一般为1~3天常规医疗用血量。

4. 周转库存量 是在血液供应充沛的前提下，能够提供临床需求的所有品种、规格血液的库存量。周转血液库存量一般为3~7天常规医疗用血量。

5. 择期手术用血量评估 是根据手术备血量、治疗用血量和血液贮存时间等因素进行统计测算，来确定由血站调配的血液数量，平衡医院血液库存的评估方式。

6. 血液库存预警 影响医疗机构的血液库存量的因素很多，如血站的血液库存水平、预订血液的满足率、季节、天气以及血站的血液预警级别等都影响着医疗机构的血液库存量，为提高血液应急保障能力，保证正常的医疗秩序和医院安全，医疗机构根据血站的预警级别及库存血量，及时向临床用血科室发出预警，并采取限制临床择期手术或暂缓慢性贫血患者的治疗用血等有效调控措施。

二、输血科血液入库、核对与贮存

（一）输血科血液入库、核对与贮存

医疗机构只能接收卫生行政部门指定的血站供血，输血科要按规定贮存一定量的血液，以保证急救用血和血液周转。血液贮存是输血科基本功能之一，输血科需要对血站提供的血液进行核对，并按国家标准进行验收，按不同血液品种的贮存条件分血型贮存血液，并做好贮存条件的监控和出入库的统计。

（二）输血科血液入库、核对与贮存的管理

1. 血液入库核对 血站将血液送达输血科后应尽快办理入库手续，尽量缩短血液成分在室温状态下暴露时间。血液入库前要认真核对验收。核对验收内容包括：运输条件、物理外观、血袋封闭及包装是否合格，标签填写包括供血机构名称及其许可证号、血袋编码、产品码、血型、血液品种、容量、采血日期，血液成分的制备日期及时间，有效期及时间、贮存条件等内容是否标准齐全。

考点提示 血液入库时的保存方法。

2. 血液贮存 由于不同的血液成分保存条件和保存期均有不同（表8-1），如：红细胞成分要在2~6℃保存不超过35天，血浆-20℃以下保存1~5年，冷沉淀在-20℃以下保存1年，血小板要求20~24℃振荡保存等。因此，血液入库时要按不同血型、不同血液品种分别贮存于输血科专用储血设备内，避免因保存不当造成的血液报废。

表8-1　各种血液保存温度及保存期

品种	保存温度	保存期
浓缩红细胞（CRC）	4±2℃	ACD：21天 CPD：28天 CPDA：35天
少白细胞红细胞（LPRC）	4±2℃	同上
红细胞悬液（CRCs）	4±2℃	同上
洗涤红细胞（WRC）	4±2℃	24小时
冰冻红细胞（FTRC）	4±2℃	解冻后24小时
浓缩血小板（PC-1）	22±2℃	24小时（普通袋）、5天（专用袋制备）
机采血小板（PC-2）	22±2℃	同上
机采白细胞悬液	4±2℃	24小时
新鲜液体血浆（FLP）	4±2℃	24小时
新鲜冰冻血浆（FFP）	-20℃以下	1年
普通冰冻血浆（FP）	-20℃以下	4年
冷沉淀（Cryo）	-20℃以下	1年
全血	4±2℃	同CRC

注：其他制剂按相应规定执行

3. 血液出库　在不影响临床治疗效果前提下，按采血日期先进先出原则，防止血液过期报废。

4. 血液的运输　血液在运输过程中必须贮存在具有保温功能的专用储血容器内，尽量缩短血液从血站发出到医院输血科入库的运输时间，血液在运输过程中的温度要求是全血及红细胞类2~10℃、血小板20±2℃、血浆及冷沉淀（冰冻类）≤-20℃，血液在运输过程中应尽量保持平稳，避免剧烈震荡；放入和取出时应轻拿轻放。临床取血要使用能保持温度的专用取血箱，保证血液运输过程中冷链不间断。

5. 贮血设备管理　输血科使用的贮血设备必须是血库专用设备，贮血设备要粘贴明显标识，贮血冰箱要有温度显示和报警提示，并且要配备电子冷链监控系统，每天至少观察和记录冰箱温度6次，当贮存冰箱的温度自动控制记录和报警装置发出报警信号时，要立即查找原因，及时解决并记录。贮血冰箱内严禁存放其他物品，每周用含氯消毒剂擦拭消毒一次；冰箱内空气培养每月一次，要求无霉菌生长或培血皿（90mm）细菌生长菌落<8CFU/10min或<200CFU/m^3为合格。贮血环境应符合卫生标准和要求。

6. 血液资料管理　建立并实施血液出入库统计程序，包括血液库存、患者用血、血液入库、血液出库的详细信息。认真做好血液出入库、核对、领发的登记，有关资料需保存十年。

扫码“学一学”

第二节　临床输血程序

临床输血过程是指无偿献血的血液从血站发出到输入患者体内的整个过程，涉及临床医生、护士和输血科技术人员，包括患者的输血前评估和输血后疗效评价、输血告知、输扫码“看一看”

血申请、审批、输血传染病标志物检测、输血标本的采集、送检、接收、输血相容性检测、血液发放、血液输注、输血不良反应处理、血袋处理等内容。

一、输血前对患者的评估、患者告知与输血申请

（一）输血前对患者的评估

申请输血的医师应根据患者的临床表现及实验室检测结果认真评估，要求患者在输血前必须有明确的输血指征。评估的原则是在替代方法不能治疗或缓解患者病情，不输血可能危及患者生命或影响预后情况下才能输血，进而决定是采取异体输血或自体输血，选择适当的血液成分和输血量。

（二）输血前患者告知

1. 输血治疗同意书签署 在决定输血治疗前，经治医师应向患者或其家属履行告知义务，选择是自体输血还是输注同种异体血，说明输注同种异体血液有可能发生输血不良反应和经血传播疾病的风险，征得患者或其家属同意后，在《输血治疗同意书》上签名后方可输血。

2. 特殊情况处理 因抢救生命垂危的患者需要紧急输血，且不能取得患者或其家属意见的，经医疗机构负责人或者授权的负责人批准后，可以立即实施输血治疗，并计入病历。

3. 知情权应遵循的原则 输血是自愿的，患者有权知道输血的必要性、风险及可能的替代方法，患者有权拒绝输血。

（三）输血申请

1. 输血申请单填写 临床输血申请单内容包括患者姓名、性别、年龄、病案号、科室、床号、申请输血日期以及临床诊断、输血目的、输血史、妊娠史、血液成分、血量、血型、实验室检查结果和经血传染病标志物检测结果等内容。

2. 申请输血医师权限 输血申请单由中级以上医师填写，输血量在800ml以下由上级医师核准并签名，800～1600ml需要科主任审核签字，超过1600ml的需要医疗机构医务主管部门审批。输血申请单填写应完整和清晰，经血传染病标志物检测结果不能用“+”或“-”表示，要填写“阳性”或“阴性”。

考点链接 临床医师用血审批权限。

3. 开具经血传染病检测化验单 在决定输血前，患者必须检测经血传染病标志物，包括ALT、HBsAg、Anti-HCV、Anti1/2、梅毒等。检测结果填入“输血申请单”和“输血治疗同意书中”。对于急诊患者来不及检验者，在输血前要留取检测标本，结果随后补填。患者每次入院都要进行经血传染病标志物检测，长期住院患者要定期检测，间隔不能超过2个月。

二、血液标本的采集、运送与接收

（一）血液标本的采集

血液标本的采集正确与否直接影响着患者的输血安全，采集的血液标本主要用于患者的传染病标志物检测和输血相容性检测，采集的血液标本要求能代表患者当前免疫学状况，确保血液标本的有效性，防止差错事故发生。

1. 血液标本的采集　血液标本的采集由护士完成，采血护士必须有初级以上专业职称，实习、进修护士不能独立采集标本。采血试管上粘贴的标签必须包含必要的和唯一的患者信息，至少包括患者姓名、科室、住院号、采血日期等内容，采集患者标本时，执行护士必须仔细、完整的核对输血申请单与患者姓名、性别、年龄、住院号、科别、床号等信息，床旁再次核对申请单、试管标识与患者腕带资料是否一致，准确无误后按正确的采血方式采集血液标本。标本采集结束后，采集者和核对者应当在医嘱单或登记本上签字。

2. 采集注意事项　血液标本应使用EDTA真空抗凝管，采血量不少于2ml。凡是血液稀释、溶血，脂血、乳糜血的血液标本均不能用于交叉配血试验。注意不能从输液管中直接留取标本，如果必须留取，要先用生理盐水冲洗管道，并弃去最初抽取的5ml血液后留取标本。患者若使用肝素、右旋糖酐等大分子药物能够干扰配血试验，应该在药物使用之前采集标本。为保证血液标本的准确唯一性，一位采血护士不能同时采集两位以上患者的血液标本。

（二）标本的运送

血液标本采集完成后，再次核对试管标识与输血申请单信息是否一致，标本量、有无溶血等内容，准确无误后由护士或经培训的专门人员连同输血申请单一起送到输血科。若采取4℃条件送检，应避免血标本与冰盒直接接触，以免发生溶血。标本运送要注意唯一标识原则、生物安全原则和及时运送原则。

（三）标本的接收及处理

1. 标本接收　血液标本连同输血申请单送达输血科后，送检人员和输血科人员共同核对血液标本的标签与输血申请单信息是否相符，条形码、编号是否一致，标本容量、是否稀释、溶血等内容。如果应用实验室管理系统接收血液标本，接收人员应核对电子信息，将血标本条形码扫描后，系统将自动生成血标本接收电子文本。

2. 血液标本的处理　要求所有用于交叉配血试验的血液标本必须是输血前3天之内采集的，标本过期必须重新抽取。每次输血后，受血者和供血者的标本必须保存于2～8℃冰箱至少7天，以便出现输血反应时调查使用，7天后的标本按医疗垃圾进行无害化处理。

三、输血传染病标志物检测

（一）检测意义

由于病毒检测存在“窗口期”，使输血存在感染病毒的风险，由此引发的血源性传播疾病和医疗纠纷时有发生。但是，经血传播疾病的病毒感染途径是多样的，有些患者是入院前或接受治疗前就已经被感染，所以，患者在输血前进行HbsAg、Anti-HCV、Anti-HIV1/2、梅毒4项输血相关病原体标志物检测对于传染病感染的辅助诊断、区分责任、减少医疗纠纷的发生、提醒医务人员有针对性地加强自我防护、防止或减少职业感染等具有十分重要的意义。

（二）检测方法学要求

患者在输血治疗前要进行HbsAg、Anti-HCV、Anti-HIV1/2、梅毒四项输血传染病标志物检测，检测方法通常使用酶联免疫法，必要时进行核酸检测，金标试纸法快速检测方法不能用于输血前患者的检测，检验完毕后的标本按要求保留处理。

四、输血相容性检测技术

扫码“看一看”

输血前相容性检测是临床输血前最后一个关键环节，输血前进行输血相容性试验，目的是使输入的供血者红细胞成分在受血者体内不被破坏，输入的血浆成分不破坏受血者的红细胞，达到供血者和受血者血液相容。输血相容性检测项目包括供血者和受血者的ABO血型和RhD血型鉴定、不规则抗体筛查和交叉配血试验。

考点提示 输血前相容性检测项目。

（一）ABO血型和RhD血型鉴定

人类血型系统纷繁复杂，血型不合所致的同种免疫反应，轻则使输血无效，重则危及患者生命。在各类血型中，由于A、B抗原性最强，D抗原性次之，当受血者接受了自身所缺少的A、B抗原后，几乎每个人都发生特异性同种免疫反应，50%~70%的D抗原阴性者，接受了D抗原阳性血液后产生抗D抗体，因此受血者和供血者的ABO和RhD血型必须在输血前给予确认。交叉配血时要进行受血者和供血者的ABO血型和RhD血型复查，除非紧急特殊用血，患者必须选择ABO、RhD血型同型的血液输注，任何定型试验结果发生疑问，都应当在输血前给予解决。

1. ABO血型鉴定 （见第一章　第二节　红细胞血型系统检测技术）。

2. Rh血型的鉴定 （见第一章　第二节　红细胞血型系统检测技术）。

（二）交叉配血试验

将供血者的红细胞、血清分别与受血者的血清、红细胞混合，观察有无溶血或凝集，称为交叉配血试验。

交叉配血试验包括两个部分：一是主侧配血试验，采用受血者血清（或血浆）与献血者红细胞进行的相容性试验；二是次侧配血试验，采用献血者血清（或血浆）与受血者红细胞进行的相容性试验。交叉配血试验的目的是检测受血者、献血者血液之间是否存在不配合的抗原、抗体成分。选择的技术方法应当尽可能多地检测出具有临床意义的抗体，包括不配合的IgM抗体和IgG抗体，最大程度地减少抗体的漏检，防止溶血性输血反应的发生。

考点提示 交叉配血试验及方法。

交叉配血试验根据所使用的介质不同分为低离子凝聚胺介质法、抗球蛋白介质法、微柱凝胶抗球蛋白法、盐水介质法和酶介质法等。

1. 低离子凝聚胺介质法

【实验原理】

红细胞表面带有大量的负电荷，使红细胞之间相互排斥，不易凝集。凝聚胺是一种高价阳离子季铵盐多聚物，液相中产生的正电荷能中和红细胞膜表面唾液酸带有的负电荷，使红细胞Zeta电位降低，红细胞之间距离缩短，在离心力作用下，红细胞发生可逆性、非特异性聚集。低离子介质溶液能降低反应介质的离子强度，减少红细胞周围的阳离子云，促进抗原和抗体结合。在血清（或血浆）和红细胞反应体系中添加一定量凝聚胺试剂和低离子介质溶液，经过一定条件离心后，加入带有负电荷的柠檬酸盐重悬液，其负电荷能与凝聚胺的正电荷中和，使红细胞非特异性聚集散开，而当红细胞上有IgG抗体结合时，其特异性凝聚是不可逆的，呈现肉眼可见的凝集现象，即为阳性结果。

【实验材料】

1）试剂　低离子强度溶液、凝聚胺溶液、重悬液。

2）器材　试管架、小试管、微量移液器、卡式孵育器、卡式离心机、标记笔等。

3）标本　受血者标本使用EDTA抗凝静脉血；供血者标本为CPDA抗凝静脉血。标本量≥3ml。

【实验步骤】

1）取供、受血者的红细胞用生理盐水（必要时，生理盐水洗涤1~3次）配制成2%~5%红细胞悬液。

2）取洁净试管2支，分别标明主侧和次侧。

3）在主侧管中加入2滴受血者血清（或血浆）和1滴供血者红细胞悬液，次侧管中加入2滴供血者血浆和1滴受血者红细胞悬液。

4）每管加入一定量低离子介质溶液（LIM），混匀（按说明书使用）。

5）每管再加入2滴凝聚胺溶液，混匀，1000×g离心15秒，弃上清液，不要沥干，让管底留约0.1ml液体，轻摇试管，肉眼观察有无凝集，如无凝集必须重做试验。

6）每管中加入2滴重悬液。

7）轻轻混匀，1分钟内观察凝集是否消失，有无溶血等现象。

8）疑为弱凝集反应时，取洁净玻片1张，用一次性塑料滴管从疑似弱凝集反应管内吸取1滴红细胞混悬液，滴放在玻片上并涂成薄片，在显微镜下观察并记录结果。

【结果判读与解释】

1）阴性结果　阳性对照管凝集不消失，阴性对照管凝集消失。如果主侧管和次侧管内红细胞凝集在1分钟内散开，则为凝聚胺交叉配血试验阴性，表示供血者和受血者血液凝聚胺介质交叉配血相合。

2）阳性结果　如果主侧管和次侧管内红细胞凝集不散开，则为凝聚胺交叉配血试验阳性，提示供血者和受血者血液凝聚胺介质交叉配血不相容。

【注意事项】

1）可用EDTA抗凝标本代替血清，而不能使用含枸橼酸钠和肝素抗凝标本。

2）血清（浆）中存在冷凝集素时，可影响配血结果的判断。此时可在最后滴加重悬液时，将试管立即放入37℃水浴中，轻轻转动试管，并在1分钟内观察结果。

3）凝聚胺对缺乏唾液酸的细胞（如T及Tn细胞）无作用，只能使正常红细胞发生凝集。

4）凝聚胺是一种抗肝素试剂，若受血者血液标本中含有肝素，可使红细胞之间的非特异性凝集反应减弱。因此，对于血液透析患者标本，常常会导致主侧不出现凝聚胺引起的非特异性凝集反应。在临床工作中须多加几滴凝聚胺试剂以中和肝素。最好改用抗球蛋白交叉配血试验，确保试验的准确、可靠，避免输血反应的发生。

5）实验过程中加样量不准、反应时间不够、离心力不足以及观察结果时试管振摇过重，都会造成阳性结果减弱。因此，操作者必须熟悉试剂说明书，严格遵守操作规程。

2. 抗球蛋白介质法

【实验原理】

红细胞间有一定的距离，不完全抗体结合在红细胞的表面，但是不能使红细胞凝集。加入抗球蛋白试剂后，抗球蛋白可以和多个不完全抗体的Fc段结合，使红细胞连接在一起，出现肉眼可见的凝集反应。

【实验材料】

1）0.9%生理盐水，抗球蛋白试剂，2%~5%不完全抗-D致敏的Rh阳性红细胞悬液，2%~5%O型红细胞悬液，血库专用离心机。

2）标本　受血者标本使用EDTA抗凝静脉血；供血者标本为CPDA抗凝静脉血。标本量≥3ml。

【实验步骤】

1）用0.9%生理盐水配制2%~5%受血者红细胞悬液。

2）主侧管加受血者血清2滴和供血者2%~5%红细胞悬液1滴。

3）次侧管加供血者血清2滴和受血者2%~5%红细胞悬液1滴。

4）混合，置37℃孵育1小时，取出后用盐水洗涤红细胞，离心，倾去上清液。再洗涤、离心，共3次。

5）加最适稀释度抗球蛋白血清1滴，混匀，3400r/min离心1分钟，观察结果。

6）阳性对照：2%~5%IgG抗-D致敏的Rh阳性红细胞悬液1滴，加抗球蛋白血清1滴。

7）阴性对照：2%~5%O型红细胞悬液1滴，加抗球蛋白血清1滴。

8）盐水对照：取2支试管，标记供血者和受血者，按标记一管加入供血者2%~5%红细胞盐水悬液1滴和0.9%盐水1滴；另一管加入受血者2%~5%红细胞盐水悬液和0.9%盐水1滴。

【结果判定】

1）如阳性对照管凝集，阴性对照管、盐水对照管不凝集，主侧、次侧配血管都不凝集，表示配血相合，可以发血。

2）如阳性对照管凝集，阴性对照管、盐水对照管不凝集，主侧或（和）次侧配血管出现凝集，表示配血不相合，要查找原因，不能发血。

3）如阴性对照管、盐水对照管凝集，配血结果不准确，不能得到配血相合结果。

3. 微柱凝胶抗球蛋白法

【实验原理】将供血者红细胞和受血者血清、受血者红细胞和供血者血清加入微柱凝胶卡的反应孔内，放置37℃孵育器中孵育15分钟后，如果血清（浆）中存在针对红细胞抗原的血型抗体（无论是IgM型或IgG型）时，离心后，发生红细胞凝集，凝胶柱中的凝胶或小玻璃珠的间隙具有分子筛作用，凝集反应阳性的红细胞凝块留在微柱凝集检测管的上面或中间，凝集反应阴性的红细胞沉于微柱凝胶的底部。

【实验材料】

1）器材　试管架、小试管、微量移液器、卡式孵育器、卡式离心机、标记笔等。

2）试剂　用于交叉配血试验的微柱凝胶试剂卡、红细胞稀释液。

3）标本　受血者标本使用EDTA抗凝静脉血，供血者标本为CPDA抗凝静脉血。标本量≥3ml。

【实验步骤】

1）取受血者和供血者的血液标本，以3000r/min离心3分钟，分离血清或血浆，并分别制备0.8%红细胞悬液。

2）取出微柱凝胶卡，标明主侧和次侧。

3）主侧加入1滴0.8%供血者红细胞，1滴受血者血清（浆）。

4）次侧加入1滴0.8%受血者红细胞，1滴供血者血清（浆）。

5）将加样后的微柱凝胶卡置37℃孵育器中15分钟。

6）将孵育好的微柱凝胶卡放入卡式离心机中，严格按试剂说明书离心。

【结果判断与解释】

1）阴性结果　主侧管和次侧管内红细胞完全沉降于凝胶管底部，表明受血者与供血者血液相容，供血者血液可以输给受血者。

2）阳性结果　若主侧管和（或）次侧管内红细胞凝集块位于凝胶表面或凝胶中，或出现溶血，提示受血者和供血者血液不相容。

【临床应用】

微柱凝胶抗人球法和凝聚胺技术广泛应用于临床交叉配血和不规则抗体筛查，微柱凝胶技术适用于常规配血和大样本全自动程序，而凝聚胺技术用于少量样本的手工配血和急诊配血更方便。如果出现配血不相合时，需要用试管抗球蛋白法重复试验。

【质量控制】

1）标本标识清晰、完整、规范，能反映受血者当前免疫学状态。受血者、供血者标本质量符合要求，无血液稀释、细菌污染，离心后无溶血及明显乳糜现象。

2）交叉配血试验前血型复查，防止受血者或供血者的ABO、Rh定型试验不正确。

3）室内质控　每次质控试验应至少选择两组质控物。一组为一个包含IgM抗体受血者质控品，一个阳性供者质控品和一个阴性供者质控品。另一组为一个包含IgG抗体受血者质控品，一个阳性供者质控品和一个阴性供者质控品；至少在每天试验开始前、试验中途更换试剂批号后应做质控实验，受检标本与质控品应该采用完全相同试验操作步骤，质控结果与预期靶值相符，结果在控，受检标本检测结果可用；质控结果与预期靶值不相符，结果失控，受检标本检测结果不可用，需要再查找原因、纠正影响因素后，重复检测。

4）室间质评　按照要求参加国家级或省级输血相容性检测室间质量评价活动交叉配血项目。出现成绩不合格时，实验室应停止该检测项目，认真分析、查找原因，制定并实施整改、预防措施，在得出满意评估结果后，方可重新开展本检测项目。

【方法学评价】

见表8-2。

表8-2　交叉配血试验的方法学评价

方法	评价
盐水介质交叉配血法	用于常规抗体筛查阴性，无不规则抗体记录的受血者交叉配血。只能检测出IgM抗体，不能检测出IgG抗体
凝聚胺交叉配血法	应用范围广，操作简便快速，假阳性少。对Kell系统之外的大多数血型系统敏感度高，对Kell系统不敏感，容易漏检低效价抗体，凝聚胺交叉配血阳性还需用抗球蛋白试验对结果进行确认
抗球蛋白交叉配血法	敏感度高，检测IgG抗体最为可靠的方法，用于其他交叉配血方法出现不合时的确认试验。假阳性反应发生率高
微柱凝胶抗球蛋白法	敏感性高、特异性强、结果可靠，重复性好，结果稳定，便于自动化、标准化。但孵育和离心时间较长，不适用于急诊标本配血，不适合DAT阳性受血者，易受血液成分干扰出现假阳性

（三）不规则抗体筛查

不规则抗体也称意外抗体，是指抗A、抗B以外的血型抗体。有0.3%~2%的住院患者血清中含有意外抗体，通常可能由妊娠、输血或注射药物所引起。抗体筛查试验的目的是检测受检血清（或血浆）中是否存在不规则抗体，通常选择2或3个，具有能覆盖常见的、有临床意义的血型抗原的O型人红细胞，检测患者血清中（37℃）有反应活性的抗体。不规则抗体可引起急性、迟发性溶血性输血反应，可以使患者体内或输入的红细胞寿命缩短和新生儿溶血病。

考点提示 不规则抗体筛查。

不规则抗体筛查试验方法包括经典抗球蛋白试验、微柱凝胶技术等方法。

1. 经典抗球蛋白试验

【实验原理】

在盐水介质中多数IgG血型抗体与红细胞膜上相应血型抗原结合后，只能发生致敏反应而不能出现肉眼可见的凝集反应。当加入抗球蛋白试剂后，该抗体（二抗）可与多个包被在红细胞膜上的IgG类抗体（一抗）的Fc段结合，通过抗球蛋白的桥联作用，使致敏红细胞发生肉眼可见的凝集反应。

【实验材料】

1）器材　台式低速离心机、血型血清学专用离心机、阅片灯箱、显微镜、试管架、微柱凝胶卡离心机、微柱凝胶卡孵育器、全自动检测系统。

2）试剂　抗体筛查试剂红细胞（2或3系）、抗IgG抗球蛋白血清试剂，生理盐水；微柱凝胶抗球蛋白卡、LISS液。

3）标本　推荐使用EDTA抗凝静脉血，标本采集量≥3ml；标本标识清晰、准确；无血液稀释、细菌污染、离心后无溶血及明显乳糜。

【实验步骤】

以使用3系抗体筛查试剂红细胞为例。

1）取4支洁净试管，分别标注Ⅰ、Ⅱ、Ⅲ及自身对照。

2）每支试管中分别加入2滴患者血浆（或血清），再分别加入1滴相应2%~5%筛查红细胞和自身红细胞，混匀。

3）经1000×g离心15秒，观察有无凝集和溶血，记录结果。

4）直接离心结果为阳性者不必继续后续试验，阴性者置37℃水浴箱内孵育30~60分钟。

5）从水浴箱取出试管，经1000×g离心15秒，观察有无凝集和溶血，记录结果。

6）再分别用生理盐水洗涤红细胞3次，末次弃尽上清液。

7）在各管内分别加入1滴抗球蛋白试剂（剂量及最适稀释度请参照试剂说明书），经1000×g离心15秒。

8）观察结果　首先以肉眼观察有无溶血现象，如无溶血，将试管缓慢倾斜摇动，观察有无凝集，记录结果。

9）疑为弱凝集反应时，取洁净玻片1张，从疑似弱凝集反应管内吸取红细胞混悬液1滴，滴放在载玻片上，涂成薄层，在显微镜镜下观察，做好原始试验结果记录。

2. 微柱凝胶抗球蛋白法

【实验原理】

将不规则抗体筛查细胞和被检血清分别加入微柱凝胶卡中，放37℃孵育器中孵育后，如果血清（浆）中存在针对红细胞抗原的血型抗体（无论是IgM型或IgG型）时，离心后，发生红细胞凝集，凝胶柱中的凝胶或小玻璃珠的间隙具有分子筛作用，凝集反应阳性的红细胞凝块留在微柱凝集检测管的上面或中间，凝集反应阴性的红细胞沉于微柱凝胶的底部。

【实验步骤】

包括手工操作和全自动检测，要求严格按照微柱凝胶卡使用说明书的要求进行操作。

【结果判断与解释】

1）自身对照管及Ⅰ、Ⅱ、Ⅲ管均无凝集或溶血，表明未检出IgG意外抗体。

2）自身对照管无凝集或溶血，Ⅰ、Ⅱ、Ⅲ管中至少有1管出现凝集或溶血，表明受检者血清（或血浆）含有IgG意外抗体。

【注意事项】

1）要求每套筛选红细胞试剂至少要包含D、C、E、c、e、M、N、S、s、P、Le^a、Le^b、K、k、Fy^a、Fy^b、Jk^a、Jk^b 等抗原。以3系细胞为例，其抗原格局如表8–3。

表8–3　红细胞血型筛选细胞反应格局表

序号	血型系	Rh–hr					Kell		Duffy		Kill		Lewis		P	MNSs				Luth	
	基因	D	C	E	c	e	K	K	Fy^a	Fy^b	Jk^a	Jk^b	Le^a	Le^b	P_1	M	N	S	s	Lu^a	Lu^b
Ⅰ	R1R1	+	+	0	0	+	+	+	+	0	0	+	+	0	+	0	+	+	+	0	+
Ⅱ	R2R2	+	0	+	+	0	0	+	+	+	+	0	0	+	0	+	+	+	0	0	+
Ⅲ	R1r1	+	+	0	+	+	0	+	+	0	+	0	0	+	0	+	0	0	+	0	+

注：+= 阳性；0= 阴性。

2）红细胞应洗涤应充分，防止残留的游离球蛋白中和抗球蛋白，使试验出现假阴性结果，当血液标本中含有冷凝集素、脐血标本含有Wharton胶等，都可能使红细胞发生凝集，出现假阳性结果。

3）离心后应立即判读结果，如果结果被放置一段时间或重复判读，阳性结果可能减弱甚至变成阴性。

4）注意试验过程中温度、离心力与离心时间、红细胞浓度与抗原抗体比例、试管摇动力度等因素都会对试验结果产生影响。

5）抗球蛋白血清应按说明书的要求使用最适稀释度，否则，会因产生前带或后带效应（钩状效应）而误判试验结果。

6）操作步骤3发现红细胞凝集或溶血，提示可能有自身抗体存在。

【质量控制】

1）室内质控　每次质控试验应至少选择一个阳性对照质控品，一个阴性对照质控品。阳性质控品最好选择2+的反应强度，在每天试验开始前和更换试剂批号前要做质控实验。

2）室间质评　按照要求参加国家级或省级输血相容性检测室间质量评价活动，成绩至少达到合格以上。

【方法学评价】

见表8–4。

表8–4　红细胞不规则抗体筛选的方法学评价

方法	评价
抗球蛋白试验	是鉴定不规则抗体最可靠的方法。该方法通过抗球蛋白的桥联作用，能够使抗体致敏的红细胞发生凝集反应
微柱凝胶抗球蛋白试验	该方法是凝胶层析分子排阻技术和免疫学抗原抗体特异性反应技术相结合的产物，其方法简便、准确、灵敏，易标准化，已成为临床抗体筛查的常规方法

【临床应用】

临床上应对有输血史、妊娠史或短期内需大量输血的患者进行不规则抗体筛查，以便及时发现有临床意义的不规则抗体，从而避免输血反应的发生。同时，血液中心或血站也应开展供血者血清中不规则抗体筛查工作，以减少供血者体内不规则抗体进入受血者体内的可能性。

（四）不规则抗体鉴定

不规则抗体筛查试验结果阳性，应进一步作抗体特异性鉴定。当抗体强度弱，或血清中含有两种及以上抗体时，应结合吸收放散试验，对抗体的特异性进行分析。

【实验材料】

1）器材　试管架、小试管、一次性吸管、标记笔、微量移液器、不规则抗体筛选微柱凝胶卡、离心机、37℃水浴箱等。

2）试剂　鉴定谱红细胞除包括常见的抗原以外还有：C^w、Kp^a、Kp^b、Js^a、Js^b、Lu^a、Lu^b、Xr/min^a等。每次用11套试剂进行抗体鉴定，见表8–5。抗球蛋白试剂；多特异性抗球蛋白血清（IgG、C3d）；致敏红细胞（质控细胞）。

3）标本　待检者不抗凝静脉血4.0ml，分离血清，48小时内使用。

表8–5　红细胞血型谱细胞反应格局表

序号	血型系	Rh–hr					Kell		Duffy		Kill		Lewis		P	MNSs				Luth	
	基因	D	C	E	c	e	K	K	Fy^a	Fy^b	Jk^a	Jk^b	Le^a	Le^b	P_1	M	N	S	s	Lu^a	Lu^b
1	$R_1^wR_1$	+	+	0	0	+	0	+	+	+	0	+	0	+	+	+	+	+	+	0	+
2	R_1R_1	+	+	0	0	+	+	+	0	+	+	0	0	+	+	0	+	0	+	0	+
3	R_2R_2	+	0	+	+	0	0	+	+	0	+	0	0	+	+	+	0	+	0	0	+
4	r′ r	0	+	0	+	+	+	+	+	+	+	+	0	0	+	+	+	+	0	0	+
5	r" r	0	0	+	+	+	0	+	+	+	0	+	+	0	0	+	0	+	+	0	+
6	r r	0	0	0	+	+	+	0	+	0	0	+	0	+	+	0	+	0	+	0	+
7	r r	0	0	0	+	+	0	+	0	+	0	+	0	+	0	+	+	0	+	0	+
8	R_or	+	0	0	+	+	0	+	0	0	+	0	0	+	+	+	+	0	+	0	+
9	r r	0	0	0	+	+	0	+	+	+	+	0	0	+	+	+	0	+	0	0	+
10	r r	0	0	0	+	+	+	+	0	+	0	+	+	0	+	+	0	0	+	0	+
11	r r	0	0	0	+	+	0	+	0	+	0	+	0	0	+	+	+	+	+	+	+

注：+= 阳性；0= 阴性；W= 弱阳性。

【实验步骤】

1）盐水介质法　①取小试管12支并标记，每支试管中均加入受检者血清2滴，第12管为自身对照管。②在12支小试管中分别加入11套2%~5%鉴定谱细胞生理盐水悬液1滴及待检者红细胞生理盐水悬液1滴。③以1000r/min离心1分钟，观察凝集和溶血情况，并记录反应结果。

2）抗球蛋白法　①取小试管12支并标记，取受检者血清2滴于1~12的12支小试管中，第12管为自身对照管。②在12支小试管中分别加入11套鉴定谱细胞悬液1滴，及待检者红细胞生理盐水悬液1滴，37℃孵育30分钟。③用足量的生理盐水洗涤1~11支小试管中的红细胞，并沥干盐水。④加入多特异性抗球蛋白血清1滴，混匀。⑤以1000r/min离心1分钟，观察凝集和溶血情况，并记录反应情况。

3）微柱凝胶抗人球法法　①将11套鉴定谱细胞对应加入标记有1~11的微柱凝胶卡中各1滴。第12加入待检者自身红细胞悬液1滴。②再各加入被检血清1滴。③将不规则抗体筛选微柱凝胶卡置于微柱凝胶孵育器内，孵育15分钟。④将不规则抗体筛选微柱凝胶卡置于微柱凝胶离心机内，按说明书要求离心。⑤取出微柱凝胶卡观察结果。

【注意事项】

1）自身对照试验应为阴性。若自身对照试验为阳性，则可能存在自身免疫抗体，如患者近期输过血，还应考虑同种抗体的存在。

2）按照抗体筛选时观察到的反应结果或按患者表型选择谱红细胞。

3）临床上很难找到完全覆盖所有抗原的谱红细胞，因此，只用一套谱红细胞不能对所有的不规则抗体进行鉴定。应选择不同厂家来源的谱红细胞，来鉴定不同的特异性抗体。

4）临床上常见抗体主要是针对ABO、Rh、MNS、Kell、Kidd、Duffy等血型系统主要抗原的抗体。其中主要是Rh系统的同种抗体，出现的频率由高到低为：抗–E>抗–D>抗–c>抗–C>抗–e，最多见的是抗–E。

【临床应用】

不规则抗体鉴定试验检测出受血者血清中某种特异性抗体时，对临床交叉配血有很大的帮助。对于急诊需要输血的患者，选择不含与其特异性抗体相应的抗原且交叉配血相容的供血者的红细胞，即可输血，从而避免输血反应的发生。

五、血液的发放

交叉配血试验后，根据交叉配血结果填写输血记录单，配血结果相合即可随时发血。配血结果相容要根据临床患者情况决定是否发血，如ABO血型不同的骨髓移植患者输血、新生儿溶血病患儿换血等根据申请需要可以发血，由于库存同型血液不足或紧急用血，要按医疗机构临床用血相关规定执行。

血液发放前输血科应对血袋作目视检查，检查内容见：第七章第三节输血环节质量控制。

冰冻血浆与冷沉淀发放前需要在37℃融化后方可发往临床。由于血液是特殊的生物制剂，需要严格的保存条件，所以血液发出后要尽快使用，血液一经发出后不得退回输血科。

血液发出后供血者和受血者的血液标本要保存在2~6℃冰箱内至少7天，以便输血不良反应调查。

六、血液的输注

临床取血由医护人员完成，血液取回后，医护人员输血前要认真核对，内容包括受血者信息、血液信息、输血记录单及以上三者间的信息是否一致、血液外观质量检查等。输血时，由两名医护人员带病历共同到患者床旁核对所有信息，确认与配血报告相符，并询问患者输血史和既往输血的血型，核对准确无误后，用符合标准的输血器进行输血。

输血时要遵循先慢后快的原则，输血开始前15分钟要慢，2ml/min，并严密观察病情变化，若无不良反应，再根据需要调整速度，一般情况下输血速度为5~10ml/min；或2ml/（kg·h），年老体弱、婴幼儿及有心肺功能障碍者，输血速度要控制在1ml/（kg·h）以内。

【注意事项】

1. 取回的血应尽快输用，不得自行贮血。输用前将血袋内的成分轻轻混匀，避免剧烈震荡，血液内不得加入其他药物，如需稀释只能用静脉注射生理盐水。

2. 输血前、后用静脉注射生理盐水冲洗输血管道。连续输用不同供血者的血液时，前一袋血液制品输尽后，用静脉注射生理盐水冲洗输血器，再接下一袋血液制品继续输注。

3. 输血过程中应先慢后快，再根据病情和年龄调整输血速度，并严密观察受血者有无输血不良反应，如出现异常情况应及时处理。

4. 输血完毕后，医护人员将输血记录单粘贴在病历中，输血后的空血袋应交回输血科2~6℃冰箱保存至少1天，然后按照医疗废物管理规定处理。

七、输血后疗效评估

输血后由临床医师及时评价输血治疗效果，根据评价结果调整输血方案。如急性失血或慢性贫血患者输注红细胞后缺氧状态是否改善、血红蛋白是否达到预期的水平，凝血功能障碍的患者输注新鲜冰冻血浆和（或）冷沉淀凝血因子后，出血是否停止或凝血指标是否改善等。对于未达到输血治疗效果的患者要查找原因，消除影响因素，积极治疗原发病。

扫码“学一学”

第三节　紧急、大量、特殊情况输血

扫码“看一看”

一、紧急、大量用血管理

《医疗机构临床用血管理办法》要求卫生行政部门应当制订临床用血保障措施和应急预案，保证自然灾害、突发事件等大量伤员、特殊患者、稀缺血型患者等应急用血的供应和安全。

（一）紧急情况医疗机构采血条件

《医疗机构临床用血管理办法》规定，为保证应急用血，医疗机构可以临时采集血液，但必须同时符合以下条件。

1. 危及患者生命，急需输血。

2. 所在地血站无法及时提供血液且无法及时从其他医疗机构调剂血液，而其他医疗措施不能替代输血治疗。

3. 具备开展交叉配血及乙型肝炎病毒表面抗原、丙型肝炎病毒抗体、艾滋病病毒抗体和梅毒螺旋体抗体的检测能力。

4. 遵守采供血相关操作规程和技术标准。

5. 医疗机构应当在临时采集血液后10日内将情况报告县级以上人民政府卫生行政部门。

考点提示 血液输注时应遵循的原则及注意事项。

（二）用血审批

因抢救生命垂危的患者需要紧急输血，且不能取得患者或者其近亲属意见的，经医疗机构负责人或者授权的负责人批准后，可以立即实施输血治疗。

同一患者一天申请备血量达到或超过1600ml的，由具有中级以上专业技术任职资格的医师提出申请，科室主任核准签发后，报医务部门批准，方可备血。

考点提示 大量用血审批的条件。

二、紧急输血

紧急输血是指为抢救患者生命，赢得手术及其他治疗时间必须实施的输血治疗。根据疾病的紧急程度来选择血液发放程序，但无论采取什么方法，都必须确保患者的输血安全。

1. 急诊输血　输血科应在30分钟内完成血型鉴定和交叉配血试验，保证血液同型相容性输注。

2. 病情危急　来不及抽取血液标本、没有时间鉴定ABO和RhD血型，或者同型血液的贮存量不足等原因不能满足紧急输血的需要时，采用非同型相容性输血。血液输注首选O型红细胞、AB型血浆，有条件尽可能输注O型RhD阴性红细胞，尽量避免输注全血。

三、特殊输血

由于临床输血受患者的疾病种类、个体免疫差异及血液供应情况等多种因素影响，在输血治疗前需要制定适合患者需要的输血方案，选择合适的血液成分和输注方式。

（一）ABO、Rh血型不同的相容性输血

1. 不同ABO血型血液相容性输注原则，见表8-6、表8-7。

表8-6　不同ABO血型的悬浮红细胞相容性输注原则

供血者血型	受血者血型
O	A、B、AB
A	AB
B	AB

表8-7　不同ABO血型血浆相容性输注原则

供血者血型	受血者血型
AB	A、B、O
A	O
B	O

2. RhD血型不同的血液输注原则，见表8-8。

表8-8 不同Rh血型血液相容性输注原则

供血者血型	受血者血型
RhD阴性红细胞	RhD阳性患者
RhD阳性红细胞	RhD阴性患者（不规则抗体筛查阴性）
RhD阳性血浆、机采血小板、冷沉淀	RhD阴性患者
RhD阴性血浆（不规则抗体筛查阴性）	RhD阳性患者

注：《医疗机构临床输血技术规范》规定，急诊抢救患者紧急输血时RhD检查可除外。

3. 大量输入ABO血型不同的相容性血液后，需要继续输血治疗的患者，必须在停止输血2~3周后，方可输入与患者ABO血型相同的血液。

4. 在不输血可能导致患者死亡或患者处于严重状态而又无其他方法有效治疗时，RhD阴性患者在没有RhD阴性血液成分的情况下，如果不规则抗体检测阴性，可一次性足量输注ABO同型、RhD阳性的血液成分。一旦有RhD阴性血液成分，应输注ABO同型、RhD阴性血液成分。

5. 对有输血史、未成年女性、育龄女性、有妊娠史或移植后的受血者输注RhD阳性红细胞时应特别慎重，避免因输注RhD阳性红细胞成分产生抗体，导致以后妊娠而发生的新生儿溶血病或输血反应。

6. 特殊血液品种选择原则　根据临床实际需求，选择恰当的血液品种。如：去白细胞血液成分、巨细胞病毒阴性血液成分及照射血液成分等。

（二）自身免疫性溶血性贫血

自身免疫性溶血性贫血（autoimmune hemolytic anemia，AIHA）为人体内免疫功能发生紊乱，产生了抗自身红细胞的自身抗体，从而导致机体内红细胞过早加速破坏，临床上出现贫血症状。然而，AIHA患者血清中的自身抗体往往能与所有正常的红细胞发生反应，因此，通常难以找到相容性血液。并且，自身抗体可以掩盖红细胞同种抗体的存在，而后者能导致溶血性输血反应的发生。

对于AIHA患者的输血，应严格掌握输血适应证，选择合适的血液品种，不恰当的输血可能加重溶血。只有当AIHA患者发生溶血危象或血红蛋白<60g/L且伴有明显组织缺氧表现、危及生命的情况时，需要输注红细胞以改善贫血状况。当患者血型鉴定存在困难，而又需要紧急输注红细胞时，在排除同种抗体条件下，可选择输注O型洗涤红细胞，RhD阴性的患者则输注O型RhD阴性的洗涤红细胞。

（三）造血干细胞移植

造血干细胞移植（hematopoietic stem cell transplantation，HSCT）主要包括骨髓移植、外周血干细胞移植和脐血干细胞移植。由于造血干细胞移植涉及造血干细胞的植活与排斥、免疫和造血功能的重建、输血相关移植物抗宿主病（transfusion associated graft-vs-host disease，TA-GVHD）和继发感染等问题，所以增加了输血处理的复杂性。准备进行HSCT的患者，移植前的异体输血可能导致患者发生免疫反应而影响移植的成功率，因此，移植前应尽可能减少输血次数。家族成员成为合适的造血干细胞供者的机会较大，应特别注意避免输注家族成员的血液及血液成分，以减少接触同种抗原的机会。移植前预处理后，患者的骨髓严重受抑，全血细胞减少，尤其是血小板和粒细胞减低明显，需要对HSCT患者进行输血支持治疗，为了防止TA–GVHD的发生，患者需要接受的所有血液制品都必须经过^{60}Co（^{60}钴）或^{137}Cs（^{137}铯）照射，以灭活供体血液中的淋巴细胞。

ABO血型不合的异体骨髓移植或异体外周血造血干细胞移植后血型将发生变化，因此在输血时选择何种ABO血型红细胞及其他血液成分应区别对待。其主要参考原则如下。

1. 主要ABO血型不合　即受者的血型抗体与供者的红细胞抗原ABO血型不合，例如受者为A或B型，供者为AB型，造血干细胞移植后的早期宜选择受者同型或O型洗涤红细胞输注，血小板或血浆则应和供者的血型一致；当受者血型抗体消失且直接抗球蛋白试验（DAT）阴性，则可选择与供者ABO血型相同的红细胞输注。

2. 次要ABO血型不合　即供者的血型抗体与受者的红细胞抗原ABO血型不合，例如受者为AB型，供者为A或B型。移植后早期可选择与供者血型相同或O型洗涤红细胞输注，血小板或血浆则应与受者ABO血型相同；只有当血型完全转变为供者血型后，才能输注与供者血型相同的血小板或血浆。

3. 主要和次要ABO血型均不合　即A型与B型间的直接移植。移植后早期需输注O型洗涤红细胞，当患者原有血型抗体消失后再输注与供者血型相同的红细胞；血浆或血小板宜选择AB型，至血型完全转变为供者型后，才能使用供者血型的血液成分。

（四）新生儿溶血病

新生儿溶血病（haemolytic disease of the newborn，HDN）一般是指母婴血型不合而引起胎儿免疫性溶血性贫血。其中，ABO和Rh血型系统引起的新生儿溶血病最常见。造成ABO新生儿溶血病的抗体主要是IgG类的抗–A、抗–B，Rh新生儿溶血病的抗体比较复杂，最常见的有抗–D、抗–E和抗–c等。

新生儿溶血病的患儿血清学检测主要依赖“三项试验”，即直接抗球蛋白试验、游离试验和释放试验，患儿血清中的游离胆红素和血红蛋白测定也是有力佐证。

ABO血型不合新生儿溶血病主要发生在O型孕妇怀有的A型或B型胎儿，其母亲体内的抗–A、抗–B抗体为IgG类，能够通过胎盘屏障引起胎儿溶血，但是，这种IgG抗体进入胎血内，可能被胎儿血型物质中和或组织细胞吸附，使其作用减弱或失去活性，并且胎儿红细胞抗原性弱，故胎儿实际发生ABO新生儿溶血病并不多见，即使发生溶血，症状通常较轻，一般不需要换血治疗。

Rh血型共有5种抗原，即C、c、D、E、e，其中以D抗原的抗原性最强，如果孕妇为RhD阴性，胎儿为RhD阳性时，如果胎儿红细胞经胎盘进入母亲体内，会刺激母体免疫系统产生抗–D抗体，故Rh血型不合引起的新生儿溶血病一般发生在多次妊娠妇女，但是如果Rh阴性妇女曾经接受过Rh阳性血液，那么，即使是第一胎妊娠也可能发生新生儿溶血病。Rh血型不合引起的新生儿溶血病起病快、病情重，患儿通常需要输血、换血治疗。

换血疗法主要用于母–婴引起的新生儿溶血病及其他原因所致的新生儿高间接胆红素血症，换血的目的是去除体内过高的未结合胆红素、抗体、致敏红细胞，以减轻溶血、降低胆红素、纠正贫血、去除体内游离抗体，防止胆红素脑病发生。

1. 换血时血液的选择与处理

（1）红细胞选择　为了使红细胞能够立即起到供氧作用，一般选择5天以内甚至3天以内的新鲜红细胞，也可以选用采血后立即冰冻的去甘油冰冻解冻红细胞。

（2）血型的选择　ABO血型不合时，宜采用O型红细胞和AB型血浆重组的血液换血。Rh血型不合时存在两种情况，一种是单纯的Rh血型不合溶血，可选用Rh血型与母亲相同的血型，而ABO血型与婴儿同型的血液。另一种情况是既有Rh血型系统溶血，同时又存在ABO血型系统溶血，这时只能选用Rh血型与母亲同型的O型红细胞和AB型血浆混合的重组血液来换血。

（3）其他血液成分选择　可在红细胞悬液中加入血浆或5%白蛋白，使血细胞比容维持在55%左右。当新生儿患者发生弥散性血管内凝血（disseminated intravascular coagulation，DIC）时，应输注新鲜冰冻血浆和血小板。

（4）血液的其他处理　在条件允许的情况下，应对换血用的红细胞悬液或全血进行γ-射线照射以灭活有活性的淋巴细胞，或使用白细胞滤器滤除白细胞，以防止移植物抗宿主病发生。

2. 换血量　换血量一般为患儿血容量的1.5～2倍，一次换血量150～180ml/kg体重，可置换出70%～85%的致敏红细胞及胆红素。每次换血量应保持在20ml左右，注意每次换血出入量的平衡。

3. 配血方法　当新生儿红细胞呈直接抗球蛋白试验阳性时，只需做主侧配血试验，分别用盐水、聚凝胺、抗球蛋白等方法操作。当母婴ABO血型相同时，可以使用母亲血清代替婴儿血清进行配血。当母婴ABO血型不同时，可以使用婴儿红细胞放散液代替血清配血。

四、大量输血

见第九章第十节特殊疾病的输血。

本章小结

科学的血液预定是医疗机构血液库存量的保证，合理的血液库存既能保证临床有充足的血液使用，又能最大限度控制血液的过期报废。输血科需要对血站提供的血液进行核对、验收、监控，同时建立并实施血液出入库统计程序。

临床输血过程包括患者的输血前评估和输血后疗效评价，输血告知、输血申请、审批、输血传染病标志物检测、输血标本的采集、送检、接收，输血相容性检测、血液发放、输血、输血不良反应处理、血袋处理等内容。血液标本采集的质量直接影响着输血相容性检测的结果，输血前相容性检测包括：供血者和受血者的ABO血型和RhD血型鉴定、不规则抗体筛查和交叉配血试验。医疗机构应建立覆盖输血全过程的临床用血质量控制体系，监督、控制输血的各个环节，确保临床用血安全、及时、有效。

紧急、大量、特殊输血是为了抢救患者生命，赢得手术及其他治疗时间必须实施的治疗手段。紧急大量用血容易引起多种输血不良反应，要在正确的时机，选择正确的血液成分，运用正确的方法，输给正确的患者，达到正确的治疗目的。

（薛　红）

习 题

扫码“练一练”

一、单项选择题

1. 抗体筛查试验可以发现具有临床意义抗体的适宜温度是

A．4℃　　B．22℃　　C．37℃

D．45℃　　E．56℃

2. 在血型鉴定和交叉配血时，红细胞缗钱状形成的最主要原因是

A．血清中冷凝集素效价<1 : 16　　B．血浆球蛋白增高

C．自身免疫性温抗体　　D．被检红细胞悬液浓度过高

E．不规则抗体

3. 医护人员从输血科取血后可以再贮存吗

A．不能　　B．能

C．只要不破封可再贮存　　D．破封后可再普通冰箱保存

E．以上均可

4. 输血患者血样除检查ABO血型正反定型外，Rh（D）血型是否要检查

A．常规检查　　B．无须检查

C．必要时检查　　D．常规检查急症抢救除外

E．急诊检查

5. 交叉配血的血样标本必须是输血前几天内的

A．2天内　　B．3天内　　C．5天内

D．1周内　　E．1天内

二、简答题

大量输血时，血液成分如何使用？

扫码"学一学"

第九章

临床输血

学习目标

1. **掌握** 血液成分输注的适应证和禁忌证；自体输血技术概念、分类、适应证、禁忌证。

2. **熟悉** 成分输血及其优点；贮存式、稀释式、回收式自体输血技术基本实施过程、注意事项。

3. **了解** 冷沉淀中的成分及适应证；血浆制品的输注；特殊疾病输血的血液制品选择。

4. 学会常见成分血的制备方法。

5. 具备指导临床正确开展成分输血的能力。

临床输血是一种重要的治疗和抢救手段，其目标是安全、有效地救治患者。临床输血可分为全血输注和成分输血。临床用血应科学合理，选择合适的血液及血液成分，避免不必要输血，以减少经血感染病原体和其他输血不良反应。

第一节 概 述

案例讨论

【案例】

某女，34岁，孕18周，发现广泛弥漫性皮肤黏膜及少量阴道出血入院。查血：A型，RhD（+），Hb 85g/L，WBC 9.9×10^9/L，PLT 38×10^9/L，PT 16S，APTT 52S，FIB 4.1g/L。

【讨论】

1. 出血的可能原因是什么？

2. 是否需要输血？如需输血，需要输注哪些成分血？

一、成分输血的概念和目的

全血输注目前已很少应用，成分输血的出现和发展，是现代输血发展的方向，也是衡量医疗技术水平的标志之一。

（一）概念

成分输血是用物理或化学的方法，将血液中各种有效成分分离出来，分别制成高浓度、高纯度的制品，临床根据患者病情的需要，输注所需血液成分的输血方法。

（二）目的

1. 补充血容量 可以输用各类血浆制品，如新鲜血浆、新鲜冰冻血浆、白蛋白及代血浆。

2. 补充携氧能力 可以输用浓缩红细胞、少白细胞的红细胞、洗涤红细胞、解冻红细胞等。

3. 补充凝血因子 可以输用浓缩血小板、富含血小板血浆、新鲜血浆、浓缩第Ⅷ因子、纤维蛋白原、凝血酶原复合物等，可以纠正出血。

4. 纠正免疫功能不全 可以输用浓缩白细胞、转移因子、干扰素、丙种球蛋白等，可提高患者免疫力。

二、成分输血的优点与不足

扫码“看一看”

（一）优点

成分输血与全血输注相比，有着明显的优越性，成分输血具有疗效好、不良反应少、节约血液资源以及便于保存和运输等优点，各地应积极推广。

1. 疗效高 通过对全血进行分离、提纯和浓缩，患者所需的有效成分浓度和纯度均高于全血，输注成分血可以显著提高疗效。

2. 不良反应少 全血输注量大，易导致患者循环超负荷，血液中枸橼酸钠、乳酸、钾、氯等含量均高于成分血，可加重患者代谢负担。成分血输注可避免输入一些不需要的血液成分，降低了免疫反应的概率，使输血后的不良反应明显减少。

3. 输血传播疾病的概率小 血液中病毒不是均匀分布的，白细胞是血源性病毒传播的主要媒介，血浆成分其次，如果只输注红细胞，避免输注其他不必要的成分，就可以减少感染病毒的概率，降低感染疾病的风险。

4. 便于保存 不同的血液成分有不同的最佳保存条件，只有将全血中不同的成分分离出来，才能按各自最佳条件进行保存，保证其生理活性和功能。

5. 合理经济 血液是宝贵的资源，将血液制成不同的红细胞、粒细胞、血小板和血浆及血浆蛋白成分，供不同病情的患者输注，即可一血多用，节约血液资源，又可减少患者的经济负担。

考点提示 成分输血的优点。

（二）不足

成分输血要掌握指征，不能滥用或预防性输注。如果采用非单一体成分输血或输注两种以上的成分血（也包括可能混有其他成分），特别是反复输注红细胞、白细胞、血小板血浆均可致患者产生白细胞、血小板、血浆蛋白、甚至红细胞抗体，以致在临床需要输注有关成分血时，出现输注无效。因此，提倡输注单采（同一供体）的血液成分；选择组织相容性抗原（HLA）配合的供血者；洗涤或用白细胞滤器滤出血制品中的白细胞；应用紫外线照射血小板等技术。

第二节　全血输注

全血是指采用特定的方法，采集符合要求的献血者一定量的静脉血至塑料血袋内，与适量的血液保养液混合而成的血液制剂。我国规定200ml全血为1个单位。

全血由血细胞和血浆组成。全血可分为新鲜全血和库存全血，根据输血目的不同，目前新鲜全血的含义有所不同，补充红细胞，保存期以内的全血均视为新鲜全血；补充凝血因子，当日的全血可视为新鲜全血；补充血小板，12小时内的全血应视为新鲜全血；补充粒细胞，8小时内的全血应视为新鲜全血。新鲜全血含有较多的血液成分，而且存储损伤较少，有利于纠正患者的贫血与凝血功能障碍。决定输新鲜全血一定要综合考虑，慎之又慎，因为血液中的某些微生物，如梅毒螺旋体可存活3天，有潜在传染疾病的危险性。

将血液采入含有保养液的塑料血袋内，放入4℃储血冰箱内保存即为库存全血。由于一般血液保养液都是针对红细胞保存设计的，因此全血保存条件只适合保存红细胞，库存全血中的其他成分，如粒细胞、血小板、Ⅴ因子、Ⅷ因子在保存过程中很快会丧失活性及生理功能，所以库存全血的有效成分主要是红细胞、血浆蛋白和部分稳定的凝血因子，可以起到补充红细胞和扩充血容量的作用，主要功能是携氧和维持渗透压。全血必须满足相关的质量要求，具体见表7-1。目前全血主要用于作为制备血液成分的原料，除个别情况外，成分输血已基本取代全血输注。

一、适应证和禁忌证

（一）适应证

由于全血输注存在诸多弊端，现代输血主张不用或少用全血，临床输全血的并不多见，全血输注的适应证应严格掌握，主要有以下两种情况。

1. 急性大量失血　当各种原因导致患者大量失血时，失血量接近全身血容量30%，并出现休克症状，此时需要在扩充血容量的基础上补充红细胞时，可输注全血。

2. 全血置换　主要用于新生儿溶血病患儿的换血治疗，以去除胆红素、抗体及抗体致敏的红细胞。

（二）禁忌证

全血输注存在很多弊端，除红细胞外，其他成分因浓度偏低、纯度不够，含量不够一个治疗剂量，不能取得预期疗效。对血容量正常的患者，尤其是老年人或儿童，大量输注全血可引起超循环负荷，而发生心力衰竭；全血中含有白细胞和血小板，可以使受血者产生抗体，发生同种免疫的可能性更大，当再次输血时可发生输血不良反应，也增加了疾病传播的机会；库存全血中钠、钾、氨、乳酸等代谢产物含量高，增加患者代谢负担。因此全血输注存在很多禁忌证，具体如下。

1. 心功能不全、心力衰竭的贫血患者、婴幼儿、老年人、慢性病体质虚弱者。
2. 需长期反复输血的患者。
3. 对血浆蛋白已致敏的患者，以往输血或妊娠已产生白细胞或血小板抗体的患者。
4. 血容量正常的慢性贫血患者。

5. 可能进行骨髓移植及其他器官移植的患者。

6. 适用于输注各种成分血的情况均应视为输注全血的禁忌证。

二、剂量和用法

（一）剂量

全血的输注剂量应考虑患者的贫血程度、年龄及体重、输血适应证、心肺功能等情况。一般以血红蛋白增加来衡量输注的剂量。对一个体重60kg的贫血患者输注1个单位全血，可提高血红蛋白5g/L或血细胞比容0.015，儿童按6ml/kg输注，大约可以提高血红蛋白10g/L。所以输血总量及间隔时间应视患者贫血或失血情况而定，最好输血前后测定患者血红蛋白或血细胞比容来调整输血剂量。如果是全血置换，应掌握好出入平衡。

（二）用法

输注前将全血从冷藏箱取出，室温放置不超过30分钟。常采用静脉输注，应使用标准输血器，特殊患者应进行血液辐照处理，以减少输血不良反应。应根据患者病情决定输血速度，开始输血时速度应较慢，一般成人为5ml/分钟，应观察体温、脉搏、呼吸和血压，对心血管疾病患者及儿童患者速度应较慢，以避免循环系统超负荷；急性失血患者输注速度应加快。15~20分钟后如一切正常可适当加快输注速度。

第三节　红细胞输注

一、红细胞输注种类及适应证

细胞输注的目的主要是为了补充血红蛋白，纠正贫血，维持机体携氧能力，根据患者病情的不同，选用不同的红细胞成分血进行输注。

考点提示　红细胞输注的种类及应用。

红细胞成分血就是以全血内红细胞为主要组分的一类成分血。主要包括：浓缩红细胞、悬浮红细胞、去白细胞悬浮红细胞、洗涤红细胞、冰冻红细胞及冰冻解冻去甘油红细胞、年轻红细胞、辐照红细胞。

（一）浓缩红细胞

1. 概念　采用特定的方法，将采集到多联塑料血袋内的全血中的大部分血浆分离出后，剩余部分所制成的红细胞成分血。

2. 特点　每袋含200ml全血中全部RBC，总量100~120ml，压积0.7~0.8。含血浆30ml及抗凝剂8~10ml，运氧能力和体内存活率等同一袋全血。浓缩红细胞的质量要求见表7–2。

3. 保存方式及保存期　在4±2℃下，ACD可保存21天，CPD可保存28天，CPDA可保存35天。

4. 作用及适应证　作用：增强运氧能力。适用：①各种急性失血的输血；②各种慢性贫血，一般认为血红蛋白小于60g/L并伴有明显的临床症状时需要输血；③高钾血症，肝、肾、心功能障碍者输血；④小儿、老年人输血。

（二）悬浮红细胞

1. 概念 又名添加剂红细胞，是临床应用最广泛的一种红细胞制品。是采用特定的方法将采集到多联塑料血袋内的全血中的大部分血浆分离出后，向剩余物加入红细胞添加液制成的红细胞成分血。

2. 特点 400ml或200ml全血离心后除去血浆，加入适量红细胞添加剂后制成，所有操作在三联袋内进行。悬浮红细胞质量要求见表7–3。

3. 保存方式及保存期 同浓缩红细胞。

4. 作用及适应证 同浓缩红细胞。

（三）去白细胞悬浮红细胞

1. 概念 使用白细胞过滤器清除悬浮红细胞中几乎所有的白细胞，并使残留在浓缩红细胞中的白细胞数量低于一定数值的红细胞成分血；或使用带有白细胞过滤器的多联塑料血袋采集全血，并通过白细胞过滤器清除全血中几乎所有的白细胞，将该去白细胞全血中的大部分血浆分离出后，向剩余物内加入红细胞添加液制成的红细胞成分血。

2. 特点 过滤法：白细胞去除率96.3%~99.6%，红细胞回收率>90%。手工洗涤法：白细胞去除率79%±1.2%，红细胞回收率>74%±3.3%。机器洗涤法：白细胞去除率>93%，红细胞回收率>87%。去白细胞悬浮红细胞质量要求见表7–4。

3. 保存方式及保存期 去白细胞悬浮红细胞制剂应保存在4℃ ±2℃，含MAP、SAGM保养液的红细胞保存期为35天；含AS–1、AS–3、AS–5保养液的红细胞为42天。

4. 作用及适应证 去白细胞红细胞由于白细胞含量低，可以起到预防非溶血性发热反应的作用，以及预防HLA同种免疫及嗜白细胞病毒的感染。适应证有：①由于输血产生白细胞抗体，引起发热等输血不良反应的患者输血；②防止产生白细胞抗体的患者输血，如器官移植的患者及需长期反复输血者等。

（四）洗涤红细胞

1. 概念 采用特定的方法将保存期内的全血、悬浮红细胞用大量等渗溶液洗涤，去除几乎所有血浆成分和部分非红细胞成分，并将红细胞悬液在氯化钠注射液或红细胞添加液中所制成的红细胞成分血。

2. 特点 400ml或200ml全血经离心去除血浆和白细胞，用无菌生理盐水洗涤3~4次，最后加150ml生理盐水悬浮。白细胞去除率>80%，血浆去除率>90%，RBC回收率>70%。洗涤红细胞质量要求见表7–5。

3. 保存方式及保存期 洗涤红细胞保存温度为4℃ ±2℃，在有效期内尽早输注。制备好后，原则上最好在6小时内输注，一般不超过24小时。

4. 作用及适应证 可以避免引起同种异型白细胞抗体和避免输入血浆中某些成分（如补体、凝集素、蛋白质等），显著降低输血不良反应的发生，适应证有：①输血后发生过敏反应的患者；②自身免疫性疾病贫血的患者；③高钾血症及肝、肾功能障碍需要输血的患者等。

（五）冰冻红细胞及冰冻解冻去甘油红细胞

1. 概念 ①冰冻红细胞：是采用特定的方法将自采集日期6天内的全血或悬浮红细胞

中的红细胞分离出，并将一定浓度和容量的甘油与其混合后，使用速冻设备进行速冻或直接置于-65℃以下保存的红细胞成分血。②冰冻解冻去甘油红细胞：是采用特定的方法将冰冻红细胞融解后，清除几乎所有的甘油，并将红细胞悬浮一定量的氯化钠注射液中的红细胞成分血。

2. 特点 冷冻保存的甘油红细胞使用时，需先解冻后洗涤去甘油，加入100ml无菌生理盐水或红细胞添加剂或原血浆。白细胞去除率>98%；血浆去除>99%；RBC回收>80%；残余甘油量<1%。洗除了枸橼酸盐或磷酸盐、K^+、NH_3等。冰冻解冻去甘油红细胞质量要求见表7-6。

3. 保存方式及保存期 一般冰冻红细胞洗涤后在4℃ ±2℃时保存。24小时内输注。

4. 作用及适应证 冰冻红细胞制备成本昂贵、工艺复杂且制备过程长，目前主要应用于稀有血型和自体红细胞的长期保存，以便应急使用。适应证有：①同洗涤红细胞；②稀有血型患者输血；③新生儿溶血病换血；④自身输血。

（六）年轻红细胞

1. 概念 是一种具有较多网织红细胞、酶活性相对增高、平均细胞年龄较小的红细胞成分。年轻红细胞的存活期明显长于成熟红细胞，半存活期为44.9天，而成熟红细胞仅为29天。可用血细胞分离机采集。

2. 特点 红细胞在成熟衰老过程中细胞体积逐渐变小、密度变大，而年轻红细胞则比老年红细胞体积大、重量轻，根据这一特点采用离心法制备年轻红细胞。方法有离心、特制挤压板法和离心分离钳法。

3. 保存方式及保存期 年轻红细胞制剂的保存与全血相同，温度为4℃ ±2℃。含ACD-B、CPD保养液的年轻红细胞保存期为21天，含CPDA-1保养液的年轻红细胞保存期为35天。

4. 作用及适应证 年轻红细胞因生存期长，故年轻红细胞输注的适应证：主要用于长期依赖输血的患者，红细胞存活期的延长，可使输血的间隔延长，减少输血次数，从而减少因输血过多而导致的继发性血色病的发生。

（七）辐照红细胞

1. 概念 是用射线照射灭活活性淋巴细胞的红细胞制剂，其他血液成分不受影响。目的是预防输血相关性移植物抗宿主病（TA-GVHD）的发生。

2. 特点 血液制剂的辐照剂量以其对被照射物质的吸收剂量来计算，吸收剂量取决于照射量。我国要求的血液辐照最低剂量为25Gy，血液任何位点的辐照剂量不宜超过50Gy。一般认为，辐照应使淋巴细胞的反应抑制率大于95%。

3. 保存方式及保存期 美国FDA规定红细胞辐照后保存不超过28天，最好尽快输注，输后体内恢复率应>75%，红细胞制剂保存总时间不能超过未辐照红细胞制剂的保存时间。欧洲会议则推荐红细胞的辐照应在采血后14天内进行，并且辐照胡红细胞的保存时间应在辐照后14天内。我国卫生行业标准《血液储存要求》（WS 399-2012）规定，全血和红细胞应在采集后14天内辐照，辐照后保存期为14天。

4. 作用及适应证 辐照红细胞主要是血液中的活性淋巴细胞被灭活，故适用于：有免疫缺陷或免疫抑制患者的输血、新生儿换血、宫内输血、选择近亲供血者血液输血等。

二、剂量和方法

（一）剂量

输注红细胞成分的剂量，可根据患者输血前的血红蛋白浓度和输血后期望达到的血红蛋白浓度决定。一般情况下，体重60kg的成人，如果没有出血和溶血，输注1单位红细胞制剂能提高Hb 5g/L，长期输血的患者，输血量能满足机体维持适宜的供氧量的要求即可，即将血红蛋白提高到80～100g/L。洗涤红细胞在制备过程中有损耗，输注剂量应大于其他制剂。

（二）方法

用标准输血器进行输注，输注前应将红细胞成分血充分混匀，不得加入其他任何成分，以防止红细胞发生变性、凝血或溶血。红细胞输注速度宜慢，不宜太快，成年人输注1个单位细胞制品不应小于1小时，或按1～3ml/（kg·h）速度输注。心、肝、肾功能不全，年老体弱、新生儿及儿童患者，输注速度宜更慢，或者按不超过1ml/（kg·h）速度输注，以免发生输血相关性循环超负荷；新生儿输血期间应减少其他附带静脉营养液的补充以预防可能并发症的发生。对于急性失血性休克，应短时间输入大量红细胞，补充血容量，提高血红蛋白水平。在开放环境制备或生理盐水悬浮的洗涤红细胞保存期为24小时，应尽快输注。冰冻红细胞解冻洗涤后，应在2～6℃保存，24小时内输注。

第四节　血小板输注

血小板输注主要是针对血小板减少或血小板功能异常的患者进行的血小板输注替代性治疗，以达到止血或预防出血的目的。根据血小板输注的目的不同，临床上又分治疗性输注和预防性输注两类。据美国血库协会（AABB）调查发现，70%的血小板输注是预防性输注，30%血小板输注是治疗性输注。目前我国规定，由手工法从200ml全血中制备的浓缩血小板为1单位，所含血小板数量应$\geq 2.0\times 10^{10}$；血细胞分离机采集的单个供者浓缩血小板规定为单采血小板1个单位（袋）或1人份即为1个治疗量，所含血小板数量应$\geq 2.5\times 10^{11}$。手工分离的浓缩血小板、单采血小板于（22±2）℃振荡条件下分别可保存（普通袋）24小时和（专用袋）5天。

一、适应证及禁忌证

血小板的主要功能是参与止血，血小板输注的目的是为了提高血小板的数量，用于预防和治疗血小板数量减少或功能异常所致的出血，维持机体正常的止血功能。根据输注目的不同，血小板输注分为治疗性输注和预防性输注。根据制备方法不同，血小板制品有两大类，一种是手工法，通过对采集的全血离心分离出的浓缩血小板；一种是利用血液分离机采集的单个供血者的单采血小板。单采血小板纯度高、浓度高，临床治疗效果好，一个治疗量来自单个献血者，减少了同种免疫发生的概率，降低血小板输注的无效性，且红细胞混入量和白细胞污染率低，贮存时间长，输注可以快速提高患者的血小板数量。

（一）适应证

是否要输注血小板取决于患者的临床病情、血小板减少的原因，以及血小板计数及功能。血小板输注分治疗性血小板输注和预防性血小板输注。

1. 预防性血小板输注　预防性血小板输注就是通过血小板输注达到预防出血的目的，通过血小板输注可以大大降低患者出血的风险，从而降低死亡率。但临床上预防性输注血小板要慎重选择适应证，因为反复输注可产生同种免疫，增加病毒感染机会。

长期慢性血小板低下的患者，一般不需要输注血小板，预防性血小板输注仅限于出血危险性大的患者。适应证为：①血小板数$<20\times10^9$/L，有潜在出血部位；②血小板数$<5\times10^9$/L，须紧急输注；③若血小板低下的患者需要手术或进行侵入性检查，需要通过输注将血小板提高到50×10^9/L以上，如果手术部位不利于压迫止血，如脑部或眼部手术，则需要通过输注把血小板提高到100×10^9/L以上。

2. 治疗性血小板输注　治疗性血小板输注就是通过血小板输注，增加血小板数，改善血小板功能，达到止血的目的。主要适应证是有活动性出血的血小板减少症患者。适应证为：①血小板生成障碍，导致血小板产生减少并引起出血；②大量输血导致血小板稀释性减少，计数$<50\times10^9$/L，并伴有出血症状时；③血小板功能异常所致的严重出血。应根据出血程度和临床症状综合判断。

此外，血小板制剂还有移除大部分血浆的血小板，适用于儿童及心功能不全者，可防止输注导致的循环超负荷；洗涤血小板主要用于对血浆蛋白过敏者；去白细胞血小板主要用于有HLA抗体而需要输注血小板者；辐照血小板可用于免疫功能低下及移植后患者的输注，预防输血相关性移植物抗宿主病；冰冻血小板用于自身血小板的保存。

（二）禁忌证

1. 输入血小板后可引起血栓　血栓性血小板减少性紫癜（TTP）以及肝素诱发的血小板减少（HIT），其血小板减少的原因有可能是由于血栓形成，造成血小板大量被消耗，输入血小板后可促进血栓形成而加重病情。

2. 免疫因素导致的血小板减少　特发性血小板减少性紫癜（ITP）和输血后紫癜（PTP），由于受血者血循环中存在破坏血小板的抗体，输入的血小板会很快被破坏，导致血小板输注无效。但急性ITP患者有大出血或需要进行手术时，输注血小板也是需要的。

3. 菌血症、药物诱发的血小板减少和脾功能亢进　输入的血小板很快从循环中被破坏清除，会造成血小板输注无效，达不到输注的目的，还可能发生输血不良反应。

二、剂量和方法

（一）剂量

血小板输注的剂量和频率，取决于患者的病情。成人每次输注1个治疗剂量的单采血小板（血小板含量$\geqslant2.5\times10^{11}$/袋），或12~14单位的浓缩血小板（血小板含量$\geqslant2.0\times10^{10}$/单位），一般可达到明显的止血效果。严重出血或已产生同种免疫反应者应加大输注剂量。儿童应根据患儿年龄和病情将1个治疗剂量的单采血小板分为2~4次输注。输入的血小板存活期为5天，故应2~3天输注一次，直至出血停止。

（二）方法

输注前应轻摇血袋，使血小板和血浆充分混匀；用孔径170 μm的标准滤器，不能用小孔径滤器，以免阻滞部分血小板而影响输注效果，输注时不能添加任何药物或溶液。应在保证安全的前提下尽快完成血小板输注，输注速度宜快，以患者最大耐受速度进行，保证达到迅速止血的目的。单采血小板输注前不需要做交叉配血，ABO血型同型输注。Rh阴性患者需要输注Rh阴性血小板。手工法制备的血小板，输注前需进行交叉配血。手工制备的血小板混入的白细胞和红细胞则较多；而单采血小板产量高、纯度高、白细胞和红细胞污染率低，输注后可快速提高血小板计数，显著降低输注血小板无效的发生概率。

第五节　粒细胞输注

粒细胞是指血液中的中性粒细胞、嗜酸性粒细胞、嗜碱性粒细胞等细胞的总称。临床输注的白细胞主要是粒细胞。目前制备粒细胞的方法主要有使用血液单采机制备的单采粒细胞和手工法制备的浓缩粒细胞，其所含的粒细胞数量随制备方法不同而异。手工法由200ml全血制备的为1单位，为20~30ml，其中仅含粒细胞0.5×10^9个；单采粒细胞每单位约200ml，含有粒细胞（1.5~3.0）$\times10^{10}$个。单采粒细胞是在全封闭的条件下自动将符合要求的献血者血液中的粒细胞分离出并悬浮于一定量的血浆内的单采成分血，临床上应用更为普遍。

一、适应证及禁忌证

（一）适应证

目前由于受制备方法限制，难以获得足够量粒细胞成分，加之粒细胞抗原性强，异型输注容易产生同种免疫反应，离体后功能很快丧失，浓缩粒细胞中常混有大量有免疫活性的淋巴细胞，免疫功能低下的患者输注后，可导致移植物抗宿主病，随着临床对输注粒细胞引起严重输血不良反应认识的不断加深，各种高效抗生素、基因重组造血因子的出现，中性粒细胞过低的患者采用预防性粒细胞输注的方法已废弃，治疗性粒细胞输注也日益减少。粒细胞输注应十分慎重，适应证要从严掌握，且充分权衡利弊后再考虑输注。一般情况下要同时具备以下三个条件：①患者中性粒细胞绝对值低于0.5×10^9/L；②有明确的细菌感染；③虽经强有力的抗生素治疗48小时无效。

如果预计患者骨髓功能将在几天内恢复，则不需要输注粒细胞。

（二）禁忌证

1. 对抗生素敏感的细菌感染患者或细菌感染已被有效控制者。
2. 预后极差者，如终末期癌症患者。

二、剂量和方法

（一）剂量

每次输注的剂量要大于1.0×10^{10}个粒细胞，而且要每天输注，连续4~5天，直到感染被控制、体温下降为止。如果输注无效，应停止再输入。

（二）方法

单采粒细胞制备后尽快输注，最好能在4~6小时内完成，室温保持不能超过24小时。应使用Y型标准输血器缓慢静脉滴注。输注前还应给患者做红细胞交叉配合试验，以保证

ABO及Rh等血型配合。有条件情况下，可行HLA配合试验或进行辐照处理，以预防TA-GVHD。

第六节　血浆输注

血浆是将抗凝全血经离心去除细胞有形成分后的淡黄色液体，含有水、电解质和蛋白质，主要是白蛋白、免疫球蛋白和凝血因子。血浆制品根据制备方法及来源的不同分为新鲜冰冻血浆和普通冰冻血浆两种。其主要区别是新鲜冰冻血浆保存了新鲜血浆中的各种成分，特别是含有所有的凝血因子，包括不稳定的凝血因子Ⅴ、Ⅷ。近年来，根据采集和处理方式不同又分为单采血浆和病毒灭活血浆。为减少输血传播疾病的风险各种经病毒灭活的血浆逐渐应用于临床。

一、适应证和禁忌证

新鲜冰冻血浆是在采集后6~8小时内将全血内的血浆分离出来，并在-50℃下迅速冰冻成块制成。新鲜冰冻血浆在-20℃以下可保存一年，包含全部凝血因子，特别是不稳定的Ⅴ因了和Ⅷ因子。一般每袋200ml的新鲜冰冻血浆内含有血浆蛋白60~80g/L，纤维蛋白原2~4g/L，其他凝血因子0.7~1.0IU/ml。新鲜冰冻血浆保存一年后可转为普通冰冻血浆。

（一）适应证

新鲜冰冻血浆主要用于补充体内先天性或获得性各种凝血因子缺乏。一般需输入10~15ml/kg新鲜冰冻血浆。

具体如下：

1. 单个凝血因子缺乏如血友病，无相应浓缩制剂时可输注FFP。
2. 肝病患者获得性凝血功能障碍（急性肝衰竭发生的出血，这是应用新鲜冰冻血浆的最佳适应证）。
3. 大量输血伴发的凝血功能紊乱。
4. 口服抗凝剂过量引起的出血（香豆类药物，使肝脏合成维生素K依赖性凝血因子减少）。
5. 血栓性血小板减少性紫癜的治疗。
6. 免疫缺陷综合征。
7. 抗凝血酶Ⅲ缺乏（出血）。
8. DIC及血浆置换治疗等，并伴有出血表现时输注。

（二）禁忌证

1. 对于曾经输血发生血浆蛋白过敏患者，应避免输注血浆，除非在查明过敏原因后有针对性地选择合适的血浆输注。
2. 对血容量正常的年老体弱患者、重症婴幼儿、慢性严重贫血或心功能不全的患者，因易发生循环超负荷的危险，应慎用血浆。
3. 对肝硬化腹水、肾病综合征、营养不良及恶性肿瘤导致的恶病质等患者，都可能出现低蛋白血症，如输注血浆补充白蛋白或补充营养，可能增加水、钠潴留或发生输血不良反应的危险。

4. 对于输注外源性免疫球蛋白的患者，应选用免疫球蛋白制品。血浆输注可能增加免疫缺陷患者被感染的风险。

二、剂量和方法

（一）剂量

新鲜冰冻血浆的输注剂量取决于受血者的具体情况，一般认为首次剂量为10~15ml/kg体重或200~400ml，大多数受血者凝血因子被提高到正常水平的25%以上，基本能够达到止血的目的。

（二）方法

新鲜冰冻血浆使用前于37℃水浴中迅速融化，立即输注。应使用170 μm标准滤器的输血器输注，血浆输注速度应根据具体情况而定，一般来说输注速度不应超过10ml/min。对于失血性休克和严重血容量不足患者，输注速度可加快，可以在补充凝血因子的同时起到迅速扩容的作用。对于心功能不全、老年患者或婴幼儿应减慢输注速度。

第七节　冷沉淀输注

将新鲜冰冻血浆置于4℃水浴中（或4℃冰箱过夜）缓慢融化后，解冻后沉淀的白色絮状物，称为冷沉淀。制备时将绝大部分血浆移去，只剩下20~30ml血浆，置于–50℃下冻结，–30℃下可保存1年。冷沉淀的主要成分是Ⅷ因子、纤维蛋白原、血管性血友病因子（vWF）、纤维结合蛋白等。

一、适应证和禁忌证

（一）适应证

1. 先天性或获得性纤维蛋白原缺乏症　用于严重创伤、烧伤、DIC、重度感染、恶性肿瘤、肝功能衰竭等所致的纤维蛋白缺乏，输注冷沉淀凝血因子可明显改善预后。

2. 先天性或获得性凝血因子Ⅷ缺乏症　由于冷沉淀凝血因子中含有较丰富的FⅧ，可用于儿童及轻型成年人甲型血友病的治疗，常用作FⅧ浓缩剂的替代物。

3. 血管性血友病（vWD）　血管性血友病表现为血浆中vWF缺乏或缺陷。因冷沉淀凝血因子中含有较高的FⅧ和vWF，所以vWD替代治疗最理想的制剂是冷沉淀。

4. 不易愈合的创面　下肢溃疡、胃十二指肠溃疡、角膜溃疡等。

新鲜冰冻血浆可替代冷沉淀凝血因子，因为新鲜冰冻血浆含全部凝血因子。

（二）禁忌证

除适应证以外的其他凝血因子缺乏症。

二、剂量和方法

（一）剂量

冷沉淀凝血因子用于甲型血友病的剂量按每单位冷沉淀中含因子Ⅷ 40IU计算。通常轻度出血（单纯关节出血及软组织血肿）给10～20U/kg体重；中度出血（口腔底部出血及拔牙等）给20～30U/kg体重；重度出血（胸腹腔出血及颅内出血）给50U/kg体重。维持输注的天数需根据病情决定，最短维持3天，最长可达14天。

纤维蛋白原缺乏症患者所需冷沉淀凝血因子的剂量，取决于患者血浆中原有纤维蛋白原水平，正常血浆浓度为2～4g/L，最低止血浓度为0.5g/L。以每1单位冷沉淀含纤维蛋白原75mg计，则0.5U/kg体重可提高血浆纤维蛋白原浓度0.5g/L。因此，体重50kg的患者，其血浆纤维蛋白原浓度提升0.5g/L约需25U冷沉淀。一般成人的常用剂量为每次输10U左右，使血中的纤维蛋白原水平维持在0.5～1g/L为适度。儿童剂量酌减。

（二）方法

冷沉淀凝血因子应在输注前水浴融化，水浴温度保持在30～37℃，融化后应尽快输注，必须在4小时内输注完毕。必须使用输血器以患者可耐受的最快速度输入。

第八节　血浆蛋白输注

目前，国内外临床上用于预防和治疗的血浆蛋白制品有数十种，常用的有白蛋白、免疫球蛋白、纤维蛋白原浓缩剂、FⅧ浓缩剂、凝血酶原复合物浓缩剂、FⅨ浓缩剂、纤维蛋白胶和抗凝血酶浓缩剂等。

一、白蛋白制品输注

白蛋白是临床常用的血浆容量扩张剂，是从健康人血浆中应用低温乙醇法或利凡诺法，并经60℃ 10小时加热处理以灭活其中可能存在的病毒而制备的。白蛋白制品于2～6℃保存，有效期5年，使用安全，储存稳定，在临床应用最广。输注白蛋白的主要作用是提高血浆胶体渗透压，血浆白蛋白浓度与胶体渗透压成正比。

（一）适应证及禁忌证

1. 适应证

（1）低蛋白血症　低蛋白血症患者（如肝硬化及肾病引起的水肿或腹水等）输注白蛋白制品，补充外源性白蛋白，提高血浆白蛋白浓度和胶体渗透压，可以减轻水肿和减少体腔积液。

（2）扩充血容量　用于休克（低血容量性、败血性）、外伤、成人呼吸窘迫综合征、外科手术和大面积烧伤等患者扩容。

（3）体外循环　用晶体液或白蛋白作为泵的底液要比用全血更安全，可以减少术后肾衰竭的危险。

（4）血浆置换　在去除含病理成分的血浆同时也去除了其中的白蛋白，常需要使用一定量的白蛋白溶液作为置换液，特别是对于血浆置换量大或伴有严重肝肾疾病患者。

（5）新生儿高胆红素血症　白蛋白能结合游离胆红素，阻止游离胆红素通过血－脑屏障，预防胆红素脑病。白蛋白制品适用于新生儿高胆红素血症患者，但使用时应注意白蛋白的扩容作用。

2. 禁忌证　对输注白蛋白制品有过敏反应者、心脏病、血浆白蛋白水平正常或偏高等的患者应慎用。

（二）方法

白蛋白制品应单独静滴，或用生理盐水稀释后滴注。白蛋白的输注速度应根据病情需要进行调节，需要紧急快速扩容时输注速度应较快。一般情况下，血容量正常或轻度减少时，5%白蛋白输注速度为2～4ml/min，25%白蛋白输注速度为1ml/min，儿童及老年患者输注速度酌情减慢。

二、免疫球蛋白制品输注

免疫球蛋白（Ig）是机体接受抗原（细菌、病毒等）刺激后，由浆细胞产生的一类具有免疫保护作用的蛋白质，是一种被动免疫疗法。它能特异地与刺激其产生的抗原结合形成抗原–抗体复合物，从而阻断抗原对人体的有害作用。目前，作为血液制品生产和应用的免疫球蛋白主要成分是IgG，其含有主要的4种IgG亚型成分。常用的免疫球蛋白制品主要有丙种球蛋白、静脉注射免疫球蛋白和特异性免疫球蛋白。

（一）丙种球蛋白

丙种（γ）球蛋白也称正常人免疫球蛋白，是由上千人份混合血浆中提纯制得，含大量的抗体，主要含有IgG，而IgA和IgM含量甚微，是具有抗病毒、抗细菌和抗毒素的抗体，仅用于肌肉注射，禁止静脉注射。

（二）静脉注射免疫球蛋白

静脉注射免疫球蛋白（IVIG）是采用特殊技术（胃酶消化、磺化降解和聚乙二醇处理）和方法如利凡诺法，从IgG中去除IgG聚合体或降低其抗补体活性，但仍保存原始的抗体活性，使之适宜静脉输注，多为冻干粉剂，可配制成5%或10%溶液使用，主要用于免疫缺陷性疾病、病毒、细菌感染疾病等治疗。

（三）特异性免疫球蛋白

特异性免疫球蛋白是用相应抗原免疫或超免疫后、从大量含有高效价特异性抗体的血浆中提纯制备的，故其特异性抗体含量比正常免疫球蛋白多，在某些疾病的治疗上比正常免疫球蛋白疗效好。目前国内已能生产和制备特异性免疫球蛋白包括抗牛痘、抗风疹、抗破伤风、抗狂犬病、抗乙型肝炎和抗RhD免疫球蛋白等。对免疫球蛋白制品过敏者应慎用。

其主要适应证包括：①预防某些病毒感染，如高效价乙型肝炎免疫球蛋白（HBIg）、狂犬病免疫球蛋白；②预防细菌感染，如破伤风免疫球蛋白；③抑制原发性免疫反应，如RhD的同种免疫预防可用抗RhD免疫球蛋白；④其他用途，如抗胸腺免疫球蛋白治疗急性再生障碍性贫血的有效率可以达到50%。

（四）方法

正常免疫球蛋白只能肌肉注射，而静脉免疫球蛋白则静脉输注，静脉免疫球蛋白应单独输注，避免与其他溶液混合。输注速度应慢，前30分钟为0.01～0.02ml/（kg·min）；如无不良反应，可以增加到（0.024～0.04）ml/（kg·min）。

三、凝血因子Ⅷ浓缩剂输注

凝血因子FⅧ浓缩剂又称抗血友病球蛋白，是从2000～3000个供者的新鲜混合血浆中分离、提纯获得的冻干凝血因子浓缩剂，内含高浓度的第Ⅷ因子，每毫升含第Ⅷ因子活性25~40U，但大多不含vWF或只含少量纤维蛋白原，主要适用于治疗FⅧ缺乏引起的出血和创伤愈合，如血友病A、弥漫性血管内凝血（DIC），不能用于治疗血管性假血友病及无纤维蛋白原症。与冷沉淀相比，FⅧ浓缩剂活性高，储存、输注方便，过敏反应少，使用前需加注射用水或生理盐水进行稀释（表9-1）。近年来基因重组FⅧ制品也开始应用于临床。输注血液制剂所需FⅧ因子剂量可按下列方法计算：

血容量（ml）= 体重（kg）× 70ml/kg

血浆容量（ml）= 血容量 ×（1.0- 血细胞比容）

所需FⅧ因子量（U）= 血浆容量（ml）×（期望的第Ⅷ因子水平 - 原来FⅧ水平）

表9-1　不同部位出血所需FⅧ剂量与用药时间

出血部位	提升到（%）	剂量（U/kg）	用药时间（天）
早期小出血、出血不在危险部位	10～20	7～10	1～3
关节、肌肉或其他部位出血	25～40	17～22	2～3
大手术、严重创伤、危险部位出血	40～80	22～45	14～21，直至伤口愈合

四、凝血因子Ⅸ浓缩剂输注

FⅨ是由肝脏合成的正常凝血途径中重要的凝血因子之一。FⅨ缺乏见于各种疾病，如乙型血友病、肝衰竭等，可表现明显的出血倾向。凝血因子血浓缩剂主要用于补充FⅨ，其适应证包括乙型血友病、维生素K缺乏症、严重肝功能不全和DIC等。对血栓性疾病和栓塞高危患者禁用，对存在FⅨ抗体的患者也应慎用。

五、凝血酶原复合物浓缩剂输注

凝血酶原复合物浓缩剂（PCC）是依赖维生素K的凝血第Ⅱ、Ⅶ、Ⅸ、Ⅹ因子及蛋白C的混合制品，是混合人血浆制备的冻干制品。凝血酶原复合物浓缩剂主要适用于先天性或获得性凝血因子Ⅱ、Ⅶ、Ⅸ、Ⅹ缺乏症，包括血友病B、肝病、维生素K缺乏症、DIC、血浆凝血原时间延长患者的手术等的治疗。其优点是和第Ⅷ因子浓缩剂一样，便于携带、贮存，在配制及应用时，可很快提高第Ⅸ因子浓度，而不增加血浆蛋白的负荷。

六、纤维蛋白原制品输注

纤维蛋白原（Fg）由肝细胞合成，正常人血浆中纤维蛋白原含量为2~4g/L。当肝脏受到严重损伤或机体营养不良时，其合成减少。机体维持有效止血的纤维蛋白原水平应≥0.50g/L，但需要进行大手术或有大创伤时则应保持≥1.0g/L。纤维蛋白原浓缩剂适应证主要包括：①先天性无或低纤维蛋白原症；②获得性纤维蛋白原缺乏症，如肝病、产后大出血、大手术、妊娠中毒、外伤等；③DIC消耗纤维蛋白原增加；④原发性纤溶症等。

七、纤维蛋白胶

纤维蛋白胶（FS）是从人血浆中分离制备的具有止血作用的止血黏合剂，是一种由人纤维蛋白原与凝血酶组成的止血凝胶制品。因具有不透气、不透液体、能生物降解、促进血管生长和形成、局部组织能生长和修复等优点而广泛应用于外科Ⅲ度创面止血。

八、抗凝血酶Ⅲ浓缩剂输注

抗凝血酶Ⅲ（ATⅢ）浓缩剂是采用肝素琼脂凝胶亲和层析技术，从血浆中分离纯化制备的血浆蛋白制品，是血浆生理性抑制物中最重要的一种抗凝物质。它主要在肝脏内产生，肺、脾、肾、肠、心、脑及血管内皮细胞均有一定合成抗凝血酶III的能力。

抗凝血酶Ⅲ是一种多功能的丝氨酸蛋白酶抑制物，除对凝血酶有抑制作用外，对Ⅸa、Ⅹa、Ⅺa、Ⅷa因子有抑制作用。临床试验证明，1ml正常人血浆所含的抗凝血酶Ⅲ能中和750U的凝血酶。

适用于先天性和获得性ATⅢ缺乏患者，包括遗传性ATⅢ缺乏或功能缺陷症、外科手术和分娩中预防深静脉和动脉血栓形成。获得性抗凝血酶Ⅲ减少症可见于肝硬化和重症肝炎、血液透析和肾病综合征、DIC、骨髓移植和化疗导致继发性ATⅢ缺乏等。

九、活化蛋白C制品

活化蛋白C是由蛋白C在凝血酶–血栓调节蛋白复合物的作用下转化而来，是一个重要的生理抗凝剂。近年来，基因工程制备的人活化蛋白C制品已经面世，其药理作用机制主要是灭活体内FVa和FⅧa，限制凝血酶的形成，改善与感染相关的凝血通路发挥抗血栓作用。其适应证主要有：①死亡危险高的成人严重感染；②DIC；③血栓性疾病。重组人活化蛋白C最常见的不良反应是出血，常见部位是胃肠道和腹腔内。

十、基因重组活化凝血因子Ⅶ

基因重组活化凝血因子Ⅶ（rFⅦa）是采用基因工程技术制备的具有活性的凝血因子制品，其主要作用机制是在凝血的起始阶段，rFⅦa与组织因子在细胞表面结合，导致少量凝血酶的产生，然后凝血酶激活因子Ⅴ、Ⅷ、Ⅺ和血小板，放大凝血反应，最终导致凝血酶的大量产生。此外，药理剂量的rFⅦa可以在活化血小板表面直接激活FX，该过程无需组织因子的参与。目前，全球范围内rFⅦa的主要用途包括：①有抗体的血友病A和B的出血；②外科手术止血；③肝移植；④心外科；⑤前列腺手术；⑥脑出血；⑦创伤止血；⑧上消化道出血；⑨其他，包括血小板减少、抗凝药物过量、产后大出血等。

十一、其他血浆蛋白制品

目前在临床应用的血浆蛋白制品还有α_2巨球蛋白、纤连蛋白、α_1抗膜蛋白、血管性血友病因子浓缩剂等。

第九节　血浆代用品输注

血浆代用品是天然或人工合成的高分子物质制成的胶体溶液，可以代替血浆扩充血容量，具有成批生产、价格低廉、便与保存和运输及输用前不必检查血型等优点。目前常用的为右旋糖酐、羟乙基淀粉和明胶。

1. 右旋糖酐　系一种多糖物质，常用的为中分子（分子量7~10万左右）和低分子（分子量4万左右）两种。中分子右旋糖酐的渗透压较高，每克增加血容量15ml，作用保持时间6~12小时，用于低血容量性休克。低分子右旋糖酐有渗透性利尿作用，注入后3小时即从肾排出50%，增加血容量的作用仅维持1.5小时，主要用于降低血液黏稠度、减轻血管内红细胞聚集、改善微循环等，有利于休克或外伤后的组织灌流，对预防血栓形成等并发症也有作用。由于右旋糖酐会发生红细胞假凝集现象，在做血型鉴定和交叉配血时应注意。大量输入右旋糖酐会引起凝血障碍，故24小时用量不宜超过1500ml。

2. 羟乙基淀粉　由玉米淀粉制成的血浆代用品，目前常用6%羟乙基淀粉代血浆。维持作用时间较长，4~8小时，能够迅速改善血流动力学及组织供氧，提高器官灌注压，降低血液黏滞度，防止毛细血管渗漏，减少休克时血浆和白蛋白的渗出，对肾功能无损害，对凝血机制也无明显影响，比右旋糖酐和明胶类代血浆有更多的优点。

3. 明胶　明胶类血浆代用品均是各种胶原的降解产物，通过化学方法合成。临床上主要分为三种：聚明胶肽注射液（海脉素、血脉素）、琥珀贤明胶注射液（佳乐施、或称血安定）和氧化聚明胶注射液。氧化聚明胶注射液比前两种易对凝血功能产生影响，但对肾脏功能的影响较小。目前最常用4%琥珀贤明胶注射液，能增加血容量，防止组织水肿，稀释血液及改善微循环，并加快血流速度。

第十节　特殊疾病的输血

临床需要输血的患者，可能存在各种特殊情况。在制订输血方案时，应该根据具体病情需要和输血目的，在充分权衡输血利弊的前提下，选择合适的血液成分制品和剂量。

一、大量输血

（一）定义

大量输血的定义还没有统一标准，国外文献对大量输血的定义为，成人24小时内输注超过10单位红细胞悬液（1单位指450ml全血制备的红细胞），或24小时内输注血液制剂或制品超过自身血容量的1～1.5倍，或3小时内置换超过50%的自身循环血容量的血液制剂或制品，或输血速度大于1.5ml/（kg·min）。临床上，大量输血常见于快速失血超过机体代偿机制所致的失血性或低血容量性休克、大创伤、大出血、心血管大手术、急诊产科手术、肝移植等，主要包括以下情况。①以24小时为周期计算，输注血液量达到患者自身总血容量以上，也就是一次输血量大于2500ml；②3小时内输注血液量达到患者自身总血容量50%以上和需要输血大于150ml/min；③1小时内输入多于4单位红细胞制剂；④失血1.5ml/（kg·min）达20分钟以上。

以前大量输血常使用全血，以同时补充血容量和红细胞；现代使用血液成分，如浓缩红细胞、代血浆、新鲜冰冻血浆和浓缩血小板等。

考点提示　大量输血及适用情况。

（二）原则

由于患个体情况差异大，很难用确定的指标进行量化，因此，在制定大量输血方案时，应该注意以下原则。

1. 不宜大量输注全血，血液在储存过程中会产生许多有害的代谢产物，大量输注可能会发生不良反应。

2. 临床医生应根据临床出血、止血情况和有关实验室检查结果，确定需要输注的血小板、冷沉淀、新鲜冰冻血浆或其他凝血因子制品的时间和剂量。通常大量输血患者需要输注一个治疗量以上的浓缩血小板和若干单位的冷沉淀或新鲜冰冻血浆。

3. 术中有大量出血时，如果符合自体血液回输条件，可以进行自体血液回输处理。其治疗的优先顺序为：①补足血容量，以维持组织灌注和供氧；②治疗失血原因，使用适合的血液制品纠正凝血紊乱，控制出血。根据临床出血、止血情况和有关实验室检查，确定需要输注的红细胞、血小板、冷沉淀、新鲜冰冻血浆或其他凝血因子制品的时间和剂量。术中有大量出血时，如符合自体血回输条件，可选用自体血液回输机回输血液。

（三）血液制剂的选择

1. 新鲜全血 新鲜全血指室温下储存时间少于24小时或4℃下储存时间少于48小时的全血。新鲜全血含有较全的血液成分，而且储存损伤较少，有利于纠正患者的贫血和凝血功能障碍，提高大量输血患者的生存率。当前，全血的使用限于野战急救下的伤员治疗。现在由于温暖新鲜全血不易获取，在紧急情况下，献血者所献全血也无法进行输血前检测，因此限制了其在临床的应用。

2. 悬浮红细胞 红细胞的作用主要用于纠正贫血，提高携氧能力，保证组织供氧。对活动性出血患者，限制使用晶体液，紧急输注悬浮红细胞，可以快速缓解组织供氧不足的情况。红细胞输注适应证为Hb<70g/L和（或）HCT<0.21。Hb在（70~100）g/L和（或）HCT在0.21~0.30时，应根据患者的贫血程度、心肺代偿功能、有无代谢率增高及年龄等因素决定是否输注。对于合并严重心血管疾病的创伤患者、中度和重度颅脑损伤患者，当Hb<100g/L时可输注。对于术后的创伤患者，若存在胸痛、体位性低血压、心动过速且输液无效或充血性心力衰竭症状，当Hb<80g/L时可输注。

3. 血小板输注 大量出血本身损失大量血小板，在止血过程中又消耗许多血小板，再加上大量输入保存的全血、红细胞和大量输液可发生稀释性血小板减少。血小板的输注适应证为：①当血小板计数低于50×10^9/L时应考虑输注；②血小板在（50~100）$\times10^9$/L，可以不输；③血小板>100×10^9/L，可以不输；④对于创伤性颅脑损伤或严重大出血多发伤的患者，血小板应维持在100×10^9/L；⑤术中出现不可控制的渗血，或存在低体温以及血栓弹力图检测显示参数MA值降低时，提示血小板功能障碍引发的出血，此时，无论血小板计数结果，均需输注血小板。对于大量输血患者，应尽早输注血小板。

4. 新鲜冰冻血浆输注 新鲜冰冻血浆主要用于补充血浆蛋白和多种凝血因子，特别是一些不稳定的凝血因子。新鲜冰冻血浆的输注适应证为PT、APTT超过1.5倍参考值，或INR>1.5，特别是肝功能障碍的患者。对于大量失血，预计需要输注10U以上红细胞悬液的患者，推荐早期输注新鲜冰冻血浆。起始剂量10~15ml/kg，然后根据凝血功能和其他血液制品的输注量来决定进一步输注的剂量。

5. 冷沉淀输注 冷沉淀的作用为纠正纤维蛋白原和FⅧ缺乏。冷沉淀的输注适应证为：①对于患者出现微血管内出血，纤维蛋白原浓度低于0.8~1g/L；②当活动性出血明显，血浆纤维蛋白原低于1.5~2g/L或TEG表现为功能性纤维蛋白原缺乏时，建议输注冷沉淀。起始剂量为冷沉淀2~3U/10kg，对于70kg的成人而言，冷沉淀首次用量是15~20U。

6. 其他血液制品输注 在大量输血中，使用重组活化凝血因子Ⅶ（rFⅦa）具有明显的止血作用。对于肝功能障碍或维生素K缺乏的患者可应用凝血酶原复合物浓缩剂（PCC）以减少出血。

（四）注意事项

1. 大量失血患者实验室结果只是临床参考，要根据临床症状、体征、失血速度、失血量及时补充血液成分，尽早使用血小板、血浆和凝血因子可以有效降低患者死亡率。

2. 大量快速输注库存血液会引起患者低体温、酸中毒和凝血功能紊乱，会增加患者死亡率，因此，大量输血超过5U，输血速度大于50ml/min，新生儿溶血病的换血，要注意输入血液复温，血液加温要用专用加温器，加温后的血液尽快输注，不能再保存。

3. 大量输血要选用满足临床输血速度要求，并能过滤微聚体的输血器。

4. 大量输血要注意患者出现低钙血症，当循环血中钙离子浓度低于1.0mmol/L，及时补充钙剂。

（五）大量输血可能发生的问题

大量输血的不良反应和疾病传播与输全血及其他血液成分相同，但也有它的一些特殊问题，特别是凝血功能紊乱、枸橼酸盐中毒等。

1. 凝血功能紊乱 可能与低血容量、低血压和低灌注所引起的弥漫性血管内凝血（DIC）有关。

2. 枸橼酸盐中毒 在肝功能损害或肝循环机械阻塞、手术中门静脉或主动脉阻断，或在低温麻醉下的患者、新生儿换血时，可引起高枸橼酸盐中毒。

3. 高血钾和高氨血 常见的有尿毒症或有大量肌肉创伤合并肾功能不全的患者，应注意高血钾；对肝功能衰竭的患者应注意高血氨。

4. 低体温 快速输注大量冷血导致的。

5. 微聚物和肺微栓塞 微聚物通过普通滤网后进入血液循环，可散布到全身微血管，形成栓塞，此时，首先受害的是肺，肺的毛细血管被栓塞后引起低氧血症和呼吸衰竭。

6. 酸碱不平衡 血液在保存期中，由于乳酸生成和保存液含有枸橼酸，所以，大量输血很容易引起代谢性酸中毒。另一方面，由于枸橼酸盐被代谢时生成碳酸氢钠，因此，大量输血也可造成代谢性碱中毒。

大量输血的死亡三联症包括酸中毒、低体温和凝血功能紊乱，采用正确的大量输血方案可以降低死亡三联症，在输血过程中要对并发症保持警惕并及时处理。

二、肝移植患者输血

肝移植是治疗终末期肝病的最有效手段，如重型肝炎、肝硬化等是肝移植的主要适应证。肝移植是器官移植中最复杂的手术之一，手术中失血量大，因此，肝移植的输血常常是大量的多品种输血，而且大部分为术中输血，所以充分和适时的血液输注是保证手术成功的重要因素。

（一）术前备血

肝移植的输血量往往达到受血者的一个血容量，甚至3~5个或更多，其特点就是用血量大、个体差异性大。备血多少应根据受血者身体一般情况、残余肝功能、凝血功能状态、手术术式等诸多情况综合确定。一般情况下，肝移植术中输血国内采取预先准备要求供血者与受血者的ABO血型及Rh（D）是相合的。国外则大多用成分血，推荐使用浓缩红细胞、新鲜冰冻血浆及晶体溶液混合物，用快速输血设施静脉输入，其比例为4单位浓缩红细胞加2单位新鲜冰冻血浆再加晶体溶液200ml。现在，在供体紧缺的情况下，也进行ABO血型不相合的肝脏移植。

（二）合理应用成分输血

终末期肝病患者凝血、抗凝血和纤溶系统都受到不同程度的影响，表现出复杂多变的情况，包括血小板数量减少和功能异常、纤维蛋白原质和量的异常、依赖维生素K的凝血因子（FⅡ、FⅦ、FⅨ、FX）缺乏和功能受损、弥散性血管内凝血和原发性纤维蛋白溶解功能亢进等改变。多种血液成分的组合是肝移植输血的最佳选择，其数量视患者的临床状况、手术难易而定。在肝移植围术期，若血小板计数在50×10^9/L以上，血红蛋白在80g/L以上，PT、APTT在正常对照的1.5倍之内，纤维蛋白原在1.0g/L以上，无需进一步处理。

1. 新鲜冰冻血浆输注　接受肝移植的受者，常有多种凝血因子的缺乏，根据个体不同情况予以补充新鲜冰冻血浆，剂量为10~20ml/kg体重。

2. 单采血小板输注　对于肝移植患者，若血小板计数小于5.50×10^9/L需进行治疗性血小板输注，同时必须纠正其他引起出血的因素，如血容量不足、低体温和贫血等。

3. 红细胞输注　一般血红蛋白（Hb）小于70g/L以下时，即应考虑输血治疗。

4. 冷沉淀输注　冷沉淀主要含有纤维蛋白原、FⅧ、FXⅢ、纤连蛋白、血管性血友病因子五种成分，对纠正因纤维蛋白溶解功能亢进造成的严重渗血有较好的疗效，可以根据情况每次给予10U，必要时可以重复使用。

5. 其他血浆蛋白制品输注

（1）纤维蛋白原输注　由于合成减少及消耗增多，肝移植患者多有血浆纤维蛋白原（Fg）水平降低。Fg含量低于1.0g/L时，应开始给予补充纤维蛋白原制剂，一般每输入2g Fg，可提高血浆Fg 0.5g/L。

（2）凝血酶原复合物浓缩剂（PCC）输注　PCC含有依赖维生素K的凝血因子，即FⅡ、FⅦ、FⅨ、FX，其输注可改善患者血液的低凝状态。一般PT超过正常对照值的2倍时，可给予PCC 20U/kg体重。

（3）应用重组的活化凝血因子Ⅶ（rFⅦa）输注　rFⅦa在肝移植术中的应用机制是血管损伤局部组织因子暴露，rFⅦa可以与其形成复合物，该复合物在活化血小板表面通过激活FⅩ和FⅨ产生凝血酶。

英国输血协会规定：肝移植术中应通过输注单采血小板将血小板数量维持在（50~100）× 10^9/L；输注新鲜冰冻血浆（15ml/kg）将PT、APTT维持在正常对照的1.5倍以内；输注冷沉淀或纤维蛋白原制剂使纤维蛋白原维持在1.0g/L以上。

（三）注意事项

1. 肝移植围术期定期监测实验室指标　术前、术中、术后定期监测血常规、血气分析，电解质、凝血指标及中心静脉压等。及时、密切监测凝血指标的改变对于肝移植术中合理用血及成分输血起着重要作用。通过测定血细胞比容（HCT）指导红细胞输注，血小板计数指导血小板输注，PT和APTT指导新鲜冰冻血浆的应用，纤维蛋白原测定指导冷沉淀和纤维蛋白原制剂的应用，血栓弹力图全面监测凝血状态，指导新鲜冰冻血浆和血小板等的应用。

2. 肝移植术中应注意体温、酸碱平衡和电解质紊乱　体温过低可减慢凝血速度和凝血因子的合成，加快纤维蛋白溶解，引起可逆的血小板功能障碍并延长出血时间；低钙血症、酸中毒均可影响凝血功能。因此术中应注意维持体温和水电解质平衡。

3. 肝移植期间需适当补钙　肝移植期间需要大量输血，在无肝期柠檬酸代谢能力大大减弱；柠檬酸堆积和钙离子络合物增加，从而引起低血钙、血流动力学改变和心肌抑制，因此在肝恢复功能前，需适当补钙以避免低血钙发生。

4. 应用自体血液回输　目前肝移植手术普遍采用洗涤式自体血液回输，但肝脏肿瘤患者术中不宜采用自体血液回输。

5. 免疫性溶血肝移植患者发生免疫性溶血　是由受者的抗体与所输红细胞的抗原，或受者的红细胞抗原与供者器官起源的抗体之间发生反应所致。后者可发生于ABO血型不合肝移植，其中最常见的是接受O型肝脏的A型患者，供体来源的浆细胞可产生抗-A而导致移植后7~10天发生溶血。因此，对于这类肝移植患者，在外科手术期间或以后的输血支持中，应用与器官供者ABO血型相同的红细胞。

6. 肝移植生存率与输血的关系　肝移植术后并发症的增加以及生存率的降低与大量输血有关。输血量大的患者恢复慢，住院时间长；输血量越少，存活率越高；故减少输血是改善肝移植术预后的重要手段。

三、弥散性血管内凝血患者输血

弥散性血管内凝血（DIC）是一种发生在许多疾病基础上，由致病因素激活凝血及纤溶系统，导致全身微血栓形成，血小板及凝血因子大量消耗并继发纤溶亢进，引起全身出血及微循环衰竭的临床综合征。以血液中过量蛋白酶生成、可溶性纤维蛋白形成和纤维蛋白溶解为特征。通常将DIC的病理生理过程分为高凝血期、消耗性低凝血期和继发性纤维蛋白溶解亢进期三个时期。临床上常表现为广泛出血、休克、器官功能障碍、微循环障碍、多发性栓塞、微血管病性溶血性贫血以及原发病的临床表现。

DIC的治疗原则包括：①病因治疗，消除诱因：积极治疗原发病、消除诱发因素是终止DIC病理生理过程的最关键措施，对DIC治疗措施的正确选择有赖于对DIC原发病及其病理过程的正确认识；②抗凝治疗：阻止血管内凝血，抑制微血栓形成，肝素是当前最主要的抗凝治疗药物，适用于DIC早期、中期，禁用于晚期及原有出血疾病；③支持治疗；④替代治疗，由于DIC患者存在广泛的血管内凝血，大量凝血因子和血小板被消耗，因此必须补充相应的血液成分，包括输注血小板、新鲜冰冻血浆、冷沉淀、纤维蛋白原等。一般认为，在血液处于高凝状态时，不宜输血，因为这样会加重DIC的病程，如有必要应在肝素化的基础上进行。在高凝血期之后的消耗性低凝血期，在病因治疗和抗凝治疗的基础上应及时补充被消耗的血小板和凝血因子等血液成分，使其恢复或接近于正常水平。但是库存血超过一周则不宜用于DIC抢救，因为库存血中含有氯、钾及细胞碎屑，红细胞破坏后释放红细胞素，也有促凝作用。

（一）红细胞输注

当失血量超过自体血容量的20%~30%，血红蛋白低于80g/L或HCT小于0.24，同时伴明显的贫血症状或活动性出血时，无论DIC的病理过程是否得到控制，都可输注红细胞，以提高携氧能力，改善组织氧供。

（二）血小板输注

由于广泛的血管内凝血，血小板被大量消耗，当血小板计数低于50×10^9/L时，应在肝素充分抗凝的基础上输注血小板。如果病因尚未去除，输注的血小板剂量宜适当加大。一般成人最少输注一个治疗量的单采血小板，每日或隔日1次。

（三）新鲜冰冻血浆、冷沉淀输注

新鲜冰冻血浆、冷沉淀在补充凝血因子的同时提供了更多的血液凝固基质，有加重血管内凝血、促进DIC发展的可能，因此应在充分抗凝的基础上方可使用。消耗性低凝期是补充新鲜冰冻血浆或冷沉淀的最佳时机，应动态观察DIC实验室指标变化和充分了解临床症状变化的情况下，选择适当时机输注这些血液成分。

（四）抗凝血酶浓缩剂输注

抗凝血酶可以中和过多的凝血酶，阻断或调节血管内凝血过程。肝素的抗凝作用就在于能增强抗凝血酶的生物活性。当抗凝血酶水平下降到正常值的50%以下时应补充抗凝血酶浓缩剂，否则影响肝素的疗效。

（五）其他血浆蛋白制品输注

在DIC的综合治疗中，凝血酶原复合物浓缩剂（PCC）的应用极为有效，为观察治疗效果，应定时监测FⅡ、FⅦ、FⅨ、FⅩ的活性，并依据检测的结果予以及时调整药物剂量。另外，还可应用活化蛋白C制品等。

总之，DIC是一种复杂的病理过程，临床表现多样，去除诱因、治疗原发病是关键措施，根据临床表现恰当给予输血治疗和应用肝素对其有非常明显的疗效，是目前广泛应用的治疗方法。

四、新生儿及婴幼儿患者输血

新生儿期的贫血最常见的是溶血性贫血和失血性贫血。溶血性贫血多为同种免疫性溶血，此时输血对血型的选择较为特殊。新生儿失血性贫血可以发生在产前、产时或产后，既可以是急性也可以是慢性。产前失血的原因主要为胎儿-胎盘或自发性胎-母的出血；产时失血多因产钳夹脐带前新生儿处在高于胎盘的位置，致血液回流入胎盘。产后失血则为产伤所致的新生儿体内出血。

成熟新生儿的血容量约为85ml/kg，早产儿为100ml/kg，总血容量为250~300ml，故新生儿对失血特别敏感。失血量若大于40ml则有可能出现失血性休克。因此，决定新生儿和婴幼儿输血应十分谨慎，原因是：①新生儿及婴幼儿的循环血容量少，对血容量的变化和低氧血症等的调节功能尚未完善，因此控制患儿出入量平衡、掌握输血剂量是临床输血或换血治疗的关键；②新生儿循环血液中可能含有母体的某些IgG类血型抗体，除常见的IgG类抗-A、抗-B等抗体外，还可能有意外抗体；③婴幼儿体温调节差，即使较小剂量的输血也不能忽视控制输血温度；④婴幼儿对高血钾、高血氨、低血钙、代谢性酸中毒等十分敏感；⑤婴幼儿免疫机制不健全，发生输血相关性移植物抗宿主病

（TA-GVHD）概率高，特别是选择近亲供者血液时风险更高；⑥由于新生儿HbF含量高，2，3-DPG含量低，红细胞与氧的亲和力大，Hb需维持在相对较高水平才能满足生理需求；⑦红细胞上的血型抗原较弱，血清中抗体效价低，判定血型要用高效价标准血清。3个月内婴儿不需做反定型；⑧新生儿生理性贫血，这种贫血呈自限性，一般不需治疗。

患儿输血的一次输入量及速度必须根据患儿年龄、体重、一般状况、心肺肝肾功能、病情、输血目的等因素综合考虑决定。由于患儿的输血量少，可将一名献血者的血分装成几袋，分次输给同一患儿，以减少输血不良反应和不必要的浪费。输血时，输血量可按下列公式计算：

$$\text{输血量}(\times 100\text{ml})=\frac{[\text{预期Hb值}(\text{g})-\text{测得值}(\text{g})]\times 0.9\times \text{体重}(\text{kg})}{\text{输入血每100ml含Hb量}(\text{g})}$$

注：0.9为血容量的百分比。

输血指征：①急性失血，有血容量不足表现，如苍白、心率>160次/分、收缩压<50mmHg、Hb<100g/L、Hct<0.40；②慢性失血，出生后一周内HCT<0.30、心率>160次/分、心脏扩大；③如有病情危急或休克来不及配血者，应先输5%白蛋白20ml/kg补充血容量，然后再输浓缩红细胞。在输注时应小剂量输注：红细胞制剂10~15ml/kg，提高血红蛋白20~30g/L；新鲜冰冻血浆10~15ml/kg提高凝血因子水平为15%~20%；单采血小板5~10ml/kg，提高血小板数50×10^9/L；冷沉淀1~2U/10kg，提高纤维蛋白原60~100mg/dl。

（一）红细胞输注

大多数新生儿输血是小剂量包装的制品，在选择红细胞制剂时，应尽可能选择库存时间短、去除白细胞的红细胞制剂。若是ABO溶血症的患儿，在两周内应输入ABO同型或O型的洗涤、辐照处理的红细胞；应尽可能选择能滤除微聚体的输血器，输注红细胞前应进行复温处理；不宜选用全血。

适用于小剂量红细胞输注：①与急性出血相关的休克；②抽血使急性患儿失血总量在10%以上；③患严重心、肺疾病的急性患儿且血红蛋白浓度低于120g/L；④血红蛋白浓度低丁70g/L且有贫血的临床症状。

（二）血小板输注

浓缩血小板的输注主要用于骨髓血小板生成障碍、弥漫性血管内凝血（DIC）和同种免疫性血小板减少性紫癜。但对母亲患特发性血小板减少性紫癜（ITP）所致的新生儿血小板减少，则不宜输注。这主要是由于ITP血小板抗体对所有血小板均有广泛的对抗性，造成输入的血小板迅速破坏，故止血效果差。

新生儿期血小板输注的血型选择：①宜选择ABO和Rh血型完全相同的单采血小板，若Rh阴性血小板不可得，则Rh阴性患儿在使用Rh阳性血小板的同时，应立即肌注抗-RhD免疫球蛋白；②宜首选单采血小板，单采血小板中白细胞、红细胞残余量低，纯度高，可避免因HLA不相合所致的输血反应，可将同一供者的血小板分装，分次输给同一患儿以减少输血风险。

（三）新鲜冰冻血浆或普通冰冻血浆输注

在维生素K依赖因子（FⅡ、FⅦ、FⅨ、FⅩ）缺乏所致的新生儿出血，在出现有威胁生命的出血时，可选用新鲜冰冻血浆或普通冰冻血浆治疗。

五、老年患者输血

老年人内科疾病、手术等需要输血的情况并不少见，而老年随年龄的增长伴有脏器功能低下，尤其是心血管储备力与抗感染力的减退，以及肾功能低下等潜在不利因素多于成人。故要严格掌握老年患者的输血适应证，输血应尽量少用库存血，宜用新鲜血或近期血为好。输入储存时间长的库存血，可加重原有代谢紊乱。这是由于血液储存后，血浆的尿素（BUN）、肌酐（CRE）、钾和乳酸盐含量均会增高，又由于老年人肾功能逐渐减退，血浆中尿素（BUN）、肌酐（CRE）、钾浓度会比年轻人相对增高，pH常下降，输入库血，可使原有代谢紊乱更加严重。因此，每次输血量需按病情、输血目的和心功能而定。原则上能不输者则不输；能少输者不多输；能多次输注者不一次输，以多次少量为原则。每日输血量以不超过350ml为宜。输血速度宜慢，以1ml/min为宜（<1.5ml/kg·h）。输血过程中严密观察患者的症状、心率、呼吸、颈静脉充盈及肺部啰音等变化。

对于大多数冠状动脉旁路搭桥术后的患者，可考虑血红蛋白浓度<80g/L时才给予输血，但伴有左心室肥大、低心排出量、难控制性心动过速或持续性发热等情况除外。老年患者伴心功能不全如出现下列情况可考虑输注合适的红细胞制剂：①合并各种原因引起的消化道大出血、呼吸道大咯血、术中或心血管检查后失血，需紧急输血补充血容量和红细胞，以防止休克发生，保护重要脏器功能；②合并严重慢性贫血（血红蛋白<60g/L）；③冠心病心绞痛合并严重贫血；④贫血性心脏病；⑤各种心脏外科手术。

第十一节　自体输血

自体输血技术是指采集某一个体的血液和（或）血液成分并予以保存，或当其处于出血状态收集其所出血液并做相应处理，在其需要时实施自我回输的一种输血治疗方法，是一种安全、经济、合理、科学和有效的输血方式。

自体输血技术优点包括以下几项。

（1）节约血液资源。

（2）避免肝炎、艾滋病、梅毒、疟疾等经血液传播的疾病。

（3）避免同种异体输血产生的同种免疫反应，如非溶血性发热反应、过敏反应、溶血性输血反应、输血相关性移植物抗宿主病（TA-GVHD）、输血相关性急性肺损伤等。

（4）解决稀有血型或者疑难交叉配血供血困难问题。

（5）避免异体输血前检查失误引起的差错事故。

根据自体血液采集方式不同，自体输血技术主要包括贮存式、稀释式和回收式自体输血三种方法（图9-1）。

考点链接　自体输血技术的三种方法。

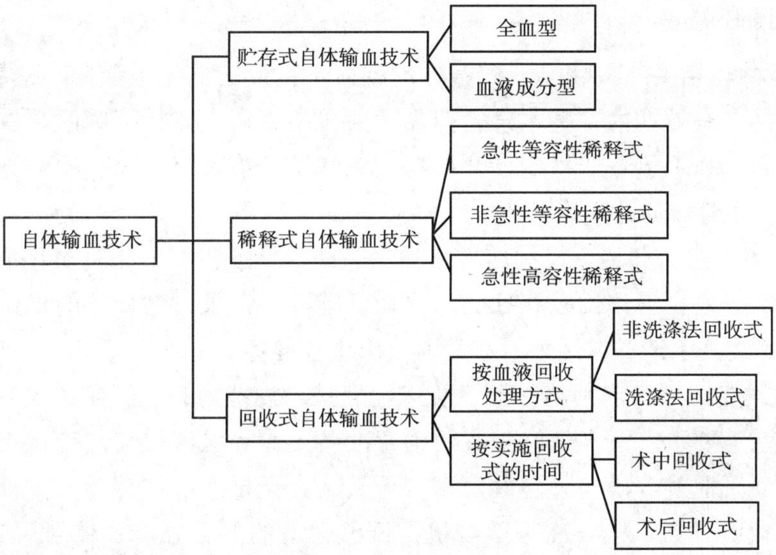

图9-1　自体输血技术分类

一、贮存式自体输血技术

贮存式自体输血技术是指，在患者择期手术前采集患者的血液或血液成分进行适当保存，当术中患者需要施行输血时，将其预先采集并贮存的血液或血液成分进行回输，以达到输血治疗的目的。造血干细胞采集贮存也是一种贮存式自体输血技术。术前多次自体采血还可刺激骨髓造血功能，增加红细胞生成。

贮存式自体输血技术依据采集血液种类的不同，分为全血型与血液成分型两类，血液成分型贮存式自体输血技术又可以根据成分的不同分为红细胞型、血浆型和血小板型。

（一）适应证和禁忌证

1. 适应证　贮存式自体输血适用于大部分外科择期手术患者，要求从决定在手术中应用贮存式自体输血到实施手术之前要有充裕的时间。患者身体一般情况良好，Hb>110g/L或HCT>0.33，儿童或年龄超过70岁的老人，应慎重考虑。贮存式自体输血适用情况如下。

（1）大部分全身状况良好，准备行择期手术而预期术中出血多需要输血的手术患者。

（2）体内含有多种红细胞不规则抗体而致血液交叉配血试验不合的患者。

（3）既往多次同种输血或曾有严重同种异体输血不良反应病史者。

（4）稀有血型患者。

（5）因宗教信仰或其他原因不接受同种异体血输注的患者。

2. 禁忌证

（1）有心、肺、肝、肾等重要器官功能不全者，如主动脉狭窄等。

（2）有细菌性感染或正在使用抗生素的患者。

（3）有献血反应史及曾发生过迟发性昏厥者或有活动性癫痫病史者。

（4）有贫血（Hb <110g/L或HCT<0.33）或出血倾向的患者。

（5）有红细胞遗传缺陷性疾病的患者。

（6）一般情况下，儿童体重低于（30~40）kg不适合采血，孕妇应避免在妊娠前3个月和第7~9个月间采血。

（二）采血前的准备

1. 采血器材与相关急救物品 配备处理献血不良反应的急救药品与器材并定期检查，保证药品与器材在有效期内。基本急救药品主要包括强心、升压、呼吸兴奋、抗过敏、镇静、扩容等药品；基本急救器材包括开口器、氧气瓶、输氧套管、一次性无菌静脉输液器及输液针、无菌注射器及针头等。

2. 采血环境 采血环境、设施应严格按《医院消毒卫生标准》Ⅲ类环境标准执行定期清洁、消毒，每个采血工作位应有独立的采血、留样、记录、贴标签的操作设施和缜密流程。医护人员着装及手消毒参照外科手术前要求进行准备。

3. 采血者准备 采血者严格按照《临床输血技术规范》和《医院感染管理规范》以及《消毒技术规范》要求，认真做好采集前消毒准备工作和血液采集，确保患者的安全。采血前检查一次性采血袋，确保外包装严密、无破损、无霉变，在使用有效期内；开启、检查并校正采血仪；开启、检查高频热合机，调整合适的热合强度；核对患者的基本信息；检查《自体输血治疗知情同意书》《贮存式自体输血申请单》《贮存式自体输血征询表》等相关文件，确认主管医生及患者签名和拟采血量，在采血袋上明确标注。

4. 患者准备 自体输血前需征得患者同意，完成相关文件流程。采血前一晚避免饮酒和过饱进食，不吃高脂肪、高蛋白食物，不过度疲劳，保证充足的睡眠。采血部位应无畸形、损伤、炎症、皮疹、瘢痕及其他不适于做局部穿刺的疾病。衣着宽松，避免在采血的时候引起手臂血肿。认真做好消毒工作。采血前需对患者一般情况进行评估，制定采血计划。

（三）血液采集

1. 剂量 每次采血量不超过500ml或者自身循环血量的10%~12%，通常成人每次200ml或400ml，若患者体重小于50kg，则参考公式：采血量=400ml×体重（kg）/50（kg），采血频次间隔至少3天，大多每周2次，连续3周，并最好在手术前3天停止采血；儿童每次最大采血量为8ml/kg（体重），每周采血1次，最好在手术前1~2周停止采血。

2. 操作 应按照无菌技术操作规程进行静脉穿刺。静脉穿刺成功后，立即保持静脉穿刺点与血袋的落差并启动采血仪，注意采血全过程血液和保存液充分混匀。保持针头位置稳定，血流通畅，固定针头位置，用敷料保护好穿刺点。嘱献血者间断做松手、握拳动作，以保持血流畅通。对血流不畅者，应及时调整针头位置，以防采血中断。当血量达到采集要求时，嘱患者松拳，松开止血带，用止血钳夹住针柄后导管，用消毒棉球按压穿刺点上方，拔除针头，按压片刻至无出血。如需第二次穿刺，须征得患者同意并更换手臂，使用新的采血袋重新穿刺采血。若采集200ml血液的时间大于5分钟或采集400ml的血液大于10分钟，确保血袋中血液与保养液充分混匀，防止血液凝块，该血液应特殊标识。

采血过程中做好患者护理，与患者进行交流，注意观察患者的面色、表情，如发现患者面色苍白、恶心呕吐、出冷汗等异常情况或发生局部血肿、针头阻塞时应立即终止采血，会同主管医生及时采取相应措施。

3. 采血后处理 血液采集结束后，再次核对患者信息并予以登记，将已采集血液的血袋导管进行热合，同时将导管内的血液移入标有患者姓名、病区、床号及住院号等基本信息的相应试管内，供血型复检。输血科医生在患者采血记录单上记录采血开始和结束时间、血液采集量、患者基本情况，患者签字确认情况后移交。采血后，医护人员应及时清理采血区域并做好消毒处理。

（四）注意事项

1. 自体输血前须制定完善的采血计划，估计手术用血量与储血量、根据患者基本情况制定采血方案、决定是否需要使用促进红细胞生成药物等。如果手术临时改期，将严重影响血液采集贮存。

2. 每位自体输血者必须有病史详细记录，包括现病史和既往病史、传染病史及重要脏器体检、实验室检查及辅助检查结果。

3. 严格按照《临床输血技术规范》《医院感染管理规范（试行）》等进行无菌操作以确保患者的安全。严格执行操作规程和核对制度，每次采血前认真核对各种记录，常规检验患者血红蛋白浓度（Hb）和血细胞比容（HCT）、血清铁、总铁结合力、血清铁蛋白等，不符合采血标准者应暂缓采血，同时鉴定患者的ABO和RhD血型，不规则抗体筛查，以备患者特殊情况下使用同种异体血。

4. 在血袋上写明自体献血者姓名、住院号、科室、床号、采血时间、有效期，确证无误后，输血科工作人员、护士、主治医生、自体献血者必须同时在血袋上签名，血袋标签与异体血液标签应有醒目的区分，标有“自体输血”字样，储存于输血科专用冰箱，血液不可转让给他人使用。

5. 建议口服铁剂治疗，以有利于采血过程中红细胞生成；儿童采血后铁剂按2mg/kg补充，有条件者可同时应用重组人促红细胞生成素，或出现胃肠道不良反应而停用铁剂治疗者应改用重组人促红细胞生成素。促红细胞生成素虽可提高血红蛋白含量，但费用有所增加，且有一定的不良反应，因此英国国家血液中心等并不推荐使用。

6. 采血后嘱患者平卧半小时以上，忌猛起身猛抬头，可口服糖盐水500~1000ml，嘱患者在手术前多食营养食物，高热量饮食，有明显不适表现者应静滴平衡盐液或生理盐水，输液量一般为采血量的2~3倍。

7. 需要用血回输时，医护人员凭取血凭证到输血科（血库）取血，双方认真核对患者与血袋上的信息，二者必须完全一致并签名确认。为保障患者手术安全，采集血液3天后方可实施手术，输血时由经治医师负责输血过程的医疗监护。

8. 患者知情同意，签署自身输血同意书，经治医师须与患者及家属说明情况，包括自身输血目的、过程、危险性和可能出现的并发症等，以及可能出现的不可避免的意外原因（冰箱故障、污染、有异物、凝块、过期等）而需放弃自身血液。

二、稀释式自体输血技术

稀释式自体输血技术是20世纪60年代发展起来的一项输血技术，指通过补充晶体液和胶体液降低单位体积血液中的血细胞浓度，使在等量的外科出血情况下，减少血液有形成分丢失，即减少出血量。稀释式自体输血技术具备以下特点。

（1）用血成本降低　稀释式自体输血省去了复杂的血液处理程序和保存手续，降低每单位血量医疗费用。

（2）安全性增高　一般情况下抽取的血液不需要进行储存，避免了在血液储存过程中由于管理失误造成的风险。

（3）回输血液符合生理特点　抽取的患者血液仅在室温下短暂保存后回输，能有效保护血小板和凝血因子的活性，且红细胞中2，3–二磷酸甘油酸（2，3–DPG）含量正常，钾含量不高，是可能获得的输注血液中最符合生理特点的血液。

（4）改善微循环灌注　降低受血者血液黏滞度，改善手术时微循环灌注，增加组织摄氧量。血液稀释后，动脉氧含量下降，血液黏滞度降低而引起血流动力增大。

由于红细胞数量可反映血液主要成分比例，故通常血细胞比容（HCT）来描述血液稀释程度，血液稀释程度分为五级，见表9–2。

表9–2　血液稀释程度分级

血液稀释程度	HCT
轻度	>30%
中度	30%~20%
中深度	20%~15%
深度	15%~10%
极度	<10%

稀释式自体输血技术一般分为急性等容性稀释式自体输血、急性非等容性稀释式自体输血、急性高容性稀释式自体输血三种。

考点提示　稀释式自体输血技术三种形式。

（1）急性等容性稀释式自体输血　是指在患者麻醉后开始手术前，采集一定数量血液在手术室常温保存，并用等容量的晶体液和（或）胶体液补充循环血容量，使血液稀释以减少术中血细胞丢失量。手术结束止血完全后，将之前采集的血液回输到患者体内。在美国，急性等容性稀释式自体输血已被用做全髋置换的标准治疗方案。

（2）急性非等容性稀释式自体输血　在麻醉前采集患者全血，采集量为循环血容量的10%~15%，随后快速补充约2倍采血量的晶体液和胶体液（1∶2），以达到稀释血液的目的，采集的血液在需要时回输。急性非等容性稀释式自体输血多用于避免前负荷过大造成急性左心衰。

（3）急性高容性稀释式自体输血　是指不采集自体血液，仅在术前快速输注一定量的晶体液和胶体液，使机体血容量维持在超过基础血容量的20%左右，术中的出血用等量的胶体液补充，尿液、呼吸损失的水分、皮肤与手术野蒸发的水分用等量的晶体液补充，使手术过程中血容量始终维持在相对高容的状态，以降低HCT，减少术中红细胞的丢失，使手术中实际出血相对减少。此法操作简便，效果突出，在国内外使用越来越多。

（一）适应证和禁忌证

1. 适应证　评估采取稀释式自体输血的关键因素是患者对低红细胞容量的耐受能力，一般要求如下。

（1）年龄在65岁以下，无心、肺、肝、肾功能异常。

（2）Hb ≥ 110g/L，HCT ≥ 0.33，PLT ≥ 100×10^9/L，血小板功能正常。

（3）术前估计失血量 ≥ 400ml，稀有血型且备血困难、因宗教信仰而拒绝异体输血、产生不规则抗体或可能产生不规则抗体且须行手术治疗等各类疾病，均是稀释式自体输血的适应证。

2. 禁忌证

（1）严重贫血，HCT<0.30、PLT $\leqslant 50\times10^9$/L或血小板功能异常。

（2）局部感染及有菌血症可能患者、出凝血系统疾病。

（3）有严重内脏疾病或功能不全，如肾功能衰竭者、肝功能衰竭者、心肌梗死等，但该脏器需要手术治疗时适当除外。冠状动脉搭桥术不是稀释式自体输血的绝对禁忌证，除非患者有不稳定性心绞痛或左冠状动脉主干病变等。

（4）老年或小儿患者应慎重考虑是否采用稀释式自体输血，70岁以上老年人因重要器官退化、功能减退、机体代偿能力下降，如实施中度以上的血液稀释可能会使重要器官发生缺血性损害，但这一禁忌不是绝对的，应根据患者全身情况和医疗监护条件等而定；儿童因体重小、血容量少等因素，一般不考虑稀释式自体输血。

考点提示　稀释式自体输血技术适应证和禁忌证。

（二）准备与实施

稀释式自体输血的血液采集场所为手术室，手术室的环境应能够满足开展手术的一般要求。

1. 采血剂量　以急性等容性稀释式自体输血为例说明。血液采集量理论计算公式：

$$V=2V_0(H_0-H_f)/(H_0+H_f)$$

注：V——血液采血量；

V_0——血液采集前患者血容量；

H_0——血液采集前患者血细胞比容值；

H_f——血液采集后期望血细胞比容值。

体外循环心血管手术患者血液采集量理论计算公式：

$$V=[0.7W(H_0-H_i)V_0H_i]/H_0$$

注：V——血液采集量；W—患者体重；

V_0——血液采集前患者血容量；

H_0——血液采集前患者血细胞比容值；

H_i——体外循环时的最佳血细胞比容值。

血液采集前患者血容量V_0，为成年男性或儿童体重W的7%（L/kg），为成年女性体重W的6.5%（L/kg）。

临床实际血液采集量除上述的理论值计算外，还应参照患者年龄、主要内脏（心、肺、肝、肾）功能以及手术类型确定。最大稀释限度为稀释后HCT为0.20，Hb为65g/L。

2. 稀释液的选择与应用　血液稀释是指在采集血液的同时，应用晶体、胶体液进行容量补充。根据液体的性质，血液稀释液一般分为晶体液与胶体液。临床常用的晶体稀释液为生理盐水、5%葡萄糖液、乳酸钠林格液、乳酸钠林格葡萄糖液、乳酸钠林格山梨醇液等。常用的胶体稀释液有羟乙基淀粉、右旋糖酐、血浆、明胶、5%白蛋白液等。胶体液与晶体液特点见表9-3。

表9-3 晶体液与胶体液特点比较

	优点	缺点
晶体液	价格便宜、对凝血、肝肾功能基本没有影响、快速补充血容量	扩容效果差、大量晶体液会致组织间液增多引起组织水肿、价格较贵
胶体液	扩容效果强、迅速纠正血容量不足	有传播血液疾病的风险、人工胶体副反应大、增扩血容量太快引起颅内高压

3. 采集方法 以急性等容性稀释式自身输血为例说明。

（1）血液采集 在麻醉后，待患者病情稳定，手术尚未开始时采血。按采供血机构采血方法进行无菌操作，选择两条较粗的静脉，用16G穿刺针穿刺。采血速度以动脉血压、心电图监护维持正常为条件，成人按20~40ml/min的速度抽取血液。血液收集于枸橼酸钠葡萄糖（ACD）保存血液袋中，在室温下保存备用。若手术时间较长也可置4℃冰箱保存。采血量根据患者的体重、HCT及预期的失血量确定。身体状况较好的患者可采血达全身总血容量的20%~30%。

（2）血液稀释 采血时要输入等量的胶体液和晶体液，以使血容量维持正常，根据不同病情选用不同稀释液。血液稀释度以HCT为观察指标，一般以HCT不低于0.25为适度。

（3）血液回输 手术后期，患者出血量超过600ml时，以相反顺序回输自体血液，即先输最后放出的稀释血，最先放出的血富含红细胞、血小板和凝血因子，所以应留置在手术将结束时回输，以增加红细胞量，减少手术后出血。

（三）注意事项

1. 一般情况下采集的血液置于手术室室温保存即可，若手术较大估计6小时之内血液不能回输，应置于贮血专用冰箱保存。

2. 在麻醉状态下，肌肉松弛剂的作用可使外周循环系统扩张，因此一定要注意补充液体维持有效循环血容量。

3. 当收缩压过低时，应输注血浆替代品或白蛋白补充循环血容量，同时给予利尿剂防止肾功能障碍。为促进机体恢复，应在采血后数日内给予铁剂。

4. 在对患者行稀释式自体输血时应注意安全，特别是无症状缺血性心脏疾病患者。

（1）急性血液稀释，血细胞比容急性显著性减少，会导致血流动力学不稳定，患者容易并发心肌缺血。采血（放血）速度过快可引起血压下降，甚至出现低血容量性休克。

（2）放血与输液不同步可引起心肌缺血导致心律失常。

（3）输液量过多可因心脏负荷过重而发生急性肺水肿。

5. 实施血液稀释首先要始终保证血容量正常或略微增高，保持尿量满意（每小时超过50ml）是血容量补足的指标；需在实施过程中监测其他指标，如心电图、血气分析、皮肤温度和色泽，以及收缩压和舒张压。

三、回收式自体输血技术

回收式自体输血技术是指，在患者手术过程中将患者在手术中或创伤后流失在术野或体腔内无污染的血液，进行回收、抗凝、滤过、洗涤等处理，再回输给患者的一种输血方法，是目前临床应用最简单、最广泛的自体输血方式。可依据失血的多少按比例将术中损失的红细胞通过清洗处理再回输给患者。理论上，本法可收集、处理和回输全部血液。因此，当发生大量失血或者大量失血后输血成本过高时，本法是首选方案。血液回收必须采用合格的设备，回收处理的血必须达到一定的质量标准。体外循环后的机器余血应尽可能回输给患者。

回收式自体输血技术按血液回收处理方式分类可分为非洗涤法回收式自体输血、洗涤法回收式自体输血，按回收处理时间分类可分术中回收式自体输血、术后回收式自体输血。

（一）适应证和禁忌证

1. 适应证　适用于估计有大量出血的手术或已患贫血且有可能需要输血的手术，如创伤外科手术的大血管损伤、肝脾破裂、脊柱外伤，心血管手术中的动脉瘤切除术或肝脏、脾脏切除术中短时间内大量出血，矫形外科的脊柱侧弯矫正术、椎体融合术、髋关节置换术，器官移植术，妇产科异位妊娠破裂大出血等，除禁忌证以外的手术疾病均可为其适应证。

2. 禁忌证

（1）细菌污染　腹腔脏器破裂、感染伤口、菌血症、败血症、开放性创伤超过4小时的积血、非开放性创伤在体腔内超过6小时的积血、术中其他污染（消毒液、创面有外用药物等）。

（2）严重溶血　发生严重溶血时，严禁使用回收式自体输血。

（3）恶性肿瘤　肿瘤手术中失血是否能回收尚存争议，理论上回收式自体输血可能引起肿瘤的血行播散，但近年研究表明一定的剂量放疗可杀死肿瘤细胞，不增加其血型播散风险。如果肿瘤较大，有骨髓转移和血液转移，并有淋巴结肿大者，应视为禁忌。

（4）剖宫产术　剖宫产手术中使用回收式自体输血尚未广泛开展，主要由于血液被羊水污染有导致羊水栓塞的可能性，但目前新型的血液回收机可以清除羊水中的组织因子，多与白细胞滤器配合使用。

（5）感染性疾病患者　HIV、乙肝、丙肝等感染性疾病患，对操作者有污染的可能性，不适合使用回收式自体输血。

考点提示　回收式自体输血技术适应证和禁忌证。

（二）准备与实施

1. 血液回收前的准备　根据患者情况制定方案，完善相关检查，签署《自体输血治疗知情同意书》，与患者及家属充分沟通，检查回收式自体输血设备，按标准操作程序准备消耗材料、药品以及监测设备。

2. 操作步骤　目前回收式自体输血多用自体血液回收机完成。以洗涤式自体输血为例，简单介绍操作步骤。自身血液回输简易流程见图9-2。

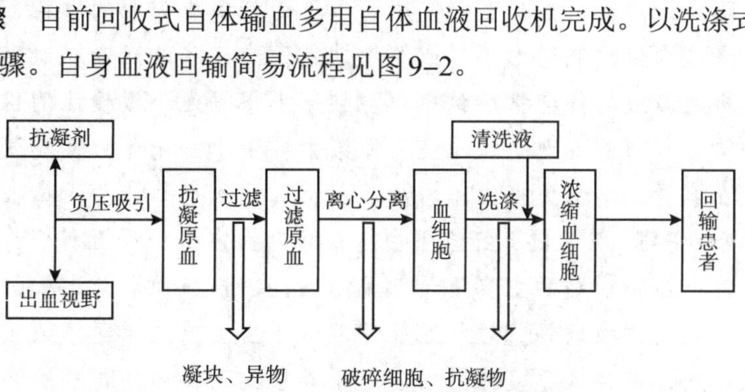

图9-2　自身血液回输简易流程

（1）收集血液　血液伴随抗凝剂负压吸引进入储血罐，真空吸引不能超过150mmHg，以免红细胞在吸取过程中变形破坏，产生溶血，游离血红蛋白水平上升，影响回收率。

（2）洗涤和回收　贮血罐内血液大于800ml时，血液回收机进入离心、分离及清洗程序，将所得细胞（红细胞、白细胞、血小板）离心浓缩于处理容器泵入到储血袋中，每次250ml左右回输给患者，清洗液、抗凝剂、游离血红蛋白、细胞碎屑等则从处理容器中分离到废液袋内。

（三）注意事项

1. 血液回收必须采用合格的设备，操作时严格遵守操作规程，术中回收操作应严格执行无菌操作规范，回收处理的血必须达到一定的质量标准。

2. 体外循环后的机器余血应尽可能回输给患者，术中处理的血液不得转让其他患者使用。

3. 应用洗涤式自体输血法，回收血液时间相对长，在洗涤过程中血小板、凝血因子、血浆蛋白等基本被清除，大量回输洗涤红细胞有可能造成稀释性凝血功能障碍如PT延长等，需同时输新鲜血浆，甚至补充血小板和凝血因子，以免发生凝血障碍，导致术后渗血。

4. 术中快速回收处理的血液若未经洗涤处理，其中含有抗凝剂，故应根据抗凝剂使用的剂量给予相应的拮抗剂。术中回收处理的血中若残留血红蛋白（特别是快速回收处理的血液），应视血红蛋白残留量给予相应的治疗。

5. 血液处理后的洗涤浓缩红细胞悬浮于生理盐水，应尽快输用；若暂不回输，按照美国血库协会（AABB）的保存时间标准：室温下（20~24℃）冷藏保存，不超过6小时，若超过6小时，应置于储血专用冰箱（1~6℃）不得超过24小时。

6. 外伤后被细菌污染的血液回收使用导致败血症的可能性很大，行术中回收式自体输血的患者术后应常规使用抗生素。

7. 原则上回收的自体血应在手术结束后及时输完，未能及时输注的可带回病区，但应跟护士交班。回输时应使用标准的输血滤器，因回输袋内含有空气严禁使用加压输注。在麻醉记录单上记录回输时间、回输量、不良反应。

本章小结

全血在临床输血治疗上已很少直接使用，多作为制备成分血的原料。红细胞输注适用于循环红细胞总量减少致运氧能力不足或组织缺氧而有症状的患者。血小板输注主要用于预防和治疗血小板数量或功能异常所致出血。临床上根据血小板输注的目的不同，将其分为治疗性血小板输注和预防性血小板输注。血浆主要用于补充先天性或获得性凝血因子缺乏，仅用于扩充血容量、增加免疫力、增加营养、加快愈合等均为无指征输注。冷沉淀主要含有纤维蛋白原、FⅧ、FⅩⅢ、纤连蛋白、血管性血友病因子五种成分，可用于治疗相应凝血因子缺乏症。白蛋白制品主要用于低蛋白血症、扩充血容量、大面积烧伤、血浆置换、体外循环、新生儿溶血病等。静脉注射免疫球蛋白主要用于免疫缺陷性疾病、感染性疾病及非感染性疾病；特异性免疫球蛋白应用于某些细菌性、病毒性感染及抑制一些原发性免疫反应。凝血因子浓缩制剂可用于先天性或获得性凝血因子缺陷性疾病。自体输血技术可分为储存式自体输血、稀释式自体输血和回收式自体输血三种。

（孟凡萍）

扫码"练一练"

习　题

一、单项选择题

1. 临床应用的红细胞制剂种类较多，不包括的制剂是

A．浓缩红细胞　　B．少白细胞红细胞　　C．洗涤红细胞

D．辐照红细胞　　E．少血小板红细胞

2. 输血的适应证不包括

A．出血　　B．严重贫血　　C．严重感染

D．高蛋白血症　　E．凝血障碍

3. 血浆输注的适应证不包括

A．凝血因子缺乏　　B．肝功能衰竭伴出血　　C．血浆置换

D．增强免疫力　　E．抗凝药物过量者

4. 血小板输注的适应证不包括

A．血小板数量减少　　B．脾功能亢进引起的血小板减少

C．弥散性血管内凝血　　D．血小板功能异常

E．血小板无力症

5. 洗涤红细胞最常用于

A．因输血而发生严重过敏的患者

B．反复发热的非溶血性输血反应的患者

C．慢性贫血的患者

D．心功能不全的患者

E．预防输血传播性疾病

6. 有免疫缺陷或免疫抑制患者的输血，应输注哪种红细胞制品

A．浓缩红细胞　　B．少白细胞红细胞　　C．洗涤红细胞

D．辐照红细胞　　E．悬浮红细胞

7. 普通冰冻血浆中缺乏哪种凝血因子

A．Ⅰ因子　　B．Ⅱ因子　　C．Ⅲ因子

D．Ⅳ因子　　E．Ⅴ因子

8. 冰冻红细胞解冻后应及时输注，保存时间不得超过

A．4小时　　B．6小时　　C．8小时

D．24时间　　E．48小时

9. 冷沉淀凝血因子输注适应证不包括

A．血友病A　　B．血管性血友病　　C．血友病B

D．DIC　　E．凝血因子Ⅷ缺乏症

10. 关于成分输血的叙述，不正确的是
A. 其原则是只给患者输注其需要的血液成分
B. 提高输血治疗效果
C. 可以节约血液资源
D. 不利于选择各种血液成分的保存条件
E. 减少输血传播病毒的危险
11. 下列各项不是贮存式自体输血适应证的是
A. 避免分娩时输异体血（如剖腹产）的孕妇
B. 有严重输血不良反应病史者
C. 边远地区供血困难或经济困难，而预计术中又需要输血者
D. 不能耐受失血的严重心血管疾病患者
E. 稀有血型或曾经配血发生困难的患者
12. 下列关于自体输血技术说法错误的是
A. 节约血源　　B. 减少输血反应
C. 不需要配血　　D. 不会发生任何并发症
E. 不传播疾病

二、多项选择题

1. 冷沉淀主要含有
A. 纤维蛋白原　　B. FⅧ　　C. FⅩⅢ
D. 纤连蛋白　　E. 血管性血友病因子
2. 冷沉淀凝血因子输注适应证不包括
A. 甲型血友病　　B. 血管性血友病　　C. 乙型血友病
D. DIC　　E. 凝血因子Ⅷ缺乏症

三、简答题

1. 什么是成分输血？有何优点？
2. 说出红细胞输注的种类及适应证。
3. 简述粒细胞和血小板输注的适应证及禁忌证。
4. 简述冷沉淀的主要成分及输注适应证。
5. 新鲜冰冻血浆输注的适应证有哪些？
6. 何为大量输血？如何进行大量输血？
7. 那些患者不宜输用全血？
8. 什么是自体输血技术，常见自体输血技术有几种方式？
9. 什么是回收式自体输血技术？有哪几种方式？

第十章

输血不良反应

学习目标

1. **掌握** 输血不良反应的定义和分类。
2. **熟悉** 输血不良反应的发病机制和临床表现。
3. **了解** 输血不良反应反生后的处理。
4. 学会输血不良反应的实验室检查。
5. 具备输血不良反应的临床诊断和预防能力。

案例讨论

【案例】

一患者因头晕乏力来某医院就诊，医生以“严重贫血，待查”收治入院，遵医嘱输注红细胞15分钟后，患者出现头胀痛、胸闷、腰背疼痛、恶心、呕吐等症状，继而出现寒战、高热、心率加快、血压下降等症状，查体温达到40℃。

【讨论】

1. 输血时为何会出现发热反应呢？
2. 此时该如何处理？

第一节 概 述

扫码“学一学”

输血不良反应通常称为输血反应或输血并发症（transfusion reactions/compl ications），是指在输血过程中或输血后受血者出现了某些新的临床症状和体征，并且用原有疾病不能解释者。是与输血具有时序相关性的不良反应。不良反应的原因可能是不良事件，也可能是患者与所输注血液相互作用。

输血反应按发生的时间可分为急性输血反应和慢性输血反应。急性输血反应又称为 速发性输血反应（acute/lmmediate transfusion reactions；ATR/ITR），指发生在输血过程中、输血后即刻至输血后24小时内的输血反应；慢性输血反应又称为迟发性输血反应（chronic/delayed transfusion reactions；CTR/DTR），指发生在输血结束后24小时至28天的输血反应（表10-1）。

表10-1　速发性、迟发性输血反应的对比

类型	时间（小时）	溶血部位	抗体类型
速发性	≤24	血管内	IgM
迟发性	≥24	血管外	IgG

输血反应按发生原因可分为输血感染性反应和输血非感染性反应。输血感染性反应又称为输血传播性感染，指病原体通过输血过程从献血者体内进入到受血者体内并引起相应的感染或疾病（表10–2）；输血非感染性反应指与输血具有时序相关性的非病原体引起的不良反应（表10–3）。

考点提示　输血不良反应及分类。

表10–2　常见输血感染性反应分类

输入病原体	相应的感染或疾病
病毒	病毒性肝炎
	获得性免疫缺陷综合征
	巨细胞病毒感染
	EB病毒感染
	人类细小病毒B19感染
	人T淋巴细胞病毒感染
	西尼罗河病毒感染
细菌	革兰阳性球菌感染
	革兰阴性杆菌感染
	厌氧菌感染
寄生	疟疾
	巴贝西虫病
	克氏锥虫病
其他	梅毒
	朊病毒感染
	真菌感染

表10–3　常见输血非感染性反应分类

	反应分类	
输血非感染性反应	过敏反应	
	溶血性输血反应	急性/速发型溶血性输血反应
		慢性/迟发型溶血性输血反应
	血清学输血反应	
	发热反应	
	输血后紫癜	
	移植物抗宿主病	

续表

反应分类		
	输血相关急性肺损伤	
	呼吸困难	
	循环超负荷	
	低血压	
	含铁血黄素沉着症	
	肺血管微栓塞	
	空气栓塞	
输血非感染性反应	大量输血相关并发症	凝血功能障碍
		枸橼酸盐中毒
		高钾血症
		低钙血症
		高氨血症
		酸碱平衡失调
		低体温

扫码“学一学”

扫码“看一看”

第二节　输血感染性反应/输血传播性感染

输血前无相应病原体感染病史，无临床症状，血清标志物检测阴性。但输血后出现相应病原体感染症状，且从患者体内分离出病原体与献血者体内的病原体具有高度的同源性。常见输血感染性病原体或疾病有输血传播病毒感染（transfusion-transmitted vi rus infections，TTVI）、输血传播细菌感染（transfusion-transmitted bacteria infections，TTBI）、输血传播寄生虫感染（transfusion-transmitted parasitic infections，TTPI）以及其他病原体感染。

一、输血传播病毒感染

1. 病毒性肝炎（viral hepatitis） 由肝炎病毒引起，主要涉及乙型、丙型、丁型和戊型等肝炎病毒。

2. 获得性免疫缺陷综合征（acquired immune deficiency syndrome，AIDS） 由人类免疫缺陷病毒（human immunodeficiency virus，HIV）引起，可并发各种机会性感染及肿瘤，严重者可导致死亡。

3. 巨细胞病毒感染（cytomegalovirus infection） 由巨细胞病毒（cytomegaoviyns，CMV）引起，受染后病毒可局限于唾液腺，有的则导致全身性感染。CMV感染人多呈亚临床型，显性感染者则有多样化的临床表现，严重者可致死。

4. EB病毒感染（EpsteinBarr virus infection，EBVI） 由EB病毒引起，95%以上的成人可携带，且与鼻咽癌、儿童淋巴瘤的发生具有相关性。

5. 人类细小病毒B19感染（human parvovirus B19 infection，HPB191） 由人类细小病毒B19（Human parvovirus B19）引起，可出现传染性红斑和急性关节病。某些血液系统疾病和免疫受损患者可导致再生障碍危象。

6. 成人T细胞白血病/淋巴瘤（adult T-cell leukemia/lymphoma，ATLL） 由人T淋巴细胞病毒-1型（human T-lymphotropic virus，HTLV-1）引起，可呈急性或慢性起病，可出

现皮肤损伤、外周血淋巴细胞计数显著升高、肝脾与淋巴结肿大等表现。

7. 西尼罗河病毒感染（West Nile virus infection，WNVI） 由西尼罗河病毒引起，80%的感染为隐性感染；少数人可出现类似上呼吸道感染的症状；极少数人可表现为病毒性脑炎、脑膜脑炎和脑膜炎等。

8. 上述未涉及的病毒感染。

二、输血传播细菌感染

1. 革兰阳性球菌感染 常见于金黄色葡萄球菌、表皮葡萄球菌、肠球菌和链球菌等。

2. 革兰阴性杆菌感染 常见于大肠埃希菌、肺炎克雷伯菌、铜绿假单胞菌、变形杆菌、耶尔森菌、黏质沙雷菌等。

3. 厌氧菌感染 常见于拟杆菌、梭状芽孢杆菌、产气荚膜杆菌等。

4. 其他 上述未涉及的细菌感染。

三、输血传播寄生虫感染

1. 疟疾（malaria） 由疟原虫感染引起，以反复发作的间歇性寒战、高热、随后出汗热退为特点，可引起脾肿大、贫血等表现。

2. 巴贝西虫病（babesiosis） 由巴贝西虫（babesia）通过蜱类媒介感染引起人兽共染性疾病。发病初期症状轻重悬殊。急性发病时颇似疟疾，具有间歇热、脾肿大、黄疸及溶血等特征。慢性患者的原虫血症可持续数月至数年。

3. 克氏锥虫病（trypanosomiasis cruzi） 由克氏锥虫（trypanosoma cruzi）引起。急性期可出现发热、全身淋巴结肿大、心脏增大等表现；慢性期可出现心肌炎、心脏增大、食管或结肠扩张等表现。

4. 其他 上述未涉及的寄生虫感染。

四、输血传播其他病原体感染

1. 梅毒（syphilis） 由梅毒螺旋体（treponema pallidum）引起，通常除侵犯皮肤黏膜外，还可累及内脏器官出现相应临床表现。

2. 克雅氏病变异型（Creutzfeldt–Jakob disease） 由朊病毒（prion）感染引起人畜可共患的中枢神经系统退化性病变。朊病毒是蛋白质病毒，是一种蛋白质侵染颗粒，也是唯一不应用DNA、RNA作遗传物质的病毒。

3. 真菌感染（fungal infection） 白色念珠菌占绝大多数，也可是热带念珠菌、毛霉菌等。

4. 其他 上述未涉及其他病原体感染。

扫码“学一学”

第三节 输血非感染性反应

一、过敏性反应

过敏性反应（Allergic transfusion reaction ，ATR）是输全血、血浆或血液制品后发生以荨麻疹为主的不良反应，是常见的输血反应之一，为过敏原与体内已有的抗体间相互作用所致。在一些情况下，输入来自于具有遗传性过敏体质的献血者的抗体也会发生。部分可见于先天性IgA缺乏的患者。

（一）发病机制

1. 过敏体质患者 患者平时对某些物质过敏，如花粉、尘埃、虾蟹、牛奶、鸡蛋等，输入含有此类变性蛋白的血浆，可形成免疫反应，发生过敏。过敏体质的人初次接触到变应原（过敏原）后，体内产生大量亲细胞性IgE型抗体（反应素），其Fc段与肥大细胞和嗜碱性粒细胞表面受体结合，使人体处于致敏状态。当已致敏的人体再次接触到相应的变应原时，变应原即与结合在肥大细胞和嗜碱性粒细胞上的IgE的Fab段相结合，激发细胞内酶反应，导致细胞脱颗粒，释放组胺、激肽、慢反应物质（SRS-A）、嗜酸性粒细胞趋向因子和血小板凝聚因子等。这些物质可引起腺体分泌增多，平滑肌痉挛，毛细血管扩张及通透性增加，临床上常表现为荨麻疹–I型变态反应即刻反应型。

2. IgA缺陷患者 IgA（或IgA亚型）缺乏的受血者输入含IgA的血液制品时会产生抗IgA或同种异型IgA，当再次输入含IgA的血液制品时可引起过敏。缺乏IgA的患者由于输血或妊娠的同种致敏作用产生了抗–IgA同种抗体（不输血者也可因其它原因产生抗–IgA抗体），再次输血时、数秒至数分钟即出现寒战、高热、头痛、恶心、面色苍白、呼吸困难及血压下降，过敏性休克等临床表现，抢救不及时可危及生命。

3. 被动获得性抗体 供血者因对某些物质过敏（药物或食物）已产生抗体，随血液输注给受血者，当受血者接触到相关过敏原时，即可发生输血反应，如青霉素抗体（受者对青霉素过敏，而接受用过青霉素的供者血液）；或供血者血液含有高效价的HLA抗体，如将其血液输注给受血者，也可使受血者发生严重的过敏反应。

4. 其他血浆蛋白抗体 过敏反应还可能由其他血浆蛋白抗体所致，如：IgG、IgE、结合珠蛋白、C3等。

（二）临床表现

过敏性输血反应，一般发生在输血数分钟后，也可在输血中或输血后立即发生。根据过敏性输血反应临床表现的严重程度，过敏性输血反应可分为轻度过敏反应和重度过敏反应两种类型。

1. 轻度过敏反应 全身皮肤瘙痒、红斑、荨麻疹、血管神经性水肿及关节痛等。

2. 重度过敏反应 支气管痉挛、喉头甚至会厌水肿、呼吸困难、哮喘，严重者可发生过敏性休克。

（三）诊断和鉴别诊断

1. 诊断 根据输血后短时间内出现过敏的症状、体征，过敏性输血反应的诊断比较容易。荨麻疹、血管神经性水肿、关节痛、胸闷、气短、呼吸困难、低血压休克，获得其中的1项以上者确诊为过敏反应。

2. 鉴别诊断 过敏性输血反应特别是严重者应注意与循环超负荷、输血相关性急性肺损伤（TRALI）相鉴别：①与循环超负荷鉴别：前者有红斑、荨麻疹等过敏的皮肤表现；后者心肺症状更为严重，可有频咳、咯泡沫样痰、出现奔马律等。②与TRALI鉴别：前者一般发生在输血的早期，喉头水肿、呼吸困难，一般无肺损伤，有荨麻疹、低血压，抗过敏治疗有效；TRALI无喉头水肿，因肺水肿而咳嗽、气喘，有肺损伤（两肺细湿罗音）。此外，还应与药物引起的过敏反应相鉴别，两者均表现为不同程度的过敏反应，可结合过敏史、开始药物治疗时间等综合分析和鉴别。

（四）预防

1. 严格消毒输血用具，提倡使用一次性用品。

2. 对多次输血者或经产妇可输入不含白细胞和血小板的血。

3. 有既往输血过敏史者，可在输血前半小时，口服抗组胺类药物，如苯海拉明、非那根（异丙嗪）或类固醇类药物。

4. IgA或其亚型缺乏者需输血时，应输注IgA缺乏者的血液，亦可输注经专门处理去除IgA的血液制品，如洗涤红细胞、去IgA的血浆蛋白制品等。

（五）治疗

轻微过敏反应如风团或瘙痒无须特别处理，一般可不停止输血，但要放慢输血速度、严格观察，口服抗组胺药。严重过敏反应要立即停止输血，用生理盐水维持静脉通路，根据医嘱皮下或静脉注射1∶1000肾上腺素、氢化可的松、镇静剂等，并给予补液、升压、吸氧治疗，反应严重者给予皮质激素。发生血管神经性水肿时应使用氢化可的松，有循环衰竭时用抗休克治疗，喉头水肿伴有严重呼吸困难者，应作喉插管或气管切开术，准备O_2吸入。

二、溶血性输血反应

溶血性输血反应（hemolytic transfusion reactions，HTR）是由于患者接受不相容的红细胞或输入对其自身红细胞有同种抗体的供血者血浆，使输入的供血者红细胞或受血者自身红细胞在体内发生异常破坏而引起的输血不良反应，是最严重的输血反应，也是死亡率最高的输血反应。

（一）根据发生缓急不同分类

1. 急性/速发型溶血性输血反应（acute/immediate hemolytic transfusion reactions，AHTR/IHTR） 常发生在输血过程中、输血后即刻或输血后24小时内。由于输入血液与患者间的免疫不相容性导致红细胞裂解（和）或清除加速。常由IgM抗体引起，多为血管内溶血，最常见于ABO血型不相容输血。临床表现：①多数起病急，在输入10～30ml异型血即可出现溶血表现；少数也可以在输血24小时内出现溶血表现。②典型的溶血表现为发冷、寒战、发热、头痛、腰背痛、腹痛、胸前压迫感、呼吸困难、紫癜、血红蛋白尿及黄疸等。③严重时可出现休克、DIC及急性肾功能衰竭等溶血并发症的临床表现。

2. 慢性/迟发型溶血性输血反应（chronic/delayed hemolytic transfusion reactions，CHTR/DHTR） 常发生在输血结束后24小时～28天。患者输血后体内产生针对红细胞血型抗原的意外抗体；当再次输血时，体内意外抗体可与输入红细胞相互作用，导致红细胞裂解和（或）清除加速。常由IgG抗体引起，多为血管外溶血，最常见于Rh血型不相容输血。临床表现：①起病较慢，多数在输血1天后至数天内出现溶血表现，少数患者在输血数月后才出现溶血表现。②较急性溶血性输血反应轻，血管外溶血表现为原因不明的发热、贫血、黄疸及血清间接胆红素升高；血管内溶血表现为畏寒、寒战、腰痛及血红蛋白尿等。③少数迟发性落血性输血反应患者也可以出现DIC及急性肾功能衰竭等溶血并发症的临床表现。

（二）根据发生机制不同分类

根据发生机制不同分类溶血性输血反应可分为免疫性和非免疫性溶血性输血反应。

1. 免疫性溶血性反应 大多数免疫性溶血反应是由ABO血型系统不相容输血引起，反应抗体多为，引起血管内溶血，少数为补体结合性IgG。

扫码“看一看”

当受血者体内输入不相容的血液或血浆后，血浆中的抗体与红细胞膜上的抗原结合，生成抗原抗体复合物，活化神经内分泌、补体和血液凝固系统，导致血红蛋白尿、黄疸、血压下降、血管收缩、休克、弥散性血管内凝血（DIC）和急性肾功能衰竭等一系列病理生理变化（见图10–1）。

（1）当受血者体内输入ABO血型不相容的血液或血浆后，血浆中的IgM抗体与红细胞膜上的抗原结合，生成抗原抗体复合物，导致局部微血栓形成，进一步导致肾皮质缺血、缺氧，肾小管缺血坏死，堵塞，最后导致急性肾功能衰竭。

（2）红细胞血管内破坏，产生的红细胞碎片、机质，会激活机体凝血系统，导致静脉血栓、微小血管血栓形成，严重者激发DIC。

（3）红细胞破坏后变成间接胆红素（I–Bil），经肝脏转化为直接胆红素（D–Bil），间接胆红素与直接胆红素之和就是总胆红素（T–Bil）。如果红细胞破坏过多，产生的间接胆红素过多，肝脏不能完全把它转化为直接胆红素，就会导致血浆中胆红素增高，发生溶血性黄疸。

（4）红细胞在血管内破坏，红细胞内容物血红蛋白直接进入血液循环中，与结合珠蛋白相结合。当游离血红蛋白量超过结合珠蛋白的结合能力，游离血红蛋白则以α–β二聚体形式出现在肾小球滤过液中，形成血红蛋白尿。

（5）红细胞血管内破坏，单核巨噬细胞系统吞噬清除功能下降，导致患者合并各种感染。

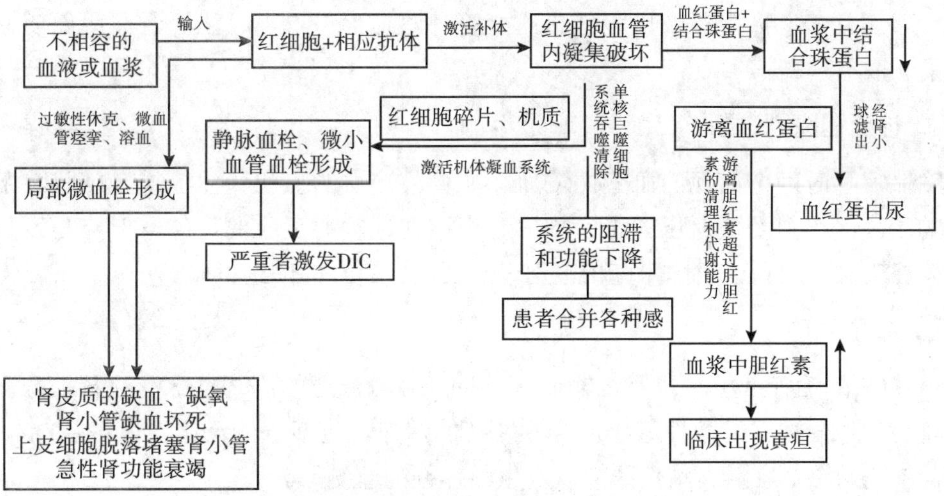

图10–1 免疫性溶血反应的发生机制

临床上引起免疫性溶血有下列四种情况：①ABO血型不合引起的溶血：A型或B型血患者血浆中的天然抗–B、抗–A为lgM抗体，由A型与B型血误输主要引起血管内溶血，临床上表现为急性溶血性输血反应。ABO亚型抗体可以为天然抗体也可以为免疫性抗体，由ABO亚型不合引起的免疫性溶血可能为血管内溶血也可能为血管外溶血。O型血患者血中存在的免疫性抗–A和抗–B属IgG抗体，异型输血可引起血管外溶血。②Rh血型不合引起的溶血：Rh抗体多为IgG抗体，Rh血型不合引起的溶血为血管外溶血，主要表现为迟发性溶血性输血反应。③其他血型不合引起的溶血：MNSs、Lewis、Kell及Di血型不合可引起血管内或血管外溶血，常常表现为迟发性溶血性输血反应。④献血员间血型不合引起的溶血：献血员间血型不合引起的溶血见于大量输血或短期内输入多个献血员的血液制品。

考点提示 免疫性溶血性输血反应的发生机制

2. 非免疫性溶血反应 包括低渗液体输入，冰冻、过热或机械损伤，某些药物混入等，通常由于红细胞本身有缺损、输液错误或血液保存、运输或处理不当引起，临床较少见。

（三）实验室检查

1. 怀疑AHTR 有关检查包括：①复查血型：复查献血证和受血者血型有助于发现ABO血型不合的异型输血。②重做交叉配血试验：用受血者输血前、后血标本与血袋剩余血标本做交叉配血试验，包括盐水法，酶介质或抗球蛋白法，如果以上交叉配血试验均不配合，说明输血前交叉配血错误，可能与实验操作结果判读及标本错误有关。③重做不规则抗体筛选及鉴定，对受血者输血前、后及血袋剩余血标本重新进行抗体筛查试验，可能检测出被漏检的不规则抗体。

2. 血管内溶血的实验室检查 ①血浆游离Hb测定：正常情况下，血浆中仅存在微量游离Hb（10~40mg/ L），血管内溶血时，血浆游离Hb升高，溶血发生1~2小时达高峰。②血浆结合珠蛋白：正常成人血浆结合珠蛋白为0.5~1.5g/L，血管内溶血时游离Hb与血浆结合珠蛋白结合，使血浆结合珠蛋白下降。③血红蛋白尿：血管内溶血时，尿隐血阳性，尿蛋白阳性而镜检红细胞阴性。

3. 血管外溶血的实验室检查 ①胆红素测定：血管外溶血时，血清间接胆红素增高而直接胆红素正常。②尿胆原及尿胆红素：血管外溶血后3~7小时，患者尿胆原明显升高而尿胆红素一般不升高。

（四）诊断和鉴别诊断

对输血后短时间内出现的血管内溶血、血管外溶血的症状、体征或全麻状态下出现不明原因的手术区出血及低血压的患者均应考虑溶血性输血反应的可能，但应与发热反应及细菌污染性输血反应和过敏性休克相鉴别，必要时做DIC的筛选试验。

（五）治疗

1. AHTR的治疗 ①立即停止输血，保持静脉输液通畅；②静脉滴注肾上腺皮质激素或大剂量免疫球蛋白；③急性溶血反应并发症的治疗，包括急性肾衰、休克及DIC的防治；④其他，补充足够血容量、碱化尿液以及生命体征的监测等。

2. DHTR的治疗 ①支持对症治疗 如补充足够的血容量、碱化尿液等；②必要时可用肾上腺皮质激素治疗；③观察生命体征，注意严重并发症如急性肾衰、DIC的防治。

（六）预防

1. 严格遵守《临床输血技术规范》，建立严格的输血工作管理制度。

2. 避免在血样采集、血型鉴定、交叉配血、发血及输血过程中发生工作差错。输血前要确认患者和输血量的正确无误，输血中和输血后要密切观察患者，血液发放、输注必须严格执行核对制度，并严格执行血液保存要求。

3. 尽量不输或少输血，如有条件进行自体输血。

三、迟发性血清学输血反应

迟发性血清学输血反应（delayed serologic transfusion reactions，DSTR）是指患者输血后体内出现具有临床意义的红细胞血型的意外抗体，常可维持数月至数年，外周血血红蛋白值变化可不明显。

四、非溶血性发热反应

非溶血性发热反应（febrilenon-hemolytic transfusion reaction，FNHTR）是指在输血中或输血结束后4小时内，患者基础体温升高1℃以上或伴有寒战，无原发病、过敏、溶血与细菌污染等所致发热证据。主要是由于输注了含有白细胞的血液成分与患者体内已有的抗体发生免疫反应，和（或）血液储存过程中白细胞释放的可溶性细胞因子等所致。

（一）发病原因

FNHTR发病原因包括免疫性和非免疫性两大类：前者主要包括细胞因子、白细胞、血小板、血浆蛋白及其抗体等因素，后者一般指致热原污染等。

1. 细胞因子 主要包括白细胞介素-1（IL-1）、白细胞介素-6（IL-6）、白细胞介素-8（IL-8）、肿瘤坏死因子一α（TNF-α）及巨噬细胞炎性蛋白（MIP-1）等。血液制品中白细胞的含量越高这些细胞因子的浓度也越高。当血中这些细胞因子的浓度达到一定 水平时即可引起FNHTR。其中，IL-1、TNF-α是内源性致热物质，可刺激下丘脑体温调节中区，导致温度感受神经元调节上移从而引起发热；其他细胞因子引起FNHTR的机制比较复杂。

2. 白细胞、血小板、血浆蛋白及其抗体 在免疫性发热反应中，白细胞抗体是重要和常见的原因之一。白细胞抗体是由妊娠、输血或移植，同种异体白细胞致敏产生的免疫性抗体包括HLA抗体和粒细胞抗体。一般认为一次接触的白细胞数量在5×10^6/L以下时，不发生同种致敏，即不会产生HLA抗体，因此对于输血患者最好应用少白细胞制剂。血小板、血浆蛋白因个体差异同样可产生同种抗体并引起发热反应。

3. 致热原污染 致热原一般是指引起发热反应的各种微量物质，包括细胞、蛋白质、药物中的杂质以及其他有机或无机物质。在输血医学中，最重要的致热原是细菌性致热原如内毒素和外毒素。内毒素由革兰阴性菌产生，具有极强的致热作用，外毒素来源于革兰阳性菌，其致热作用较内毒素弱。随着消毒、灭菌技术的改进，一次性输血器，一次性采血袋等的应用，目前致热原引起的发热反应已很少见。

4. 原发病 患者本身具有血液病、肿瘤、炎症等疾病，疾病本身就有发热症状，可能因为输血后血液循环改善，导致病灶毒素扩散而发生发热反应。

5. 细菌污染 误输被细菌污染的血液制品引起，但极其少见。

（二）临床表现

一般在输血开始15分钟至2小时内，突然畏寒、发冷或寒战，继而发热，轻者体温升高1~2℃，重者体温可达39~41℃，伴头痛、恶心、呕吐、颜面潮红、出汗、脉率快，持续时间几分钟至2小时不等，然后恢复正常。血压可无变化。有少数患者可出现口唇疱疹。多次输血者，发热反应的发生不一定和正在输注的血液有关。

（三）诊断和鉴别诊断

1. 诊断 ①输血开始至输血结束后4小时内体温升高1℃以上，并伴有发热症状；②受血者有多次输血史或妊娠史，既往有输血发热史，或献血者血清中有HLA、粒细胞和血小板抗体。

2. 鉴别诊断 要排除其他可能引起发热的原因，比如溶血反应、细菌污染等引起的发热。①FNHTR与溶血性发热反应的鉴别：前者多发生在输血期间至输血结束后1~2小时内，血压一般不变化；后者一般在输入少量血液后即发生，还出现腰背酸痛、血压下降，甚至休克等。②FNHTR与细菌污染引起的发热反应鉴别：前者停止输血，对症处理病情很快缓解；后者还有皮肤充血，甚至，停止输血对症处理无效。

（四）预防

1. 去除致热原 如严格无菌操作，清洁和消毒采血、输血用具等。

2. 输血前预防用药 易患FNHTR的受血者或既往有过敏反应史，可在输血前用抗致热原性药物，如对乙酰氨基酚或阿司匹林，可减轻发热。

3. 选用去除白细胞的血液制品 用离心洗涤法或去白细胞滤器去除血液制品中的白细胞，使每单位血液或血液制品中白细胞含量低于5.0×10^6/L就能有效预防FNHTR。

4. 白细胞交叉配合试验 有HLA抗体的患者，可用淋巴细胞毒交叉试验筛选供血者，或用HLA配型来筛选供血者，以寻找相配合的血液制品。一般应用粒细胞免疫荧光结合试验检测粒细胞特异性抗体以及淋巴细胞毒性试验检测HLA抗体。

考点提示 FNHTR的预防。

（五）治疗

1. 暂停输血、保持输液畅通 一旦发生FNHTR，应放慢输血速度或暂停输血，尽快明确发热反应的原因，排除溶血反应及细菌污染，并缓慢输注生理盐水维持静脉通路，密切观察病情。

2. 对症治疗 确认FNHTR后，应立即停止输血。寒战时注意保暖，给热饮料，加盖被，严重时可用异丙嗪、哌替啶、静注10%葡萄糖酸钙（5~10ml）。高热时给物理降温，也可用解热镇痛药如对乙酰氨基酚、复方阿司匹林对症治疗（伴出血倾向患者禁忌阿司匹林类解热药）。严重时也可用肾上腺皮质激素，并严密观察病情。应每15~30分钟测1次体温。一般1~2小时后患者体温开始下降。

五、输血后紫癜

输血后紫癜（post transfusion purpura，PTP）是由于患者多次妊娠或者输入不相容的血小板/其他血液成分导致血小板抗体形成（图10-2），破坏输入的和/或自身的血小板，导致血小板输注无效，外周血急性、暂时性血小板减少的临床综合征，主要表现为瘀点、瘀斑和黏膜出血，持续2~6周，多表现在有妊娠史和/或输血史的女性患者。

（一）发病机制

血小板抗原（HPA-1a）阴性患者因多次妊娠或输血接触或输入HPA-1a阳性的血小板，产生了血小板特异性同种抗体，再次输入HPA-1a阳性血液时，与供血者有相应抗原的血小板反应，形成免疫复合物，这种复合物附着到受血者血小板表面，导致血小板被单核巨噬细胞系统破坏引发紫癜。

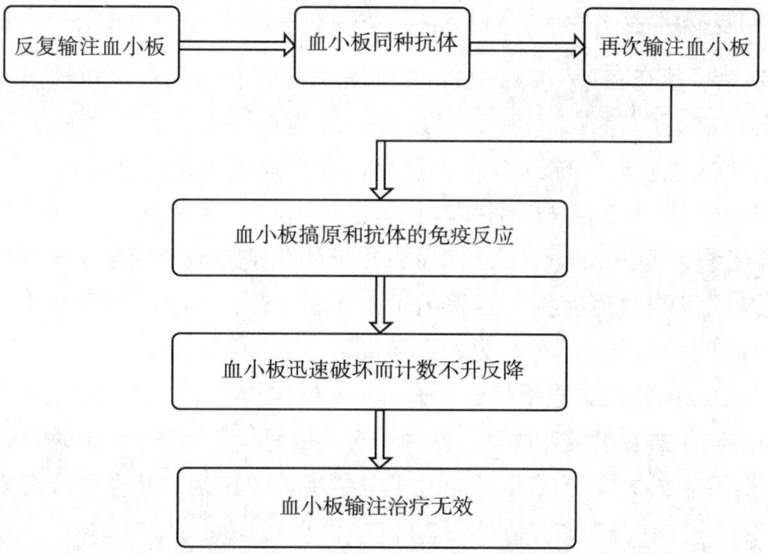

图10-2　血小板输注无效发生机制

考点提示　血小板输注无效发生机制。

（二）临床表现

输血后1周左右，患者出现发冷、寒战、高热、荨麻疹、不同部位皮肤黏膜瘀点瘀斑、出血或全身紫癜、头痛、胸痛、呼吸困难、女性月经增多等，重者有内脏和颅内出血，个别患者因颅内出血而死亡。

（三）诊断

根据临床症状与体征诊断。

（四）实验室检查

血小板严重减少为本病特征，常少于10×10^9/L；出血时间延长；多数病例可以检测到抗HPA-1a抗体，PAIgG增高，可持续数月；骨髓巨核细胞数正常或增多，部分患者减少或有成熟障碍。

（五）预防和治疗

与血小板输注无效相同，输血后紫癜用静脉丙种球蛋白治疗，患者多于3~4天后恢复，如无效，可行血浆置换。不治疗的患者，血小板减少持续2周，一般不会复发。急性期可选择抗原阴性的血小板输注。

六、输血相关移植物抗宿主病

输血相关移植物抗宿主病（transfusion-associated graft versus host disease, TA-GVHD）是指具有免疫活性的淋巴细胞输注给免疫功能缺陷或免疫功能抑制的患者，在其机体内存活、增殖，并攻击宿主组织细胞。可出现发热、皮疹、肝功能损害、全血细胞减少；骨髓增生低下，且造血细胞减少及淋巴细胞增多等。潜伏期短，发病率低（为0.01%~0.1%），但死亡率高达90%~100%，是严重的输血不良反应之一。

（一）病因和发病机制

1. 与受血者免疫状态有关 TA－GVHD通常发生于免疫系统严重缺陷或严重抑制的受血者，如早产儿，肿瘤患者放、化疗后及造血干细胞移植患者。当受者因先天性或继发性细胞免疫功能低下或受损时，输入含有大量免疫活性淋巴细胞的血液时，受血者不能识别（或没有能力排斥）供血者的淋巴细胞，使其在体内存活并分裂、增殖，并把受血者的某些组织当作异体组织来攻击和破坏，进而发生复杂的免疫反应，引起TA-GVHD。

2. 与输注淋巴细胞数量有关 当输入的T-LC $\geqslant 8\times10^4$/kg即可发生TA-GVHD，输入供者淋巴细胞数量越多，病情越重，死亡率越高。

3. 供、受者白细胞相关抗原不相合 输血时不做HLA配型，所以供血者与受血者的HLA多数不相符。由亲属供血者引发者居多，其中一级亲属间（父母与子女）输血合并TA－GVHD的危险性比非亲属间输血高11~21倍，发病主要与供受者的HLA单倍型基因有关。

考点提示 TA-GVHD发病机制。

（二）临床表现

症状极不典型，易与药物和放、化疗副作用相混淆。临床以高热和皮疹多见。输血后4~30天（平均21天），皮肤出现红斑和细小斑丘疹，逐渐向周身蔓延，血小板和白细胞减少，伴有发热、恶心、呕吐、腹泻，重者全身红皮病、大水疱，出现肝、脾肿大和肝区疼痛、贫血、出血、黄疸，多死于严重感染。

（三）实验室检查

外周血检查表现为全血细胞减少。骨髓增生低下，造血细胞减少。可有肝功能异常，转氨酶、胆红素、碱性磷酸酶升高。外周血及组织浸润淋巴细胞中存在嵌合体细胞及HLA抗原特异性血清分析是确诊TA-GVHD的重要依据。

（四）诊断

确诊TA-GVHD要有受血者体内存在供血者T-LC细胞植活的证据，因此在受血者循环或组织中检出来自供血者的淋巴细胞将提供确诊依据，通过LC的HLA抗原特异性或DNA多态性检测证实。如果供、受者性别不同，受者体内有供者T-LC的性染色体核型也可确诊。

（五）预防

TA-GVHD潜伏期短，发病突然，病程进展迅速，诊断困难，死亡率高，至今仍无有效的治疗手段，所以应该重在预防。

考点提示 TA-GVHD的预防。

1. 严格掌握输血适应证 尽量避免亲属间输血（提倡成分输血，自身输血），临床证明，输注未经辐照处理的亲友血液，更易发生TA-GVHD。因为，血缘关系越近，供者淋巴细胞的部分抗原特性与受者的相同或相似，容易逃避受者的免疫监控，在受者体内植活、增殖，发生TA-GVHD。因此，开展亲友互助献血时，应对亲友的捐献血液进行辐照处理，或者等量换取无血缘关系的其他供者血液输注。

2. 白细胞去除 采用洗涤、沉淀及使用白细胞滤过器等方法，可去除大部分白细胞。床边输血时应用第三代白细胞滤除器，滤除率在99%以上，能降低TA-GVHD发生率。但要注意的是，非常少量的活的白细胞仍旧可以造成输血相关移植物抗宿主病。

3. 灭活淋巴细胞 除新鲜冰冻血浆和冷沉淀凝血因子外，临床输注的其他血液成分均需要辐照处理。γ-射线辐照血液是目前认为唯一有效的预防手段，经25Gyg射线照射有细胞的血液成分，可预防其发生。不含细胞的成分如血浆、冷沉淀等，不会引起TA-GVHD。

七、输血相关急性肺损伤

输血相关急性肺损伤（transfusion-related acute lung injury，TRALI）是指输血中或输血后6小时内出观急性呼吸困难伴进行性低氧血症，血氧分压/氧合指数（PaO_2/FiO_2）≤300mmHg，胸部X线示双侧肺部浸润，且无输血相关性循环超负荷（TACO）及输血引起的严重过敏反应和细菌污染反应表现。

（一）病因及发病机制

输入含抗-HLA或粒细胞特异性抗体的血液制品时，供者血中的白细胞抗体（包括HLA-Ⅰ、HLA-Ⅱ类抗体，抗粒细胞特异性抗原NA1、NA2的抗体）与患者白细胞发生抗原抗体反应，白细胞在肺循环中凝集形成肺浸润并激活补体。中性粒细胞在肺血管内聚集、黏附、并释放蛋白酶、酸性脂质和氧自由基，损伤内皮细胞及肺泡上皮细胞，导致肺毛细血管通透性增加，造成呼吸困难、肺水肿或呼吸窘迫综合征（ARDS）。

（二）临床表现

1. 起病情况 输血后1~6小时，因组织缺氧，患者突然出现寒战、发热。

2. 肺水肿或呼吸窘迫等表现 呼吸困难、发绀、伴咳嗽、咳泡沫状痰，查体可发现肺部细湿罗音，严重患者出现低血压、休克、肾功能衰竭甚至死亡。

3. X线检查 早起肺野清晰或仅见肺纹理增多、模糊，病情加重时双肺弥漫性小斑片阴影，大片融合，但血管无充血。

（三）实验室检查

供血者和（或）受血者血液中存在HLA和HNA是输血相关性急性肺损伤的最有利证据。供者血清和受血者白细胞做淋巴细胞毒交叉配型可作为诊断依据。TRALI水肿液的蛋白含量高，与血液中的蛋白比值常为0.7，而心源性肺水肿一般小于0.5。

（四）诊断和鉴别诊断

临床上输注任何血制品（新鲜冰冻血浆、血小板、红细胞）1~6小时内，发生呼吸困难和低氧血症，$PaO_2/FiO_2 \leq 300$或吸入空气情况下$SpO_2<90\%$，排除其他急性肺损伤原因，即应考虑TRALI。

TRALI与其他疾病鉴别：①与心源性肺水肿鉴别：患者呼吸困难与体位有关，剧烈咳嗽、气喘、咳粉红色泡沫痰，两肺底可闻及中细湿罗音或水泡音，对强心利尿等治疗效果较好。②与过敏性输血反应鉴别：过敏性输血反应一般发生在输血的早期，喉头水肿、呼吸困难，一般无肺损伤，有荨麻疹、低血压，抗过敏治疗有效；TRALI无喉头水肿，因肺水肿而咳嗽、气喘，有肺损伤（两肺细湿罗音）。③与溶血性输血反应鉴别：患者偶尔伴发急性呼吸困难，其出现寒战、高热、腰背酸痛、甚至急性肾功能衰竭、休克、DIC等表现，而TRALI一般不出现。

（五）预防

预防TRALI，应注意：①严格掌握输血适应证，避免不必要的输血；②尽可能不要采集有多次输血或多次妊娠史的献血者的血液；③尽量采用少或不含血浆成分的血液制品，需要输注含血浆成分较多的血液制品如血小板、血浆、冷沉淀凝血因子等，最好选无输血史的男性和（或）初产妇献血者；④改良血液制品制作工艺，减少血浆含量，减少贮存时产生脂类物质；⑤若抗体来自受血者，可采用少白细胞的血液制品进行输注，条件允许可采用贮存式自体输血，浓缩白细胞输注时一定要慢速滴注，密切观察；⑥受血者血液中有抗-HLA抗体者，需要输血，尤其是输注浓缩白细胞时，最好做HLA抗体测定。

（六）治疗

受血者如发生输血相关性急性肺损伤应立即停止输血，主要采用呼吸，充分补充氧，监控血氧分压，必要时可用气管插管或使用提供氧气，并维持血压稳定。此外，输血相关性急性肺损伤与受损有关而非超载，故不建议使用和强心剂。可应用肾上腺皮质激素，根据病情使用抗组胺药、肺泡表面活性剂。大部分患者如果治疗迅速，在48~96小时内缓解，一般不留后遗症，小部分患者则需要更久的时间。

八、输血相关呼吸困难

输血相关呼吸困难（transfusion-associated dyspnea，TAD）是指输血结束后24小时内发生的呼吸窘迫，不符合输血相关性急性肺损伤（TRALI）、输血相关循环超负荷（TACO）或过敏反应诊断依据，且不能用患者潜在或已有疾病解释。

九、输血相关循环超负荷

输血相关循环超负荷（transfusion-associated circulatory overload，TACO）指由于输血速度过快或（和）输血量过大或患者潜在心肺疾病不能有效接受血液输注容量等所致急性心功能衰竭。可出现发绀、气急、心悸、听诊闻及湿性啰音或水泡音等表现。常见于原有心肺疾患、年迈体弱、儿童或严重贫血患者（Hb<40~50g/L）。

（一）发生原因

1. 老年人心功能较差，儿童特别是婴幼儿心功能尚不健全，血容量较少，不能耐受大量输血。

2. 原有心肺疾患，血浆胶体渗透压降低（如低蛋白血症）或肺血管渗透压增加的患者（如大面积肺炎）。

3. 快速大量输血或输液。

（二）临床表现

输血中或输血后1小时内，患者突然出现呼吸困难、心动过速、被迫坐起，频咳、咯大量泡沫样或血性泡沫样痰、血压增高、发绀、烦躁不安、大汗淋漓、两肺布满湿啰音，有颈静脉怒张、中心静脉压增高、全身水肿等。胸片可见肺水肿。可有各种心律失常，甚至室颤或心搏骤停，严重者可于数分钟内死亡。

（三）诊断和鉴别诊断

一旦发生循环超负荷，诊断一定要及时，输血过程中突然出现收缩压迅速增加

50mmHg以上，即可诊断。应和输血相关性急性肺损伤（TRALI）或严重过敏反应鉴别：①输血相关性急性肺损伤（TRALI）以肺水肿为主，患者有发热、干咳、哮喘，呼吸困难和发绀等，可伴血压下降；②过敏性输血反应一般无发热，通常在开始输入血浆蛋白制品或血浆后几秒到几分钟内即可发生红斑综合性皮疹，常出现严重的低血压，无肺水肿。

（四）预防

临床上应以预防为主，贫血患者应输浓缩红细胞，要严格控制输血速度（维持在1~2ml/kg·h）。患者心脏功能有障碍时，如病情确实需要输血，应少量、多次、缓慢输注，避免短时间心脏负荷突然增加。输注冷藏血前可适当加温，并严密监测。

（五）治疗

若发生循环负荷过重反应，应立即停止输血，保留静脉通道，让患者采取半坐位，两腿下垂以减少静脉回流，减轻心脏负担；给予对症治疗，高压吸氧可减低肺泡内泡沫的表面张力，使泡沫破裂消散，从而改善肺部气体交换，减轻缺氧症状；遵医嘱给予镇静、扩血管、强心、利尿药物，必要时行放血治疗。

十、输血相关性低血压

输血相关性低血压（transfusion–associated hypotensive，TAH）是指在输血过程中或输血结束后1小时内出现唯一血压下降表现，其收缩压下降（<90mmHg或较基础血压下降≥40mmHg）或脉压减少（<20mmHg）。

十一、铁超负荷

铁超负荷（iron overload）是指输血所致的含铁血黄素沉着症又称血色病，是体内铁负荷过多的一组疾病。是由于长期反复输注全血、红细胞，使体内铁负荷过重，以含铁血黄素的形式沉积在网状内皮细胞和其他组织细胞，引起多器官损害，表现为皮肤色素沉着、心肌炎、甲亢、下丘脑性腺激素分泌不足、关节痛、关节变形、肝硬化等。可用去铁胺和乙二胺四乙酸治疗和对症治疗。

十二、肺血管微栓塞

（一）发生原因

血液在贮存过程中（1周后），库存血中的白细胞、血小板、红细胞碎片与变性蛋白及纤维蛋白等共同形成大小不等，直径为10~164μm的微聚物。大量输血时，这些微聚物可以通过孔径为170μm的标准输血滤器而进入患者体内，广泛阻塞肺毛细血管，造成“输血后肺功能不全综合征”（非大量输血不会引起此病）。

（二）症状

患者在输血过程中烦躁不安，严重缺氧，极度呼吸困难或呼吸衰竭（临床上也称为呼吸窘迫症ARDS），甚至死亡。实施心脏等体外循环手术时，输进的血不经肺处理，这些微聚物可直接到脑，导致脑栓塞发生。

（三）预防

目前还没有有效方法完全避免肺微血管血栓，可采用20~40μm的微孔滤器除去微聚物，输注保存期短（7天内）含微聚物少的血液制品以预防肺微血管栓塞。

十三、空气栓塞

由于输血过程中空气通过输血管路进入患者机体静脉系统所致。

十四、大量输血相关并发症

1. 凝血功能障碍 由于患者在出凝血过程中会丢失或消耗大量血小板及凝血因子，或（和）血液成分中血小板及不稳定凝血因子含量随着保存期延长而下降，或/和以具有抗凝作用枸橼酸盐为主要成分血液制剂大量输注，或（和）抗休克扩容时大量静脉输注晶体液使患者机体残存的血小板与凝血因子含量更低所致。

2. 枸橼酸盐中毒 全血及血液成分大多采用以枸橼酸盐为主要成分的抗凝剂，正常情况下枸橼酸盐进入人体后主要在肝脏代谢并由肾脏排泄，故缓慢输入不致引起中毒。但大量输血时或实施血液成分置换术时，受血者往往伴有休克、组织灌流不足及肝肾功能不全等，机体对枸橼酸盐的代谢速度或代偿能力减低，在血液中堆积造成枸橼酸盐中毒。枸橼酸盐可与钙结合，导致血钙下降，继而出现脉压小、血压下降及手足抽搐等症状。治疗可静脉注射10%葡萄糖酸钙或氯化钙10ml。

3. 高钾血症 全血和红细胞成分中血钾离子浓度随保存时间延长逐渐增高（2~6℃环境中，红细胞内K^+逸出）。大量输注保存期相对较长的全血和红细胞成分时，可导致患者机体血钾离子浓度明显增高。

4. 低钙血症 全血及血液成分大多采用以枸橼酸盐为主要成分的抗凝剂。大量输血或实施血液成分置换术时，易引起患者血钙离子浓度明显降低。

5. 高氨血症 全血和红细胞成分中血氨随保存时间延长逐渐增高。大量输注保存期较长的全血和红细胞成分时，对于肝功能不全、肝昏迷的患者，肝脏不能及时将大量氨代谢出体外，可导致患者机体血氨浓度明显增高。

6. 酸碱平衡失调 全血和红细胞成分保存液中含有枸橼酸盐等。随保存时间延长乳酸生成增加。大量输注时，可导致患者机体酸碱平衡失调。

7. 低体温 快速大量输入冷藏库血，患者体温迅速下降（如每5分钟输入量达1L时，正常体温将降至30℃以下），使患者血红蛋白与氧亲和力增加，从而影响氧在器官与组织中释放，最终导致器官与组织的缺氧状况。故大量输血前应将库血在室温下放置片刻，使其升温至20℃左右再行输入。

十五、其他

上述未涉及的输血非感染性反应。

扫码“学一学”

第四节 输血不良反应发生后的处理

输血疗法虽然可以拯救生命，但由于它的生物学特性，由输血带来的不良反应仍然是客观存在的，国外报道的发生的概率为20%，而我国并没有一个统一的输血不良反应报告系统，有些文献中报道的概率在1%~10%之间。面临缺血和不良反应存在的情况下，如何做到合理用血、监控输血带来的不良反应，以及完善输血不良反应上报制度，建立血液预警系统尤为重要。按照现行的国家相关文件规定，要规范输血不良反应监测、发生、报告、调查、处理及追踪回访的基本程序，以确认是否发生输血不良反应，确保输血不良反应得到及时、准确的处理，最大限度减轻输血不良反应对患者造成的伤害。

一、输血反应监测

1. 输血前　观察或询问患者有无发热、皮疹、瘙痒等不适。

2. 输血中　前15分钟输注速度要慢，密切观察患者体温、脉搏、呼吸、血压等情况，15分钟后，无输血反应，可适当加快输注速度。嘱咐患者家属密切观察患者情况，发现异常，及时通知医护人员。

3. 输血后　持续观察患者24小时，无异常情况后，24小时内将血袋送回输血科统一处理。24小时后，患者出现血红蛋白持续下降、血红蛋白尿等情况，要排除迟发性输血不良反应。

二、输血反应报告、调查程序

（一）临床医护人员及时处理和报告

临床医护人员发现输血患者出现输血不良反应后，应立即停止输血，在积极处理的同时，要及时向输血科通报输血反应发生情况，与输血科共同调查、分析输血不良反应发生的原因以确定进一步的处理、治疗方案，逐项详细填写输血情况回报单，持续观察24小时后完善输血情况回报单并送至输血科备案保存。患方提出疑义时，经治医护人员应该与患方共同封存剩余血液、血袋及输血器材等，双方签字后由输血科保管备查。

（二）输血科工作人员协助调查分析

输血科工作人员接到临床输血反应报告后，应仔细询问患者输血量、输血速度以及输血后出现的临床症状与体征，协助临床医护人员调查、分析输血不良反应发生的原因以及性质，对临床科室提出初步的处置参考意见。

（三）临床会诊

对于严重输血反应，输血科应指派具有相应资质的科室负责人到临床进行会诊，协助临床查找原因、制定救治方案、观察处置疗效。

（四）输血相关传染性疾病的处理程序

输血后如果受血者出现可经血液传播的传染病，由主管医生向医务部（科）汇报，由医务部（科）汇同输血科展开仔细调查，验证受血者是否确因输注供血者血液成分而传染疾病，受血者如确诊感染HIV，应迅速报告感染控制科。输血相关传染病所涉及的供血者，应及时通报采血机构。

（五）常见输血不良反应识别和处理程序

常见输血不良反应识别和处理程序见表10–4。

三、输血反应的回报

（一）输血科跟踪、回访

输血科接到临床输血反应报告后，在进行常规处理后，应对发生输血反应的患者进行跟踪、回访，次日收到输血情况回报单要及时汇总，登记在《输血不良反应登记本》上，

知识链接

常见输血不良反应识别和处理流程图

输血过程中（护士观察）

→ 报告医师、立即停止输血、维持静脉通道

→ 分为以下几类：

非溶血性发热

- 症状：寒战、发热，一般无血压下降
- 处理：保暖、解热、镇静30分钟～2小时，一般可缓解

细菌污染

- 尽早联合使用大剂量强效、广谱抗生素，采取抗休克，防止DIC、肾衰竭
- 1.观察血袋剩余血液：如有无混浊、膜状物、絮状物、气泡、溶血等，则提示有细菌污染可能。
- 2.取血袋剩余血液直接涂片或离心后涂片镜检，找污染细菌。
- 3.取血袋剩余血液和患者血液在4℃、22℃、37℃条件下做需氧菌和厌氧菌培养，细菌培养需在无菌条件下进行

过敏性反应

- 荨麻疹、皮肤潮红、发痒，一般无血压下降和发热，给予抗组胺药物一般可缓解
- 中重度症状：主支气管痉挛，皮下注射肾上腺素；严重或持续者静脉注射或肌注地塞米松、氨茶碱；喉头水肿者，应气管插管或气管切开，以免窒息。过敏性休克按抗休克治疗

循环过载

- 症状：输血中或输血后1小时内，突然出现呼吸困难，被迫坐起，频咳、咯大量泡沫样或血性泡沫样痰、烦躁不安、大汗淋漓、两肺布满湿啰音等
- 高压吸氧、速效利尿剂；强心药物（如西地兰）；镇静剂（可用吗啡）；血管扩张剂（氨茶碱）；肾上腺皮质激素；双下肢下垂，结扎止血带5～10分钟轮流放松止血带，减少静脉回流

急性溶血性反应

- 症状：寒战、发热、心悸、头胀、面部潮红、腰背痛、肢体痛、恶心、呕吐、腹痛、烦躁、呼吸困难等。
- 措施：迅速补充血容量、速效利尿剂、多巴胺、碱化尿液，应用肾上腺皮质激素及大剂量免疫球蛋白，病情严重者施行换血或血浆置换疗法，有急性肾功能衰竭时应进行透析治疗
- 1.核对患者血型、血袋血型、配血记录单血型是否一致
- 2.用保管于冰箱中的受血者与献血者血标本及新采集的受血者血标本交叉配血试验
- 3.采集受血者血液加肝素抗凝、离心，观察血浆颜色，并进行血常规、血浆游离血红蛋白含量测定
- 4.留取输血不良反应第一次尿送检

慢性溶血性反应

- 一般在输血后3～10天或更长时间发生溶血反应，症状较轻，表现为黄疸、不明原因发热、贫血，一般无蛋白尿

以便进一步明确输血反应发生的类型、原因及处理措施是否得当。

（二）上报

输血科应如实记录并保存临床输血不良反应的反馈、调查与处理记录表，并每月分类统计上报医务科与供血机构。

本章小结

输血是把献血者血液或者血液制品输注给患者，对患者进行救治的过程，是现代急救和多种疾病治疗中不可缺少的手段之一，但输血也会引起许多的不良反应，甚至危及生命。按发生的时间可分为即发性和迟发性输血不良反应；按发生原因可分为免疫性和非免疫性输血不良反应；按临床症状和体征分为发热性非溶血性输血反应、过敏反应、溶血性反应、循环超负荷、电解质紊乱、细菌性输血反应等。输血工作者及临床医师要充分了解输血不良反应的发病机制、临床表现、诊断及鉴别诊断，当输血反应发生后能够及时采取必要治疗措施。医疗卫生单位应规范输血不良反应监测、发生、报告、调查、处理及追踪回报的基本程序，以确认是否发生输血不良反应，确保输血不良反应得到及时、准确的处理，最大限度地减轻输血不良反应对患者造成的伤害。

（徐群芳）

习　题

扫码“练一练”

一、单项选择题

1. 在下列输血反应中，最严重的不良反应是

A．发热反应　　B．过敏性皮疹反应　　C．溶血反应

D．非溶血反应　　E．输血后紫癜

2. 输血后患者出现酱油色尿，意味着可能出现

A．发热反应　　B．过敏反应　　C．呼吸困难

D．溶血反应　　E．喉部水肿

3. 发生输血反应并过敏性休克，检测有IgA抗体的患者应选择下列哪种血液输注

A．Rh阴性血液　　B．ABO同型血浆

C．IgA（–）的全血或血浆　　D．IgG（–）的全血或血浆

E．IgM（–）的全血或血浆

4. 下列哪种方法能有效预防非溶血性发热性输血反应

A．输同型血　　B．且减慢输血速度　　C．除白细胞过滤

D．增大输血间隔　　E．输血前输液

5. 下列哪些患者输血时需要对输注的血液制品事先进行γ射线照射来预防TA–GVHD

A．心脏手术患者　　B．严重外伤患者　　C．产科大出血患者

D．上消化道大出血患者　　E．免疫功能受损或抑制的患者

6. 细菌污染血液的主要原因和途径是
A. 采血时皮肤深层的细菌随血流进入血袋污染血液
B. 血液成分分离制备过程中没有严格实施无菌操作规程
C. 塑料血袋质量出现问题本身带菌
D. 塑料血袋微小破损使细菌污染血液
E. 采血者手指消毒不严，带菌
7. 输血导致循环超负荷的主要原因是
A. 输血速度过快　B. 输血次数多　C. 输入大量红细胞
D. 输入大量血小板　E. 输入大量全血/血浆
8. 一患者，输血1~2小时后，突起寒战、高热、头痛，血压16/12kpa，应考虑为：
A. 溶血反应　B. 发热反应　C. 疟疾感染
D. 体温中枢受损　E. 过敏反应
9. 输血后非溶血性发热反应多发生在输血后
A. 15~20分钟　B. 30分钟　C. 2~3小时
D. 3~4小时　E. 5小时
10. 溶血反应的早期特征是
A. 面部潮红，出现荨麻疹　B. 腰背部剧痛，胸前压迫感
C. 头部胀痛，恶心呕吐　D. 黏膜皮肤有出血点和瘀斑
E. 寒战高热，呼吸困难

二、多项选择题

1. 对发生严重输血反应患者的处理中，下列哪项是正确的
A. 继续输血直至输完　B. 立即停止输血　C. 保留静脉输液
D. 实验室检测　E. 临床对症药物治疗
2. 白细胞所致的输血不良反应包括
A. 非溶血性发热反应　B. HLA同种免疫引起的血小板输注无效
C. 白细胞相关病毒感染　D. 输血相关急性肺损伤
E. TA-GVHD

三、简答题

1. 免疫性溶血反应的机制是什么？
2. 为了预防细菌性反应我们可以采取哪些方法和措施？

四、分析题

患者，女，48岁，血型O型。因“闭合性腹部外伤”入院。伤后3小时剖腹探查，术中输库存O型全血1200ml，无不良反应。既往有青霉素过敏史，术后第三天再输O型血400ml。当缓慢输入50ml时，患者突然出现呼吸困难、发绀、出冷汗、四肢厥冷、全身皮肤荨麻疹，血压60/40mmHg。脉搏142次/分，呼吸35次/分。立即停止输血，并组织抢救。

问：1. 产生临床症状和体征可能的原因有哪些？
2. 急需做哪些检查？
3. 为明确诊断还需进一步完善哪些检查？

第十一章

免疫性溶血性疾病

学习目标

1. **掌握** 新生儿溶血病、自身免疫性溶血性贫血的定义、诊断及实验室检查。
2. **熟悉** 新生儿溶血病、自身免疫性溶血性贫血的病因及临床表现。
3. **了解** 新生儿溶血病、自身免疫性溶血性贫血的治疗及预防。
4. 学会新生儿溶血病、自身免疫性溶血性贫血的实验室检查。
5. 具备新生儿溶血病、自身免疫性溶血性贫血的诊断能力。

免疫性溶血性疾病是指由于机体免疫功能紊乱产生某种抗体与自身红细胞表面相应抗原结合或激活补体，引起红细胞过早破坏而导致的一组获得性溶血性疾病。依据病因不同，可分为自身免疫性溶血性贫血、同种免疫性溶血性贫血及药物免疫性溶血性贫血等。

扫码“学一学”

扫码“看一看”

第一节　新生儿溶血病

案例讨论

【案例】

患儿，男性，2天，因皮肤黄染1天入院。患儿系G2P1（G2P1即胎次2，产次1），孕39周顺产，出生体重3000g，体长50cm。无胎膜早破、宫内窘迫及产后窒息，出生后Apgar评分10分。出生后2小时开奶，1天后患儿颜面部皮肤出现黄染，巩膜发黄，并进行性加重，无双眼凝视、尖叫、抽搐等表现。无遗传性疾病家族史。体格检查：T 36.8℃，P 120次/分，R 42次/分，体重3.0kg，身长50cm，胸围30cm，前囟1.5cm×1.5cm。神志清楚，反应稍差，哭声较响，口唇红，全身皮肤及巩膜黄染，无水肿，心率122次/分，律齐，未闻及杂音，两肺呼吸音清晰，未闻及啰音，腹软，肝右肋下1cm，脾右肋下未触及，四肢肌张力正常，神经系统（-）。实验室检查：总胆红素318.9μmol/L，未结合胆红素245.7μmol/L（14mg/dl）；红细胞5.2×10^{12}/L，血红蛋白120g/L，血小板129×10^{9}/L，白细胞13.4×10^{9}/L，N 0.52，L 0.48。患儿血型A型，母亲血型O型。

【讨论】

1. 患儿最可能的诊断是什么？
2. 为了进一步确诊还需做哪些检查？

新生儿溶血病（hemolytic disease of the newborn，HDN）是指由于各种病因使胎儿或新生儿红细胞破坏增多的疾病，包括母婴血型不合、红细胞葡萄糖-6-磷酸脱氢酶（G-6-PD）缺陷、遗传性球形红细胞增多症、地中海贫血等引起的溶血症。其中，以母婴血型不合引起的新生儿溶血最为常见，因此，习惯上新生儿溶血病一般特指母婴血型不合引起的胎儿或新生儿同种免疫性溶血性疾病。

一、发病原因

HDN是发生在胎儿或新生儿时期的疾病，主要为母婴血型不合引起（胎儿由父亲遗传获得母亲不具有的血型抗原）。在我国80%以上的HDN都是由ABO血型不合引起的，其次为Rh血型不合引起。其他血型系统如Kell、Duffy、Kidd、Jk、K、Fy、S等极为少见。

1. ABO血型不合的HDN 理论上讲，ABO母婴血型为O/A、O/B、A/B、B/A、A/AB等组合都有可能发生HDN，但临床上常见于母亲为O型，胎儿或新生儿为A型或B型。

2. Rh血型不合的HDN 在Rh血型不合引起的HDN中，多为Rh阴性的母亲孕育了Rh阳性的胎儿。60%以上见于RhD血型不合引起，其次为RhE血型不合（约37%），其他Rh血型不合引起的HDN概率较低。

母婴ABO血型不合对Rh血型不合的HDN有一定的保护作用。Rh阳性胎儿红细胞进入Rh阴性母体后，由于同时存在ABO血型不合，母体内ABO血型抗体可破坏带有相应ABO血型抗原的胎儿红细胞，减少胎儿Rh血型抗原对母体的刺激和相应抗体产生，减轻Rh溶血。白种人Rh阴性血型较黄种人高，Rh血型不合的HDN发生率比黄种人高。在我国新疆、云南等地的少数民族中，Rh阴性血型比例远较汉族人高，Rh血型不合的HDN发生率也比汉族人高。

二、发病机制

在正常妊娠情况下，母婴血液循环系统是相互独立的，胎儿血细胞不会进入母体。但在妊娠后期由于胎盘局部破裂可存在出血现象，称为“经胎盘出血”（发生率为1/1000），或者分娩时胎盘剥离过程，胎儿红细胞有可能经过破损的子宫血窦进入母体，刺激母体产生相应的抗体。一般情况下，首次妊娠母体产生的抗体基本上为IgM抗体，不能通过胎盘。当再次妊娠时，如果胎儿红细胞再次进入母体，母体发生免疫回忆反应，短期内产生大量IgG抗体，通过胎盘进入胎儿血液循环，与胎儿或新生儿红细胞上相应的抗原结合发生溶血。

1. ABO血型不合的HDN 由于O型母亲血液中含有效价较高的抗A、抗B及抗AB抗体，且以IgG为主，而A型或B型母亲血液中的抗B或抗A主要为IgM抗体，所以90%以上的ABO血型不合的HDN，母亲血型为O型，IgG类抗A、抗B及抗AB通过胎盘进入胎儿或新生儿体内，与胎儿或新生儿A型或B型红细胞结合引起溶血。由于自然界中广泛存在着A、B血型抗原物质，所以ABO血型不合的HDN可以在第一胎即可发病。

ABO血型抗原在胚胎第六周时就开始出现，但直到出生其抗原发育仍不完全，无论在数量还是在质量上都与成人红细胞有着较大差距，每个胎儿或新生儿红细胞上只能结合很少IgG类抗A、抗B及抗AB抗体，并且存在个体差异。另外血型物质也可中和部分抗A或抗B，所以ABO母婴血型不合虽然常见，但ABO血型不合的HDN发病率并不高。母体内IgG类抗A、抗B效价与溶血程度有关，但并不是HDN的唯一因素。因此通过检测IgG类抗

A、抗B效价作为HDN风险的产前预测，还需考虑新生儿A、B抗原强弱、血型物质的含量、胎盘的屏障作用及IgG亚类（IgG_1、IgG_3抗体的量与溶血程度呈线性关系）等相关因素。因此临床上产前预测ABO血型不合的HDN存在一定难度。

2. Rh血型不合的HDN　RhD血型不合多数是母亲为RhD抗原阴性，胎儿或新生儿为RhD抗原阳性。Rh血型不合的HDN一般不会发生在第一胎，只要没有输血、妊娠等明显的免疫过程，孕妇一般不会产生IgG类Rh抗体。即使在妊娠后期，由于经胎盘出血，少量胎儿红细胞进入母体，母亲被免疫并产生抗体一般需要2~6个月的时间，这时妊娠过程已经结束，不会对胎儿造成危害。如果孕妇体内已经存在Rh抗体，同时胎儿红细胞又存在相应的Rh抗原，这时母婴之间的免疫反应起着十分关键的作用。由于受胎儿红细胞的刺激作用，母体内的抗体浓度不断地升高，越到妊娠后期升高的速度越快。如不进行干预极易造成死胎。有人提出“外祖母学说”认为，血型为Rh阴性母亲在胎儿时受到血型为Rh阳性外祖母红细胞的致敏，当Rh阴性血型母亲妊娠第一胎时即可发生HDN。

由于Rh血型抗原在出生时已经发育成熟，所以母亲体内IgG抗体的效价是决定HDN严重程度的关键因素，一般可依据抗体效价对Rh 血型不合的HDN做初步的产前预测。RhD血型不合所致溶血的症状常比ABO血型不合的溶血症状严重，并且随胎次增多而加重。

三、临床表现

HDN主要由于胎儿红细胞破坏增多，症状的轻重缓急与个体的免疫反应、母体抗原免疫性的强弱、胎儿的代谢功能和产前干预措施等诸多因素有关。ABO血型不合溶血病临床表现多数较轻，而Rh血型不合溶血病临床表现较为严重，进程快。HDN除贫血表现外，还有黄疸、水肿及机体代偿性表现。

（一）黄疸

HDN特征性的表现是黄疸进行性增高，且以游离胆红素增高为主。一般在出生后24小时内出现黄疸，并迅速发展，其原因是患儿的红细胞由于致敏被迅速破坏，产生大量的游离胆红素。在母亲体内，这些游离胆红素可由母亲的肝脏代谢处理。出生后，由于新生儿肝脏内没有足够的葡萄糖醛酸转移酶来结合游离胆红素，加之新生儿出生后红细胞持续破坏，两种因素叠加导致黄疸逐渐加深。有少数患儿在病程的恢复期结合胆红素明显的增高，出现胆汁黏稠综合征。

ABO血型不合的HDN以出生后2~5天多见，部分 ABO血型不合的HDN黄疸较轻，易被误诊为生理性黄疸。Rh血型不合的HDN黄疸出现早，出生后数小时即可出现，且发展迅速。黄疸出现愈早，进程愈快，则病情愈重。

（二）贫血

HDN的患儿有不同程度的贫血，ABO血型不合的溶血病出生时贫血不明显，但Rh血型不合溶血病较为明显。贫血严重可导致组织缺氧，引起心肌扩大，甚至心力衰竭，表现为气促、呻吟、心率加快、发绀及肝脾肿大，同时有核红细胞和网织红细胞增高。Rh血型不合的溶血病在出生后1~2天内，患儿表现为精神萎靡、嗜睡、少吃及少哭，有的出生不久即发生心力衰竭。若血型抗体持续存在可以导致持续溶血，患儿出生后3~5周发生明显贫血（Hb<80g/L）称为晚期贫血，多见已经接受换血治疗的患儿及未接受换血治疗的早产儿。

（三）水肿

水肿多见于病情严重患儿，以Rh血型不合的HDN多见，其原因与严重贫血所致的心力衰竭、肝功能障碍所致的低蛋白血症、继发性的组织缺氧引起毛细血管通透性增加等因素有关。孕妇在孕期体重迅速增加，提示有胎盘水肿的可能，往往胎盘与新生儿体重之比在1∶7之下。因为胎儿期大量红细胞被破坏，患儿表现为全身性水肿，可出现皮肤苍白，肝脾肿大，胸腔、腹腔和心包积液，呼吸困难，分娩出的新生儿面部常因水肿而出现畸形，这类婴儿的预后极差，死亡率高。ABO血型系统HDN婴儿的此类症状较少见。

（四）胆红素脑病

胆红素脑病是新生儿高胆红素血症病程中，游离胆红素通过血–脑屏障进入中枢神经系统，导致神经细胞中毒变性，出现神经系统异常的临床和亚临床表现，又称为核黄疸。这是由于脑神经基底核结合游离胆红素所致，患儿主要表现为神志萎靡、吸吮反射减低、拥抱反射减低、肌张力低下，如病情继续进展，可出现发热、两眼凝视、肌张力增高、抽搐、角弓反张等，死亡率高、预后不良，近70%的患儿出生后第2～15天死亡，存活的患儿可出现运动障碍和智力不全等后遗症。

（五）肝脾肿大

红细胞受血型免疫抗体的作用发生溶血，通过骨髓外组织造血来代偿，可引起不同程度的肝脾肿大。ABO血型系统引起的HDN较轻，Rh血型系统引起的HDN尤其是水肿儿肝脾肿大明显。

ABO血型系统引起的HDN与Rh血型系统引起的HDN比较，临床表现有明显的差别。ABO溶血与Rh溶血的临床特点见表11–1。

表11–1　ABO溶血与Rh溶血的临床特点比较

	ABO 溶血	Rh 溶血
常见血型	母亲 O 型，婴儿 A 型或 B 型	母亲 Rh 阴性，婴儿 Rh 阳性
发病胎次	初次妊娠即可发病（约半数）	一般发生于第 2 胎及以后 随胎次增加症状越严重
黄疸出现时间	出生后 2～3 天	出生后 24 小时内出现

四、实验室检查

新生儿溶血病检测可分为产前免疫血液学检测和产后新生儿检测两部分，前者用以预测新生儿溶血病发病的可能性及严重程度，后者直接确认新生儿患病与否，并对制定治疗方案提供依据。目前两种检测都以血清学为主，其他检测手段如分子生物学、细胞功能试验、B超检查等作为辅助手段在判断胎儿血型、经胎盘出血量、胎儿受累及情况可以提供很有价值的线索，但这些实验费用较高，操作难度较大。

（一）产前检查

产前检查包括夫妻双方的血型鉴定、妻子的抗体筛查、抗体鉴定，对有临床意义的抗体进行效价测定并动态监测抗体效价变化。其中孕妇或孕前妇女进行血型血清学检查，可预测胎儿、新生儿是否有患HDN的风险；孕期对血型不合的孕妇定期检查，可了解血型不合对胎儿发育程度的影响，以选择最佳分娩时间，确保优生优育。对夫妻双方血型不合，既往有不明原因的死胎、新生儿黄疸的孕妇应该重点进行产前检查，便于评价预后，及早诊断并采取治疗和预防措施，减少HDN的危害。

1. 血型检查 血型检查包括夫妻的ABO血型和Rh血型，以确定夫妻血型是否配合。有条件时可做胎儿羊水ABO血型物质检查，可进一步排除ABO血型不合的HDN。若母胎ABO血型相同或新生儿为O型，可以排除ABO血型不合的溶血，但不能排除其他血型系统的溶血可能。夫妻ABO、Rh血型是否相合的判断见表11-2。

表11-2 夫妻ABO、Rh血型是否相合的判断

妻子血型	丈夫配合血型	丈夫不配合血型
O	O	A、B、AB
A	O、A	B、AB
B	O、B	A、AB
AB	O、A、B、AB	—
Rh阳性	Rh阳性、Rh阴性	—
Rh阴性	Rh阴性	Rh阳性

2. 抗体检查 抗体检查包括抗体筛查、鉴定。一般主要检查孕妇血中IgG类抗A、抗B及抗D抗体，若IgG类抗A、抗B阳性再进行抗体效价检测。通常认为，IgG抗A或抗B效价≥1∶64，提示胎儿有可能受到同种异体的血型抗体损害；当抗体效价≥1∶256或者抗体效价持续上升高达4倍以上，提示胎儿可能发生ABO血型不合的HDN。对于抗D阳性的Rh阴性孕妇应在妊娠16周时进行抗体效价测定，以便明确抗体基础水平。妊娠28~30周做第2次检查，以后每隔2~4周重复一次，若抗体效价持续上升，提示胎儿可能发生Rh血型不合的HDN。

3. 羊水分析 羊水分析是评价妊娠期胎儿宫内总体情况的较好方法。羊水可以通过B超引导的羊膜穿刺得到。羊水检查可辅助胎儿血型鉴定，了解胎儿宫内溶血程度，评估胎儿成熟情况。HDN羊膜穿刺的指征为孕妇有HDN的病史，孕妇血清中检出一种已知的能引起HDN的血型抗体，且效价≥1∶32。羊水检查的内容包括：①羊水血型物质检查，辅助鉴定胎儿血型；②羊水胆红素检查，辅助判断胎儿溶血情况。随妊娠周数的增加和HDN病程的发展，羊水胆红素含量增加，提示溶血严重；③卵磷脂/鞘磷脂比值的检查，预测胎儿肺的成熟度，协助判断早产儿的存活能力。

（二）产后新生儿检查

产后新生儿检查主要是新生儿血液学的检查，包括ABO、Rh血型鉴定；血清学“三项试验”；血常规检查、网织红细胞计数及胆红素检测等。主要检查项目是血清学“三项试验”，包括抗球蛋白试验、游离试验和放散试验，“三项试验”的优化组合可对HDN做出诊断。

1. 常规检查

（1）外周血常规检查 血红蛋白减低（新生儿Hb正常值为170~200g/L），一般<145g/L，红细胞数量减低。网织红细胞升高，血液涂片染色镜检可见有核红细胞，红细胞形态可见球形红细胞。白细胞计数可升高，血小板计数可正常。

（2）血清胆红素测定　胆红素大于205.2 μmol/L（12mg/dl），并以非结合胆红素升高为主。若是溶血病患儿出生后黄疸逐渐加深，应动态监测胆红素。

（3）羊水胆红素含量测定　考虑母亲终止妊娠时间和对估计病情有重要的临床价值。正常羊水无色透明，严重溶血时羊水呈黄色、深黄色。

2. 血清学“三项试验”　新生儿血清学“三项试验”即：抗球蛋白试验、游离试验和放散试验，另外患儿血清中的游离胆红素和游离血红蛋白也常作为有价值的试验加以测定。抗球蛋白试验：即Coombs试验，包括直接抗球蛋白试验和间接抗球蛋白试验。直接抗球蛋白试验主要检查受检者红细胞是否已被不完全抗体致敏；间接抗球蛋白试验检查受检者血清中是否存在不完全抗体。一般产前母亲血清学Coombs试验做间接法，产后新生儿血清学Coombs试验做直接法意义大。产前间接Coombs试验阳性，提示母亲血液中存在不完全抗体；产后直接Coombs试验阳性，说明新生儿红细胞被母亲血型抗体致敏，是红细胞受累的重要依据。但是间接Coombs试验阳性尚不能确诊为HDN，直接抗球蛋白试验阴性也不能完全排除HDN，诊断需结合抗体对新生儿红细胞破坏情况和黄疸程度综合判断。通常ABO血型不合的HDN直接抗球蛋白试验较弱，一般不超过“1+”，而Rh血型不合的HDN直接抗球蛋白试验较强，一般≥“2+”。所以，借助直接抗球蛋白试验凝集强弱可间接区别ABO或Rh溶血病。此外，直接抗球蛋白试验结果越强还提示病情程度越重。

（1）红细胞直接抗球蛋白试验

【实验原理】

在盐水介质中，不完全抗体可以致敏人红细胞，但不能让红细胞凝集。加入抗球蛋白试剂后，抗球蛋白分子的Fab片段能与包被在红细胞上的球蛋白分子的Fc片段结合，借助其桥梁作用，从而使已被不完全抗体致敏的红细胞出现凝集，而未被抗体包被的红细胞则不会出现凝集。直接抗球蛋白试验是直接检测新生儿红细胞上是否被不完全抗体所致敏。

【实验材料】

1）器材　试管架、试管（10mm × 60mm）、记号笔、微量加样器、37℃水浴箱、塑料吸管、离心机、显微镜、玻片、微柱凝胶孵育器、微柱凝胶离心机等。

2）试剂　多特异性抗球蛋白试剂或抗-IgG和抗C3d单价抗球蛋白血清、IgG抗-D致敏的2%~5%RhD阳性红细胞悬液、2%~5%正常人红细胞悬液和生理盐水、Coombs微柱凝胶卡等。

3）标本　受检者不抗凝血3~5ml。

【实验步骤】

试管法：

1）取受检者红细胞用生理盐水洗涤3次，最后一次洗涤后将上清液弃去，再用滤纸将管口附着的上清液吸尽，配成5%红细胞盐水悬液。

2）取小试管3支，分别标明被检管、阳性对照、阴性对照。

3）被检管加受检者5%红细胞盐水悬液1滴，阳性对照管加IgG抗-D致敏的2%~5%RhD阳性红细胞悬液，阴性管加2%~5%正常人红细胞悬液1滴。

4）在3管中分别加入抗多特异性球蛋白试剂1滴，混匀后以1000 × g离心15秒。

5）轻轻晃动试管，先用肉眼观察有无凝集，然后再在显微镜下观察确证。镜下显示有

3个或以上红细胞堆积在一起，并均匀分布在游离红细胞中为阳性，无凝集则为阴性。

6）阳性对照管凝集，阴性对照管不凝集，受检红细胞凝集者为直接抗球蛋白试验阳性，不凝集者为阴性。

7）阳性者应继续用单特异性抗球蛋白血清检测，方法同多特异性抗球蛋白试剂。

微柱凝胶介质法：

1）将受检者红细胞、IgG抗–D致敏的RhD阳性红细胞和正常人RhD阳性红细胞配制0.8%红细胞悬液。

2）取出Coombs微柱凝胶卡，标记检测孔、阳性孔和阴性孔。

3）在三孔中分别加入抗多特异性球蛋白试剂50 μl。

4）0.8%取待检者红细胞悬液、0.8%IgG抗–D致敏的RhD阳性红细胞悬液、0.8%正常人RhD阳性红细胞悬液各50 μl分别加入检测孔、阳性孔和阴性孔。

5）将加好的凝胶卡置于微柱凝胶孵育器内，37 ℃孵育15分钟。

6）将孵育好的凝胶卡置于微柱凝胶离心机内，1000r/分钟离心10分钟。

7）取出微柱凝胶卡观察结果。

【质量控制】

①要证实直接抗球蛋白试验（DAT）阳性不是补体体外致敏的结果，用EDTA抗凝的标本，抗凝后应立即试验，以免放置时间过长引起假阳性结果。若怀疑因冷抗体引起的DAT阳性，其血标本凝固应保持在37℃，直至血清被分离出来。

②每次试验必须设立阴性和阳性对照。所用红细胞被污染、全凝集或自身冷凝集血液标本均可出现假阳性结果。

③标本若为直抗阳性则须区别直抗类型，即用单特异性IgG抗体、C3d抗体重复上述操作以鉴别致敏在细胞上的免疫分子种类。

④Rh新生儿溶血病的直抗结果都相对强，一般≥2+。而ABO新生儿溶血病的直抗呈弱阳性甚至阴性。因此新生儿直抗强弱是区别ABO和Rh–HDN的主要标志。

（2）血浆（血清）游离抗体试验　即间接抗球蛋白试验，主要检查受检者血清中是否存在不完全血型抗体，新生儿血清游离IgG抗体阳性是HDN病情持续的标志之一。用间接抗球蛋白试验或其他方法检测新生儿血清中是否有游离的IgG血型抗体，并与新生儿红细胞上相对应的抗原反应，证实游离试验阳性。如A型血新生儿血清中检出抗A；B型血新生儿检出抗B或检出ABO以外的不规则抗体，都是新生儿溶血病的重要诊断依据（表11–3）。

表11–3　游离抗体检测意义

指示红细胞			意义
A	B	O	
+	–	–	游离的抗A
–	+	–	游离的抗B
+	+	–	游离的抗A、抗B或有抗AB
+/–	+/–	+	游离的ABO系统以外抗体
–	–	–	无游离抗体

【实验原理】

用新生儿血清加上A、B型试剂红细胞悬液，做酶法及间接抗球蛋白试验，并以此试验来验证新生儿血清中是否存在与其红细胞不配合的IgG抗–A或抗–B，这些来自于母亲的IgG抗体可与新生儿红细胞结合，婴儿可能受害，引起新生儿溶血病。

【实验材料】

1）器材　试管架、试管（10mm×60mm）、记号笔、微量加样器、37℃水浴箱、塑料吸管、离心机、显微镜、玻片、微柱凝胶孵育器、微柱凝胶离心机等。

2）试剂　多特异性抗球蛋白试剂，A、B、O型试剂红细胞、生理盐水、Coombs微柱凝胶卡等。

3）标本　待检者不抗凝血3~5ml。

【实验步骤】

试管法：

1）取静脉血3~5ml，离心分离血清备用。

2）取3支试管，分别标记Ac、Bc、Oc管。

3）于每支试管中各加入待检血清2滴，在相应标记管中分别加入5%A、B、O型试剂红细胞悬液各1滴，混匀，37℃致敏30分钟。

4）以1000×g离心15秒，肉眼或显微镜下观察凝集结果并记录。若某管出现凝集，说明该管有相应的盐水抗体，不必继续下面操作。

5）若无凝集，用生理盐水洗涤3次后，加入多特异性抗球蛋白试剂1滴，以3400r/分钟（1000×g）离心15秒，肉眼及显微镜下观察凝集结果。

微柱凝胶介质法：

1）取静脉血3~5ml，离心分离血清备用。

2）取Coombs凝胶卡一张，用笔在相邻的3个孔下面标记Ac、Bc、Oc。

3）于每孔中加入50μl待检血清，在相应标记孔内加入Ac、Bc、Oc试剂红细胞，阴性及阳性对照细胞各50μl。

4）将加样完毕的Coombs微柱凝胶卡放入微柱凝胶卡孵育器内，37℃孵育15分钟。

5）将孵育好的Coombs微柱凝胶卡放入微柱凝胶卡离心机内1000r/min离心10分钟，取出Coombs微柱凝胶卡，观察并记录结果。

【质量控制】

①微柱凝胶卡式法检测血清游离抗体时应根据说明书配制红细胞悬液浓度。

②游离试验阳性常发生在新生儿溶血病早期或病情较严重时，应在出生后3~7天内进行检查，避免致敏红细胞被破坏所导致的假阴性结果。但游离试验阴性并不说明病情较轻，该试验在新生儿溶血病检测中仅起到辅助诊断作用。

③游离抗体实验阳性必须是可以检测到能与患儿红细胞起反应的抗体，不依据患儿血型则无法准确判定该实验的结果。

（3）红细胞抗体放散试验　放散试验结果阳性对新生儿HDN具有重要的诊断价值。用特殊方法将新生儿致敏红细胞上的抗体释放到放散液中，用间接抗球蛋白法或其他IgG抗体检查方法检测到放散液中的IgG抗体，并与新生儿红细胞上相对应的抗原反应，才能认为放散试验阳性，再用谱红细胞检查抗体并确定抗体的类型。ABO血型不合的HDN通常采用热放散法，但Rh血型抗体与红细胞结合能力较强，热放散效果不佳，Rh血型及其他血型系统的HDN通常采用乙醚放散法。鉴于放散试验所用致敏红细胞浓度高，所以在“三项试验”中该试验敏感度最高。

红细胞上的抗原与血清中的抗体在适当的条件下能发生凝集或致敏，这种反应是可逆的，如果改变某些条件，抗体又可以从结合的细胞上放散下来，再用相应红细胞鉴定放散液内抗体的种类，从而进行新生儿溶血病的诊断。常用的放散方法有：热放散法、冷放散法和乙醚放散法。

热放散法：

【实验原理】

结合在红细胞上的抗体可以采用加热的方式进行分离，然后再进行抗体种类鉴定。用生理盐水洗涤待检标本红细胞，将离心后形成的压积红细胞放入56℃水浴中振摇一定时间后，再高速离心后取上清液与已知红细胞反应看是否凝集来鉴定放散液中抗体的种类。

【实验材料】

1）器材　试管架、记号笔、微量加样器、塑料滴管、洁净小试管（内径10mm×75mm）、37℃水浴箱、56℃水浴箱、离心机等。

2）试剂　生理盐水、（A、B、O）2%~5%酶处理指示红细胞、多特异性抗球蛋白试剂等。

3）标本　待检者抗凝血3~5ml

【实验步骤】

1）将受检者红细胞用生理盐水洗涤3次，以3000r/min离心5分钟，弃去上清液。在压积红细胞中加入等量的生理盐水，混匀。

2）将试管置于56℃水浴振荡箱不断振摇10分钟，取出试管，立即以（900~1000）×g离心2分钟。

3）分离上清液置于另一支试管中即为放散液。

4）取洁净试管3支，分别标明Ac管、Bc管、Oc管，各管加入放散液2滴，然后按标记各管加入相应的（A、B、O）2%~5%酶处理红细胞1滴，混匀，置37℃水浴箱孵育30分钟。

5）孵育后用生理盐水洗涤3次，弃上清液，各管加入多特异性抗球蛋白试剂2滴，以1000×g离心15秒，肉眼观察结果。

【质量控制】

1）56℃温度要准确，在加热中应不断振荡试管，使抗体从红细胞上完全分离下来。温度过高，抗原抗体变性；温度过低，已被放散出的抗体会重新与红细胞结合，因此在离心时要使用经过预热的离心杯。

2）制备得到的放散液应立即进行鉴定，否则放散液中的抗体容易变性。如果需保存，应在放散液中加入AB型血清或牛血清白蛋白。

3）最后一次洗涤液中应检查是否有残存抗体，如果最后一次洗涤液中检出了残存抗体，说明洗涤不充分，会影响放散效果。

乙醚放散法：

【实验原理】

乙醚是一种较强的有机溶剂，与红细胞结合后破坏并溶解红细胞，从而使结合在红细胞膜上的抗体解离下来，再应用标准谱红细胞测定放散液中抗体的特异性。可检测吸附于红细胞上的各种IgG抗体。

【实验材料】

1）器材　试管架、记号笔、微量加样器、塑料滴管、洁净小试管（内径10mm×75mm）、37℃水浴箱、离心机等。

2）试剂　乙醚（分析纯）、标准谱红细胞。

3）标本　待检者抗凝血3~5ml。

【实验步骤】

1）将受检者红细胞用生理盐水洗涤3次，以3000r/min离心5分钟，弃去上清液。在压积红细胞中加入等体积的生理盐水和2倍体积的乙醚，用塞子塞紧试管口，充分混匀振摇10分钟。（注意乙醚沸点低，间歇放气，防止爆炸）

2）1000×g离心5分钟，轻轻取出试管，离心后液体分为三层，上层为乙醚层，中间层为红细胞层，下层为放散液层。

3）将下层深红色的放散液移至另一支试管中，置于37℃孵育30分钟，除尽乙醚。

4）取另一支试管，加入放散液2滴，再加标准谱红细胞悬液1滴，37℃孵育30分钟，充分洗涤后，弃去上清液，加入多特异性抗球蛋白血清1滴。

5）1000×g离心15秒，轻轻取出试管，轻弹试管，肉眼观察凝集和溶血情况，必要时在显微镜下观察，记录凝集情况。

【质量控制】

1）操作过程中应注意安全，乙醚为危险化学试剂，防止放散液溢出。

2）与所有标准谱红细胞均发生凝集可能是由于自身抗体所致。因此，用标准谱红细胞鉴定放散液中抗体时应同时做自身对照试验。

冷放散试验：

【实验原理】

红细胞冰冻导致细胞破碎，细胞膜上结合的抗体解离，用标准谱红细胞鉴定放散液中抗体的性质。

【实验材料】

1）器材　试管架、记号笔、微量加样器、塑料滴管、洁净小试管（内径10mm×75mm）、低温冷冻柜、离心机等。

2）试剂　生理盐水、2%~5%标准A、B、O红细胞悬液。

3）标本　待检者抗凝血3~5ml。

【实验步骤】

1）将受检者红细胞用生理盐水洗涤3次，以3000r/min离心5分钟，弃去上清液，保留压积红细胞。

2）标记试管，取0.5ml压积红细胞，加0.15ml生理盐水，混匀。塞住试管口，转动试管，使细胞悬液在试管内壁形成薄层。

3）将试管放置平稳，置-70~-20℃低温冷冻柜中快速冷冻10分钟。

4）取出试管，立即使用流动温水冲洗试管外壁，使红细胞快速融化。

5）1000×g离心5分钟，立即将上清液移至另一已标记的试管中，即放散液待用。

6）取洁净试管3支，分别标明Ac管、Bc管、Oc管，各管加入放散液2滴，然后按标记各管加入相应的2%~5%标准A、B、O红细胞悬液1滴，混匀，置37℃水浴箱孵育30

分钟。

7）孵育后用生理盐水洗涤3次，弃上清液，各管加多特异性抗球蛋白试剂2滴，以1000×g离心15秒，肉眼观察结果。

【质量控制】

1）操作中充分冰冻，获得更多的放散液。

2）放散液平均分配在试管中，保证观察结果准确。

【方法学评价】

ABO血型不合的HDN采用热放散法，由于Rh血型抗体与红细胞结合能力较强，热放散效果不佳，Rh血型及其他血型系统的HDN通常采用乙醚放散法。乙醚放散试验所用致敏红细胞浓度高，所以在“三项试验”中该试验敏感度最高。

【临床应用】

抗体检测是诊断HDN的关键。直接抗球蛋白试验主要检查新生儿红细胞是否已被母亲血液中不完全抗体致敏；游离抗体试验是检测新生儿血清中是否有游离的IgG血型抗体；放散试验是检查新生儿致敏红细胞上释放到放散液的抗体。“三项试验”的优化组合可对HDN做出诊断，并对制定治疗方案提供实验室依据。HDN血清学“三项试验”组合及临床意义见表11-4。

表11-4　HDN血清学“三项试验”组合及临床意义

直接抗球蛋白试验	游离抗体试验	放散试验	临床意义
阴性	阴性	阴性	排除HDN
阳性	阴性	阴性	可疑为HDN
阴性	阳性	阴性	可疑为HDN
阴性	阴性	阳性	确诊为HDN
阳性	阴性	阳性	确诊为HDN
阳性	阳性	阴性	确诊为HDN
阴性	阳性	阳性	确诊为HDN
阳性	阳性	阳性	确诊为HDN

（三）ABO血型不合的HDN检查方法及特点

（1）直接抗球蛋白试验　ABO新生儿溶血病时直接抗球蛋白试验反应较弱或阴性，结果常常需要用显微镜观察，这是与其他HDN不同之处。其可能原因为①新生儿ABO抗原数量少，仅为成人的25%~50%，致敏红细胞上结合的抗体分子数目较少，抗原和抗体之间的亲和力减弱；②实验过程中洗涤红细胞时部分红细胞抗体被洗脱，或者已结合大量抗体的年轻致敏红细胞随溶血已大部分被抗体破坏；③ABO血型抗原也存在其他细胞和体液中（血型物质），血型物质可中和部分抗A或抗B，从而减弱抗体对红细胞抗原作用，使直接抗球蛋白试验减弱或出现阴性。所以ABO血型不合的HDN直接抗球蛋白试验的结果仅作参考。而ABO系统以外的新生儿溶血病如Rh新生儿溶血病的直接抗球蛋白试验反应结果较强，对疾病诊断起决定作用。

（2）游离试验　采用间接抗球蛋白方法，检测新生儿血清中是否有能与A、B、O型红细胞反应的游离的IgG血型抗体。

（3）放散试验　采用热放散法提取致敏红细胞表面的抗体，采用间接抗球蛋白方法，检测放散液和经酶处理A、B、O红细胞的反应情况以明确诊断，其中经酶处理红细胞可提高试验的敏感度。

（四）Rh血型不合的HDN检查方法及特点

（1）直接抗球蛋白试验　直接抗球蛋白试验一般≥“2+”。因此，直接抗球蛋白试验强弱可作为区分ABO血型不合和Rh血型不合的HDN的重要检验指标之一。

（2）游离试验　用一组谱红细胞与患儿或母亲血清反应，检测血清游离抗体类型。鉴于母亲血清数量相对患儿多容易抽取且抗体效价高，实验时如新生儿的血清不够可用母亲的血清代替。

（3）放散试验　采用乙醚放散法提取致敏红细胞表面的抗体后，用谱红细胞检测放散液中的游离抗体。

（4）血型鉴定　新生儿Rh血型鉴定比较困难。主要因为母婴Rh血型不合，新生儿Rh阳性红细胞的D抗原位点被母亲抗D抗体饱和，使得新生儿Rh阳性红细胞没有足够的抗原位点和标准抗血清反应，导致用IgG性质的血型抗体鉴定Rh血型出现所谓的“遮断现象”。此时可采用IgM型单克隆抗体（如盐水介质的抗体）的血型鉴定试剂替代，若IgM型单克隆抗体鉴定Rh血型仍为阴性或弱阳性，则需要做放散试验，重新获取去除IgG抗体的红细胞后再进行Rh血型鉴定。

（5）排除合并ABO溶血病　当确定新生儿患有Rh新生儿溶血病，同时存在有母婴ABO血型不合，应在放散、游离试验中加入相应的A、B红细胞，以排除ABO溶血病。此时加入的A、B红细胞必须加以选择，不能含有可与母亲血清中Rh抗体反应的抗原。例：当母亲血清中含有抗D，则必须选择Rh阴性A型、B型细胞分别与婴儿红细胞放散液或血清反应。按ABO溶血病的判断标准确定是否存在ABO溶血病。

五、诊断与鉴别诊断

1. 诊断

（1）产前诊断　既往有原因不明的死胎、流产、输血史、新生儿重症黄疸史的孕妇，应做孕妇及丈夫ABO和Rh血型检查，孕妇血清特异性IgG抗体检查。若IgG抗A或抗B效价≥1∶64或（和）Rh抗体效价持续上升，提示可能发生HDN。

（2）产后诊断　母婴血型不合，新生儿黄疸出现早，呈进行性加深，Coombs试验或抗体释放试验阳性即可诊断。

2. 鉴别诊断　新生儿溶血病可出现外周血红细胞和血红蛋白降低，网织红细胞增多，骨髓有核红细胞增多。检查红细胞脆性试验，有助于遗传性球形红细胞增多症、自身免疫性溶血症和血红蛋白病的鉴别。疑为G-6-PD缺陷或感染性黄疸者，需进一步检查G-6-PD活性及相关感染指标，以明确诊断。

六、预防与治疗

新生儿溶血病的预防与治疗原则是减少抗体损伤，纠正贫血，防治心力衰竭，降低胆红素水平，防治胆红素脑病的发生。

1. 妊娠前期　若ABO血型不合，孕妇血清IgG抗A或抗B效价≥1∶64或（和）Rh血型不合，Rh血型抗体效价持续上升，应进行适当治疗，近期不宜妊娠。

2. 产前治疗

（1）提前分娩　Rh阴性孕妇既往有原因不明的死胎、流产、输血史、新生儿重症黄疸史，若Rh抗体效价≥1∶64，羊水胆红素增高，提示发生HDN可能性较大。此时如果卵磷脂/鞘磷脂的比值>2，提示胎儿肺发育成熟，可提前分娩。

（2）血浆置换　孕期Rh抗体效价持续增高≥1∶128，但胎儿肺发育尚不成熟，可把孕妇体内含有与胎儿红细胞相对应的IgG抗体的血浆用正常人血浆置换，以减轻胎儿受害程度。

（3）宫内输血　对于Hb<85g/L，出现胎儿水肿时，若胎儿肺发育不成熟，可采用与孕妇血清不凝集的悬浮红细胞在B超引导下进行脐静脉输血，改善胎儿贫血。

（4）药物治疗　给孕妇吸氧，服用维生素C、维生素E、维生素K，静脉注射葡萄糖液。孕妇预产期前1~2周，可口服苯巴比妥诱导肝脏葡萄糖醛酸转移酶合成增加，促进对胆红素的代谢和清除。

3. 新生儿治疗

（1）光照疗法　胆红素对波长427~475nm的蓝光吸收最好。蓝光治疗可使脂溶性的胆红素氧化为水溶性异构体，随胆汁和尿排出体外，降低血液胆红素水平。但对结合胆红素增高并伴有肝功能损伤的患儿（如青铜症）不宜使用。

（2）药物治疗　使用肝酶诱导剂等可促进肝脏对胆红素的摄取和代谢。补充白蛋白、纠正酸中毒可减少血中游离胆红素，减少胆红素脑病的发生。

（3）换血疗法　主要用于重症母婴血型不合的新生儿溶血病，是治疗高胆红素血症最迅速有效的方法。换血目的是减少血清游离胆红素，预防发生胆红素脑病；纠正贫血，防止严重缺氧以及心力衰竭；去除新生儿体内已致敏的红细胞；减少新生儿体内不相容血型抗体的量。换血指征包括：①产前已经确诊为HDN，出生时脐血Hb<120g/L伴贫血、水肿、肝脾肿大及心力衰竭；②脐血胆红素>68.4 μmol/L，12小时达205.2 μmol/L；③出生后胆红素达307.8~342 μmol/L、早产儿胆红素达273.6 μmol/L者；④已有早期胆红素脑病症状者。血液选择：ABO血型不合的HDN应该选用AB型血浆和O型红细胞混合血液。Rh血型不合的HDN采用Rh血型与母亲同型，ABO血型与新生儿同型或O型血。难于找到合适的血液时，可用母亲的洗涤红细胞和AB型血浆悬浮的血液。常用的换血量约为婴儿血量的2倍，为150~180ml/kg体重。配血试验的措施包括：①应尽可能地选择当天标本进行配血；②母婴ABO血型配合时，采用母亲的血清代替婴儿血清与献血者的红细胞配血；母婴ABO血型不配合时，可用新生儿红细胞制备的放散液代替血清配血；③当母亲血清存在冷抗体时，可采用2-Me处理母亲血清后再配血。如果时间紧迫，可以使用新生儿的血清，但配血试验反应弱。

4. Rh阴性母亲产后处理　Rh阴性母亲在产后（正常分娩阳性胎儿或流产）或羊水穿刺检查72小时内应注射抗D免疫球蛋白制剂，清除母体内Rh阳性胎儿红细胞，避免产后进入母体的Rh阳性胎儿红细胞对母亲的免疫刺激，防止Rh血型不合的HDN。故Rh阴性妇女在第一次分娩Rh阳性胎儿后，用抗D免疫球蛋白可使该孕妇避免被免疫；这样可以在再次怀阳性胎儿时不发生溶血病。

扫码"学一学"

第二节 自身免疫性溶血性贫血

案例讨论

【案例】

女性，36岁，半个月无原因进行性面色苍白、乏力，稍动则心慌、气短，尿色如浓茶，发病以来无发热、关节痛、脱发、光过敏，进食和睡眠稍差。既往体健，无心、肝、肾疾病史，无毒物接触史，无药物过敏史，无偏食和烟酒嗜好，月经正常，家族中无类似患者。查体：T 36.5℃，P 98次/分，R 18次/分，BP 110/70mmHg，贫血貌，无皮疹和出血点，全身浅表淋巴结未触及，巩膜轻度黄染，舌乳头正常，甲状腺（-），心肺无异常，腹平软，肝未及，脾肋下1cm，腹水征（-），双下肢不肿。实验室检查：Hb 65g/L，WBC 6.2×10^9/L，N 73%，L 23%，M 4%，外周血涂片可见晚幼红细胞，可见嗜碱性点彩红细胞，PLT140×10^9/L，网织红细胞19%，尿常规（-），尿胆红素（-），尿胆原强阳性，大便常规（-），隐血（-），血总胆红素41 μmol/L，直接胆红素5 μmol/L，Coombs试验（+）。

【讨论】

1. 患者最可能的诊断是什么？
2. 诊断本病的依据是什么？
3. 为了进一步确诊还需做哪些检查？

自身免疫性溶血性贫血（autoimmune hemolytic anemia，AIHA）是由于机体免疫功能紊乱，产生针对自身红细胞的抗体，通过与自身正常的红细胞表面抗原结合或激活补体，红细胞被破坏而引起的一类获得性溶血性疾病。AIHA可发生在不同年龄，但大多数患者年龄超过40岁，AIHA发病的高峰期在70~80岁。该病约占溶血性疾病的1/3，女性大于男性，种族间无明显差异。

一、AIHA的分类

根据抗体作用于红细胞膜所需的最适温度及血清学特征，AIHA可分为温抗体型、冷抗体型和温、冷抗体混合型三类。根据是否存在可导致溶血的其他疾病，AIHA又可分为原发性和继发性两大类。温抗体型占AIHA的70%~80%。冷抗体型包括冷凝集素综合征（cold agglutinin syndrome，CAS），又称冷凝集素病和阵发性寒冷性血红蛋白尿（paroxysmal cold hemoglobinuria，PCH）。另外温、冷抗体混合型临床上也可见到，约1/3温抗体AIHA兼有低效价的冷凝集素，20℃时可凝集红细胞，30℃时活性散失。极少数AIHA除温抗体外，尚存在4℃时冷凝集素效价高，30℃甚至37℃仍有凝集现象的高热幅度异常冷凝集素。本节重点介绍温抗体型、冷抗体型AIHA。

1. 温抗体型 主要为IgG不完全抗体，少数抗体为IgM或IgA。温抗体的靶抗原以Rh抗原最多见。该抗体在37℃时与自身红细胞作用最强。

2. 冷抗体型 冷抗体在4℃左右最容易与红细胞膜抗原结合，主要为IgM类抗体，在低温时可以较强凝集红细胞称为冷凝集素。此外，少数为IgG抗体可以偶见，它有较强的补体结合能力，可以引起PCH。

二、病因

原发性AIHA找不到明确的原发疾病，原因不明。继发性AIHA的病因有以下几方面。

1. 继发性温抗体型自身免疫性溶血性贫血常见的病因 主要有：①结缔组织疾病，如系统性红斑狼疮（SLE）、类风湿性关节炎等；②淋巴增殖性疾病，如淋巴瘤、慢性淋巴细胞白血病、骨髓瘤等；③感染性疾病，如麻疹病毒、EB病毒、巨细胞病毒、细菌及支原体感染等；④肿瘤，如白血病、胸腺瘤、结肠癌等；⑤其他如MDS、溃疡性结肠炎、甲状腺疾病等。

2. 继发性冷抗体型自身免疫性溶血性贫血常见的病因 主要有病毒、支原体、原虫感染，淋巴增殖性疾病，良性和恶性实体肿瘤。

3. 继发性阵发性寒冷性血红蛋白尿常见的病因 主要有梅毒、病毒感染等。

4. 其他 除原发、继发性的免疫功能异常外，药源性因素如青霉素、奎宁、α-甲基多巴等也可引起溶血。

三、发病机制

AIHA患者产生自身抗体的机制至今尚未阐明。一般情况下，免疫系统的发育和发挥功能的过程，机体可以通过耐受机制不对自身细胞或组织发生反应。但某些因素使这种免疫耐受被破坏，免疫系统就能通过自身细胞或组织产生的体液或细胞膜抗原变性，引起AIHA。通过某些微生物刺激产生抗体，再与红细胞膜抗原发生反应；或因病毒感染、药物因素使红细胞膜的抗原发生改变，刺激机体产生相应自身红细胞抗体；或因机体免疫调节功能紊乱，对红细胞抗体识别为非己抗原产生抗体。

1. 温抗体型 温抗体型的AIHA自身抗体多为不完全抗体IgG为主，并和红细胞（也可累及血小板和白细胞）结合，而使抗体的Fc端构型发生改变，并激活少量补体使红细胞膜上黏附一定量的C3b/ C4b，并通过肝、脾的单核-巨噬细胞系统被巨噬细胞识别，与单核-巨噬细胞上的Fc受体及C3b/ C4b受体识别而被吞噬破坏，导致发生血管外溶血（是脾切除治疗该病的依据之一）。此外，通过抗体依赖的细胞毒作用也能够引起红细胞破坏。

2. 冷抗体型 冷抗体型的AIHA自身抗体主要有两类，即D-L抗体和冷凝集素。

（1）D-L抗体 主要是一种IgG类的双向溶血素，常见于红细胞P血型抗原系统的抗P抗体。在20℃以下时容易与红细胞结合（4℃左右作用最强），但在该温度时不会引起溶血；如温度升高至37℃左右时，红细胞上抗体脱落，已结合在红细胞上的补体被激活，红细胞受到破坏，发生急性血管内溶血，从而引发阵发性寒冷性血红蛋白尿。

（2）冷凝集素 冷凝集素综合征，自身抗体绝大多为IgM。在0~5℃的低温时可以直接引起红细胞凝集，在20~25℃与补体结合最活跃。此外，IgM可活化补体，通过经典途径激活补体形成C5~C9膜攻击复合物，破坏红细胞引发血管内溶血。

四、临床表现

1. 温抗体型 温抗体型的AIHA的临床表现多样化，轻重不一。一般起病缓慢，数月后才发现有贫血，临床表现为头晕及全身虚弱。以溶血、发热等原因起病就诊的患者相对较少。急性型以小儿多见，常伴有病毒感染；起病急骤，有高热、寒战、腰背痛、腹泻和呕吐等表现。严重时可伴有休克、头痛、烦躁、昏迷。继发性的AIHA时常伴有原发疾病的临床表现。部分患者可伴有免疫性血小板减少性紫癜，称为Evans综合征。

2. 冷抗体型

（1）冷凝集素综合征　以中老年患者多见。寒冷刺激后，机体内冷凝集素可凝集红细胞，导致血液循环障碍，出现发绀，尤以肢体远端、鼻尖、耳垂等处明显。患者常伴肢端麻木、疼痛，遇暖后逐渐恢复。若出现血管内溶血，则可出现一过性发热、寒战及血红蛋白尿。继发于支原体肺炎者，溶血多呈现自限性，随着患者体内冷凝集素滴度在3~4周下降至正常，症状逐渐减轻、消失。继发于淋巴器官肿瘤者，溶血倾向呈慢性过程，并伴有原发疾病的临床表现。

（2）阵发性寒冷性血红蛋白尿　患者暴露于寒冷环境后出现血红蛋白尿，伴寒战、高热、腰背痛，发作后患者虚弱、苍白、轻度黄疸，体检发现轻度肝脾肿大。少数患者发作前出现寒冷性荨麻疹。总体上，阵发性寒冷性血红蛋白尿的全身症状较冷凝集素综合征为重。

五、实验室检查

（一）一般检查

1. 血常规　温抗体型的AIHA血常规检查急性患者红细胞和血红蛋白迅速降低，红细胞$<0.8\times10^{12}$/L，血红蛋白降低至20g/L，白细胞增高，可$>50\times10^{9}$/L；慢性患者血红蛋白多在40~80g/L，白细胞比急性者更高，但也可以减少。冷凝集综合征时血涂片红细胞大小不等、异型、嗜多色、红细胞呈缗钱状及自身凝集现象。网织红细胞增高，有时也可降低。阵发性寒冷性血红蛋白尿症多为重度贫血，血涂片红细胞大小不等、呈球形、异型、碎片出现，嗜碱性点彩红细胞和有核红细胞、白细胞升高，血小板正常。

2. 骨髓象检查　骨髓呈增生性反应，粒红比例缩小或倒置，幼红细胞增生，偶见红细胞系统轻度巨幼样变，15%患者幼红细胞增生可呈巨幼改变。

3. 溶血相关实验

（1）血清胆红素　血清总胆红素增高，以间接胆红素增高为主。

（2）尿液检查　尿胆原阳性。血管内溶血时，游离血红蛋白增加，出现血红蛋白尿，尿含铁血黄素试验阳性。

4. 其他检查　血清华氏反应呈阳性，酸溶血试验（Ham试验）阴性，抗核抗体阳性，免疫球蛋白升高，免疫复合物增多，补体C3减少等。

（二）特殊检查

1. 抗球蛋白（Coombs）试验　可作为诊断AIHA的重要实验室指标。其中，直接抗球蛋白试验（ATD）检测红细胞膜上的不完全抗体和补体，本方法较敏感；间接抗球蛋白试验（IAT）检测血清中的游离抗体。在生理盐水内，吸附不完全抗体或补体的致敏红细胞并无凝集，因为不完全抗体是单价的。加入完全、多价的抗球蛋白抗体后，后者与不完全抗体Fc段相结合，起搭桥作用，可导致致敏红细胞相互凝集，即直接Coombs试验阳性。根据加入的抗球蛋白不同，可鉴别使红细胞致敏的是IgG抗体还是C3。

2. 冷凝集试验　正常人血清中抗红细胞的IgM冷凝集素效价<1：32（4℃），阳性反应见于冷凝集素>1：1000。冷凝集试验阳性是诊断冷凝集素病的指标。

3. 冷热血试验　呈阳性反应可作为PCH的指标，冷热血试验抗体效价可>1：40。

六、诊断及鉴别诊断

1. 具有温抗体型AIHA的临床表现　除外其他类型的溶血，患者近4个月无输血和特殊的药物过敏史，DAT阳性，可诊断为温抗体型AIHA。若DAT阴性，但临床表现较符合，可除外其他溶血性贫血，肾上腺皮质激素或脾切除治疗有效，也可作为诊断AIHA的依据之一。

2. 具有CAS临床表现　冷凝集素试验阳性，DAT阳性，可诊断为冷凝集素综合征。

3. 具有PCH临床表现　冷热溶血试验（D–L试验）阳性，抗体效价大于1：40；反复发作血红蛋白尿或尿含铁血黄素试验阳性；DAT阳性，为C_3型；可诊断为阵发性寒冷性血红蛋白尿。

4. 鉴别诊断　AIHA应注意与以下疾病相鉴别，主要鉴别要点见表11–5。

表11–5　AIHA与其他溶血性疾病的鉴别要点

病名	遗传或获得	溶血方式	病因	实验室检查	治疗
遗传性球形细胞增多症	遗传家族史	血管外	红细胞膜异常	外周血球型红细胞 >10%，渗透脆性试验阳性	脾切除
珠蛋白合成障碍性贫血	遗传家族史	血管外	珠蛋白肽链合成减少或异常	HbA_2>3.8%，HbF>30%，HbH 或 Hb Barts 增加	对症治疗，骨髓移植
阵发性睡眠性血红蛋白尿	获得性	血管内	红细胞膜缺陷，对补体敏感	蔗糖溶血试验（+） 酸溶血试验（+） Rous 试验（+） CD59– 细胞 >10%	对症治疗，雄激素，骨髓移植
自身免疫性溶血性贫血	获得性	血管外（为主）大夫	产生红细胞自身抗体	Coombs 试验（+）	糖皮质激素、免疫抑制剂、脾切除治疗

七、治疗

1. 原发病治疗　病因明确者，去除病因，积极治疗原发病。

2. 糖皮质激素治疗　为温抗体型AIHA首选药物。糖皮质激素可抑制抗体产生，降低自身抗体对红细胞抗原的亲和力，减少或抑制巨噬细胞上IgG和C_3受体。

3. 脾切除治疗　若糖皮质激素治疗无效，可考虑脾切除治疗。脾切除治疗的总有效率为60%~70%，但继发性AIHA效果较差。冷凝集素综合征和阵发性寒冷性血红蛋白尿做脾切除治疗无效。

4. 免疫抑制剂治疗　对激素和脾切除治疗无效者，可用大剂量静脉注射丙种球蛋白或采用环磷酰胺、硫唑嘌呤、长春新碱等药物抑制自身抗体合成。

5. 血浆置换治疗　可清除部分自身抗体、补体、免疫复合物及胆红素，改善临床症状。

6. 输血治疗　温抗体型的AIHA患者体内含有自身抗体，与自身红细胞和献血者红细胞均可发生免疫反应导致红细胞受到破坏；由于保存期较短红细胞制品中残留的血浆成分中补体成分可能仍具有活性，AIHA时输血要慎重，一般只用于溶血危象患者。输血前应详细检查患者有无同种异型抗体、自身抗体，再酌情输注血型相符的洗涤红细胞。

八、预防

对于继发AIHA的患者，治疗原发病十分重要。对于冷凝集素综合征和阵发性寒冷性血红蛋白尿患者，注意保暖和支持治疗，避免寒冷刺激。

本章小结

新生儿溶血病、自身免疫性溶血性贫血的诊断主要依据实验室检查。本章主要内容包括新生儿溶血病及自身免疫性溶血性贫血，重点介绍母婴ABO血型不合与Rh血型不合所致的溶血性疾病以及温抗体型、冷抗体型自身免疫性溶血性贫血的基本理论及实验室检查。

（陈　伟）

扫码“练一练”

习　题

一、单项选择题

1. 新生儿ABO溶血病最常见的母婴血型是

A．母亲A型、婴儿O型　　B．母亲B型、婴儿O型

C．母亲O型、婴儿A型　　D．母亲AB型、婴儿B型

E．母亲AB型、婴儿A型

2. 在新生儿溶血病血清学检查中，下列哪项是最有价值的

A．检查患儿Rh血型　　B．检查患儿血清抗体放散于游离试验

C．检查患儿的直接抗球蛋白试验　　D．检查患儿ABO血型

E．血清胆红素

3. 新生儿溶血病患儿倘若需输血，输注何种血液制品最为合适

A．红细胞悬液　　B．洗涤红细胞　　C．冷冻红细胞

D．辐射红细胞　　E．血浆

4. 母婴ABO血型不合而引起的新生儿溶血病患儿需输血时，应输注下列哪一种血液最合适

A．Rh阴性O型血　　B．Rh阳性O型血　　C．特殊血型血液

D．与患儿Rh型相同的O型血　　E．Rh阴性AB型血

5. 新生儿溶血病换血结束后血红蛋白应

A．>115g/L　　B．>125g/L　　C．>135g/L

D．>145g/L　　E．>155g/L

6. 下列哪种疾病抗球蛋白试验阳性

A．G-6-PD缺乏症　　B．海洋性贫血

C．自身免疫性溶血性贫血　　D．阵发性睡眠性血红蛋白尿

E．遗传性球形细胞增多症

7. Coombs试验是诊断哪一类溶血性贫血最重要的试验

A．膜缺陷　　B．酶缺陷　　C．血红蛋白病

D．自身免疫性贫血　　E．溶血性贫血

8. 新生儿溶血病换血结束后出入量差应

A．<10~20ml　　B．<30~40ml　　C．<50~60ml

D．<70~80ml　　E．<90~100ml

9. 新生儿换血疗法适应证为

A．产前Hb<120g/L

B．足月儿血清胆红素>342 μmol/L（20mg/dl）

C．出生时脐带总胆红素>68 μmol/L（4mg/dl）

D．早产儿体重1500g者，血清胆红素>15mg/dl

E．以上均是

10. 冷凝集素测定不增高的疾病为

A．人支原体肺炎　　B．传染性单核细胞增多症

C．多发性骨髓瘤　　D．再生障碍性贫血

E．肝硬化

二、多选题

1. 不同的免疫性溶血性疾病，实验室检查方法各有不同，常用的试验方法有

A．抗球蛋白试验　　B．冷凝集试验　　C．红细胞抗体放散试验

D．骨髓检查　　E．血液常规检查

2. 新生儿血清学“三项试验”是

A．新生儿红细胞抗体放散试验

B．新生儿红细胞直接抗球蛋白试验

C．母亲血清中抗体效价测定

D．新生儿血浆（血清）游离抗体试验

E．冷凝集试验

3. 下列哪项不是AIHA实验室检查的一般检查

A．骨髓象检查　　B．血常规　　C．抗球蛋白试验

D．冷凝集试验　　E．冷热血试验

第十二章

其他输血治疗技术

学习目标

1. **掌握** 白细胞去除术的概念及临床意义；治疗性血液置换术的概念及临床应用。
2. **熟悉** 白细胞去除术的原理、治疗性血液成分去除术和造血干细胞治疗的临床应用。
3. **了解** 细胞治疗技术的分类及临床应用；其他输血相关治疗技术。
4. 学会白细胞去除术的原理；治疗性血液置换术的临床应用。
5. 具备治疗性血液成分去除术和造血干细胞治疗的应用。

案例讨论

【案例】

患者，女性，68岁，因争吵口服“敌敌畏”约50ml，中毒后2小时候入院抢救，患者心率加快，血压下降，呼吸困难，意识模糊，瞳孔对光反射迟钝。胆碱酯酶降低至762U/L，行洗胃术后，静脉注射长托宁与解磷定，但患者并未转危为安，此时如何迅速清除已经进入到患者血液中的毒物就成了治疗的关键。

【讨论】

有什么更好的办法来挽救患者？

近年来，由于血液成分分离机不断改进，自动化程度越来越高，利用血液成分分离机进行临床治疗变得简单易行，也相对比较安全。血细胞分离机技术，不仅可用于血站制备单采血液成分的制备，还可在临床上用于开展治疗性血液成分去除术和治疗性血液成分置换术。

扫码“学一学”

扫码“看一看”

第一节 白细胞去除术

一、白细胞去除的概念

白细胞去除（leukocyte removal）是指在保证血液制剂质量的前提下，对血液制剂中的供者白细胞进行有效的清除处理。白细胞作为血液的一种重要组成成分，在机体防御外来病原体入侵以及自身异常组织细胞清除等免疫功能中起着重要作用。而用于临床治疗的血液制剂中所含有的非治疗性成分—白细胞则可能引起发热性非溶血性输血反应、同种免疫、血小板输注无效等输血不良反应及输血相关病原体的传播。随着输血技术的不断发展，白细胞去除术也日趋完善，去白细胞输血已经被国内外输血领域广泛接受，逐渐成为一种常规的输血方法，为避免临床输血反应发挥了重要作用。

二、白细胞去除的技术原理

1. 离心去除法　根据血液成分的比重差异（红细胞>白细胞>血小板>血浆），在特定的离心力与离心时间作用下，全血可分成三层：红细胞成分位于下层，白细胞成分位于中间层（即白膜层），血小板和血浆成分位于上层。通过与血袋密闭相连的导管，利用虹吸原理可将相关成分分离去除。根据自动化程度的不同又分为：手工分离去除法、半自动分离去除法和全自动分离去除法。手工分离去除白膜去除70%~90%的白细胞，有可能降低FNHTR的发生率，但不足以预防HLA同种免疫的发生，而且红细胞有一定损失，已趋于淘汰。全自动血细胞分离机可达到与滤器去除白细胞相近的效果。

2. 滤器去除法　利用白细胞体积比红细胞和血小板大，且具有黏附性的特点，将常规制备的全血、红细胞、浓缩血小板等，通过无菌接驳技术，与白细胞滤器连接，在自然重力作用下，流经滤器的白细胞被黏附滞留，而其他成分（红细胞、血小板、血浆等）则顺利通过滤器，从而将白细胞去除。常用滤器白细胞去除率可达99%以上，高效滤器可达99.99%以上。根据过滤材料的不同，白细胞滤器分为：尼龙纤维滤器、棉花纤维滤器、乙酸纤维滤器、聚酯纤维滤器、玻璃纤维滤器、聚乙烯醇多孔板滤器等。由于红细胞制剂和血小板制剂的生物学特性差异很大，因此，白细胞滤器又分为：适用于红细胞制剂的白细胞滤器和适用于血小板制剂的白细胞滤器，临床应用时应注意甄别。

三、白细胞去除的临床意义

临床应用的血液制品中含有白细胞可引起一系列输血不良反应。因此，除特殊情况下需输注粒细胞外，均主张有效去除白细胞，预防输血不良反应和输血相关病原体的传播，这对输血安全和临床治疗具有重要作用。常见的白细胞引起的输血不良反应主要有以下几个方面。

1. 发热性非溶血性输血反应（FNHTR）　发热性非溶血性输血反应是常见的输血不良反应之一。FNHTR发生的主要原因是一次或多次输入的献血者血液或血液成分中的白细胞与受血者发生同种免疫反应，产生白细胞抗体而导致发热等症状。输血、妊娠、器官移植等同种免疫均可产生白细胞抗体。抗体的产生与抗原强度、输注次数和数量、间隔时间以及受血者的免疫反应敏感性有关。一次输入血液制品中的白细胞数量小于5×10^{8}，即去除90%的白细胞，可有效地防止发生热性非溶血性输血反应的发生。

2. 亲白细胞病毒的传播　有些病毒如巨细胞病毒（CMV）、人类T淋巴细胞病毒（HTLV）和克-雅病（CJD）病毒等，与白细胞具有高亲和性，主要寄生于白细胞内，称之为亲白细胞病毒。目前常规输血传染性病原体筛查只针对乙型肝炎病毒（HBV）、丙型肝炎病毒（HCV）和人类免疫缺陷病毒（HIV），因而只有通过尽可能的去除白细胞，才可预防上述亲白细胞病毒通过输血传播。在我国普通人群中CMV抗体阳性率达80%，CMV在器官和骨髓移植反复输血和免疫功能低下的患者感染最为严重，并有潜伏、复发和致癌的倾向。HTLV主要流行于日本、非洲和加勒比海沿海地区，输血感染率可达60%。美国、日本等国家早已将HTLV列入对献血者血液的必检项目，我国输血专家亦建议在高流行区开展献血者HTLV筛查。CJD是一种死亡率极高的疾病，主要流行于英国。据报道英国可能有8

万名献血者携带此种病毒，英国政府已于1998年决定所有临床应用的血液制品都必须去除白细胞，尽可能防止CJD经血传播。

3. 供者白细胞抗原所致的同种免疫 供者白细胞上HLA可使受者产生HLA同种免疫导致输注无效。引起血小板输注无效的主要原因之一为同种异体免疫反应，其中80%以上是由HLA抗体所致。美国血库协会（AABB）的血液质量标准指出：预防同种异体免疫反应，输注的血液或血液成分中所残留的白细胞总数应少于5×10^6，我国《全血及成分血质要求》（GB18469-2012）规定去白细胞单采血小板的白细胞残留量≤2.5×10^6/袋。

4. 输血相关性移植物抗宿主病（TA-GVHD） 输血相关性移植抗宿主病是一种少见但预后不良的输血并发症，其发病机制是当受血者免疫功能低下时，输入的血液制剂中含有大量具有免疫活性的淋巴细胞，不被宿主识别，被视为异物，而在受血者体内定植，并针对受血者的细胞组织产生异体免疫反应，即引起极为严重的反应，主要表现为高热、全身皮疹、腹泻、肝功能损害等症状，因无特效药治疗，患者可于30天内死亡，死亡率高达90%以上。一般认为血液制品中残留的白细胞数低于10^7，可使TA-GVHD的发生率大为降低。

此外，白细胞去除还能降低术后感染、肿瘤转移复发及输血相关性免疫抑制，减少输血相关急性肺损伤（TRALI）的发生及其他输血不良反应的发生风险。

四、白细胞去除的注意事项

1. 对于初次输血、多次输血、长期依赖输血治疗、将来可能要接受同种异体器官移植或造血干细胞移植的患者，应行白细胞去除处理或使用少白细胞血液制品。

2. 从血液制品中去除白细胞应满足以下条件：①白细胞去除率高，应达到99%以上，最好达到99.99%以上，白细胞残留量小于2.5×10^6/单位；②尽量减少有效细胞的损失，红细胞回收率>90%，血小板应≥85%；③去除白细胞过程中，有效细胞不受到损伤和不丧失其生理活性；④操作简单，不需要复杂设备。

3. 采集后的全血未及时去除白细胞前置入4℃血库冰箱冷藏保存，其所含白细胞可能会大量破碎，亲白细胞病毒会扩散至全血。此时再进行白细胞去除术，虽可有效滤除白细胞及碎片，但不能有效预防亲白细胞病毒的传播。

扫码“学一学”

第二节 治疗性血液成分去除术

治疗性血液成分去除术（therapeutic cytapheresis，TCA）主要是通过建立体外循环，采用血细胞分离机，动态地将离体的血液分离，分离出血浆成分、血小板成分、浓缩白细胞成分（粒细胞、淋巴细胞和单核细胞）和红细胞成分，去除病理性细胞成分，并回输其他血液成分，以去除或减少病理性成分对患者的致病作用，达到缓解病情的目的。根据单采去除的细胞成分不同，可分为：治疗性红细胞去除术（therapeutic erythrocytes apheresis，TEA）、治疗性白细胞去除术（therapeutic leukocytes apheresis，TLA）和治疗性血小板去除术（therapeutic thrombocytes apheresis，TTA）。

一、治疗性红细胞去除术

1. 定义 治疗性红细胞去除术是采用血细胞分离机单采技术，选择性去除患者循环血液中病理性增多的红细胞。

2. 临床应用　TEA适用于原发性红细胞增多症和继发性红细胞增多症的患者。循环血液中红细胞过多，可导致严重的高黏滞血症，形成血栓，影响组织器官的正常供血供氧和生理功能，危及患者生命安全。外周血RBC>6×10^{12}/L，Hb>180g/L，且有明显的组织器官缺血缺氧表现，特别是伴有心脑血管基础病者，应考虑及时实施TEA治疗。原发性红细胞增多症患者可同时伴有血小板异常增多，采用血细胞分离机去除红细胞的同时，可选择性去除血小板。

3. 注意事项　①患者红细胞去除的总量应根据具体病情和患者的情况进行调整，通常一次单采可去除压积红细胞800～1200ml，必要时可在1～2周内重复；②TEA通常只作为辅助手段，目的是缓解临床症状，减少并发症的发生，为原发病的治疗创造更好的条件；③对原发性红细胞增多症的患者，应积极跟进化疗，否则可能在红细胞去除后数天内出现“反跳”现象；④对继发性红细胞增多症的患者，应注意掌握采集红细胞后的治疗时机；⑤血液体外分离时，用于抗凝的枸橼酸盐可引起低钙血症，应适时、适量予以口服或静脉补钙。

二、治疗性白细胞去除术

1. 定义　治疗性白细胞去除术是采用血细胞分离机，选择性地去除患者循环血液中异常增多的病理性白细胞。

2. 临床应用　TLA主要适用于各类高白细胞性的急、慢性白血病，也适用于需要去除病理性白细胞增多的其他临床情况。高白细胞性白血病患者，循环血液中存在大量的白血病细胞可能导致严重的高黏滞血症、白细胞淤积，引起脑梗死和脑出血，肺栓塞和肺出血等严重并发症。适应证：①白细胞计数>200×10^{9}/L；②白细胞计数>100×10^{9}/L，伴有血液高黏滞综合征；③白细胞计数>50×10^{9}/L，伴有严重的脑、肺等重要器官相关并发症；④白细胞计数（50～100）$\times10^{9}$/L，准备实施化疗，需预防化疗破坏大量白血病细胞所致的严重并发症。

3. 注意事项　①治疗性白细胞去除术，只能作为对症处理和辅助治疗的手段，如果没有积极有效的化疗跟进，去除白细胞后可能很快出现“反跳”现象；②进行白细胞单采时，血细胞分离机处理的血量较大，抗凝剂用量也随之增大，应积极予以补充钙剂；③若去除白细胞量大时，可考虑静脉补充适量晶体盐溶液。④白细胞单采术中可丢失部分血小板，引起患者术后血小板数减少，如果患者术前血小板数<20×10^{9}/L，建议先补充或在术中补充血小板制剂，以免发生意外。

三、治疗性血小板去除术

1. 定义　治疗性血小板去除术是采用血细胞分离机，选择性地去除患者循环血液中异常增多的血小板。

2. 临床应用　慢性髓系增生性疾病常伴有血小板计数的极度增高，这种原发性血小板增多可导致血栓形成、微血管栓塞、出血等并发症。TTA适用于血小板计数>1000×10^{9}/L的慢性髓系增生性疾病的患者。但血小板计数和临床症状并没有显著相关性，当血小板计数<1000×10^{9}/L，原发性血小板增多有血栓和出血危险的患者，也应考虑及时行TTA治疗。

3. 注意事项　①治疗性血小板去除术，只能作为对症治疗的手段，必须联合应用药物治疗才能维持长期缓解；②治疗性血小板去除术需要体外循环处理的血量较大，一般为患者总血容量的1~2倍，应做好低钙血症的预防和处理措施；③原发性血小板增多症患者，进行治疗性血小板单采时获得的血小板，不能用于临床输注。

扫码“学一学”

第三节　治疗性血液成分置换术

治疗性血液成分置换术（therapeutic blood components exchange，TBCE）是去除患者血液中病理性成分的一种治疗技术，通过手工操作或血液成分分离机采集、分离、去除患者循环血液中某些病理性成分，回输其正常血液成分，并补充患者所需的血液成分或其他胶体、晶体溶液，调节和恢复患者的生理功能，达到治疗疾病的目的。用于临床的主要有治疗性血浆置换术（therapeutic plasma exchange，TPE）和治疗性红细胞置换术（therapeutic red blood cell exchange，TRCE）。

一、治疗性血浆置换术

1. 定义　各种毒物、有害药物、游离血红蛋白、自身抗体、循环免疫复合物、异常球蛋白、胆红素、酶、脂类、尿素氮、肌酐等存在于血浆中能产生病理损害的物质，统称为病理性血浆物质。治疗性血浆置换术是指通过血细胞分离机技术，用健康人的血浆、白蛋白制剂、代血浆、晶体盐溶液等置换液，将患者循环血液中的血浆成分置换出来，以去除病理性血浆物质。

2. 临床应用　TPE目前已成功应用于某些血液系统疾病、神经系统疾病、泌尿系统疾病、风湿性疾病及代谢紊乱性疾病等多种疾病的治疗。TPE是一种价格昂贵、辅助性的治疗手段，不是病因治疗，更不能替代药物治疗，因此不能盲目滥用。临床常用于以下情况。

（1）高黏滞综合征（HVS）　主要见于多发性骨髓瘤（multiple myeloma，MM）及原发性巨球蛋白血症（Waldenstrom’s macroglobulinemia，WM），主要临床症状表现为出血倾向、视力模糊、神经系统症状及心肺功能异常，主要原因是由于异常的淋巴细胞或浆细胞产生了大量的单克隆免疫球蛋白，导致血液黏度增高，引起微血管内血流不畅。治疗高黏滞综合征最快捷、最有效的方法就是通过血浆置换直接清除异常增高的单克隆免疫球蛋白。

（2）血栓性血小板减少性紫癜（TTP）　是一种较少见的弥漫性微血管血栓-出血综合征，起病急且病情重，微血管内血栓形成，临床特征为血小板减少性紫癜、微血管病性溶血、神经精神症状、肾损害和发热等典型的五联征表现。TTP的发病机制主要是裂解血管性血友病因子（vWF）的蛋白酶（ADAMTS13）活性降低，血管内皮细胞异常释放vWF，血小板异常活化等。血浆置换为首选的治疗方法，能清除患者血浆内的vWF-血小板聚合物和ADAMTS13自身抗体，同时输注的新鲜冰冻血浆可弥补体内ADAMTS13的活性不足。

（3）ABO血型不合的骨髓移植、新生儿溶血病　通过血浆置换，可以降低受血者或母体血液中抗供血者干细胞或胎儿红细胞的抗体浓度，达到预防免疫反应发生的作用。

（4）结合蛋白的毒素中毒　在发生能够与血浆蛋白结合的药物或毒素中毒时，血浆置换可以使毒素从血液中尽快清除出去，是抢救的有效手段。

（5）重症肌无力　为自身免疫性疾病，主要指的是由乙酰胆碱受体抗体介导、细胞免疫依赖参与的神经肌肉接头传递性障碍疾病，患者多表现为不同程度四肢肌肉无力、呼吸肌无力、感觉障碍等，严重时甚至会引起通气性呼吸功能衰竭。血浆置换可以降低患者血液中抗体的浓度，缓解症状。

（6）吉兰–巴雷综合征（GBS）　是一种急性自身免疫性脱髓鞘多神经病变，是目前最常见的急性炎性周围神经病，临床表现主要为对称性迟缓性肢体肌肉无力，部分患者伴有四肢远端感觉异常或自主神经功能紊乱，严重者发生呼吸肌麻痹、心律失常甚至猝死。患者循环中存在抗神经元的抗体，损害多数脊神经根和周围神经，也常损害脑神经。血浆置换可以清除血浆中的抗体，降低抗体浓度，缓解症状。

（7）结缔组织病　如类风湿关节炎和系统性红斑狼疮，属自身免疫性疾病，血浆置换可以清除循环中异常增高的免疫球蛋白、补体和循环免疫复合物，缓解症状。

（8）肺出血肾炎综合征（GPS）　临床上以咯血、贫血、肾炎和肺部浸润（咳嗽、胸痛、呼吸困难等）为主要症状。患者循环血液中存在抗肾小球基底膜抗体，血浆置换联合大剂量免疫抑制药物治疗可取得较好的疗效。

（9）家族性高胆固醇血症　是一种遗传性代谢缺陷疾病，由于肝脏中的低密度脂蛋白受体缺陷导致血液中低密度脂蛋白异常增高，患者可较早出现动脉硬化。血浆置换可以降低患者血液中低密度脂蛋白的浓度，达到预防严重并发症的目的。

3. 注意事项　①去除小分子病理性血浆物质，血液透析效果好；大分子病理性血浆物质，选用TPE去除；②在确定血浆置换前，医生应充分估计去除血浆量，并准备各种所需的置换液（晶体盐溶液、代血浆溶液、白蛋白溶液、血浆制品等），在患者没有明显的凝血因子缺乏和出血的情况下，一般不主张输注血浆制品，以减少输血风险；③应综合考虑疾病的种类、病情严重程度、患者的一般情况、病理性成分的性质和含量、病理性成分生成的速度及在血管内外的分布等情况决定置换量和置换频率；④在治疗过程中，应密切关注患者的情况，做好各种应急处理。

二、治疗性红细胞置换术

1. 定义　治疗性红细胞置换术是选择性地去除患者体内的病理性红细胞，同时用功能正常的红细胞进行替代的一种治疗手段。其基本过程是通过建立体外循环，采用血细胞分离机，动态地将患者血液离心分离获得压积红细胞和其他血液成分，将获得的压积红细胞引入收集袋去除，同时将正常献血者的红细胞悬液与已分离的其他血液成分回输。

2. 临床应用

（1）镰状细胞贫血　循环血液中含有大量变形能力差的镰状细胞，可引起微循环瘀滞，导致组织缺氧或坏死。

（2）一氧化碳中毒　CO中毒时，体内大量红细胞中的血红蛋白与CO结合，丧失了运输O_2和CO_2的功能，严重时导致组织器官缺氧，需要进行红细胞置换。

（3）严重新生儿溶血病、自身免疫性溶血。

3. 注意事项

（1）治疗性血液成分置换术在去除病理性成分的同时，也会丢失少量其他血液成分，应根据患者的具体情况，酌情予以补充。

（2）血液成分的置换过程是连续进行的，前期输入的成分进入患者血液循环后，在后期会被去除一部分，所以前期应尽量安排先输入生理盐水、代血浆等，后输入白蛋白液、FFP、红细胞悬液等，可以提高疗效，防止浪费。

（3）置换过程中注意监测出入量的平衡及各项血液指标的变化。

扫码“学一学”

第四节　细胞治疗

细胞治疗（cellular therapies）是指通过采集、体外培养、生物工程处理等细胞处理技术，利用某些细胞特有的抗病功能，对特定疾病进行治疗的一类手段。细胞治疗可以作为一种独立的治疗方法，也可与常规的手术方法、化学药物等治疗方法联合应用于临床。细胞治疗目前可以治疗的疾病包括：损伤性疾病、退行性疾病、造血功能衰竭性疾病、恶性肿瘤、免疫性疾病等。治疗性细胞可以是患者自身来源，也可以是同种异体来源。治疗方法可以是一般的输注，也可以是移植。细胞治疗技术进展迅速，尤其是干细胞治疗技术在临床上的应用代表着未来医学发展的一大方向。

一、造血干细胞治疗

干细胞（stem cell，SC）是一类具有自我复制、自我更新和多向分化潜能的细胞。根据干细胞的潜能不同，可分为三类：全能干细胞（totipotent stem cell）、多能干细胞（pluripotent stem cell）、和单能干细胞（unipotent stem cell）。在细胞治疗中临床应用较多的有造血干细胞（hematopoietic stem cell，HSC）和间充质干细胞（mesenchymal stem cell，MSC）。

HSC存在于造血组织及血液中，是机体各种血细胞的共同来源。HSC具有自我更新、不对称分裂和分化为各种血细胞的能力。HSC主要的生物学特点包括：①植入一定量HSC，即可使受者造血系统重建和恢复，包括红细胞、粒细胞、淋巴细胞、血小板等；②具有归巢能力，从静脉输入的HSC即可达到移植目的；③可长期保存，冷冻、溶解过程对HSC损伤很小。

干细胞技术可以应用在很多疾病的治疗中，例如通过造血干细胞移植治疗白血病；用干细胞培养相应的人体组织，可进行组织结构重塑；干细胞还有含有特殊的营养因子，用来修复器官损伤；还可以利用干细胞作为载体治疗遗传缺陷。目前，在临床上HSC主要用于造血干细胞移植（hematopoietic stem cell transplantation，HSCT）。

HSCT是指对患者进行全身放疗、化疗和免疫抑制处理后，将正常供者或自体的造血干细胞输注到患者体内，以重建造血和免疫功能。HSCT可用于多种疾病的治疗，包括血液、免疫、代谢、肿瘤性疾病。血细胞分离技术是目前采集外周血干细胞移植（PBSC）的唯一手段，也是骨髓干细胞和脐血干细胞处理的重要手段。造血干细胞还有望在体外培养生成自体红细胞和自体血小板。

1. 造血干细胞移植的分类

（1）按HSC来源　HSC可以从骨髓、外周血、脐带血中进行采集分离，因此，根据HSC来源不同，造血干细胞移植分为骨髓造血干细胞移植（bone marrow transplantation，BMT）、外周血造血干细胞移植（peripheral blood stem cell transplantation，PBSCT）和脐带血造血干细胞移植（cord blood stem cell transplantation，CBSCT）。BMT简称骨髓移植，指将供者的正常骨髓移植给受者，以重建受者造血功能和免疫系统的治疗过程；PBSCT是指通过动员采集外周血中的干细胞，移植给受者，以重建受者造血功能和免疫系统的治疗过程；CBSCT将新生儿的脐带血移植给受者，以重建受者造血功能和免疫系统的治疗过程。

（2）按供受者遗传学关系分为自体造血干细胞移植（autologous hemopoietic stem cell transplantation，Auto-HSCT）、同基因造血干细胞移植（syngeneic HSCT，Syn-HSCT）和异基因造血干细胞移植（allogeneic HSCT，Allo-HSCT）。Auto-HSCT指造血干细胞供、受者是同一个人的造血干细胞移植；Syn-HSCT指基因型相同的两个个体间的移植，常指同卵双胎之间的造血干细胞移植；Allo-HSCT是指造血干细胞供、受者为不同个体的造血干细胞移植，包括：HLA相合造血干细胞移植和HLA部分相合造血干细胞移植。

2. 骨髓造血干细胞移植　在造血干细胞移植术中，骨髓移植最早用于临床。人类绝大多数造血干细胞存在于骨髓中，骨髓造血干细胞约占骨髓有核细胞1%。骨髓移植基本过程主要为：首先从供者体内采集正常骨髓，体外处理并保存；其次对受者进行必要的预处理；最后将供者骨髓输入到受者体内进行造血功能和免疫功能重建。

（1）骨髓采集　骨髓采集一般在手术室内进行，无菌操作方法同一般大手术。骨髓采集量应根据骨髓有核细胞计数及受者体重确定。对异基因骨髓移植至少要采3×10^8/kg体重；而自体骨髓移植采集骨髓的量根据骨髓是否需要进行体外处理分两种情况：如不需处理，采髓量应为1×10^8/kg体重；如需分离单个核细胞进行冻存或体外净化，采髓量应为（2~3）$\times 10^8$/kg体重。

（2）骨髓处理　包括一般处理和特殊处理两种。骨髓一般处理包括滤除骨髓中的骨髓小粒，红细胞和血浆成分。骨髓过滤器可滤除骨髓中的骨髓小粒，不丢失造血干细胞和造血祖细胞。骨髓特殊处理主要指骨髓的体外净化，净化是利用正常造血干细胞与肿瘤细胞的生物差异，在体外尽可能地灭活肿瘤细胞，而保留足够移植数量的正常造血干细胞。常用的骨髓体外净化方法包括阴性选择法和阳性选择法。阴性选择法是从骨髓中去除肿瘤细胞，临床上多用。阳性选择法是从骨髓中分离出正常造血干细胞（表达$CD34^+$），通过流式细胞式可进行$CD34^+$细胞纯化，但阳性选择法只适用于肿瘤细胞上没有表达CD34抗原的患者。

（3）骨髓保存　对于同基因或异基因骨髓移植时，骨髓随采随输，一般不保存。但自体骨髓移植时，骨髓采集后，还要对患者进行预处理，此时就需要对采集的骨髓进行适当的保存。骨髓保存方法包括冷冻和非冷冻保存，冷冻保存是目前最常用的骨髓保存方法。冷冻保存前，需要准备冷冻保存液，一般为70%组织培养液、20%二甲基亚砜（DMSO）、10%同型血清或AB血清或白蛋白。非冷冻保存是将骨髓保存于4℃冰箱中，不需任何处理，非冷冻保存的缺点是随着保存时间延长，骨髓中有核细胞数量逐渐减少。非冷冻保存骨髓的时间不超过60小时，若骨髓需要保存60小时以上，建议采用冷冻保存方法。

（4）受者预处理　在造血干细胞输入受者体内之前需要对受者进行放疗和（或）化疗的预处理。其目的是：①使骨髓腾出空间以使植入的造血干细胞有立足和增殖的场所；②最大限度地杀灭受者体内的肿瘤细胞，减少复发；③抑制受者机体的免疫功能，防止机体对移植物的免疫排斥反应。但同基因骨髓移植和自身骨髓移植不存在免疫排斥反应，预处理可不考虑抑制受者免疫功能。预处理方案包括清髓性和非清髓性预处理方案，具体实施时需要根据骨髓移植类型的不同而进行调整。

（5）骨髓回输　当患者预处理后，需要进行骨髓回输时，从-80℃冰箱或液氮取出之前保存的骨髓，立即置40~42℃水浴中迅速解冻并不断摇晃，使其内外均匀复苏。骨髓解冻完成后，立即从静脉快速输给患者。由于骨髓采集过程中使用肝素抗凝，在回输骨髓时，应加与肝素等量的鱼精蛋白以中和肝素。冷冻保存液中含DMSO，对人体有毒，输入人体后，可被血液稀释，DMSO可通过呼吸排出体外，在输注过程中，让患者张口呼吸，以便尽快排出体外。

3. 外周血干细胞移植 正常状态下外周血循环中存在较少量造血干细胞，当接受大剂量化疗的患者在恢复期和（或）使用造血生长因子后，外周血中可采集到大量造血干细胞，并发现经动员的外周血干细胞与骨髓造血干细胞有着相似的特性，即具有自我复制和多向分化潜能，移植后能完全持久地重建受者的造血和免疫功能。随着造血细胞因子与血细胞分离机的广泛应用，使得自体及异体外周血造血干细胞移植技术迅速发展，并成为目前主要的造血干细胞移植技术。外周血造血干细胞移植与骨髓干细胞移植相比，具有采集时不需麻醉，术后无明显的疼痛，移植后外周血象恢复快等优点。

（1）外周血干细胞动员 外周血干细胞动员是指将造血干、祖细胞从骨髓池“驱赶”到外周血中的过程。目前，常用动员方案包括：单用化疗药物动员、单用造血生长因子动员以及化疗药物联合造血生长因子动员。

单用化疗药物动员是最早应用于临床的外周血干细胞动员方案。常用大剂量的环磷酰胺或阿糖胞苷作为肿瘤患者外周血干细胞的动员剂。大剂量化疗药物在杀伤肿瘤细胞或白血病细胞的同时，也杀伤正常的造血细胞，引起反馈性造血增生，外周血中干细胞数量随之增加，可达正常的100倍，从而起到了造血干细胞的动员效果。单用造血生长因子动员被广泛用于自体和异基因外周血干细胞移植。造血生长因子刺激骨髓干细胞池的干细胞增生，并打破正常状态下骨髓干细胞池和外周血干细胞池的平衡，使骨髓干细胞池内的造血干、祖细胞被“驱赶”到外周血干细胞池中。临床上最常用的为粒细胞集落刺激因子（G-CSF）和粒-巨噬细胞集落刺激因子（GM-CSF）。其中G-CSF进行外周血干细胞动员的疗效好、副作用轻，是动员健康供者外周血干细胞较好的动员剂。化疗药物联合造血生长因子动员，一般用于肿瘤患者自体外周血干细胞移植。

（2）外周血干细胞的采集与保存 外周血干细胞的采集时机与动员方案有关。单用造血生长因子进行动员时，采集时机一般为用药开始后的第5、6、7天。单用化疗或化疗联合造血生长因子动员时，应检查外周血$CD34^+$细胞计数，当$CD34^+$细胞计数达（20~40）$\times 10^6$/L时进行外周血干细胞的采集。采集时间一般选择上午。外周血干细胞的采集是利用血细胞分离机将供者外周血分离成不同组分，采集其中的单个核细胞层，这层细胞中富含动员的PBSC。成人单采时，每次要处理的全血量约为人体血容量的2~3倍，单次采集时间3~6小时。儿童供者采集时，需要注意流速不能过快。采集结束后，需要对标本进行容积测定和$CD34^+$细胞计数。一般认为，要保证外周血干细胞移植后造血重建，自体移植时$CD34^+$细胞数不应少于（1~2）$\times 10^6$/kg受者体重，异体移植时$CD34^+$细胞数不应少于（2~3）$\times 10^6$/kg受者体重。急性白血病或既往接受强化放化疗导致的“贫动员”患者，临床研究显示动员效果差，且需要的$CD34^+$细胞数量更大。

为了防止在采集过程中由于使用抗凝剂导致供者出现口周麻木、抽搐、惊厥等低血钙症状，单采前应给供者口服钙剂，单采中应同时静脉给予葡萄糖酸钙输注。在采集过程中最常见的不良反应为血红蛋白和血小板的降低，但这种降低通常程度较轻且呈自限性。另外可能出现一些可逆性不良反应包括血管-迷走神经反应、面色苍白、出汗、晕厥及低血压等。

（3）骨髓保存　外周血干细胞的保存方法与骨髓的保存方法基本相同。

（4）外周血干细胞的回输　外周血干细胞的解冻、回输方法基本同骨髓移植。如果保存的外周血干细胞体积大，考虑到冷冻保护剂DMSO的毒性问题，应分2天输注，每次输入DMSO的剂量不能超过1g/kg。值得注意的是，PBSC不能辐照，也不能使用去白细胞滤器过滤。

4. 脐带血造血干细胞移植　脐带血是胎儿出生时脐带内和胎盘近胎儿一侧血管内的血液。脐带血中含有丰富的造血干、祖细胞；脐带血中干细胞更原始、增生和分化能力良好、对细胞因子反应更快；来源广泛，采集方法简单，采集脐带血对母婴基本无影响，可供儿童或体重较轻的成年人移植。脐带血免疫系统尚未成熟，移植时GVHD发生率低，严重GVHD很少，供、受者HLA不要求完全相合即可移植；脐带血中EB病毒及巨细胞病毒抗体阳性率低，感染机会小；脐带血以实物形式保存，查询过程迅速，可以保证供应。由于上述优点，近年来，脐带血移植发展迅速，脐带血移植已广泛应用于治疗恶性疾病及遗传性疾病。脐带血已成为儿科领域造血干细胞移植供体的首选来源。但由于脐带血体积小，干细胞数量有限，一般用于体重40kg以下的患者；初次脐带血移植后，一旦移植失败或原有疾病复发将失去追加采集输注供者造血干细胞的补救机会；另外一些罕见的遗传病在脐血采集前可能被漏诊，可能通过脐血移植传给受者。

（1）脐带血采集　新生儿娩出后，立即在距脐带5~7cm处结扎脐带并剪断，在胎儿娩出后5分钟内从脐静脉抽取血液，包括抽取胎盘表面小血管的血液，将取得的血液装入含有保养液的血袋中。

（2）脐带血保存　在进行同胞异基因脐带血移植时，如果患者的病情许可，可以根据产妇预产期时间确定对受者进行预处理的时间，当分娩采集脐血后，可立即输注，不必对脐带血进行保存。若需要长期保存，需要建立脐血库。脐血库目的是在无合适骨髓或外周血干细胞供者情况下，将脐带血提供给配型相合的受者进行非血缘相关的脐带血移植。脐血库需要保存大量的脐血干细胞，占用空间大。脐带血的组成和外周血相似，含有大量红细胞、白细胞和血小板，因此，在保存前，需要对脐带血进行分离纯化。分离方法可通过羟乙基淀粉沉淀法、密度梯度分离法、流式细胞分离法、单克隆抗体法、明胶分离法等。

脐带血移植时，脐带血的输注基本同骨髓移植。

二、间充质干细胞治疗

间充质干细胞（MSC）是存在于骨髓基质中的一类非造血干细胞，是中胚层发育的早期细胞。这类细胞可以通过体外贴壁培养加以分离，不仅可以分化为造血基质细胞，还可以分化为多种造血以外的组织，特别是中胚层和神经外胚层来源组织的细胞。MSC存在于多种组织中，特别围产期的胎盘、脐带来源的MSC较为原始，分化能力强，可在体外进行分离、培养，扩增迅速，且生物特性稳定，不仅对HSCT有重要协同作用，而且能诱导分化成多种组织细胞，如成骨细胞、软骨细胞、肌细胞、神经细胞等，可以为实验和临床提供充足的细胞来源。如果需要修复有创伤的组织器官，就可以用间充质干细胞分化出的组织细胞来替代。

在组织修复方面，MSC的作用主要体现在三个方面，一是替代作用，可以诱导成很多组织细胞，修复替代损伤的组织；另一个是旁分泌效应，可以分泌很多的细胞因子，这些因子可以参与组织的修复。旁分泌效应分泌的细胞因子主要包括这几类：抗凋亡分子、免疫调节分子、抗斑痕分子、支持作用分子、血管生成分子等。此外，在干细胞移植中，MSC能够诱导免疫耐受，可以减轻排斥反应，起到免疫调节性作用。

由于MSC具有来源充足，容易获取，易于培养，不表达或低表达免疫排斥相关标记，免疫原性低，是一类免疫缺陷细胞，不需经过严格配对使用，异体移植无免疫排斥反应或反应较弱，适宜于不同个体之间的移植，是一种良好的替代治疗的靶细胞。

三、自然杀伤细胞治疗

自然杀伤细胞（natural killer，NK）是遗传免疫系统重要的效应细胞，胞浆丰富，含有较大的嗜天青颗粒，形态上似大淋巴细胞。NK细胞主要来源于骨髓中的造血干细胞，并由NK前体（NK precursor，NKP）细胞发育分化而来，然后分化为未成熟、成熟的骨髓NK细胞，分布于外周淋巴、非淋巴器官及组织，包括骨髓、淋巴结、脾脏、外周血、胎盘、肺、肝和腹膜腔，占外周血淋巴细胞5%～10%。与T淋巴细胞和B淋巴细胞不同的是，它缺乏膜表面免疫球蛋白，特异性表达CD56。由于NK细胞的杀伤活性无MHC限制，不依赖抗体，无需抗原预先致敏即可直接杀伤靶细胞，因而称为自然杀伤细胞。NK细胞作用于靶细胞后杀伤作用出现早，在体外1小时、体内4小时即可见到杀伤效应。NK细胞的靶细胞主要有某些肿瘤细胞（包括部分细胞系）、病毒感染细胞、某些自身组织细胞（如血细胞）、寄生虫等，因此NK细胞是机体抗肿瘤、抗感染的重要免疫细胞，参与Ⅱ型超敏反应和移植物抗宿主反应。肿瘤患者体内的NK细胞数量和质量受损，这使得它们无法有效消灭肿瘤细胞，这为肿瘤的细胞治疗提供了一个契机，通过细胞工程的方法恢复或者重建NK细胞抗肿瘤能力，提高NK细胞对肿瘤免疫治疗效果。

杀伤细胞治疗就是通过体外培养、扩增、激活具有杀伤肿瘤特性的细胞用于抗肿瘤治疗。临床上采用的NK细胞治疗方案有：IL-2激活NK细胞杀伤肿瘤、单克隆抗体介导NK细胞杀伤肿瘤、自体和异体NK细胞过继治疗杀伤肿瘤。NK细胞的治疗效果与NK细胞的数量和杀伤功能直接相关，用上述治疗方案扩增激活的NK细胞普遍存在数量低和杀伤功能弱的问题。对于临床应用而言，扩增后NK细胞的数量和细胞杀伤功能是两个重要关键因素，体内直接注射细胞因子IL-2扩增NK细胞的效果有限，对患者的毒副作用大，目前体外扩增NK细胞后回输给患者是临床常用的方法。如：采用淋巴因子激活的杀伤细胞（lymphokin-actived killer，LAK）和采用细胞因子诱导的杀伤细胞（cytokine-induced Killer，CIK）。LAK细胞治疗是通过采集、分离患者自体循环血液中的单个核细胞进行体外培养、扩增后，再用白介素等细胞因子进行激活，制备具有杀伤肿瘤细胞特性的LAK细胞悬液，回输给患者进行抗肿瘤治疗。20世纪末，LAK细胞倍受关注，后因实际疗效存在不确定性倍受争议，目前临床应用渐少。CIK细胞治疗是新一代过继性细胞免疫治疗的一种，CIK细胞是在经过选用细胞因子和培养条件优化后数十倍的扩增活化肿瘤特异性的淋巴细胞，CD3、CD56表达阳性，能有效攻击肿瘤。目前，CIK细胞治疗肿瘤已应用于肾癌、乳腺癌、胃癌、结肠癌、急性髓系白血病、淋巴瘤等，并取得了一定治疗效果。对于手术后的肿瘤病人清除残留微小的转移病灶，防止癌细胞的扩散和复发，提高患者自身免疫力等具有重要作用，较LAK细胞治疗安全可靠。对于无法手术或对化疗耐受的中晚期肿瘤患者也可以起到改善生活质量，延长生命的积极作用。

四、树突状细胞治疗

树突状细胞（dendritic cell，DC）是人体内最活跃、功能最强的专职抗原提呈细胞，调节着适应性免疫反应的方向和强度。DC最大特点是能刺激初始T淋巴细胞增殖活化，而B淋巴细胞和巨噬细胞仅能刺激已活化的或记忆性T淋巴细胞。未成熟的DC广泛分布在人体各组织器官，当人体受病原因子刺激后，DC迁移至次级淋巴组织，并逐渐成熟。DC在人体内极少，但具有很强的吞噬能力，能高效摄取、加工处理和递呈抗原。成熟的DC在次级淋巴器官可激活初始T细胞增生，诱导初次免疫应答，在抗肿瘤细胞免疫应答中发挥重要作用。DC在临床上应用主要包括：抗肿瘤、治疗自身免疫性疾病和诱导移植免疫耐受。

以DC为基础的细胞治疗是目前肿瘤生物治疗发展的重要方向。以用DC治疗肿瘤最常用的技术为DC肿瘤疫苗，是通过采集、分离患者的单个核细胞，再经流式细胞术筛选出$CD34^+$造血干细胞，体外诱导培养成为成熟DC后，以此负载肿瘤抗原，回输患者体内，诱导激发自身特异性抗肿瘤细胞免疫应答，杀伤肿瘤细胞并产生免疫记忆。部分肿瘤疫苗已应用于对黑色素瘤、非霍奇金B淋巴瘤等的治疗。DC也被用于与CIK联合培养，制备杀伤肿瘤能力更强的DC-CIK细胞。此外，在器官移植中，未成熟的DC细胞及淋巴样DC细胞，可诱导免疫耐受，提高移植的成功率，DC在自身免疫性疾病的细胞治疗也在研究当中。

第五节　其　他

扫码“学一学”

一、血液稀释疗法

血液稀释疗法主要是通过静脉输液，降低患者血细胞比容和血液黏度，加速血液流动，改善微循环，增加组织供氧，以达到治疗目的。在外科手术中应用血液稀释疗法可节省手术中的异体血输血量，减少输血不良反应及输血相关性疾病的发生。一般适用于休克、红细胞增多症、血液高黏滞综合征、缺血性卒中、外科手术等。血液稀释剂根据具体情况选择晶体液和胶体液。禁忌证主要有：高热、全身缺氧、冠状动脉和脑血管疾病、高血压、心瓣膜损伤、低血容量血症、肺部疾病、肝病等。血液稀释剂常用生理盐水、葡萄糖、平衡液等晶体液和低分子右旋糖酐、羟乙基淀粉等胶体液。血液稀释量以将血细胞比容保持在30%~40%、血红蛋白100g/L较为安全。同时可根据该日尿量，通过饮水补充所丢失的水分和巩固疗效。血液稀释治疗方法包括：①等容性稀释：放血与补充扩容剂大致相当，该方法不产生心脏负荷过重和颅内高压；②低容性稀释：只放血而不补充扩容剂或补充扩容剂少于放血量，该疗法用于心衰或重症高血压患者，使用之前应先纠正心衰或降低血压；③高容性稀释：只输入一定容量的稀释液而不放血，使血容量处于较高容量状态。该疗法对心脏病、高龄及颅内高压患者有危险。

二、静脉放血疗法

静脉放血疗法，可在短时间内迅速有效地使红细胞容量和全血容量减低并恢复正常。在无法实施TEA时也是去除增多的病理性红细胞的有效治疗手段之一。该法适用于真性红细胞增多症、急性左心衰竭、血压太高（无贫血）者。禁忌证是休克、严重出凝血机制障碍等。手工放血一般每次400ml，每隔1~3天一次，直到血细胞比容维持在0.37~0.50。但老年患者伴有消瘦或有心肺相关疾病者，为避免血流动力学迅速改变，放血量可适当减少，每次250ml或更少，每周两次直至血细胞比容正常。静脉放血治疗和正常献血者不同，需要预防严重并发症发生。放血量较大者，可适当补充晶体液或胶体液，以改善血液循环和组织供氧状态。

三、光量子血液疗法

光量子血液疗法是一种崭新的医疗方法，它的发展涉及多种学科，如光学、量子物理学、生物物理、生物化学、细胞学、病理学等，它的研究也已经由原始的临床研究水平逐渐发展至细胞、分子水平，光量子血液疗法的发展，使其逐步形成一门边缘学科。光量子血液疗法是利用紫外线对组织、细胞的光解作用，杀死不需要的组织细胞或激发体内一系列生物效应，从而提高患者的氧合作用，改善微循环，调节免疫功能，增强对细菌或病毒的抑制作用。光量子血液疗法是将患者少量静脉血抽出，然后在体外用一定波长的紫外线照射并同时充氧后，再回输到患者体内，该法治疗过程中，不良反应较少见，可提高血液氧分压，同时提高血红蛋白的携氧能力，改善机体缺氧症状。其适用于治疗各类缺血性脑病，高黏血症及糖尿病等微循环障碍的患者，也适用于菌血症等感染性疾病的疗法。近年来由于临床耐药菌的增多及抗生素应用的弊端，又增加了人们对该法的重视，其应用范围已不限于感染、化脓性疾病，并对不断完善该疗法治疗机制进行深入探讨。

本章小结

治疗性血液成分去除术主要是通过血细胞分离机将离体的血液去除病理性细胞成分，并回输其他血液成分，以减少或去除病理性成分对患者的致病作用，达到治疗目的。根据单采去除的细胞成分不同可分为治疗性红细胞去除术、治疗性白细胞去除术和治疗性血小板去除术。

治疗性血液成分置换术是通过手工操作或血液成分分离机采集、分离、去除患者循环血液中某些病理性成分，回输其正常血液成分，达到治疗目的。治疗性血液成分置换术，主要有治疗性血浆置换术和治疗性红细胞置换术。

干细胞治疗、杀伤细胞治疗和树突状细胞治疗等细胞治疗新技术，为白血病、恶性肿瘤、自身免疫性疾病等难治性疾病提供了更多、更新的治疗手段，发展应用前景广阔。

（陈　伟）

扫码“练一练”

习　题

一、单项选择题

1. 能起到预防亲白细胞病毒传播作用的是

A．血浆置换术　　B．红细胞置换术

C．白细胞去除术　　D．血液稀释疗法

E．血小板去除术

2. 血浆单采术的定义是

A．在体外离心分离出血浆

B．血采出自然沉淀后分出血浆

C．血采出后分出血浆而将红细胞输给供血者

D．采血后分离出红细胞后将血浆输给供血者

E．以上均不是

3. 治疗性血液成分置换术需分离和去除的病理成分是

A．来自造血系统异常增生

B．来自体内外原因（如遗传、免疫等）直接或间接引起的含量（和）功能异常的血浆成分

C．来自外源性的毒性物质

D．来自内源性的毒性物质

E．以上均是

4. 下列关于血液稀释疗法说法哪项是错误的

A．血液稀释疗法是通过静脉输液，降低患者血细胞容积和血液黏度，加速血流流动，改善微循环，增加组织供氧，以达到治疗目的

B．血液稀释疗法血红蛋白降至70g/ L，血细胞容积降至0.24左右是比较安全的

C．减少输血不良反应及输血相关性疾病

D．可分为等容性稀释、低容性稀释、高容性稀释

E．一般适用于休克、红细胞增多症、血液高黏滞综合征、缺血性卒中、外科手术等

二、多项选择题

1. 血浆置换术适应证有

A．中毒症　B．高黏滞综合征

C．格林–巴利综合症　D．血栓性血小板减少性紫癜（TTP）

E．母婴血型不合的妊娠

2. 治疗性血液成分置换术的不良反应有

A．枸橼酸盐中毒　B．反跳现象

C．过敏反应　D．低钙血症

E．凝血功能障碍

三、简答题

1. 白细胞去除术有何临床意义？

2. 治疗性血浆置换术有何临床应用？

附 录

中华人民共和国献血法

中华人民共和国献血法（中华人民共和国主席令第93号）

中华人民共和国国家卫生和计划生育委员会

中华人民共和国主席令

第93号

（1997年12月29日第八届全国人民代表大会常务委员会第二十九次会议通过）

《中华人民共和国献血法》已由中华人民共和国第八届全国人民代表大会常务委员会第二十九次会议于1997年12月29日通过，现予公布，自1998年10月1日起执行。

中华人民共和国主席江泽民

1997年12月29日

第一条　为保证医疗临床用血需要和安全，保障献血者和用血者身体健康，发扬人道主义精神，促进社会主义物质文明和精神文明建设，制定本法。

第二条　国家实行无偿献血制度。国家提倡十八周岁至五十五周岁的健康公民自愿献血。

第三条　地方各级人民政府领导本行政区域内的献血工作，统一规划并负责组织、协调有关部门共同做好献血工作。

第四条　县级以上各级人民政府卫生行政部门监督管理献血工作。

各级红十字会依法参与、推动献血工作。

第五条　各级人民政府采取措施广泛宣传献血的意义，普及献血的科学知识，开展预防和控制经血液途径传播的疾病的教育。

新闻媒介应当开展献血的社会公益性宣传。

第六条　国家机关、军队、社会团体、企业事业组织、居民委员会、村民委员会，应当动员和组织本单位或者本居住区的适龄公民参加献血。

现役军人献血的动员和组织办法，由中国人民解放军卫生主管部门制定。

对献血者，发给国务院卫生行政部门制作的无偿献血证书，有关单位可以给予适当补贴。

第七条　国家鼓励国家工作人员、现役军人和高等学校在校学生率先献血，为树立社会新风尚作表率。

第八条　血站是采集、提供临床用血的机构，是不以营利为目的的公益性组织。设立血站向公民采集血液，必须经国务院卫生行政部门或者省、自治区、直辖市人民政府卫生行政部门批准。血站应当为献血者提供各种安全、卫生、便利的条件。血站的设立条件和管理办法由国务院卫生行政部门制定。

第九条　血站对献血者必须免费进行必要的健康检查；身体不符合献血条件的，血站应当向其说明情况，不得采集血液。献血者的身体健康条件由国务院卫生行政部门规定。

血站对献血者每次采集血液量一般为二百毫升，最多不得超过四百毫升，两次采集间隔期不少于六个月。

严格禁止血站违反前款规定对献血者超量频繁采集血液。

第十条　血站采集血液必须严格遵守有关规程和制度，采血必须由具有采血资格的医务人员进行，一次性采血器材用后必须销毁，确保献血者的身体健康。

血站应当根据国务院卫生行政部门规定的标准，保证血液质量。

血站对采集的血液必须进行检测；未经检测或检测不合格的血液，不得向医疗机构提供。

第十一条　无偿献血的血液必须用于临床，不得买卖。血站、医疗机构不得将无偿献血者的血液出售给单采血浆站或者血液制品生产单位。

第十二条　临床用血的包装、储存、运输，必须符合国家规定的卫生标准和要求。

第十三条　医疗机构对临床用血必须进行核查，不得将不符合国家规定标准的血液用于临床。

第十四条 公民临床用血时，只交付用于血液采集、储存、分离、检验等费用；具体收费标准由国务院卫生行政部门会同国务院价格主管部门制定。

无偿献血者临床需要用血时，免交前款规定的费用；无偿献血者的配偶和直系亲属临床需要用血时，可以按照省、自治区、直辖市人民政府的规定免交或者减交前款规定的费用。

第十五条　为保障公民临床急救用血的需要，国家提倡并指导择期手术的患者自身储血，动员家庭、亲友、所在单位以及社会互助献血。

为保证应急用血，医疗机构可以临时采集血液，但应当依照本法规定，确保采血用血安全。

第十六条　医疗机构临床用血应当制定用血计划，遵循合理、科学的原则，不得浪费和滥用血液。

医疗机构应当积极推行按血液成分针对医疗实际需要输血，具体管理办法由国务院卫生行政部门制定。

国家鼓励临床用血新技术的研究和推广。

第十七条　各级人民政府和红十字会对积极参加献血和在献血工作中做出显著成绩的单位和个人，给予奖励。

第十八条　有下列行为之一的，由县级以上地方人民政府卫生行政部门予以取缔，没收违法所得，可以并处十万元以下的罚款；构成犯罪的，依法追究刑事责任：

（一）非法采集血液的；

（二）血站、医疗机构出售无偿献血的血液的；

（三）非法组织他人出卖血液的。

第十九条　血站违反有关操作规程和制度采集血液，由县级以上地方人民政府卫生行政部门责令改正；给献血者健康造成损害的，应当依法赔偿，对直接负责的主管人员和其他直接责任人员，依法给予行政处分；构成犯罪的，依法追究刑事责任。

第二十条　临床用血的包装、储运、运输，不符合国家规定的卫生标准和要求的，由县级以上地方人民政府卫生行政部门责令改正，给予警告，可以并处一万元以下的罚款。

第二十一条　血站违反本法的规定，向医疗机构提供不符合国家规定标准的血液的，由县级以上人民政府卫生行政部门责令改正；情节严重，造成经血液途径传播的疾病传播或者有传播严重危险的，限期整顿，对直接负责的主管人员和其他直接责任人员，依法给予行政处分；构成犯罪的，依法追究刑事责任。

第二十二条　医疗机构的医务人员违反本法规定，将不符合国家规定标准的血液用于患者的，由县级以上地方人民政府卫生行政部门责令改正；给患者健康造成损害的，应当依法赔偿，对直接负责的主管人员和其他直接责任人员，依法给予行政处分；构成犯罪的，依法追究刑事责任。

第二十三条　卫生行政部门及其工作人员在献血、用血的监督管理工作中，玩忽职守，造成严重后果，构成犯罪的，依法追究刑事责任；尚不构成犯罪的，依法给予行政处分。

第二十四条　本法自1998年10月1日起施行。

参考答案

绪论

1. A　2. B　3. D

第一章

1. C　2. B　3. E　4. D　5. E　6. A　7. D　8. E　9. C　10. E　11 .D　12. E
13. B　14. C　15. B　16. B　17. B　18. E

第二章

1. C　2. D　3. C　4. B　5. A　6. C　7. C　8. C　9. C　10. A

第三章

1. C　2. A　3. C　4. C　5. B

第四章

1. A　2. B　3. C　4. A　5. B　6. B

第五章

1. A　2. D　3. D　4. C　5. A　6. D

第六章

1. E　2. D　3. A　4. A　5. C　6. B

第七章

1. A　2. C　3. B　4. E　5. A　6. D　7. C　8. D　9. C　10. E

第八章

1. C　2. B　3. A　4. A　5. B

第九章

一、单项选择题

1. E　2. D　3. D　4. B　5. A　6. D　7. C　8. D　9. D　10. D　11. D　12. E

二、多项选择题

1. ABCDE　2. ABCE

第十章

一、单项选择题

1. C　2. D　3. C　4. C　5. E　6. A　7. E　8. B　9. A　10. B

二、多项选择题

1. BCDE　2. ABCDE

第十一章

一、单项选择题

1. A　2. C　3. B　4. D　5. A　6. C　7. D　8. A　9. E 10. D

二、多项选择题

1. AB　2. ABD　3. CDE

第十二章

一、单项选择题

1. C　2. C　3. E　4. B

二、多项选择题

1. ABCDE　2. ABCDE

参考文献

［1］尚红，王毓三，申子瑜.全国临床检验操作规程，四版.北京：中华人民共和国卫生部医政司，2015.

［2］张家忠，吕先萍.临床输血检验技术.北京：人民卫生出版社，2016.

［3］徐群芳，严家来.输血技术.北京：人民卫生出版社，2018.

［4］胡丽华.临床输血学检验.北京：中国医药科技出版社，2015.

［5］胡丽华.临床输血学检验技术.北京：人民卫生出版社，2015.

［6］桂嵘，张志昇，王勇军.输血相容性检测及疑难病例分析.北京：人民卫生出版社，2018.

［7］赵树铭，史春梦，李忠俊.实用临床输血学.北京：人民卫生出版社，2015.

［8］孙晓春，龚道元.临床输血学检验技术.北京：人民卫生出版社，2014.

［9］向东.临床输血学.上海：上海交通大学出版社，2014.

［10］罗炎杰，高峰议.输血科临床技术操作规范与标准化管理实用全书.北京：人民卫生出版社，2009.

［11］杨宝成，张印刚.采供血及输血管理.北京：人民卫生出版社，2010.

［12］龚道元，张纪云.临床检验基础，4版.北京：人民卫生出版社，2015.

［13］高东英.输血技术学基础.北京：高等教育出版社，2013.

［14］徐建荣，李聚林，江朝富.血站技术手册.北京：人民卫生出版社，2015.

［15］刘景汉，汪德清.临床输血学.北京：人民卫生出版社，2011.

［16］刘景汉，兰炯采.输血免疫血液学实验技术.北京：人民卫生出版社，2011.

［17］魏琴，王娟.临床输血指南.北京：科学出版社，2013.

［18］付涌水.临床输血.3版.北京：人民卫生出版社，2013.

［19］郑慧，黄华.儿科学.7版.北京：人民卫生出版社，2014.

［20］兰炯采，贠中桥，陈静娴.输血免疫血液学实验技术.北京：人民卫生出版社，2011.

［21］迟玉丽.临床输血与检验技术.天津：天津科学技术出版社，2011.

［22］安万新.输血技术学.2版.北京：科教技术文献出版社，2010.

［23］丛玉隆，尹一兵，陈瑜.检验医学高级教程.北京：人民军医出版社，2014.